口腔修复学理论与教育教学研究

郭蕊欣　赵中华　韩灿灿　著

吉林科学技术出版社

图书在版编目（CIP）数据

口腔修复学理论与教育教学研究 / 郭蕊欣, 赵中华, 韩灿灿著. -- 长春：吉林科学技术出版社，2025.1
ISBN 978-7-5744-1972-8

Ⅰ．R783

中国国家版本馆 CIP 数据核字第 2025ND1885 号

口腔修复学理论与教育教学研究
Kouqiang Xiufuxue Lilun Yu Jiaoyu Jiaoxue Yanjiu

著　　者	郭蕊欣　赵中华　韩灿灿
出 版 人	宛　霞
责任编辑	张　楠
封面设计	郭　婷
制　　版	海图航轩
幅面尺寸	185mm×260mm
开　　本	16
字　　数	420 千字
印　　张	30.5
印　　数	1-1500 册
版　　次	2025 年 1 月第 1 版
印　　次	2025 年 1 月第 1 次印刷

出　　版	吉林科学技术出版社
发　　行	吉林科学技术出版社
地　　址	长春市南关区福祉大路 5788 号出版大厦 A 座
邮　　编	130118
发行部电话/传真	0431-81629529　81629530　81629531
	81629532　81629533　81629534
储运部电话	0431-86059116
编辑部电话	0431-81629510
印　　刷	北京四海锦诚印刷技术有限公司

书　　号	ISBN 978-7-5744-1972-8
定　　价	98.00 元

版权所有　翻印必究　举报电话：0431-81629508

PREFACE 前言

由于现代科学的发展和医学模式的转变，口腔健康的重要性越来越受到人们重视。在临床工作中，口腔医师更多的是面对多种口腔疾病而非单一疾病，口腔科疾病与某些全身系统疾病的关系是局部和整体的关系，常影响彼此的发病和治疗。这种复杂性和特殊性要求口腔医务人员有扎实而丰富的医学基础知识、过硬的临床技能及统筹兼顾的思维能力。

口腔修复学是一门特殊的学科，与其他学科的联系十分紧密，是随着基础学科发展而发展的学科，涉及的学科十分广泛，包括信息科学、生物力学、材料学、计算机科学、口腔临床学科、色彩学、化学、物理学、电学、机械加工、冶金学、微生物学、美学、铸造工艺学、循证医学等。口腔修复学是口腔医学的重要组成部分，是口腔临床医学的四大主干学科之一。口腔修复学是以研究口腔颌面部特别是牙齿缺损、缺失的病因和病理发生机理及其诊断矫治的一门学问，是研究以符合口腔解剖生理的方法，应用各种人工仿生及生物材料制成的各类修复体，修复口腔颌面部的缺损，以达到修复缺损牙齿的形态，恢复其生理功能，保证患者身心健康并提高生活质量的保健目标。

随着人们物质生活水平的提高，人类寿命延长，老龄人口增加，各类人群对口腔修复的需求也明显增加，对修复的质量提出了更高的要求。随着社会发展和科学技术的迅猛发展，口腔修复学近十年取得了长足的进步，以人工种植牙及计算机辅助设计与辅助制作为代表的口腔修复技术极大地促进了口腔修复学的发展，使口腔修复质量得到了很大的提高，从根本上改变了口腔修复的模式和人们的修复观念。口腔修复学的飞速发展，使修复医师迫切需要掌握更多的新理论、新知识、新技术和众多的相关学科的理论与技术。

鉴于此，笔者撰写了《口腔修复学理论与教育教学研究》一书，本书以口腔修复和教学为研究重点，以口腔健康及口腔医学的源起、现代口腔修复技术学发展、现代口腔医学修复的准备工作以及现代口腔修复学教学改革初探为切入点，重点探讨现代口腔修复的临床接诊技术、口腔牙体缺损的医学修复技术、口腔牙列缺损的医学修复技术、口腔咬合病与颌面部缺损医学修复技术、现代口腔临床修复体材料制作技术以及现代口腔医学修复教育的创新。

本书内容力求简明、实用、深入浅出、密切联系口腔临床，具有一定的理论基础和临床实用价值，较全面地阐述当前口腔修复体的设计、制作的新理论和新技术。

笔者在撰写本书的过程中得到了许多专家学者的帮助和指导，在此表示诚挚的谢意。由于笔者水平有限，加之时间仓促，书中所涉及的内容难免有疏漏之处，希望各位读者多提宝贵意见，以便笔者进一步修改，使之更加完善。

全书由郭蕊欣统稿,并担任第一作者,共计撰写15.5万字;赵中华担任第二作者,共计撰写10.3万字;韩灿灿担任第三作者,共计撰写10.2万字。

CONTENTS 目 录

第一章　口腔修复学基本理论与发展 1
- 第一节　现代口腔修复学的理念 1
- 第二节　口腔修复设备和材料的发展 9
- 第三节　我国口腔种植修复技术的现状与发展 24
- 第四节　口腔修复学与相关学科 34

第二章　口腔修复工作准备及审美要求 52
- 第一节　口腔修复治疗计划的制订 52
- 第二节　口腔修复前的准备工作 55
- 第三节　口腔修复临床技术的审美要求 73

第三章　口腔修复学临床技术 83
- 第一节　比色 83
- 第二节　牙体预备与软组织处理 97
- 第三节　印模与模型 118

第四章　常见口腔修复技术应用 126
- 第一节　牙列缺失的全口义齿修复 126
- 第二节　牙列缺损的可摘局部义齿修复 132
- 第三节　牙体缺损的修复 143

第五章　口腔修复临床的感染控制 160
- 第一节　口腔修复临床交叉感染及传播方式 164
- 第二节　对患者的评估及口腔医务人员的防护 166
- 第三节　口腔修复器械与工具的消毒及灭菌 175
- 第四节　口腔修复诊疗室与技工室的感染控制 187
- 第五节　控制口腔医院感染的总体操作要点 201

第六章　口腔修复常见并发症及处理 209
- 第一节　口腔修复并发症的概念及表现 209

第二节　口腔修复并发症的原因分析 …………………………………… 210
　　第三节　各类口腔修复体并发症的防范与处理 ………………………… 213

第七章　现代口腔医学教育工作的改进措施与建议 ……………………… 236
　　第一节　口腔医学教育应加强临床思维科学的教学 …………………… 236
　　第二节　口腔医学教育应重视科研能力的培养 ………………………… 245
　　第三节　口腔医学教育应加强人文素质教育 …………………………… 258
　　第四节　口腔医学教育应重视学生心理素质的培养 …………………… 266

第八章　新时代口腔医学教育的新理念 …………………………………… 284
　　第一节　医学创新素质和口腔医学生创新能力培养 …………………… 284
　　第二节　口腔医学教育应加强课程思政的融入 ………………………… 290
　　第三节　以学生为中心的教学模式 ……………………………………… 306
　　第四节　注重学生的全面发展 …………………………………………… 316
　　第五节　强化实践教育学的思考 ………………………………………… 332
　　第六节　注重培养学生的团队合作精神 ………………………………… 358
　　第七节　强调以患者为中心的医疗服务理念 …………………………… 368

第九章　口腔修复学教学探索 ……………………………………………… 380
　　第一节　口腔修复学的新进展及教学思路的转变 ……………………… 380
　　第二节　口腔修复学理论课教学的探索 ………………………………… 389
　　第三节　口腔修复学实验课教学的探索 ………………………………… 394
　　第四节　口腔修复学临床教学的思索 …………………………………… 403
　　第五节　口腔修复学课程思政建设的探索 ……………………………… 418
　　第六节　现代学徒制在口腔修复学教学中的探索 ……………………… 426
　　第七节　口腔修复学数字教材建设的探索 ……………………………… 433

第十章　口腔修复学教学的创新研究 ……………………………………… 444
　　第一节　多媒体技术在口腔修复学教学中的应用 ……………………… 444
　　第二节　虚拟仿真技术在口腔修复学教学中的应用 …………………… 453
　　第三节　AI在口腔修复学教学中的应用 ………………………………… 457
　　第四节　口腔修复学教学应加强口腔医学审美教育 …………………… 461
　　第五节　口腔修复学教师应重视临床经验的积累 ……………………… 466
　　第六节　口腔修复教学中应加强医患沟通技巧的训练 ………………… 473

参考文献 ……………………………………………………………………… 479

第一章　口腔修复学基本理论与发展

第一节　现代口腔修复学的理念

一、现代口腔修复学观念的转变

过去十年，生命科学、应用材料学、生物医学工程、口腔技工工艺、组织工程以及医院管理学等学科取得了飞速发展，这也带动了口腔修复学在临床实践和医患关系等方面观念的变化。著名口腔修复学专家马轩祥教授对口腔修复学的未来发展提出了独到的见解，特别指出了在当前临床工作中需要注意的问题。马教授的这些观点不仅前瞻性十足，还为从业人员提供了宝贵的指导，启迪我们在实践中不断创新和优化，为患者提供更优质的服务。

（一）修复学定义及延伸

口腔修复学是牙科技术科学的一个重要分支，专注于使用人工装置替代缺失的牙齿及其辅助结构。其主要目的是通过修复或替代丧失的口腔组织来恢复或维持口腔的正常功能。这门学科不仅涉及牙齿的美观和咀嚼功能，还涵盖了发音和整体口腔健康。常用的修复方法包括牙冠、牙桥、义齿和种植牙等，通过精密的技术和材料，提供个性化的治疗方案，确保患者获得最佳的功能和舒适度。

（二）修复体的发展及类别

无活性的常规修复体和有活性的修复体在功能和应用上存在显著差异。目前，随着预防医学的发展，传统的修复形式正在逐渐向新型修复体和人工活性器官转变。这一转变不仅提高了修复效果，还显著改善了患者的生活质量。有活性的修复体能够更好地与人体组织互动，促进自我修复和再生，而新型修复体和人工器官则能够提供更为持久和有效的功能替代。这种医学进步展示了技术在医疗领域的巨大潜力，预示着未来医学发展的方向。

（三）修复目标的确定

在口腔颌面系统中，实现最佳咬合并不意味着局部最优，而是整体平衡、协调。最佳效果是指功能和美观的综合表现，而非单一的最优。最适设计需要考虑个体差异，如老年人、儿童及暂时性需求，并根据其具体情况进行调整。使用时限可分为永久、暂时及有限目标，视治疗目的而定。可接受性则涵盖身体条件、就诊条件、经济能力及心理接受程度，确保患者在治疗过程中感到舒适并能坚持治疗。

（四）修复前的准备

在进行口腔修复治疗时，需要从全身和局部两个方面做好准备。全身准备包括心理准备和生理准备，确保患者在心理上放松、信任医生，并在生理上处于最佳状态，以便顺利进行治疗。局部准备涉及多个方面的处理，包括牙冠治疗、正畸治疗、牙髓治疗、牙周治疗、咬合治疗和颌外治疗。还需要进行暂时性和诊断性修复，例如暂时冠、暂时桥和暂时义齿的应用。这些步骤旨在为最终的修复奠定良好基础，确保治疗的顺利进行和效果的持久。

（五）修复前需矫正的几种情况

口腔医疗和物理治疗涵盖了多种情况和治疗方法。冠根比例失调、牙长轴倾斜超过 25°、间隙过小或过大、间隙集中以及基牙位置不良（包括颊舌向）等，都会影响口腔健康。异常咬合、远中离端缺失以及强弱基牙也是需要关注的问题。对于这些情况，牙龈异常的治疗如牙龈成型术和 GTO 术可以提供有效的解决方案。这些治疗方法旨在恢复牙齿和牙龈的正常功能与美观，确保患者的整体口腔健康。

（六）修复体——人工器官

修复体的功能应同时具备生理和心理方面的功能，包括以下几个方面：（1）形似、神似、能似：修复体应在外形上与真实器官相似，功能上与原有器官一致，并能够在使用中表现出灵活性和自然性；（2）人体辅体，生理功能：修复体应能替代或辅助人体的生理功能，帮助恢复正常的生理活动；（3）和谐，长效，无害：修复体应与人体和谐共存，具有持久的效果，并且不会对身体造成伤害；（4）患者接受，认可：修复体应得到患者的心理接受和认可，提升其生活质量和心理健康。

（七）修复治疗的变化

在口腔医疗领域，修复和治疗是两个核心环节。修复包括被动修复和主动修复，而治疗则包括常规治疗和修复预防性治疗。以患者的需求为驱动力，口腔医师应将传统的被动修复转变为主动修复，鼓励患者积极参与治疗过程。这不仅提升了患者的治疗意愿，还能在治疗过程中全面贯彻预防理念，减少未来口腔问题的发生。通过这种方式，医患双方共同努力，实现更好的口腔健康维护和疾病预防。

（八）治疗计划

从过去的"有求才应"、"牙痛医牙"到现在的"无求亦应"，口腔医疗的理念发生了根本性转变。如今，首诊负责制成为常态，不仅注重治疗已病，还关注预防未病。这一转变体现在当前计划、全程计划和终生预防治疗规划的实施，以及针对患者的卫生指导。通科口腔医师需要具备广泛的认知和全面的治疗计划能力，而专科口腔医师则强调专业技能的精湛和深度治疗的能力。这种综合性的医疗服务模式，提升了整体口腔健康水平。

（九）21世纪修复医疗服务的模式

理想的生物力学结构义齿应具备良好的力学性能和生物相容性，以适应口腔环境并提供长期的功能支持。生物活性材料植入体通过与人体组织的相互作用,促进组织修复和再生。组织工程人工替代器官,如新型人工牙和人工骨,结合了生物材料和细胞工程技术,旨在替代或修复受损的器官和组织。这些先进技术不仅提高了治疗效果,还显著提升了患者的生活质量。

(十) 21 世纪修复医疗服务模式

在医院内,患者通常是坐等治疗,接受治疗、咨询和健康宣教等被动服务。而在院外,社区网络则提供预防性发现和健康计划等主动服务。社区网通过定期检查和健康策略,旨在早期发现潜在健康问题,并制定个性化的预防计划,促进健康的长期维护和改善。这种转变不仅增强了健康管理的前瞻性和有效性,也提升了患者对健康自主管理的参与度和满意度。

(十一) 修复治疗全过程无痛

在进行活髓牙牙体预备时,采取局部阻滞麻醉、牙周袋浸润麻醉或笑气全身麻醉以确保患者舒适。取印模时,印模料温度适中,先涂抹牙髓保护剂(5%火棉胶)以保护牙髓。在戴牙前,可采用暂时冠或桥保护,可选择间接法或直接法,并减少试冠过程中的刺激痛。在修复体永久黏固前,同样需注意牙髓的保护,以确保治疗的成功和患者的舒适度。

(十二) 老年口腔修复原则

(1) 无害全身健康,治疗过程应对全身健康无害,旨在改善生活质量,使患者合理承受治疗。

(2) 修复目标有限,制定治疗目标时要兼顾患者的生理和心理状况,确保目标明确和现实可行。

(3) 咀嚼功能第一,确保修复体能恢复和改善咀嚼功能,基牙能够承受应力,维护良好的牙周状态。

(4) 个性化设计,根据患者个体差异进行最适设计,考虑其生活能力和保健能力,提供量身定制的解决方案。

(5) 动态设计,设计方案应具有前瞻性,考虑到牙周病和拔牙的可能性,确保修复体易于修理和添加人工牙。

(6) 便利实用，修复体应结构简单、光固化或热压形成，减少就诊次数，提供隐形义齿等便利实用的选择，提升患者的使用体验。

（十三）儿童口腔修复原则

在牙科修复中，采用动态设计，进行分阶段修复，并定期复查，以确保治疗效果和适应性。在处理牙列缺损时，减少对邻牙和基牙的束缚，必要时进行定期磨改，以保护周围牙齿。不干扰或促进口腔发育，并且不影响或促进正常牙齿的建立。独立修复牙体缺损，不进行联冠，确保邻接区不妨碍牙齿的萌出和生长。这种全面的修复策略能够提供更长久、健康的口腔环境。

二、口腔修复医师应具备的现代观念

（一）"以人为本、患者至上"的观念

患者是医院赖以生存的基础，是被服务的对象，在医患关系中，患者是主体。在医疗行为的全过程中，医师必须信守"以人为本、患者第一"的思想，全心全意为患者服务，急患者之所急，想患者之所想。医院工作也必须以患者为中心，从医院建筑、工作流程布局、就医环境、各种制度与管理，均应以为患者提供方便、准确、舒适、快捷、安全、优质的医疗服务为原则。具体来说，医院的建筑设计应考虑患者的舒适度和便捷性，避免繁琐的路径和不必要的等待时间；工作流程的安排应当高效，尽量减少患者的等待时间和不便；就医环境应当整洁、舒适，营造一种有助于患者康复的氛围；各种制度和管理措施也应以患者的需求为出发点，提供人性化的服务，确保患者在医院的每一刻都能感受到关怀和尊重。

（二）医学哲学观念

口腔修复医师必须树立医学哲学观念，坚持唯物主义辩证法及运动发展变化的思想，在医疗行为中应对患者口颌系统存在的本专业范围内的疾病给予系统检查，做出判断，提出治疗或转诊计划，而防止犯下只见患牙不见牙列，只见牙列不见口颌及只见口颌不见全身情况等形而上学的错误，导致贻误患者病

情。医学哲学（medical philosophy）是关于医学主体、客体的本质及其相互作用的一般规律、一般方法以及医学发展观的科学，它用辩证唯物主义的观点对医学科学的研究成果进行概括和总结，并对其总体发展的规律性进行探索。医学正是在哲学的帮助下才从巫术中解放出来的，并形成了建立于科学理念基础上的医学理论。医学也是哲学研究的对象和素材，而哲学对医学具有启发或帮助的作用。当我们用哲学的眼光去研究作为一个整体的医学时，往往会使我们的思想达到一种新高度。尤其当医学发展陷入困境时，站在哲学的高度上重新评价医学所依据的理论和方法，可使我们找到新的出路。医生应保持批判性思维，不断反思和改进自己的诊疗方法，以便更好地服务患者。

（三）医学法学观念

随着人们的自我保护意识和法律观念的增强，中国越来越多的医患关系中已经产生了很多与法律有关的问题。如果医务人员缺乏医疗行为方面的法律概念，对患者作了含糊和不适当的承诺，或对患者的期望程度没有进行正确的估计或评价，对其没有进行客观且实事求是的解释：如对义齿的质量、保修期、损坏的时限与损坏责任界定不明确，对设计方案解释不准确或设计方案未被患者准确理解而得到认可，并且修复价格和总费用没有及时向患者表达得清晰而准确，就可能会引起医生与患者之间的误会，以至于引起患者向上级和社会舆论界的投诉，造成了很多不利的影响，甚至要求高昂赔偿，直到确定各方的刑事责任为止。可以看出，口腔修复医生应该树立现代医学法学的概念，以避免出现各种医患纠纷。医务人员应接受相关法律培训，熟悉医疗相关的法律法规，确保在每一次医疗行为中都能遵守法律，保护患者的合法权益，同时也保护自己免受法律纠纷的困扰。

（四）生物心理社会医学的概念

口腔修复体应在恢复患者缺损部位的形状和功能，纠正畸形，纠正功能障碍，停止病变发展的基础上，进一步全方位地满足患者的生理和心理需求，使患者口腔内的修复体可以长期无害地为患者的身心健康服务。随着现代医学观念向生物社会心理医学模型的转变，口腔修复学被注入了新的内涵，医生不再简单地将患者的主要诉求作为医疗工作的唯一内容。新的医学人才不仅应具有熟练的医学技能，还应具有心理学、社会和道德方面的丰富知识。合格的牙科修复人员必须首先是牙医，是牙齿缺失或畸形患者生理功能的再造者，他还必须是心理学和社会医学领域的专家，这样才能不断满足患者的生理和心理需求并充实社会医学的内容，这样才能使患者不仅恢复身心健康，而且也对社会环境充满信心并恢复正常的社会生活。医生应关注患者的整体健康状况，考虑他们的心理和社会背景，提供全面的医疗服务，帮助患者在生理和心理上都达到最佳状态。

（五）平等如一的观念

医务人员应摒弃患者"找医生"的概念。病人的就诊是对医务人员的信任，在本质上就具有互利合作的因素。患者来到诊所为医务人员提供学习和改进技术的条件和机会，并为医疗部门带来收入和社会声誉。随着良好医患关系的建立，医护人员既受益又有益于患者。双方的人格和地位必须平等。无论在初诊、复诊或忙碌时，如果出现医患关系不融洽，医生都应始终以平等的姿态与患者交流，化解矛盾，用耐心、爱心、热心和责任心，最后与患者达成谅解。当患者不理解或误解时，医务人员还必须正视与患者的位置关系，礼貌地对待彼此，并始终保持医务人员的专业形象和风度，以避免医患纠纷。医务人员应尊重每一位患者，理解他们的需求和担忧，通过良好的沟通和真诚的服务，建立信任和合作的医患关系。

（六）"患者有知情权"的观念

口腔修复医生在对患者进行系统检查、诊断、确定治疗计划时，应将患者口腔疾病的现状、预后、治疗计划的概况，患者可能冒的风险、承担的痛苦、需要配合的内容、治疗时间安排、治疗方案的利弊、可能出现的意外、双方应负责任、收费情况、修复材料的种类及优缺点、义齿保修期等情况，除特殊疾病（如癌症等）需要实行医疗保护以外，均应向患者解释清楚。丧失正常能力的老年患者或未成年患者，医生应征求监护人、陪伴责任人的认可才能确定治疗方案并付诸实施。患者有权了解自己的病情和治疗方案，医生应尊重患者的知情权，提供详细、清晰的信息，帮助患者做出明智的决策。医生应具备良好的沟通技巧，确保患者理解相关信息，并在治疗过程中积极配合。

（七）市场经济观念

市场经济模式的转变，使医疗部门这种"带有社会福利性质的公益事业"也被不同程度地推向市场。医疗服务，包括口腔修复医生为患者提供的修复体，虽不是商品，但已注入了经济换算、经济管理、医疗单位盈亏、利润的多少与再投资、利益分配等经营观念。过去那种社会大福利性质的医院已难以维持。在市场经济体制下，所有医院管理人员和医护人员，都有在规范的职业道德、各类法纪轨道下为单位创造利润的责任。具体要求是，在业务规划、设备添置、材料使用与消耗、人员使用与工效、工艺流程控制、医疗资源配置及使用等方面均应体现经营观念。从技术上，也应体现出如何降低消耗、减少无效劳动、避免浪费，如何延长器材质量、使用寿命等因素。医务人员应具备一定的经济管理知识，能够在提供高质量医疗服务的合理控制成本，提高医院的经济效益和竞争力。

（八）优化优质服务观念

医疗服务的标准就是工作人员在医护服务中用正确的治疗方法使患者满意。所谓优化服务就是针对不同患者的情况，如年龄、职业、性别、经济状况、主观愿望、客观需要、病情与预后、全身健康状况、口颌系统特殊条件及限制因素等，提出综合的、分阶段分层次的选择方案，与患者或其家人在若干个方案中优选一个恰当的治疗方案。

（九）医学美学观念

现代口腔修复医学中的美学内涵极其丰富，随着物质和文化生活水平的逐步提高，人们对美学的要求也越来越高。客观上，口腔修复体的临床理论和实践医学技能必须渗透医学美学的领先思想。口腔修复美容的发展和创造已成为口腔修复医学追求的目标，这不仅是为了满足患者对功能恢复的需求，更是为了满足他们对美观和自信的追求。

医学美学是结合医学和美学的跨学科和新兴边缘学科。在医学领域，医学美学应用美学原理和美学知识，帮助医务人员掌握医学的审美规律，提高其审美能力，促进医学理论与审美理念的结合，以达到更高的医疗质量水平。医学美学的核心在于创造必要条件，以维持和恢复患者的身体完整性，改善健康水平，并达到最高的健康目标。对于口腔修复从业者来说，掌握医学美学不仅是技术上的提升，更是理念上的革新。

在实际操作中，口腔修复从业者需要摆脱传统观念的束缚，探索当代人与口腔美学之间的关系，提高医学的美学水平，并尝试提高诊断和临床治疗的水平。以审美需求为目标，口腔修复的教学应当要求从业人员不仅要为患者修复牙齿的缺损和畸形，恢复口腔解剖结构的完整性和生理功能，而且要满足其美化口腔的要求和目标。修复假体的颜色、形状和外观应尽量符合美学要求，达到自然和谐的效果。

举例来说，在修复过程中，医生需要考虑到患者的肤色、唇色、牙龈色等因素，以选择最合适的材料和颜色方案，使修复体看起来与患者的天然牙齿无异。医生还需要具备良好的美学素养，能够设计出符合患者面部特征和个人气质的修复方案。这不仅要求医生具备扎实的医学知识和技术，还要求他们具备一定的艺术修养和审美能力。

第二节 口腔修复设备和材料的发展

一、口腔修复设备的发展

（一）胶联聚合设备

口腔修复医学中主要采用塑胶、复合树脂等高分子材料制作修复体。其中，丙烯酸树脂（又称塑胶）在1930年代产生，并在1935年由西德Kulzer公司首次推出热固化丙烯酸树脂托牙。丙烯酸树脂托牙逐步用于可摘局部义齿和全口义齿的修复，成功取代了当时使用的硫化橡胶托牙。硫化橡胶托牙存在色泽、变味、卫生及操作技术等方面的问题，而丙烯酸树脂托牙的出现解决了这些问题，显著提升了义齿修复的质量和效果。

制作丙烯酸树脂托牙需要经过一系列复杂的工艺步骤，包括取印模、制作卡环和支架、蜡型、包埋、装盒、去蜡、填塞、聚合和打磨抛光等。早期制作过程采用最简单的热水冲蜡、手工填塞和水煮聚合的方式。20世纪60年代以后，随着科技的进步，逐步推出了石膏模型修整机、冲蜡器、聚合器、殆架和技工打磨机等设备。这些设备极大地提高了制作效率和精度。为了预防打磨过程中引起的环境污染，打磨机上还装有玻璃防护罩和抽吸装置。

尽管丙烯酸树脂牙制作工艺复杂，且对环境造成污染，但其对口腔修复领域的贡献不可忽视。20世纪60年代，复合树脂修复材料的推出为口腔修复带来了新的可能。这些材料的固化过程经历了从化学固化到紫外灯照射固化的发展。随着科技的不断进步，新型的可见光复合树脂材料应运而生。这些材料具有理化性能较好、色泽美观、表面光滑、便于成形等优点，在切角缺损及牙面修复方面表现出色，满足了人们对美齿、美容的需求，现已广泛应用于临床。

可见光复合树脂材料的固化必须在特定波长的可见光（400～500nm）照射下进行，因此产生了光固化机（或光固化灯）。光固化树脂修复技术为口腔修复提供了新的手段，其操作简单、快速固化、效果美观，受到广泛欢迎。该技术仍存在一些问题，例如修复体可能会脱落、变色，对牙髓产生刺激，并且强度和耐磨性较差。这些问题使得光固化树脂修复技术的应用范围较为局限，主要用于前牙的修复。

（二）铸造设备

1. 高频离心铸造机

高频铸造技术起源于20世纪50年代，并于60年代引进中国。1980年代初，天津医疗设备厂率先推出国产高频铸造机，并与华西医科大学口腔医学院多次联合举办高频铸造技术培训班，逐步将这项技术在全国推广。这一过程极大地促进了铸造工艺在我国的普及，逐渐取代了传统的锤造工艺，为固定修复和烤瓷技术在我国中小城市的广泛应用奠定了基础。

高频铸造技术具有许多显著优势。其熔化金属的速度非常快且均匀，这不仅缩短了生产周期，还保证了产品的一致性。由于高频铸造在熔化过程中对金属元素的损失较小，因此能更好地保持材料的原始性能。高频铸造机操作方便，成功率高，噪声小，是临床上比较理想的铸造设备。这些优势使得高频铸造技术在医疗器械制造，特别是口腔修复领域，得到了广泛应用。

高频离心铸造机主要由三大部分组成：高频感应加热系统、电气控制系统和冷却系统。进入中国市场的国外品牌包括德国的Bego、Knipp、Heraeus，意大利的Galloni、Flli和日本的Shofu等。这些品牌的铸造设备在技术和性能上都有很高的水准。

现代高频离心铸造机具有以下几个显著特点：

电脑程序控制和液晶数字显示：现代高频离心铸造机普遍采用电脑程序控制，并通过液晶屏幕数字显示铸造时间和温度。这不仅提高了操作的便捷性，还保证了铸造过程的精确性。

高效冷却系统：现代高频离心铸造机配备了高效的冷却系统，包括风冷和水冷两种方式。国外产品可以连续铸造20至40件，而国产产品也在不断改进中，尽管目前的产量稍低，但质量和技术水平正在稳步提升。

铸造过程可视化：一些先进的高频离心铸造机还配备了摄像系统，可以实时显示铸造过程。这不仅方便操作人员监控铸造质量，还可以作为教学和培训的辅助工具。

氩气保护功能：为了防止熔化金属在铸造过程中氧化，一些高端机型还配备了氩气保护功能。这项技术能显著提高铸造精度，保证产品的质量。

高频铸造技术的广泛应用，使得我国在医疗器械制造领域取得了显著进步。特别是在口腔修复领域，高频铸造技术的引入和推广，极大地提升了修复体的质量和生产效率，推动了行业的发展。随着技术的不断进步和国产设备的改良，高频铸造技术将在未来发挥更大的作用，推动我国医疗器械制造业迈向新的高度。

2. 铸钛机

由于钴铬镍合金等非贵金属修复材料存在生物相容性差、硬度大和可能引起过敏等问题，人们需要寻找新的修复材料来替代传统合金。金属钛以其出色的生物相容性和机械性能，成为21世纪具有广阔前景的口腔修复材料。钛不仅具有低热传导性、耐腐蚀性和无过敏反应等优点，而且重量轻，仅为黄金的四分之一，且在加工过程中收缩小。这些特性使钛在口腔修复领域展现出巨大潜力。

钛及其合金的高熔点和在高温下的化学活性带来了加工上的挑战。钛在高温下容易氧化，并与包埋材料和坩埚等发生反应。加工钛需要采用特殊的熔炼方法、造型工艺和防止污染的设备。自 1948 年以来，电阻加热、感应加热和钨电弧熔化法开始用于工业铸钛。到了 20 世纪 50 年代，日本的金竹等开始研究钛在牙科的应用。真正推动牙科铸钛技术发展的还是在 80 年代，专用的牙科铸钛机出现后，使得使用真空装置和氩弧熔解方式制作牙冠成为可能。

尽管如此，早期铸钛技术面临着钛的流铸性差、铸体内气孔多和适合性差等问题，导致成功率较低，限制了其在临床上的推广。自 90 年代以来，随着铸钛机的改良和完善以及包埋材料的发展，铸钛义齿的成功率逐步提高，质量也更加可靠。在日本、德国、瑞典等发达国家，铸钛基托及以冠桥为主的铸钛义齿已被广泛应用于临床，并开始引入中国。

牙科铸钛机按铸造压力和熔解热源的不同进行分类。按铸造压力，可分为差压（加压或加压吸引）式和离心式铸钛机；按熔解热源，则分为电弧熔解式铸钛机和高频感应熔解式铸钛机。目前，国际上开发出了多种品牌的铸钛机型，主要包括压力铸钛机、加压吸引铸钛机、离心铸钛机和加压吸引离心铸钛机。在中国市场上，德国的 Re－matitan－Demaurum 和日本的森田 Cyclanc 真空加压吸引式铸造机是比较常见的品牌。1995 年，第四军医大学口腔医学院与涧西轻工通用机械厂合作，研制出了第一台国产 LZ 型牙科用离心铸钛机，该机型结合了真空铸造、压力铸造和离心铸造的优点，并由微机控制，目前已在临床试用，但其质量和工艺仍需进一步改进。

铸钛机通常由烧铸系统、铸造工作系统、自动控制系统和真空泵组成。在铸钛过程中，金属钛必须在真空并充入氩气的炉室中通过电弧作用熔化，并采用真空加压吸引方式铸造，以保证铸造成形质量。由于钛的高熔点和易氧化特性，加工技术复杂，包埋烧铸条件严格，加上铸钛机价格昂贵，成本较高，导致铸钛义齿修复在中国仍处于起步阶段。

（三）陶瓷修复设备

1. 烤瓷炉

烤瓷炉是现代牙科技术中制作烤瓷修复体的关键设备，经过几十年的发展和创新，烤瓷炉经历了从传统的电烤瓷炉到现代真空烤瓷炉的演变，并从最初的手工操作进化到如今的计算机程序控制。现代烤瓷炉具备了一系列先进性能，使得牙科修复变得更加高效和精准。

现代烤瓷炉配备了计算机程序控制系统。用户可以在一定范围内自由设定、修改或中止每个烧结程序。这一功能极大地提高了操作的灵活性和便利性，使得技术人员可以根据不同的修复体需求进行精确调整，从而确保每一件修复体的质量和效果。

现代烤瓷炉的操作简便，能够自动控制烧烤时间和温度，并通过屏幕显示实时状态。这样的设计不仅减少了人为误差，还确保了温度和时间的准确控制。烤瓷炉还具备自动冷却和快速降温的功能，进一步提高了操作的安全性和效率。

再者，现代烤瓷炉的炉腔容量大，升降平衡良好，密闭性能优异，确保了炉腔内各部位温度均匀一致。在真空状态下，烤瓷炉可以保持温度不下降，保证了真空环境的稳定性。这一特性对制作高质量的烤瓷修复体至关重要，因为温度和真空度的稳定性直接影响到修复体的最终效果。

现代烤瓷炉还配备了完善的安全保护系统，设有故障检测和报警信号等装置。这些装置可以及时检测到设备运行中的异常情况，并通过报警信号提醒操作人员，从而预防潜在的安全隐患。

在金属烤瓷修复技术中，主要包括贵金属和非贵金属两种。贵金属烤瓷的金属内冠多采用金、钯合金，这种材料的优点在于颜色逼真，瓷与金属的结合效果良好，但其价格昂贵，因此在发达国家应用较为广泛。非贵金属烤瓷则主要采用钴铬合金和镍铬合金，虽然这种材料的成本较低，但也存在一些不足之处。由于金属的存在，修复体的光学效应不如真牙自然，可能出现金属透射、颈部瓷层较薄、颈缘显灰色等问题。个别患者还可能对合金材料产生过敏反应。

2. 铸造陶瓷机

铸造陶瓷技术的代表产品包括列支敦士登义获嘉的 Empress 和美国登士柏 Dicor 铸造陶瓷机。Empress 技术以其独特的热压铸造过程闻名，能够制造高质量的玻璃陶瓷修复体，具备优异的牙体密合度和与牙釉质相似的硬度、透明度以及折射率。这使得 Empress 适合用于制作牙冠、嵌体和贴面，满足了全瓷修复体在物理学和美学上的高要求。

在西方发达国家，特别是美国，Empress 铸造技术得到广泛应用，但在中国的应用相对较少。随着人们生活水平的提高和牙齿保健意识的增强，牙齿缺失的情况有所减少，因此使用 Empress 铸瓷技术的患者数量可能会增加。

尽管 Empress 技术具有诸多优点，例如其接近自然牙釉质的美观性和生物相容性，但也存在一些局限性。与金属支撑的全瓷修复相比，Empress 修复体的抗折裂强度较低，易于出现脆性破损。Empress 修复体不能用于制作固定桥，这在某些临床情况下可能限制了其应用。

Empress 技术的高成本和较长的铸造时间也是其在临床推广中的一大限制因素。这使得该技术在一些医疗机构中的应用受到限制，尤其是在资源有限的地区或公共医疗服务中。

（四）打磨抛光设备

打磨抛光是固定修复体制作过程中至关重要的环节，它直接影响到修复体的表面光滑度和适合度。为了达到高质量的修复体，现代技术提供了多种先进设备，包括喷砂机、技工打磨机、电解抛光机和超声波清洗机等。

喷砂机在打磨抛光领域发展迅速，特别是针对小型修复体的需求，厂家推出了双笔式喷砂机。这种设计使得操作更加灵活，能够更精细地控制喷砂的位置和力度，从而提高了修复体表面的精细度和光洁度。为了满足不同修复体材料和工艺的需求，喷砂机还增加了多种石英砂颗粒的类型可供选择，使得操作人员可以根据具体情况进行调整和优化。

随着环境保护意识的提升，传统的喷砂机在使用过程中会产生大量粉尘，对环境造成一定污染。为了解决这一问题，新型的湿粉喷砂机应运而生。湿粉喷砂机利用水作为介质，将石英砂颗粒喷射到修复体表面，有效地减少了粉尘的产生，并且在打磨抛光过程中保持了较高的工作效率和精度。

除了喷砂机，技工打磨机在修复体制作中也扮演着重要角色。它通过不同类型和粗细的磨料轮，对修复体进行精确的修整和抛光，确保其表面光滑度和适合度达到要求。电解抛光机则利用电解原理，在修复体表面形成一层均匀的抛光层，提高其光泽度和美观度。

超声波清洗机则主要用于清洁修复体表面，通过超声波震动原理，能够有效去除表面的污垢和残留物，保证修复体在进入下一制作环节前的清洁度和无菌性。

（五）口腔修复设备的发展展望

随着科学技术的迅猛发展，计算机及图像技术在口腔修复领域的应用变得越来越重要。这不仅体现在单台设备中电脑程序的控制上，更体现在整个修复体的设计与制作过程中。如今，计算机辅助设计与制造（CAD/CAM）技术在口腔修复中的应用日益深入和广泛，现有的CAD/CAM系统也在不断完善，包括信息采集、切削方法以及修复材料等方面的改进和创新。

在信息采集方面，数字化口腔扫描仪的使用使得患者口腔数据的采集变得更加精确和高效。这种无创的扫描方法不仅提高了患者的舒适度，还能实时生成高精度的三维模型，为后续的设计和制作提供了可靠的数据基础。人工智能（AI）技术的引入使得修复体设计的自动化程度更高，设计过程中的人工干预减少，提升了设计效率和准确性。

切削方法的创新同样不可忽视。传统的机械切削方法在精度和效率方面存在一定的局限性，而现代化的激光切削技术和3D打印技术正在逐步取代这些传统方法。激光切削技术具有高精度、高速度和非接触切割等优点，可以更好地满足复杂修复体的制作需求。而3D打印技术则通过逐层堆积材料的方式，实现了修复体从设计到成品的一体化制作，不仅简化了工艺流程，还提高了材料的利用率和制作效率。

修复材料的发展也是口腔修复技术进步的重要驱动力。生物材料的应用使得修复体在自然、逼真、美观和舒适性方面得到了显著提升。例如，高强度陶瓷材料的研究和应用，正在逐步取代传统的金属烤瓷修复体。这种全瓷修复体不仅具有更好的美观性和生物相容性，还能避免金属过敏等问题。为了满足这种新材料的烧结需求，超高温、超真空的陶瓷烧结炉以及相应的冷静压炉等设备应运而生，这些设备的开发和应用，进一步推动了高强度陶瓷修复体的普及。

铸钛技术的改进和完善也是一大亮点。铸钛机的不断改进，不仅提高了铸钛修复体的成功率，还推动了其在临床上的广泛应用。钛材料由于其优异的生物相容性和力学性能，成为了理想的修复材料。而先进的铸钛设备则确保了修复体的精度和质量，满足了临床高标准的需求。

新型的复合修复材料和设备也在不断涌现。例如，Tasgiss/Vectris 系统等新型复合材料，在临床应用中展示出了强大的生命力。这些材料不仅具有优异的力学性能，还能更好地模拟天然牙的色泽和透明度，满足患者对美观和功能的双重需求。

随着现代科学技术的进步和工业化管理体系的发展，口腔修复体加工技术和工艺也在发生重大变革。传统的小作坊式的技工室（或加工中心）正在被现代化工业 MIS 信息控制加工系统所取代。通过信息网络系统，医师和技工室之间可以实现从设计到制作的全程交流和控制，极大地提高了工作效率和修复体的质量。技工室内部各加工流程也实现了标准化的质量控制，确保了每一个环节的精确和稳定。这种从手工操作到自动化、智能化的发展趋势，使得口腔修复技术逐步从经验性、感觉性向规范化、标准化方向转变。

在环境保护和法制意识不断增强的今天，口腔修复设备也在不断改型和完善，向着高效、卫生、减少环境污染和减轻医技人员劳动强度的方向发展。新型设备在设计和制造过程中，更加注重环保材料的使用和废物处理技术的改进，减少对环境的负面影响。自动化和智能化设备的应用，不仅提高了工作效率，还能有效减轻医技人员的工作负担，创造一个更加健康和可持续发展的工作环境。

二、口腔修复材料设备的发展

（一）我国口腔修复材料的发展回顾

1. 20 世纪 50 年代及 60 年代初期

解放初期，我国的口腔材料事业基本处于空白状态。当时，临床应用的口腔材料几乎全部依赖进口，国内仅有少数小型工厂生产一些基本材料，如印模胶和黏固粉等。铸造合金的生产则主要集中在少数院校，通过按照 10：1：1（金：银：铜）的比例自行配合熔铸，而基层医院和个体牙医多采用"人造金"的铜基合金。当时，县以下的医疗机构和一般个体牙医大部分仍处在使用硫化橡胶制作义齿的水平。

自20世纪50年代中期起，随着我国工业的发展，国内开始生产一系列口腔材料，如聚甲基丙烯酸甲酯基托塑料及其牙体塑料、印模胶、手工锉屑的银合金粉、磷酸锌黏固剂、瓷质假牙以及用于锤造冠的镍铬合金片等。在高等院校和省市级医疗机构中，逐渐开始对进口材料进行替代品的研究。报道的成果包括琼脂水胶体印模材料、藻酸钠印模糊剂及可溶性印模石膏等。甲基丙烯酸酯塑料在动物实验的基础上，开始在临床开展即时及延期种植牙的观察，尽管其近期成功率不高，但为后续研究积累了宝贵经验。邱立崇等人研究铸造镍铬不锈钢替代黄金制作修复体，不仅带动了各种相关材料（如高温包埋料等）的研发和高温铸造工艺技术的发展，还为在贵金属限制应用的条件下推动口腔修复事业提供了物质基础，并培养了新一代口腔材料专业教学研究队伍。

到20世纪50年代后期，全国口腔医务工作者广泛开展了各种口腔材料的技术革新，多数成果都是通过自行研制、试用得到的。其中，包括从二甲基苯胺发展到二甲基对甲苯胺、对甲苯亚磺酸氧化还原体系的多种丙烯酸酯"自凝"塑料，以及其他室温固化共聚树脂的研制，这些材料在口腔院校研发成功后转向市场，形成了生产力。

进入20世纪60年代，口腔材料进入平稳发展的阶段，室温固化硅橡胶在口腔印模材料方面研制成功，跟上了国际先进步伐。尽管质量仍低于国外制品，但在当时已是重要进步。常用材料如甲基丙烯酸甲酯义齿材料、牙体塑料（造牙粉）、瓷牙和塑料牙、锤制用系列镍铬合金片、银合金粉、藻酸盐印模材、铸造用镍铬不锈钢以及锻制用牙用不锈钢丝等，已形成稳定生产力。

自20世纪60年代中期起的十多年间，口腔材料的发展基本处于停滞状态。但回顾过去二十多年口腔材料发展的成就，可以发现其中一些知识与技术正是在这一停滞期中储备起来的。例如，多种黏合剂（如环氧丙烯酯、α—氰基丙烯酸酯等）的研究及其在口腔正畸、口腔颌面外科的应用；以双酚A双甲基丙烯酸酯缩水甘油酯为基质的防龋涂料的实验研究和应用。还有制作卡环用锻制金属丝的改进，以及非贵金属高熔铸造合金的广泛应用，这些都促进了铸造技术设备与材料新产品的形成，如高温非贵金属铸造用磷酸盐耐火包埋料及铸造铬镍不锈钢及系列铸造钴铬合金的稳定生产。虽然中温熔点铸造合金的研究未见突破性进展，但全国多家协作组仍在不断努力。尤其值得称道的是，在1978年西安及 1979 年天津的两次口腔修复学术会议上，与会代表们经过广泛研讨，对自凝塑料的固有性能及其适应范围做出了科学评价，推动了"快速镶牙"技术的健康发展。

2. 近 20 多年来的发展

进入 20 世纪 80 年代后，我国口腔材料事业得到了迅速的发展，主要表现在以下几个方面。

（1）黏合剂与复合树脂。发展热点

黏合剂与复合树脂是 20 世纪 80 年代发展的热点。从 20 世纪 70 年代应用国外制品，逐步过渡到自行研制材料，深入研究其机理和应用工艺。目前，国内已经初步形成生产力。

黏结界面的研究：有关黏合材料对复合树脂、牙釉质、牙本质、牙骨质与遮色剂之间的黏结界面研究，均有大量报道。对于不同树脂体系与牙本质的黏结处理也在积极探索。聚甲基丙烯酸酯贴面与复合树脂、不同复合树脂之间、复合树脂与牙釉质及光固化树脂与热压固化树脂之间的材料界面黏结状况，也有不同程度的离体研究。

机理和应用技术研究：光固化黏结剂单体转化率的红外光谱分析，光敏复合树脂的光照时间和距离对其固化作用的影响，以及牙本质成分对黏结剂固化时间的影响等研究均在进行中。光固化复合树脂与陶瓷的黏结强度及析因试验等实验也在进行。

模拟临床性能及其他方面的研究：究还包括不同测试方法、不同复合树脂、光固化树脂本身及与其他树脂间以及酸蚀与否的黏结强度比较。修复体不同部位（如颌、轴、颈）的封闭性能（密合度）研究，光固化复合树脂的聚合收缩实验，前牙复合树脂色泽及遮色效能的研究，复合树脂对牙髓的组织学影响，表面清洁剂及黏结桥方面的促进黏结力的研究等也有所涉及。

（2）种植材料。

种植材料的应用基础研究：随着口腔种植学的发展，口腔种植材料，特别是生物陶瓷植入材料的研究日趋深入和成熟。近 10 多年来，新材料与生物技术及分子、细胞水平的临床基础研究推动了牙种植体及其应用器件的研制和种籍义齿的临床研究，取得了重大的进展。这些研究进一步扩展到了颌面赝复、种植体支抗正畸、关节、放射后种植、翼上颌种植、义耳固定等方面的试用。界面研究方面，种植体—骨界面的三维结构分析，种植材料体内种植的界面组织学观察与骨组织结合机理的探讨，纯钛—骨结合机制及影响骨整合因素的研究，膜技术、骨引导再生术在口腔种植应用的细胞学研究等都有大量报道。

生物学性能方面，有可吸收钙磷生物陶瓷骨种植组织学观察，EH型复合人工骨材料的物性研究和动物体内植入研究，合浦珠母珍珠埋植在大白鼠肌肉内的组织学观察等。

力学性能方面，有磷灰石烧结体在细胞培养液中的强度变化，磷灰石的力学、生物学性能与烧结的温度关系，复合生物陶瓷断裂韧性的测试研究等。

(二) 国外口腔修复材料的发展动态

1. 铸造钛合金

钛及钛合金作为牙科铸造合金在口腔医学领域的广泛应用，得益于其独特的理化、机械和生物学性能。这些优良特性使得钛成为替代传统牙科金属材料的首选。钛的应用过程中也暴露出一些问题，特别是腐蚀性方面的问题，这些问题已经引起了广泛关注和深入研究。

钛的腐蚀性主要表现在两个方面。其一，当口腔内存在银汞充填物时，由于钛和银汞之间的电位差，会产生电流腐蚀。这种电流腐蚀不仅会损害钛材料的完整性，还可能释放出对周围组织有害的物质。其二，当钛材料遇到氧化凝胶时，会发生酸性腐蚀。这种腐蚀更加严重，因为在腐蚀过程中，往往会产生细胞毒性物质，对口腔组织健康产生不良影响。特别是当钛种植体和钛固定修复体在口腔内使用时，如果无法保持与牙周组织的健康接触状态，这些腐蚀问题将对牙周健康产生严重威胁。

为了应对钛的腐蚀问题，研究人员提出了多种改进方法。其中一种方法是使用牙周洁治器来维护钛种植体和钛固定修复体的表面清洁。研究发现，除了塑料刮治器之外，其他材质的器械均会对钛表面造成损伤。这意味着在临床应用中，需要特别选择合适的洁治器材质，以避免对钛表面的损伤，确保修复体的长期稳定性和患者的口腔健康。

为了降低铸钛的熔点，研究人员尝试在钛合金中加入镍。镍的加入确实能够明显降低钛的熔点,便于铸造工艺的实施。镍元素的再使用与现行的牙科材料标准存在矛盾。镍是一种已知的过敏原,许多患者对镍过敏,这限制了含镍合金在牙科材料中的应用。如何在降低钛合金熔点的确保材料的生物相容性和安全性,是一个亟待解决的问题。

2. 印模材料

目前,对印模材料的研究主要集中在其消毒灭菌处理,而非材料本身的创新。随着人们健康意识的提高,防止感染和交叉感染已成为一个既老又新的课题。在口腔科室中,印模材料直接接触患者口腔,若不加以有效消毒,可能会导致细菌、病毒的传播。如何在不影响印模质量的前提下,进行有效的消毒处理成为研究的重点。

现今,对藻酸盐类或硅橡胶类印模材的消毒,主要采用将其置入消毒液中浸泡的方法。常用的消毒剂是低浓度的次氯酸钠溶液,这种方法既能有效杀灭微生物,又不会显著影响印模的尺寸和细节精度。常见的做法是将印模放入1%的次氯酸钠溶液中浸泡10分钟。这种方法已被广泛接受和应用,因为其灭菌效果显著,同时未见印模变形。

尽管这种方法较为可靠,仍存在一些潜在问题。例如,不同消毒方法的效果存在差异,有的消毒方法可能会导致印模尺寸的改变或破坏印模的细微结构。研究发现,次氯酸钠溶液浓度过高或浸泡时间过长,可能会对某些材料产生负面影响。如何在确保消毒效果的最大限度地保护印模材料的完整性,成为研究的关键。

除了传统的浸泡法,研究人员还在探索其他消毒方法,如喷雾消毒和将消毒剂掺入印模材料中。喷雾消毒方法相对简单快捷,但其效果取决于消毒剂的种类和喷雾的均匀性。将消毒剂掺入印模材料中,虽在理论上可以实现自消毒效果,但其实际应用仍需大量实验验证,尤其是要确保不影响印模材料的力学性能和精度。

3. 义齿软衬材料

氟硅橡胶作为一种高性能的软衬材料,具有独特的优势和广泛的应用。自从其在市场上出现以来,经过多次改进和优化,氟硅橡胶的性能不断提升,工艺也日益简化,使其在各个领域中得到了广泛的认可和使用。

在氟硅橡胶的发展初期，热塑性氟硅橡胶的操作工艺相对繁琐复杂，使用起来不甚方便。这一问题限制了其在实际应用中的推广和普及。这一情况随着技术的进步而逐步改善。一家日本公司率先开发出了以偏氟乙烯类氟橡胶为基料的热固性氟硅橡胶，这种材料在固化前呈面团状，可以通过间接衬垫法使用。该方法不仅简化了操作工艺，还提高了材料的使用便利性，使其在市场上取得了良好的反响。

不久之后，又有研究人员推出了一种以膦腈氟硅橡胶为基质的软衬材料。这种新型材料在柔软性和与义齿的黏结性方面均有显著提高。膦腈氟硅橡胶的引入，使得氟硅橡胶类软衬材料在性能上实现了一次质的飞跃。其柔软性使得该材料在口腔医学领域，尤其是义齿修复中，表现出色，大大提高了患者的舒适度。

进入九十年代，光固化型氟硅橡胶类软衬材料在日本问世。这种材料主要以极低分子量的氟橡胶为基质，并以含氟甲基丙烯酸酯类单体为稀释剂，通过常规光引发剂引发固化。光固化型氟硅橡胶材料的出现，标志着氟硅橡胶在软衬材料领域的又一次重大突破。光固化技术不仅提高了材料的固化速度，还显著降低了操作难度，使得直接衬垫法成为可能。这一技术的应用，使得氟硅橡胶的应用范围进一步扩大，尤其在医疗和工业领域中展现了其独特的优势。

光固化型氟硅橡胶材料的鲜明优点之一是其吸水率和溶出率显著低于其他硅橡胶类材料。这一特性使得该材料在潮湿环境中具有更好的稳定性和耐久性，适用于各种复杂和苛刻的使用环境。与传统材料相比，光固化型氟硅橡胶在使用过程中表现出更优异的性能，其独特的分子结构赋予了其更强的耐化学腐蚀能力和热稳定性。

（三）口腔修复材料发展展望

20世纪，科学技术的三大工程分别是40年代的曼哈顿原子弹计划、60年代的阿波罗登月计划和80年代的人类基因组计划。这三项工程不仅代表了人类在不同领域的重大突破，还推动了计算机和信息技术的迅猛发展，为后续科技进步奠定了基础。

曼哈顿计划通过大规模的科研投入和协作，成功研制出了原子弹，改变了世界历史的进程。计算机技术在这期间得到了初步应用，用于复杂计算和数据处理。阿波罗登月计划则将计算机技术应用到了航天领域，助力人类首次登上月球，实现了前所未有的壮举。人类基因组计划则是在生物技术和信息技术的结合下，成功绘制了人类基因组图谱，为医学和生物学研究开辟了新的天地。

20世纪末，纳米技术的崛起预示着新一轮科技革命的到来。纳米材料是通过原子重新排列创造的奇迹，我们相信在21世纪，这项技术将带来深远的影响，特别是在微电子领域的应用。微电子科学、材料学、分子生物学、医学、计算机科学、金属学、塑料工业、橡胶工业、航海和航天等领域都将因纳米技术的介入而迎来新的突破。

纳米材料是一门新兴的尖端科学，通常指长度在1到100纳米之间的材料。虽然国际上尚未对其做出统一的规格名称，但其应用已经遍布多个领域。例如，人们发现鸽子远飞能归巢、乌龟能准确找到它的栖息地、鱼儿万里越冬不带导航仪，这些现象背后的秘密是它们体内的磁性纳米微粒。依靠地球磁场，这些动物可以进行精准定位，而不迷路。

纳米技术的进步使得我们能够控制材料的基本性质，如硬度、粒度、磁性、电容、电感等，从而合成具有特殊性能的新材料。例如，纳米材料使望远镜的观测范围变得更远，将导体铜制成绝缘体"纳米铜"，将半导体硅制成良好导体"纳米硅"。利用纳米材料的巨磁电阻效应，光盘容量增加20倍以上，能达到每平方厘米存储近8亿位信息。如果将这种技术应用于手表小光盘，就能制成手表录音机或窃听器，还能制成纽扣式照相机。在航天飞机和火箭的燃料中加入纳米材料，可使其燃烧效率成倍增加。通过改变碳原子的排列结构，廉价的石墨可以变成钻石，这一技术具有广泛的应用前景。

空气也可以作为催化剂发电。例如，助听器的纽扣式空气电池底部有四个微孔，用压敏胶纸封贴，使用时去除封贴纸便开始发电，1.2V电压可以使用一个多月。新式锂电池可以制作得很小，如纽扣、黄豆、芝麻甚至更小型的耐用电池，还可以用微型晶体管升压电路，将电压升至20～30V。跳蚤机器人是纳米技术的另一个应用例子，将引发一场工业革命。

在金属铸造方面，20世纪40年代牙科的兴旺发达依赖于金属铸造技术。进入21世纪，现代化的金属铸造技术需要新的发展方向，不能再走老路。根据包埋材料研究和各种金属研究的需要，应购进发达国家的先进设备和材料，例如德国的中温和高温包埋材料。贵金属产品可以选择三种档次：高、中、低价格；非贵金属也可采用同样的分类方式，这样形成共有12种价位的产品，用户可以根据自己的经济情况各取所需，有利于快速大量开展研究和制作。再加上一套质量保证体系，才能形成跨越的实力和基础。

建议每座大城市设立牙科铸造中心站，为全市各大小医院和门诊所提供铸造服务和培训服务，逐步收回投资。或在一个省建立3～4个铸造中心站也是可行的。

在牙托粉和造牙粉中加入适量的纳米材料，可以改善伸缩性、增加耐磨性和光泽性。前牙要求美观，后牙则强调耐磨。纳米贴片牙面可分为塑胶贴片或复合树脂贴片牙面。不易脱落的桩冠可以采用强磁性冠钉，将磁性纳米材料加入黏结剂内，注入根管后，桩冠组织面涂黏结剂，再将磁钉插入根管就位。

用纳米材料制成的儿童防龋涂料，将防龋成分加入超级黏结剂中，成为新世纪的防龋涂料。楔形缺损及光敏治疗，用化学固化黏结剂和超级黏结剂，效果特别好。活动牙桥和固定桥由于新黏结剂的强度优势和不怕水，应用范围大增。可能逐步减少卡环，最终不需要卡环。大量起用3/4冠和马利兰桥也是精明之举，马利兰桥的设计要精确、巧妙、可靠，发挥固定桥的优势，提高工作效率。纳米全冠和金属纳米混合全冠是单冠美容修复的最佳选择。

在种植材料方面，如果将羟基磷灰石颗粒制成毫米级、微米级和纳米级三种细度，并按不同的比例混合使用，纳米磷灰石与牙根表面及齿槽面接触面积将增加100～1000倍，促进活力加大，粒度越小，越容易形成结晶核并扩大结晶。这一领域的研究还有很大扩展空间。

近年来，纳米粉体制作技术迅速发展，许多超细粉料已由实验规模逐步发展为企业化的批量生产，这为口腔材料提供了新的选择。在生物医学工程上，用各种纳米粒子注入人体各部位，可检查、诊断和治疗疾病，如纳米四氧化三铁和二氧化硅用于疾病的治疗及骨组织的修复与重建。目前，对纳米材料的结构与性能的研究正进入一个崭新的领域，纳米复合材料被公认为21世纪的新材料，从微米复合向纳米复合发展，或采用组装技术在微米级基体中加入纳米级的结构材料，是未来口腔陶瓷修复材料发展的主要方向。

第三节　我国口腔种植修复技术的现状与发展

一、口腔种植学发展历史

口腔种植学是一门古老而又新兴的学科，其历史可以追溯到几千年前。早在公元前，中国和古埃及就有采用宝石和象牙作为牙代用品的记录。考古发现显示，这些早期文明的人们尝试用这些材料来替代缺失的牙齿，虽然这些尝试的技术原理和现代种植学有很大不同，但它们体现了人类早期对恢复口腔功能的探索精神。

进入18世纪，使用天然的或异体牙齿材料作为牙种植材料的状况持续存在。在这一时期，牙齿修复技术逐渐演变，开始使用黄金和象牙作为牙种植体植入颌骨。这些材料在一定程度上具备了生物相容性，但由于缺乏科学的理论指导和完善的技术手段，成功率不高，且植入后的效果并不理想。

现代口腔种植学的真正起源可以追溯到1947年。当年，Formiggini首次使用钽丝扭成锥形体植入颌骨内作为种植义齿，获得了初步成功。这一尝试标志着现代口腔种植学的开端。此后，许多学者尝试使用不同材料和方法进行种植学研究和临床应用，但大多数尝试未能取得突破性进展。

20世纪50年代中期，瑞典哥德堡大学的Branemaric和Albrektsson教授在研究兔骨髓腔内微血管血流状态时，意外发现纯钛与兔子的胫骨产生了异常牢固的结合。这一发现显示了纯钛与机体生物相容性良好，并启发他们设想将纯钛作为种植体应用于口腔领域。经过十余年的基础研究，他们设计出了骨融合螺旋圆柱状钛种植体，并成功应用于临床，取得了巨大成功。

Branemaric教授在研究过程中提出了"骨结合"的概念，这一概念指在负重的种植体和有生命的骨组织之间建立一种直接牢固的结合。骨结合理论的提出，为口腔种植学的形成奠定了基础，开创了口腔种植的新局面。这一理论不仅解释了种植体在骨组织中的稳定性问题，还为后续研究提供了科学依据。

随着科学技术的发展，各种新型种植体相继问世。20世纪60年代至70年代，针型种植体（1967）、螺旋种植体（1968）、锚状种植体（1971）、下颌支种植体（1981）等不同类型的种植体被逐步应用于临床。每种类型的种植体都有其独特的设计理念和适应症，为不同临床需求提供了解决方案。

20世纪70年代后期，随着生物材料研究和应用的发展，各种复合材料的种植体引起了人们的关注。例如，1979年，碳涂层覆盖金属种植体被引入；1981年，钛丝烧结覆盖铝钒钛种植体问世；1986年，羟基磷灰石涂覆钛合金种植体得到应用；1987年，生物活性玻璃陶瓷涂覆钛合金种植体开始使用。复合材料种植体凭借其优越的性能和较广泛的应用前景，逐渐成为研究热点。

进入21世纪，种植体材料和技术进一步发展。科学家们开始将生长因子和组织工程技术应用于种植体，以促进种植体与骨组织的更好结合。例如，钛种植体附着生长因子可以加速骨组织的再生，提升种植体的稳定性。组织工程技术的应用，如利用干细胞技术和生物支架材料，正在为未来的口腔种植学带来革命性变化。

随着科学技术的不断进步，口腔种植学取得了突飞猛进的发展，并形成了一门独立的学科。现代口腔种植学不仅关注材料的生物相容性和机械性能，还涉及生物力学、材料科学、临床医学等多学科的交叉研究。通过多学科的合作，口腔种植学在理论研究和临床应用上都取得了显著成就。

二、口腔种植的应用范围

口腔种植修复技术的发展历程是现代牙科医学的一大进步，经历了从单个传统修复到如今几乎所有类型牙缺失修复的巨大飞跃。最早的种植修复技术主要针对单颗牙的缺失，通过种植体替代缺失的牙根并安装义齿。随着技术的不断进步，种植修复的适应症逐渐扩大，现在不仅可以修复严重牙槽骨吸收的无牙颌和游离端牙缺失，还能满足所有类型的牙缺失修复需求。

30多年前，Bmnemaric研究人员指出，成功的种植修复要求牙槽嵴的厚度应大于5毫米，高度应大于10毫米，才能确保种植体与骨结合。在临床实践中，许多患者由于缺牙后的生理性骨吸收、外伤导致的侧骨板缺失等原因，无法达到这一要求。面对这种挑战，现代种植外科技术的迅速发展为解决这些问题提供了多种有效的解决方案。

骨劈开技术和骨挤压技术的引入，使得医生可以在骨量不足的情况下，通过手术方法增加种植部位的骨量。骨劈开技术是通过在骨组织上切开一个狭窄的裂隙，然后逐步扩宽以形成足够的空间来容纳种植体。这一技术可以在不需要进行额外骨移植的情况下，直接利用患者自身的骨组织，从而减少了手术的复杂性和术后恢复时间。

骨挤压技术则通过利用特殊的工具将骨组织逐步挤压，增加其密度和厚度，使之能够更好地支撑种植体。此技术适用于骨质较为疏松的患者，通过挤压使骨密度增加，从而提高种植体的稳定性和长期成功率。

上置法植骨技术和夹层法植骨技术也为骨量不足的患者提供了有效的解决方案。上置法植骨技术是在种植体植入的将骨移植材料放置在种植体周围，以促进新骨生成和种植体的稳定。夹层法植骨技术则是在牙槽嵴的外层和内层之间植入骨移植材料，以增加骨量和改善种植体的固定。

骨再生膜引导技术是另一项重要的进步。这种技术通过在骨缺损区域覆盖一层特殊的再生膜，防止软组织侵入，从而促进骨组织的再生和修复。再生膜的使用使得骨缺损区域能够更快、更有效地恢复，提供了一个良好的种植环境。

近年来，上颌窦底提升术和植骨加同期种植技术的成功应用，解决了上颌后牙区种植的难题。上颌窦底提升术通过在上颌窦底部进行骨移植，使其高度增加，提供足够的骨量以支撑种植体。这一技术的应用，使得上颌后牙区种植成为可能，改变了这一区域种植禁区的历史。

尤其值得一提的是，牵张成骨技术的发展，为种植技术的应用开辟了新的空间。牵张成骨技术通过逐步拉伸骨组织，刺激新骨生成，从而增加骨量和骨密度。这一技术特别适用于严重骨缺损的患者，通过牵张成骨，可以为种植提供足够的骨量，扩大了种植适应症的范围。

目前，种植体的应用范围已经不仅限于牙齿种植修复。种植体还可以作为固位装置，植入颧骨、颅骨、乳突以及耳鼻等部位，为这些区域的再造提供了稳定的支撑。由于面部器官解剖形态复杂，对美学要求高，传统的赝复体因固位不良而难以满足患者的需求。种植体的引入，成功解决了赝复体的固位问题，使得面部再造更为自然和稳定，已经造福了数以万计的患者。

种植体也为肿瘤术后的缺损修复提供了理想的解决方案。在颌骨内植入种植体，可以为肿瘤术后的患者提供稳定的支撑，恢复咀嚼功能、改善吞咽及发音功能。种植体的应用，使得患者在术后能够得到更加满意的修复效果，显著提高了生活质量。

三、口腔种植研究的进展

（一）植入材料

1. 种植材料

纯钛及钛合金由于具有优异的生物相容性、高强度、低比重、低弹性模量、良好的机械加工性能和化学稳定性，被广泛应用于种植材料。这些材料能够与人体组织很好地结合，并且在机械强度和耐久性方面表现出色，因此在骨科和牙科植入物中得到了广泛应用。单纯依靠钛及钛合金的固有性能并不能完全满足所有临床需求。近年来，钛及钛合金表面的改性和表面涂层技术成为研究的热点。

表面改性是通过化学处理的方法在钛种植体表面制备活性TiO_2层，使其具备诱导磷酸盐沉积的能力。目前，碱热处理方法被广泛采用。强碱与钛金属反应生成无定形的$NaTiO_3$水凝胶层，在生理环境下，Na^+与H^+的交换形成表面富含钛羟基的改性层，从而诱导Ca^{2+}与磷酸根离子的沉积。加热处理则可以增强凝胶层与钛基体的结合力。结合钛种植体表面结构的改良，魏建华等研究者利用喷砂、酸蚀和碱热处理技术构建粗化、改性植入体表面，取得了一定的效果。

其具体反应过程如下：表层TiO_2层的溶解，其次是钛金属的水化反应，随后进一步发生水合反应。在加热过程中，脱水形成碱性钛酸根层。体外模拟体液浸泡结果显示，这种改性层表面具有诱导钙磷元素沉积的特性。研究发现纳米级结构可以促进黏附分子的黏附，从而提高成骨细胞对底物的黏附力和功能分化。这种纳米层表面改性技术在促进骨整合方面显示出巨大潜力。

除了表面改性，表面涂层技术也是提升钛种植体性能的重要手段。主要使用的涂层材料是羟基磷酸钙（HA）、磷酸钙复合物（TCP）等生物陶瓷材料。这些材料能够与骨组织形成化学结合，因此理论上优于金属材料。这类陶瓷材料的物理性能不如金属，单独使用难以满足植入体的机械性能要求。为了兼顾生物亲和性和机械性能，研究者提出以钛为核心，表面喷涂生物陶瓷的复合材料种植体。

羟基磷灰石（HA）是一种生物活性磷酸钙材料，其化学组成与骨无机物类似，具备良好的骨诱导性。通过将 HA 涂层与钛金属的机械性能结合，可以形成优良的生物结合界面。目前，主要使用的涂层技术包括离子溅射、等离子喷涂和电泳等。这些技术可以将 HA 均匀地涂覆在钛种植体表面，从而提高其生物相容性和骨结合能力。

2. 种植体的宏观形态

在口腔种植学的发展过程中，种植体的设计和材料选择至关重要。多数学者主张采用旋转对称性设计，即单圆柱体，这种设计不仅利于机械加工，还能使植入工具及术式规范化。单圆柱体设计的种植体因其结构简单、易于制造和操作，逐渐成为主流选择。而过去曾流行的锚状或翼状种植体，因其复杂的结构和难以标准化的操作，已经逐渐被淘汰。

带螺纹的种植体由于其独特的优势，在临床应用中更受欢迎。这类种植体通过旋转就位的方式，能够更轻松地植入颌骨中，并且对骨组织的机械损伤较小。带螺纹的设计使得种植体与骨组织的密合程度更高，接触面积更大，因而具有更好的初期稳定性。这种设计不仅提高了种植体的固定效果，还减少了手术过程中的风险和难度。

除了机械性能外，种植体植入颌骨内的生物力学相容性也成为研究的热点之一。通过三维有限元法分析，研究人员发现，种植体周围骨内的最大应力通常集中在种植体颈部周围和种植体端的下方。研究显示，种植体的应力分布随着距离种植体根尖部的远近而变化，距离越远，骨内应力越小。

为了优化种植体的生物力学性能，学者们尝试通过调整种植体的形状和尺寸来改善应力分布。例如，研究表明，在其他因素不变的情况下，增大种植体颈部直径，可以显著降低种植体周围皮质骨内的应力。这样设计的种植体不仅能够更好地承受咀嚼力，还能减少骨组织的损伤，提高种植体的长期稳定性。

螺旋形种植体的螺旋顶角也是影响应力分布的关键因素之一。研究认为，螺旋顶角的改变会导致种植体在支持组织内应力分布水平的变化。通过大量实验和分析，学者们发现螺旋顶角为60°的种植体在应力分布方面最为合理。这样的设计不仅有助于均匀分布应力，还能提高种植体的承载能力和稳定性。

种植体的材料选择也是一个重要的研究方向。目前，纯钛和钛合金因其优越的生物相容性和机械性能，成为种植体材料的首选。纯钛与骨组织的结合非常牢固，且不会引起排异反应。钛合金则通过添加其他元素，进一步提升了材料的强度和韧性，使其更适合承受口腔内复杂的应力环境。

近年来，随着生物材料研究的不断深入，复合材料种植体也逐渐引起人们的关注。例如，碳涂层覆盖金属种植体、钛丝烧结覆盖铝钒钛种植体、羟基磷灰石涂覆钛合金种植体以及生物活性玻璃陶瓷涂覆钛合金种植体等。这些复合材料种植体不仅具有良好的生物相容性，还能进一步提高种植体的力学性能和耐久性。

种植体表面处理技术的进步也为种植体的发展带来了新的机遇。例如，通过喷砂、酸蚀、等离子喷涂等技术，可以在种植体表面形成具有微观结构的涂层。这些涂层不仅可以提高种植体的表面粗糙度，增加种植体与骨组织的接触面积，还能促进骨组织的生长和结合，进一步提高种植体的稳定性。

随着科技的不断进步，种植体的设计和材料选择将继续朝着更为精细化和个性化的方向发展。通过多学科的合作，未来的种植体将不仅仅局限于满足基本的功能需求，还将更多地考虑患者的个体差异和特殊需求。例如，针对不同患者的骨质条件和口腔结构，设计出更为适合的种植体形状和尺寸，或者通过智能材料的应用，实现种植体在植入后的自适应调整。

3. 种植体微观表面形态

种植体的表面特性在口腔种植修复中起到了至关重要的作用。不同表面处理技术的应用，不仅影响了种植体与骨组织的结合效果，还对种植体的长期稳定性和功能发挥产生了直接影响。近年来，学者们针对种植体表面处理的研究不断深入，提出了许多新的理论和技术，力图通过优化种植体表面结构，提高其生物相容性和机械性能。

一种常见的观点认为，粗糙的种植体表面可以与骨组织结合得更紧密，同时增大了接触面积，从而提高了种植体的稳定性和持久性。基于这一理论，许多种植系统在种植体表面喷涂了钛浆或其他生物性材料，以期通过增加表面粗糙度，改善种植体的骨结合性能。这种观点并非毫无争议。Branemark体系的研究者通过实验发现，当一个凹面的直径小于100微米时，会阻碍大细胞生物膜的长入，从而影响骨组织的生长和结合。他们认为，粗糙表面的种植体在骨结合方面并不一定优于光滑表面的种植体。

尽管如此，许多学者依然认为表面粗糙度对种植体的骨结合有积极影响。生物力学角度的研究表明，表面有微孔的种植体可以形成更好的种植体——骨界面结合。当微孔的孔径在100到150微米之间时，有利于蛋白质的附着和骨细胞的向内生长，从而获得最佳的结合强度。陈安玉的研究进一步支持了这一观点，他指出，由于表面微孔的存在，可以在种植体骨界面形成机械的锁结作用，从而改变微界面应力的作用方式。在大界面上，每一个区域均有小界面的压应力存在，这使得拉应力和剪应力转变为压应力。另一方面，微孔的增加也扩大了界面的接触面积，降低了平均应力水平，从而有利于应力的合理分布。

这些研究表明，种植体表面的微孔结构在提高种植体的稳定性和生物相容性方面具有显著优势。微孔不仅能够促进骨组织的生长和结合，还能改善种植体在咬合力和其他机械力作用下的受力状况。这对于种植体的长期成功和患者的舒适度具有重要意义。

在实际应用中，种植体的表面处理技术多种多样，包括喷涂、生物活性材料涂层、酸蚀处理、喷砂处理等。其中，喷涂钛浆和其他生物性材料是较为常见的方法，通过在种植体表面形成一层粗糙的涂层，增加其与骨组织的接触面积和结合力。生物活性材料涂层则通过在种植体表面涂覆一层具有生物活性的材料，如羟基磷灰石，以促进骨组织的生长和结合。酸蚀处理和喷砂处理则是通过化学和物理方法在种植体表面形成微孔结构，以提高其表面粗糙度和骨结合性能。

不同的表面处理方法各有优缺点，选择适当的方法需要考虑具体的临床需求和患者的个体差异。例如，喷涂钛浆和生物活性材料涂层可以显著提高种植体的生物相容性和骨结合力，但其成本较高，操作复杂。酸蚀处理和喷砂处理则相对简单，成本较低，但其效果可能不如前两者显著。在选择种植体表面处理方法时，需要综合考虑多方面因素，做出最适合患者的决定。

近年来，随着纳米技术的发展，纳米尺度的表面处理技术逐渐引起了研究者的关注。纳米级的表面处理可以在种植体表面形成更为精细的微孔结构，从而进一步提高其生物相容性和骨结合性能。一些研究表明，纳米级的表面处理不仅可以促进骨组织的快速生长和结合，还可以显著提高种植体在机械力作用下的稳定性和耐久性。这一技术的发展为种植体表面处理提供了新的方向和可能性。

除了微孔结构，表面化学成分也是影响种植体生物相容性的重要因素。通过在种植体表面引入具有生物活性的化学成分，可以进一步提高其与骨组织的结合力。例如，一些研究者通过在种植体表面涂覆生长因子、抗生素等生物活性物质，显著促进了骨组织的生长和抗感染能力。这种方法虽然复杂，但在提高种植体成功率和患者满意度方面具有重要潜力。

（二）种植体颈部

种植体的穿龈部是指从牙龈组织中露出的一部分，这部分种植体被周围的软组织包围并支撑。种植体周围的软组织会形成一个类似于天然牙龈的结构，被称为龈袖口。龈袖口由胶原纤维组织形成，这些纤维组织能够为种植体提供一定的支持和保护。龈袖口的存在对于种植体的长期稳定性和功能发挥起到了至关重要的作用。

龈袖口的形成过程是一个复杂的生物学过程，需要软组织与种植体之间建立一种牢固的结合。这种结合不仅仅是简单的物理接触，更需要通过生物学上的相互作用来实现。龈袖口的底部称为连接上皮，这层上皮紧贴在种植体的表面，形成一个封闭的结构。这种封闭结构对于防止细菌和其他有害物质进入种植体周围的组织具有重要作用，从而帮助维持口腔的健康。

与天然牙龈沟相比，种植体周围的龈袖口存在一些显著的不同之处。连接上皮在种植体表面有明显的沿着表面移行的倾向。这意味着连接上皮能够适应种植体的表面形状，从而形成更紧密的结合。种植体的上皮袖口的垂直高度通常比正常的龈沟深。这种深度的差异可能是由于种植体和天然牙在结构和材料上的不同造成的。

对于种植体周围的软组织健康，连接上皮的稳定性和紧密性至关重要。如果连接上皮与种植体之间的结合不够牢固，可能会导致细菌和其他有害物质的侵入，从而引发炎症和感染。学者们普遍认为，仅靠物理性结合不足以提供足够的保护。口腔黏膜与种植体之间需要建立一种更为牢固和持久的结合，才能确保种植体的长期稳定性和功能。

（三）种植义齿上部结构

种植义齿上部结构是由义齿、义齿的金属支架、支架与种植基桩的连接部分组成。连接方式主要有两种：一是义齿的金属支架和种植基桩为固定连接；二是义齿和种植基桩为可摘式连接，即覆盖式种植义齿。

在固位方式上，种植义齿可以采用黏结固位或可拆卸的螺钉固位。黏结固位是利用水门汀或自凝树脂将上部结构黏固在种植体基台上。这种方法的优点在于操作简单，固位效果好，特别是在前牙区能提供较好的美观效果。黏结固位也存在一定缺点，即一旦发生问题，必须破坏修复体后方可拆除。部分学者认为，若黏结剂选择合适，在需要时可以取下而不损伤种植体基台及固定装置。黏结剂还可以作为振动吸收器，缓冲咬合压力。

有学者通过三维有限元分析，发现在种植体顶部与预制帽之间增加一层树脂材料作为弹性层，在受到力的作用时，种植体不会移动，而有弹性层的预制帽会移动。没有树脂弹性层的种植体则会与预制帽一起移动。这说明在种植体基台和冠之间增加树脂层，可以模拟牙周膜的功能，对应力进行缓冲。

螺钉固位是将上部结构通过预制螺钉紧固在种植体基台上。这种固位方式的优点是可以拆卸，便于定期清洁。如果上部结构有损坏，也可以随时拆卸修补。螺钉固位对前牙的美观可能产生影响，对后牙的咬合调整也不利。螺钉固位制作精确度要求较高，操作复杂，成本较高。螺钉的松紧度也有严格的技术指标：过松，螺钉易松动脱落；过紧，螺钉易发生折断。有研究指出，单个种植体螺钉固位的最薄弱环节是基桩的螺丝，在承受大载力时易从此处折断。

Baianemait 系统的固定螺钉是薄弱环节，容易折断。在义齿过载或咬合紊乱时，弱的固位螺钉将首先折断，这样较大的应力不会传导到种植体周围的骨界面，从而保护了种植体。但长期临床观察发现，修复体固位螺钉的松脱或折断依然是此修复方式的常见并发症。

在全颌种植义齿中，一般采取覆盖式种植义齿，其上部结构直接覆盖在基桩及其周围的组织上，受力时由种植体及其周围的组织共同支持，患者可自行摘戴。常用的固位方式有双层冠式、杆卡附着式、球形附着式和磁性固位等形式。

研究者对杆式附着体和球形附着体固位的义齿进行比较，认为具有弹性的塑料球形附着体有利于力的轴向均匀分布，比较符合种植体和黏膜共同支持义齿的设计要求。杆式附着体则可能对种植体及周围骨组织产生不利影响。何佳凝等学者也指出，杆的使用可以在一定程度上增加支持力，从而减小后段牙槽嵴的负荷。由于杆在咀嚼运动中不能随下颌骨受力而变形，导致了种植体与骨界面之间产生较大应力。

在选择种植义齿固位方式时，需综合考虑各方面因素，如美观、咬合调整、操作复杂度、成本及患者的个人需求等。黏结固位适合对美观要求较高、希望减少日常维护的患者，而螺钉固位则适合希望便于清洁、修复及需要更高精确度的患者。对于全颌种植义齿，覆盖式种植义齿通过多种附着方式，能更好地满足患者的功能需求和舒适性，提高其生活质量。

（四）21世纪人工牙种植主要发展方向

即刻种植作为一种新型的概念，近年来引起了广大学者和临床医生的广泛关注和深入研究。这种技术的核心在于患者拔牙后立即植入种植体，从而缩短治疗周期，提高患者的舒适度和满意度。随着即刻种植技术的不断发展，其在临床中的应用范围也日益扩大，成为了现代口腔种植学的重要组成部分。

即刻种植的推广与应用得益于种植体材料和技术的不断创新。传统的种植体需要较长的愈合时间，而即刻种植则在拔牙后立即植入种植体，显著缩短了治疗周期。这对种植体材料提出了更高的要求。为了确保即刻种植的成功率，种植体材料必须具备优异的生物相容性和机械性能。目前，钛及其合金仍然是主要的种植体材料，但随着纳米技术的发展和新型生物材料的出现，如表面酸蚀处理的钛种植体和纳米复合材料，种植体的性能得到了显著提升。这些新材料不仅能够促进骨组织的快速愈合和种植体的稳定性，还能够减少感染和排异反应，从而提高即刻种植的成功率。

牙周牙胚组织工程的研究也为即刻种植提供了新的技术支持。牙周组织健康对于种植体的长期稳定性至关重要，而牙胚组织工程的研究致力于通过生物技术手段再生和修复牙周组织。例如，利用生物材料和生长因子，科学家们已经能够在实验室条件下培养出具有生物活性的牙周组织。这些再生的牙周组织可以用于即刻种植的术后修复，从而提高种植体的稳定性和使用寿命。牙周牙胚组织工程还可以为患者提供个性化的治疗方案，根据患者的具体情况，选择最合适的组织再生技术，提高治疗效果。

在基因工程方面，科学家的研究也取得了重要进展。例如，日本日立公司医学小组宣布，他们正在开发一种与正常功能完全一样的基因牙。该技术通过大量培养患者智齿附近的牙齿干细胞，制成齿胚，然后在牙模型里培育成牙齿，最后植入拔牙后的牙槽窝。植入的牙齿不仅能够进行正常的咀嚼功能，还可以向大脑传递信息，与天然牙几乎无异。英国伦敦的 Paul Sharp 教授利用基因干细胞培育方法，已经让老鼠成功长出了"定制"的牙齿，并通过基因疗法使患牙再生。这些研究成果表明，通过基因工程技术，未来有可能在人体上实现牙齿的再生，从根本上解决牙齿缺失的问题。美国得克萨斯州大学的 Dougall 教授也在接受 BBS 采访时表示，科研人员已经利用实验鼠的干细胞培育出鼠牙，这证明了可以在培养皿中制造牙齿，并且这种技术将在未来十年内应用于人类，解决戴假牙的不适问题。

第四节　口腔修复学与相关学科

一、微生态学与口腔修复学

（一）口腔微生态环境

1. 口腔微生物的来源、分布与附着

子宫内的胎儿通常处于无菌状态，这一阶段的无菌环境对于胎儿的正常发育至关重要。胎儿一旦出生，就会立即暴露于外界环境中，开始接触各种微生物。出生过程中，婴儿通过产道时会接触到母亲的正常菌群，随后在与空气和护理者接触时进一步接触到各种细菌。这一过程中，婴儿的口腔也从一个无菌环境逐渐变成一个复杂的微生物生态系统。

在新生婴儿的第一次母乳喂养中，母亲的乳头和乳汁会带来新的微生物，婴儿的口腔开始暴露于这些微生物中，这是建立口腔菌群的正常过程的开始。初生婴儿口腔中的微生物种类和数量较少，且这些微生物可能还无法在口腔中成功定殖。为了在口腔的不同部位成功定殖，微生物种群必须首先附着或停留在特定部位的表面上，才能在该部位生长和繁殖。

口腔中有两种主要的定殖表面：硬组织（如牙齿）和软黏液上皮（如口腔黏膜）。根据口腔结构和理化性质的变化，口腔可以分为几个生态区，每个生态区的环境不同，其菌群组成也有所不同。例如，变形链球菌在硬表面上定居以形成牙菌斑。不同类型的牙菌斑有不同的细菌组成，这种情况会在天然牙齿或假体修复后出现，而在无牙口腔中则不会出现。

软组织表面主要栖息着需氧或兼性厌氧细菌，例如链球菌。厌氧菌则主要在低氧环境中定殖。白色念珠菌和乳杆菌则容易在丙烯酸义齿或其他口腔内装置上定殖。口腔复杂的生态环境为不同类型的微生物提供了良好的定殖条件，这与生态区中的氧化还原电势（Eh 值）、营养物质和细菌本身的黏附能力等因素有着密切关系。

微生物在口腔中的附着和定殖过程是一个复杂的多因素相互作用的结果，主要包括以下几个方面：

接触：宿主（如口腔黏膜或牙齿表面）与微生物的紧密接触是微生物定殖的第一步。这一过程需要微生物与宿主表面之间的物理和化学相互作用，这些相互作用决定了微生物是否能够成功附着在宿主表面。

细菌数量：在一定时间内进入口腔的微生物数量对于定殖成功与否至关重要。如果进入口腔的微生物数量足够多，就有更大的机会成功定殖。

接触频率：指单位时间内微生物进入特定环境的次数。高频率的接触增加了微生物定殖的可能性。

吸附：这是微生物定殖的本质过程。微生物必须首先被吸附到口腔中的特定部位，然后才能在该部位生长繁殖，并最终成为正常口腔菌群的一部分。吸附具有选择性，这是口腔菌群的重要特征。

口腔微生态系统中的细菌吸附具有特异性。不同的微生物对不同的口腔表面有选择性的亲和力，这种选择性吸附是口腔菌群形成和维持的重要机制。例如，某些细菌更倾向于附着在牙齿表面，而另一些细菌则更适合在软黏液上皮上生长。这种特异性吸附不仅决定了微生物的定殖位置，也影响了口腔菌群的组成和动态变化。

口腔中的微生物群落随着个体的生长和环境变化而发生改变。初生婴儿的口腔菌群较为简单，随着饮食、卫生习惯以及口腔结构的变化，菌群的复杂性逐渐增加。乳牙的萌出和永久牙的替换也是口腔菌群变化的重要节点。这些变化不仅影响了微生物的种类和数量，还影响了口腔菌群的生态平衡。

在临床实践中，了解和研究口腔微生物群的动态变化和定殖机制，对于预防和治疗口腔疾病具有重要意义。例如，龋齿和牙周病都是与口腔菌群失衡有关的疾病。通过调节口腔菌群，可以在一定程度上预防这些疾病的发生。良好的口腔卫生习惯、合理的饮食结构以及适当的口腔护理措施都是维持口腔菌群平衡的重要手段。

2. 菌斑的微生态系统

菌斑是口腔微生物在牙面和修复体表面形成的一种复杂结构，是口腔感染性病变的始动因子。菌斑的形成和发展受多种因素影响，其微生态系包括牙面或修复体表面、获得性膜或义齿薄膜、菌斑菌及其基质、唾液因子和外源性食物等。在菌斑中，细菌占 $50\% \sim 60\%$，但只有 $1\% \sim 10\%$ 的细菌能够通过传统的培养方法培养出来。厌氧菌与需氧菌的比例大约为 $2:1$ 到 $12:1$，这表明口腔环境中存在大量厌氧菌。

口腔内不同部位的菌斑菌组成各不相同，且随时间和环境条件的变化而变化，不处于任何固定状态。早期菌斑中需氧菌占主导地位，但随着菌斑形成时间的增加，厌氧菌的数量逐渐增多。这种细菌组成的动态变化导致菌斑内部的代谢活动也随之发生变化。

虽然菌斑是口腔感染性疾病特别是龋病的始动因子，但并非所有的菌斑都具有致龋性。致龋性菌斑的微生态学特征主要包括以下几个方面：

对蔗糖的快速利用：致龋性菌斑中的细菌能够快速利用蔗糖，并主要通过发酵途径产生乳酸。这种快速利用蔗糖的能力使得菌斑内部迅速积累酸性产物，导致牙齿脱矿。

合成细胞内多糖：致龋性菌斑中的细菌能够大量合成细胞内多糖。当这些细菌接触蔗糖15分钟后，约有20%以上的蔗糖被转化为细胞内多糖。这些多糖储存在细胞内部，作为细菌的能量储备，可以在蔗糖供应不足时继续产酸。

合成胞外多糖：致龋性菌斑中的细菌也能够合成大量胞外多糖。这些多糖不仅有助于细菌在牙面上的黏附和聚集，还可以分解产生更多的有机酸，进一步增加菌斑的酸性环境，加剧牙齿的脱矿。

变形链球菌的高含量：致龋性菌斑中通常含有大量的变形链球菌。这类细菌具有较强的产酸和耐酸能力，是导致龋病的重要致病菌。

在菌斑微生态系中，各生态因子的变化和相互作用会影响菌斑的生态平衡。改变这些生态因子可以改变菌斑的致病力。菌斑微生态系是口腔微生态系的一个重要组成部分，其生态平衡直接关系到口腔健康。

菌斑的形成过程可以分为几个阶段。唾液中的蛋白质和糖类在牙面上形成一层获得性膜。这层膜为细菌的附着提供了条件。随后，口腔中的细菌通过与获得性膜的相互作用，逐渐附着在牙面上，形成初期菌斑。随着时间的推移，更多的细菌聚集在初期菌斑上，并通过细菌间的相互作用和代谢活动，逐渐形成成熟的菌斑。

菌斑中细菌的相互作用是复杂而多样的。不同细菌种类通过物理和化学信号相互交流，形成一个稳定的微生态系统。在这个系统中，细菌可以通过细胞间的聚集和黏附，增强对抗外界环境的能力。例如，一些细菌可以产生细胞外聚合物，帮助自身和其他细菌在牙面上形成稳定的菌斑结构。

唾液中的各种因子也在菌斑的形成和稳定中起到重要作用。唾液不仅提供了细菌所需的营养物质，还含有各种抗菌成分，可以抑制某些致病菌的生长。在某些情况下，唾液中的营养物质和抗菌成分的平衡被打破，可能导致菌斑中致病菌的过度生长，进而引发口腔感染性疾病。

外源性食物尤其是富含糖类的食物对菌斑的形成和致病力有显著影响。高糖饮食可以为致龋性细菌提供丰富的营养，使其快速生长和繁殖，并大量产生酸性产物，加速牙齿的脱矿过程。合理的饮食控制和良好的口腔卫生习惯对预防菌斑相关的口腔疾病至关重要。

(二) 义齿修复与口腔微生态系的关系

1. 固定冠桥修复对口腔微生态系的影响

固定冠桥作为一种常见的人工修复器，广泛应用于牙齿缺损或缺失的修复。尽管固定冠桥在恢复咀嚼功能、美观性和牙齿排列方面具有显著优势，它也可能对口腔微生态环境产生不利影响，从而导致一系列口腔健康问题，如龋病和龈炎。

龈炎和龋病的发生与固定冠桥的解剖形态和材料密切相关。早期的观点认为，修复体引起的牙龈炎症主要是由于其解剖外形不规则、边缘粗糙以及修复材料的化学溶解作用。这些因素确实在一定程度上会导致菌斑和牙石的堆积，从而引发炎症。随着研究的深入，人们发现牙龈炎症的发生更主要与菌斑的积聚有关。

固定冠桥的存在改变了口腔内的微生态环境，使得菌斑更容易在修复体的边缘和邻接区堆积。菌斑是由细菌和细菌产物组成的黏附性生物膜，当它与牙龈接触时，即使没有牙石的沉积，也会释放细菌毒素，刺激牙龈组织，引发炎症反应。特别是在修复体设计不当的情况下，如冠边缘位置不当、牙冠外形不符合生理要求、邻间隙过大或过小、桥体组织面形态不良等，都会导致菌斑和食物残渣的积聚，增加龈炎的风险。

2. 可摘局部义齿对口腔微生态系的影响

可摘局部义齿（removable partial dentures，RPDs）是目前修复牙列缺损的主要方法之一。佩戴 RPDs 后，口腔原有的微生态平衡会受到不同程度的破坏，导致口腔环境发生显著变化。具体而言，RPDs 的基托与基牙及黏膜之间、卡环与基牙之间会形成新的、特殊的生态环境和滞留区，这些区域的唾液流速、流量、pH 值、剪切力（shear force）和供氧条件都会发生改变。这些变化会导致口腔的生理性自洁作用减弱，从而使一些口腔微生物如变形链球菌的数量增加，增加龋病和牙周病的风险。

RPDs 的各个部件，如卡环、基托和铸造金属支架等，都对口腔微生态环境产生显著影响。例如，卡环在与基牙接触的部位容易形成食物和细菌的滞留区，这些区域由于唾液流动受阻，往往成为细菌繁殖的温床。基托覆盖的口腔黏膜区域因缺乏正常的唾液冲洗，导致自洁作用减弱，细菌更易在这些区域定殖和繁殖。铸造金属支架的存在也会改变口腔内的机械力学环境，进一步影响口腔微生物的分布和生态平衡。

佩戴RPDs后，唾液在口腔中的流速和流量减少，这一变化不仅影响了口腔的自洁功能，还改变了唾液的pH值和剪切力。这些因素共同作用，导致口腔内的氧化还原电位（Eh值）发生变化，从而影响细菌的生长环境。例如，变形链球菌是一种能够在较低氧环境中生长繁殖的细菌。佩戴RPDs后，口腔内的局部缺氧环境为变形链球菌的繁殖提供了有利条件，使其数量迅速增加。

变形链球菌CFU（菌落形成单位）在唾液及菌斑中的比例增加，是佩戴RPDs后常见的问题。这种细菌的增殖不仅增加了龋病的风险，还会导致牙周病的发生。变形链球菌能够产生酸性物质，这些酸性物质会腐蚀牙齿表面，导致龋齿形成。变形链球菌还会引发牙周组织的炎症反应，导致牙周病的发展。基牙作为RPDs的支撑结构，其健康状况直接影响RPDs的稳定性和功能，保护基牙的健康尤为重要。

3. 牙列缺失及全口义齿修复对口腔微生态系的影响

在人的一生中，牙颌系统经历了多个阶段，包括无牙、乳牙、恒乳牙交替、恒牙、牙列缺损和缺失等阶段。随着口腔结构的变化和口腔微生物的特异性，每个阶段口腔微生物的种类和数量都会发生变化。

在乳牙阶段，口腔内的微生物主要是需氧和兼性厌氧菌，随着恒牙的萌出，口腔环境逐渐稳定，菌群也变得更加多样化和复杂化。研究证实，口腔厌氧性微生物的存在与天然牙列密切相关。随着牙列缺失后，口腔菌群会恢复到以需氧和兼性厌氧菌为主的状态，厌氧性微生物的数量显著减少，尤其是变形链球菌和溶血链球菌几乎消失。当戴用全口义齿后，这些厌氧性微生物又会重新出现，使得厌氧性微生物在口腔可培养总菌中的比例显著升高。

牙列缺失不仅会影响口腔菌群的组成，还会影响唾液的分泌量和成分。牙列缺失后，口腔黏膜会萎缩变薄，弹性减小，唾液腺也会萎缩，导致唾液分泌量减少，患者常常会出现口干症状。有研究对比了因龋病失牙和因牙周病失牙的无牙颌患者在义齿修复前后的混合唾液分泌量及某些成分的变化。研究结果表明，因龋病失牙的患者，其基础唾液和刺激性唾液的分泌量都低于正常人，唾液中的儿茶酚胺及 K^+、Na^+ 含量较低,而组胺和总蛋白含量则较高。在全口义齿修复后 1 个月,这些患者的唾液分泌量有所增加,各种成分接近正常水平。

另一方面,因牙周病失牙的患者,唾液分泌量也有所减少,但其唾液中的儿茶酚胺和总蛋白含量正常,而 K^+、Na^+ 和组胺含量升高。义齿修复后,这些患者的唾液分泌量增加,组胺及 K^+、Na^+ 含量降低,而儿茶酚胺和总蛋白含量则保持正常。这些结果表明,义齿修复不仅能恢复患者的咀嚼功能,还能改善唾液分泌量和成分,有助于恢复口腔的正常生理状态。

通过观察义齿修复后唾液分泌功能的变化,可以客观评价患者对义齿的适应过程及其使用效果。唾液分泌量和成分的恢复程度可以作为判断义齿修复效果的重要指标。这也提示我们在临床实践中应重视无牙颌患者的唾液分泌功能评估,通过及时调整义齿设计和使用方案,帮助患者更好地适应义齿,提升生活质量。

4. 义齿修复引起口腔微生态系改变导致菌斑指数升高的原因

义齿修复后引起菌斑指数升高,导致致病菌数量增加的原因有多方面的复杂机制,需要综合考虑口腔生态环境的改变以及患者个体因素的影响。

义齿修复打破了口腔原有的微生态平衡。通常情况下,口腔内的微生物在牙齿表面、唾液和口腔黏膜上形成一个动态平衡状态。当牙齿缺失或需要修复时,修复体的引入会造成更多的滞留区域,这些区域成为微生物生长和繁殖的理想环境。特别是在口腔自洁作用减弱的情况下,微生物的附着和定植更加容易,从而增加了菌斑的形成和积聚。

义齿修复后,唾液流速减慢、流量减少,导致食物残渣更易沉积于牙面和修复体周围。这些食物残渣提供了丰富的营养物质,为口腔中的细菌提供了生长的条件,尤其是那些偏好富营养环境的致病菌,如产酸链球菌和放线菌等。菌斑形成更为迅速和密集,进一步增加了龋病和牙周疾病的风险。

第三,义齿材料的选择和表面特性对菌斑形成也有显著影响。例如,丙烯酸酯类义齿材料表面常常存在微小的气孔和粗糙区域,这些区域为细菌提供了隐藏和繁殖的理想环境。特别是对于一些疏水表面,如某些聚合物材料,细菌的吸附能力较强,进一步促进了菌斑的形成和稳定。

个体因素如 ABO 血型、口腔卫生状况等也对义齿后菌斑沉积量产生影响。研究表明，O 型血患者的菌斑沉积量较高，可能与其唾液成分和黏膜受体位有关，使得细菌更易于在修复体表面定植和生长。口腔卫生不良也是一个重要因素，不良的口腔卫生习惯会导致牙面和修复体周围菌斑的堆积，加剧龈炎和龋齿的发生。

二、色彩学与口腔修复学

（一）色彩学基础

1. 色彩的生理基础

视觉是人类感知世界的重要方式之一，其过程涉及复杂的神经和生物化学机制。当光线通过物体反射或透射后，进入人眼并在视网膜上形成像。视网膜作为感光器官，分为三层，每层都承担着特定的功能。最外层包含视杆细胞和视锥细胞，它们负责感知光线的亮度和颜色。第二层是双极细胞等，负责信号传递和处理。第三层主要由神经节细胞组成，它们将处理后的信息通过视神经传送到大脑的视觉中心，形成我们的视觉感知。

视锥细胞和视杆细胞在视网膜中有着不同的角色和特性。视锥细胞是明视觉器官，对颜色和细节有较高的分辨能力；而视杆细胞则是暗视觉器官，适合在弱光条件下工作，但不能分辨颜色和细节。这种差异是因为它们内部存在不同的光敏视觉色素，使其在不同光线条件下表现出不同的感光特性。

人类视觉系统中的色彩感知是由视网膜中的三种类型的视锥细胞共同作用而产生的。这三种视锥细胞分别对红、绿、蓝三种颜色敏感，通过它们的不同兴奋程度和组合方式，我们能感知到多种颜色。例如，当红色和绿色视锥细胞同时被激发时，我们感觉到黄色；当绿色和蓝色视锥细胞共同兴奋时，我们感觉到蓝绿色。不同兴奋程度的组合也能产生其他色调，如橙色、紫色等。当三种颜色视锥细胞的兴奋性按一定比例混合时，我们感知到灰色和黑白色调。

视觉系统还表现出黑暗适应的特性。当人从明亮的环境进入黑暗环境时，视网膜的视紫红质合成程度会随之改变，使我们的视觉适应黑暗的能力逐渐增强。这种适应过程是通过调节视杆细胞和视锥细胞的活性来实现的，从而提高在低光强环境下的视觉敏感度和分辨能力。

2. 非发光物体颜色的产生

人类感知色彩的能力源于光、物体和眼睛作为接受物质反光的感受器，以及大脑对这些刺激的处理。光的波长决定了我们感知的颜色。可见光的波长范围在 380 到 780 纳米之间，通过分光镜可以将光分解为不同的波长，形成单一光谱的光带。

照明光源对物体颜色影响深远。不同类型的照明光源，如太阳、荧光灯、水银灯和卤钨灯，具有不同的光谱特性，因此即使是同一物体，在不同的光源下会呈现不同的色彩。例如，在太阳光下，由于太阳高度不同，早晨和中午观察到的同一物体颜色也会有明显差异；而在白炽灯或荧光灯的照射下，物体的颜色表现也截然不同。

非发光物体的颜色产生是因为物体对光的选择性吸收和反射。物体吸收部分光谱波长，反射其余的波长，这种选择性决定了我们看到的颜色。对于透明物体来说，其颜色主要由透过物体的光谱成分决定；而不透明物体的颜色则由其反射光的光谱特性决定。

（二）天然牙的色度特点

1. 天然牙齿的组织学基础

天然牙的整体颜色效应是由多种复杂因素共同作用的结果，主要涉及牙釉质、牙本质、牙骨质和牙髓等结构及其光学特性。

牙釉质是决定牙齿亮度和质感的重要因素。它主要由羟基磷灰石组成，是一种无色透明的物质，具有高度的折射率和反射性。牙釉质的厚度和颜色决定了其对光的吸收、反射和透射程度，从而影响牙齿的整体明亮度和外观。不同个体的牙釉质矿化程度不同，其光学特性也存在细微差异，因此显示出的牙齿颜色可能会略有不同。过多摄入氟化物或缺乏钙质等问题都可能影响牙釉质的透明度和质地。

牙本质构成了牙齿的大部分结构，对牙齿的整体颜色贡献最大。牙本质通常呈现黄色、浅棕色或深棕色，其复杂的结构会导致入射光的散射效应，使得牙本质具有一定的清晰度和特定的色调。牙本质的色泽可能会因个体差异、年龄、以及摄入物质如四环素而有所不同，从而影响到牙齿的整体色彩表现。

第三，牙骨质是位于牙齿根部的薄层钙化组织，呈现暗黄色。虽然在口腔中不直接显露，但其颜色也会在一定程度上影响到牙齿的整体外观和色调。

牙髓位于牙齿中心，随着年龄增长其大小逐渐减小。牙髓的存在为牙体修复提供了必要的美学空间，并在一定程度上影响到牙齿的整体结构和外观。

2. 天然牙冠颜色特点

在牙齿颜色研究的历史上，20世纪30年代的Clark首次指出，模仿口腔内自然牙齿的所有颜色大约需要800种不同的颜色。这一观察揭示了天然牙齿的色彩范围之广，以及不同部位和不同个体之间的显著差异。以下是关于牙齿颜色变化规律的详细研究总结：

颜色的局部差异：颈部与切端的颜色：牙齿的颈部和切端显示出显著的色彩差异，这些差异主要受到周围环境的影响。颈部通常呈现出偏红的黄色，而切端则更加黄色。牙齿中部的颜色相对较为代表性，其亮度最大，且颜色较为稳定。切端由于半透明性增加，色彩度较低。

牙位对颜色的影响：不同牙位的比较：上前牙的中切牙在光泽度上最高，其次是侧切牙，最后是尖牙。就色彩度而言，尖牙的色调最为显著，呈现出较高的色彩度。侧切牙和中切牙的颜色相对较黄，尤其是与尖牙相比。

年龄对牙齿颜色的影响：颜色随年龄的变化：随着年龄增长，牙齿的颜色会发生显著变化。通常情况下，牙齿的亮度会逐渐降低，同时色彩度增加，使得牙齿整体呈现较深和偏红的趋势。特别是在35岁后，这种变化尤为明显。

性别对牙齿颜色的影响：不同性别的比较：一般而言，女性的牙齿颜色相对较明亮，明度较高，但色彩的饱和度相对较小。女性的牙齿倾向于轻度偏黄。相比之下，男性的牙齿可能稍微较暗，但整体色彩度较高。也有研究表明，在前牙的比较中，男女性别并没有显著差异。

活髓与死髓牙的比较：不同牙齿状态的颜色差异：活髓牙通常比死髓牙具有更高的亮度，其表现出较大的半透性。相比之下，死髓牙的颜色较为深沉，色调偏向红黄。

（三）临床比色指南

比色过程在牙科美学中是非常关键的步骤，它决定了修复体最终的颜色与自然牙色的匹配程度。以下是扩写的内容：

比色是牙科美学中一个至关重要的步骤，它确保了修复体与周围自然牙齿的颜色协调一致。为了达到最佳的比色效果，有一系列的技巧和步骤需要遵循。

为了创造一个中性的比色环境，必须清除牙齿表面的烟斑和茶垢。嘱咐患者擦去口红或卸妆，或者在身着艳丽服装的患者身上覆盖中性色治疗巾，以减少外部颜色的干扰。调整椅位，使患者与医师的视线平齐，这有助于确保比色过程中的准确性和舒适度。

比色时，最好在备牙前进行，因为这时医师的视觉感知最为敏锐，有利于准确地捕捉牙齿的色彩细节。每次比色时间不宜超过 5 秒，以避免视锥细胞疲劳，这可能影响到色彩度和明亮度的准确感知。通常情况下，第一次选择的颜色往往是最为正确的。

在选择完比色片后，需要凝视蓝色卡片或患者治疗巾，以提高眼睛对牙齿颜色的敏感性。这是因为延长观察某一颜色会产生负后像，而蓝色恰好是黄色（牙齿主要颜色）的补色，有助于重置视觉系统，减少对前一颜色的影响。

为了评估明亮度，可以采用斜视或半闭眼的方法，这有助于减少进入眼睛的光线，使边缘杆状细胞更为活跃，从而更精确地判断明暗度的差异。

在比色过程中，要特别注意牙齿在牙列中的颜色变化。例如，上颌中切牙的彩度与上颌磨牙相似，而下颌切牙的彩度则略低一级。尖牙通常具有最高的彩度，因此常作为参考点。

在不同光源条件下评估所选比色片的颜色也非常重要。颜色校正光、白炽光、荧光灯和日光会对牙齿颜色产生不同的影响，需要选择在多种光源下都能表现出色彩一致性的比色片。

三、美学与口腔修复学

（一）美学在牙医学中的地位与功能

1. 美学在牙医学中的地位

美学牙医学在现代牙科领域中的地位日益凸显，被视为继生物学、生理学和机械学之后的第四维临床牙医学。它强调了美学在牙医学中的重要性，涉及到患者个体审美感受的多样性和医生技术修养的提升。

SPA个性排牙体现了高级别的美学标准。传统的排牙方法注重整齐而统一的外观，而SPA排牙则根据患者的性别、个性和年龄，精确选择假牙的形态、颜色和大小，甚至模拟天然牙列中的微小缺陷，以营造真实、生动的美感。这种方法不仅仅是排列牙齿的简单修复，更是对美学法则的灵活应用，体现了个性化与多样统一的美学理念。

随着社会经济的发展，牙科美容服务逐渐成为一种高消费的享受性服务，涌现出"贵族牙科医学"的概念。在这种理念下，牙科诊所不仅注重医疗技术的提升，更注重营造艺术感和审美环境。诊所内的布局、色彩、音乐和香气设计都极富美感，为患者提供了身心愉悦的感官体验，使得牙科治疗不再局限于功能性的需求，而成为一种审美和艺术上的享受。

第三，计算机影像技术的应用为美容牙科带来了革命性的进展。通过颜色比较、计算机建模和分析，牙医能够精确模拟和预测患者的笑容美感，为治疗提供科学依据和多样化选择。这种技术不仅节省了临床时间，还减少了治疗过程中的不确定性，提高了治疗的精准度和效果。

2. 美学对牙医的作用

美学在牙科医学中的角色和功能在近年来得到了深入的研究和认识。在过去的十年左右的时间里，通过临床研究的背景下，我们对美学的各个方面进行了仔细探讨，逐渐清晰了其相关关系，并合理化了其应用。美学在牙科医学中不仅仅是一种审美观念，它具有以下四个主要功能：

实践功能：美学在牙科医学中具有直接的实践功能，可以解决临床中的技术问题和难题。例如，色彩学的研究和应用使得牙科医生能够更准确地进行色彩匹配，从而提升美学修复的效果。在比色环境、比色技巧、色彩记录和计算机比色等方面，美学原则已经广泛应用于临床实践。例如，日本成立了专门的齿科色彩学会，专注于牙齿色彩的研究和应用，证明了色彩学在美容牙科中的重要性和实用价值。视错觉原理也被成功应用于解决复杂的临床病例，通过调整牙齿轴面角度和光线反射面积来改善美学效果。

指导功能：美学对提升牙医技艺水平有着重要的指导功能。国际上普遍认识到，美学原理可以转化为牙科技艺中的实际操作，远远超越了简单的直觉判断。例如，黄金分割定律和格式塔美学理论在指导前牙美容修复中具有重要的应用。这些原理不仅仅是理论上的美学观念，而是可以具体指导牙齿形状、颜色和咬合的具体操作，达到更加美观和协调的效果。

优化功能：美学不仅可以增强审美能力，还能够铸就深厚的文化内涵。在牙科医学中，通过美学的应用，可以使牙医对美感的敏感度和理解力得到增强，从而更好地进行临床设计和治疗。审美能力分为直觉、知觉和理性三个层次，通过美学的训练和应用，牙医可以逐步提升其审美能力，实现更高水平的美学修复和治疗效果。

启迪功能：美学具有启发创造性思维的功能，这在科学研究和临床实践中尤为重要。通过美学的角度思考问题，可以为科学研究提供新的思路和方法。在牙科领域，运用美学的创新思维可以推动技术的进步和临床实践的发展，为解决复杂病例和提升治疗效果提供新的思维路径。

（二）口腔医学美学研究的特征及实践价值

口腔医学美学研究具有以下特征：

1. 边缘性

牙科美学作为一门新兴学科，随着现代医学模式的进步和人们对口腔健康和美观需求的提高而逐渐兴起。它不仅仅关注牙齿的外观美观，更注重如何通过综合性的医学美学原则来提升患者的整体口腔健康和生活质量。

在牙科美学的发展历程中，各种学科的前沿知识都为其提供了重要的支持和发展空间。生理学、解剖学、生物化学等自然科学学科为理解牙齿形态结构和功能机制提供了基础；而医学理论、康复医学、骨科等临床医学学科则为治疗方案的设计和实施提供了技术支持。心理学和社会医学的应用使得牙科美学不再局限于技术治疗，还涵盖了患者心理和社会适应性的考量。

伦理学在牙科美学中的应用尤为重要，它指导医护人员在治疗过程中遵循道德规范和患者权利，确保治疗的公平性和合理性。从整体上看，这些学科的融合和发展促进了牙科美学从传统的牙科治疗模式向综合性口腔健康管理模式的转变。

随着社会的进步和科技的发展，牙科美学不断创新和完善其学科体系。它不仅仅局限于美学修复的技术实现，更涉及到口腔功能的恢复和患者整体健康的维护。例如，在种植义齿、牙齿美容、正畸治疗等领域，牙科美学通过精细的设计和个性化的治疗方案，帮助患者重拾自信和健康生活。

2. 创造性

牙科美学研究的基本点是将美学理论和美学原理应用于牙科的理论和实践，以及根据美学的基本规则，进而实现牙科创新研究的科学方法和思维方法。通过将美学与牙科技术相结合，牙科美学不仅追求治疗效果的完美，更注重牙齿的美观和整体面部协调。

在牙科美学中，创造性不仅体现在技术创新上，还包括对美学原则的灵活运用。例如，牙齿的排列、颜色、形态等方面，都需要根据美学原则进行设计和调整，以达到最佳的美学效果。牙科美学的创造性还体现在个性化治疗方案的制定上，每一位患者的牙齿状况和面部特征都是独一无二的，牙科美学需要根据具体情况，量身定制最适合的治疗方案，以实现个体化的美学追求。

牙科美学的创造性还体现在对新材料和新技术的应用上。现代牙科美学中，许多新材料和新技术被广泛应用于临床实践中，例如陶瓷材料、复合树脂材料等，这些新材料具有优良的美学效果和生物相容性，能够满足患者对美观和功能的双重需求。数字化技术的发展，也为牙科美学的创新提供了新的途径。通过计算机辅助设计和制造技术，可以实现更加精确和个性化的治疗方案，从而提高治疗效果和患者满意度。

3. 和谐性

牙齿美学的美学环境的主要特征之一是和谐。从现代科学概念的角度来看，人类的审美环境受自然、社会和人为因素的影响。只有自然审美环境和社会环境的有机结合，才能形成人类赖以生存的和谐的人类审美生活环境，这种和谐的平衡是人类健康的基本条件。

在牙科美学中，和谐性主要体现在牙齿与面部其他部位的协调上。牙齿不仅仅是口腔的一部分，它们的形态、颜色和排列都会对整个面部的美观产生影响。在进行牙齿美学修复时，必须考虑到牙齿与面部其他部位的和谐关系，确保修复后的牙齿能够自然地融入患者的面部整体形象中。

和谐性还体现在牙齿美学修复与患者心理和社会环境的协调上。每一位患者的审美标准和心理需求都是不同的，牙科美学需要根据患者的个性化需求，制定相应的治疗方案。患者的社会环境也会对牙齿美学修复的效果产生影响。例如，某些职业对牙齿的美观有更高的要求，牙科美学需要根据这些特殊需求，进行相应的设计和修复。

4. 整体性

整体性是牙科美学的统一。医学的整体观点和美学的整体观点都强调了人体的整体性及人与自然社会环境之间的充分统一。两者的融合推动了医学美学整体观的形成，医学美学的一般特征是医学美学研究的基本原理。牙科美学通过人体口腔、牙齿和人的容貌的美观来作为着眼点进行观察，从整体上考虑人体的口腔和其他成分，并将其与外部社会和自然环境联系起来，使牙科美学研究在微观和宏观上趋于统一。

5. 实用性

牙科美学以口腔临床实践为主要研究对象，其研究成果直接服务于临床实践，指导口腔医疗、教学和医学科研发展到更高层次的艺术美感。医学的任务之一是研究疾病的预防和治疗，维护个人和群体的健康以及维护和塑造人体美。医学美学研究是在医学领域应用美学原理和美学知识，实践医学美容和医学美学意识及人体美容的构成原理等，以提高医学美学领域的美学水平。医护人员按照美容原则指导医学实践并达到最高质量的治疗效果。

牙科美学研究的实用价值体现在以下几个方面：

牙科美学的研究成果可以直接应用于口腔临床实践中，提升牙科治疗的美学效果和患者满意度。例如，牙齿美学修复技术的应用，可以改善患者的牙齿形态和颜色，提高口腔的美观度；牙齿正畸技术则可以通过调整牙齿的排列，改善咬合功能和面部外观。这些技术的应用，不仅提高了口腔医疗的质量，还增强了患者的自信心和生活质量。

牙科美学的研究成果对口腔医学的教学和科研也具有重要指导意义。通过将美学原理融入口腔医学的教学中，可以培养出更多具备美学素养的口腔医学人才，推动口腔医学的发展。牙科美学的研究还可以为口腔医学的科研提供新的思路和方法，促进口腔医学与美学、心理学等学科的交叉融合，推动口腔医学学科体系的完善。

再者，牙科美学的兴起和发展，有利于促使口腔医务工作者把美学的一般原理和规律应用到医疗实践、科研和教学中，通过生理—心理效应来解决口腔医学领域中的一系列美学问题，对提高临床操作技艺和医疗质量，完善口腔医学学科体系，具有深远意义。与此口腔医学美学的发展，必将对口腔社会伦理学和医学辩证法等相关学科和方法论产生深远影响。

(三) 口腔修复医学的美学发展

1. 口腔修复医学中的艺术美

艺术之美是艺术家自觉地处理社会和自然事物的结果。在口腔修复中，这种艺术美体现在对牙齿修复的高度重视和精心设计。光固化修复技术在变色牙齿的治疗中，要求不仅要恢复功能，还要关注其造型和装饰美感。牙齿修复的形状应逼真且颜色自然、和谐。治疗前，牙医需要运用比色法，选择适当的颜色进行操作。对于高度变色的牙齿，应使用遮色剂进行修饰。在切缘附近使用蓝色，在中间使用黄色，在牙龈边界使用棕色，以匹配天然牙齿的颜色。这种细致入微的处理使得修复后的牙齿看起来更自然逼真，提升了整体美感。

手术后，为了获得令人满意的逼真效果，修复体必须非常光滑，并且可以在其表面涂上一层贴面。这种处理不仅改善了外观，还增强了修复体的耐用性和舒适性。在条件允许的情况下，还可以将色彩疗法、音乐疗法、花卉疗法等艺术疗法应用于牙科临床修复工作。这些艺术疗法的引入，能够充分发挥色彩、音乐、花卉和艺术品的潜在魅力，分散患者的注意力，减少他们在就诊时的紧张心理，形成沉稳而快乐的思维意识。这不仅有助于提高医师的工作效率和医疗质量，也使患者能够以一种愉悦的方式配合医生的治疗，从而减轻痛苦。

色彩疗法通过使用特定颜色来调节患者的情绪和心理状态，不同的颜色可以带来不同的心理效应。例如，蓝色能够让人感觉放松和镇静，黄色则能提升人的情绪和活力。在牙齿修复过程中，通过合理运用这些颜色，可以有效减轻患者的紧张和焦虑。音乐疗法和花卉疗法也可以通过愉悦的音符和美丽的花卉，帮助患者放松身心，提升治疗体验。

2. 口腔修复医学中的形式美

形式美是指构成事物的外部属性（例如颜色、声音、形状和组合）的美学特征。修复美学的形式可以充分体现修复医学工程中许多形式美的规则，例如平衡、对称、重复统一、对比与和谐、比例和谐、节奏、多样性和统一性等。

对称和平衡：表示以一条线为中心轴，其上部、底部、左侧和右侧、正面和背面以及两侧的形状均相等。人的牙齿以面部矢状面为中心轴，大小、形状和颜色具有对称性，这是进行修复的重要规则。假体固定环对应于同一基台的颊舌侧（对称），连杆（板）对称于腭骨中线作为中心轴。

对称和平衡是口腔修复中的基本原则，它不仅能够提高修复体的美观性，还能增强其功能性。例如，在设计牙桥或义齿时，需要确保其左右对称，这样不仅能够使修复体更加自然，还能保证咬合的稳定性和均衡性。通过对称和平衡的设计，牙齿修复能够达到良好的美学效果和功能效果。

比例与和谐：一件处于正常状态的事物，其各部分（局部）之间都需有合乎常规的比例关系。例如，切牙的大小与面宽的比例为1：16，卡环臂的近体端和近尖端的宽度比为2：1。切牙的色调，从颈缘至切缘，由黄、中黄、白色组成，其比例关系为3：1。黄金分割律（0.618：1），在口腔修复体的制作中，前牙的宽与长的比例关系亦应如此。修复体的制作中有许多因素与和谐有关，如人工牙的颜色要与患者的年龄、肤色相协调，人工牙的形态要与面型相协调等。

比例与和谐在口腔修复中的应用，能够使修复体更加符合自然美学原则。例如，在选择人工牙的颜色时，需要根据患者的年龄、肤色、面型等因素进行综合考虑，以确保人工牙的颜色与患者的整体形象相协调。在设计和制作修复体时，还需要考虑牙齿的大小、形状与面部其他部位的比例关系，确保修复体能够自然地融入患者的面部整体形象中。

节奏与韵律：整个自然界都呈现着周而复始的运动形式，一定时空值中的周期形成构成一定的节奏，在全口义齿的修复中，人工牙的排列起伏、粘面上的尖窝相间、沟嵴交错，牙大小排列依切牙、尖牙、双尖牙、多尖牙等都体现了节奏与韵律的美感。

节奏与韵律在口腔修复中的应用，能够增强修复体的美感和自然感。例如，在排列人工牙时，需要遵循一定的节奏和韵律，使得人工牙的排列既有规律又不失自然。通过合理的设计和排列，修复体能够达到自然、和谐的美学效果，同时也能提高其功能性和舒适性。

3. 口腔修复医学中的自然美

自然之美的形式是具体、清晰和独特的。在牙齿修复体中，修复体反映了人体在口腔中的固有美感。从美学的角度，研究了口腔颌面部的解剖结构和生理学。义齿的完全修复应取决于患者的面部特征，参考患者休息时的垂直距离以及患者年轻时的照片，记录下颌位置时，应将上颌的边缘与瞳孔连线平行，并确定上嘴唇的上边缘下方2毫米处，以保持嘴唇与微笑之间的精确关系。基托颜色应尽可能逼真。人造牙的选择应基于患者皮肤的颜色、年龄、性别、面部形状、职业等。调整牙齿时，应根据中线、角线、微笑线等进行。只有这样，我们才能给人们自然和真实的美丽。

在口腔修复医学中，自然美的追求不仅体现在修复体的外观设计上，还包括对患者个性特征的充分尊重。例如，在制作义齿时，需要根据患者的面部特征、皮肤颜色、年龄和性别等因素，选择适合的牙齿形态和颜色，确保修复体能够自然地融入患者的面部整体形象中。在调整牙齿位置时，也需要参考患者的中线、角线和微笑线，确保修复体与面部其他部位的比例和谐。

通过对口腔颌面部解剖结构和生理学的深入研究，牙科医师可以更好地理解和把握牙齿修复中的自然美。义齿的制作不仅要考虑到其功能性，还要注重其美观性，使得修复后的牙齿看起来自然、逼真。基托颜色的选择应尽可能接近患者的自然牙龈颜色，这样可以增强修复体的逼真效果。在调整牙齿位置时，还需要考虑到微笑线的高度，确保修复体能够与患者的笑容自然协调。

4. 口腔修复医学中的社会美

所谓的社会美是指人的道德行为、思想品格，包括自我修养、情感和理性。医学是医务人员通过医疗手段造福人类的创造性工作。从本质上讲，这是社会美的一种特殊体现，尤其是直接为人们服务的临床医学，这超出了道德科学的范围。修复科的患者需要进行大量的随访和频繁的医患沟通，这就需要患者与医生之间进行密切合作。这进一步强调了口腔修复医务人员的职业道德，以及一丝不苟的责任感和严格的科学态度。这就自觉地培育了医生的社会之美，提升了他们的自我美育，实现了道德美、语言美、行为美和工具美。

在口腔修复医学中，社会美不仅体现在医务人员的职业道德和责任感上，还包括他们与患者之间的沟通和合作。通过建立良好的医患关系，医务人员可以更好地了解患者的需求和期望，从而提供更加个性化和高质量的医疗服务。频繁的随访和沟通，既是对患者负责的表现，也有助于建立信任关系，增强患者的治疗信心和依从性。

口腔修复医学中的社会美还体现在医务人员的自我修养和科学态度上。通过不断学习和提高专业技能，医生可以提供更加精准和有效的治疗。严格的科学态度和一丝不苟的工作作风，也是医务人员实现社会美的重要体现。在实际工作中，医务人员需要始终保持高度的责任感和职业道德，以患者的利益为重，通过精湛的技术和优质的服务，为患者带来健康和美丽。

第二章　口腔修复工作准备及审美要求

第一节　口腔修复治疗计划的制订

（一）写出治疗计划

治疗计划的制定对于口腔治疗过程中的系统性和透明性至关重要。无论是简单的牙科检查，还是复杂的口腔手术，一个详细的治疗计划都能确保每一步都按照既定的路径进行，减少治疗中的偏差和错误。特别是在涉及多个医疗专家或技术团队的情况下，一个明确的治疗计划能够起到协调作用，确保每个环节的无缝衔接。

治疗计划可以帮助医生和患者共同理解治疗的目标和步骤。对于患者来说，了解治疗计划有助于他们对整个治疗过程有一个全面的认识，减少不确定性带来的焦虑。例如，患者可以清楚地知道每次就诊的目的、需要进行的治疗措施，以及后续的随访安排。治疗计划还能帮助医生记录治疗进程，为每一个步骤建立详细的文档，以便在未来的任何时候能够回顾和调整。

对于助理们来说，治疗计划也是重要的工作指南。它可以帮助他们安排好时间和资源，准备好治疗所需的材料和设备，确保治疗过程的顺利进行。例如，在进行牙种植手术时，助理们可以根据治疗计划提前准备好手术器械、消毒设备，并按照计划安排手术室的时间表，避免由于准备不足而导致的延误。

（二）部分的或临时性的治疗计划

在口腔治疗中，常常需要根据初步治疗结果来调整后续的治疗步骤。尤其是面对复杂病例时，部分的或临时性的治疗计划显得尤为重要。举例来说，一个严重受损的磨牙可能需要先进行根管治疗，确保其健康和结构的恢复，然后再决定是否进行牙冠修复或其他修复措施。这样的分步治疗方式可以避免在治疗过程中遇到的意外问题。

临时性的治疗计划不仅考虑到当前的治疗需求，还为将来的治疗步骤打下基础。例如，在矫正治疗中，初步的牙齿移动和矫正效果会影响后续的治疗设计。在这种情况下，治疗计划需要具有一定的灵活性，允许根据患者的反应和治疗进展进行调整。

部分的治疗计划还可以帮助患者适应新的口腔状况。比如，在进行假牙安装之前，可能需要通过临时性假牙让患者逐步适应新的咬合关系和口腔功能。这种分阶段的适应过程不仅能提高治疗的舒适度，还能为后续的永久修复提供良好的基础。

（三）治疗方案的选择

在制定治疗计划时，选择合适的治疗方案是关键。医生需要根据患者的具体情况，提供多个可行的治疗选择，并详细解释每种选择的优缺点。例如，对于牙齿缺失的修复，可以考虑种植牙、固定桥或活动假牙。每种方案都有其独特的优点和限制，医生应当向患者解释清楚，以便他们做出知情的决定。

尽管财务因素可能在患者的决策中起到重要作用，但医生应始终坚持推荐最佳的治疗方案。这不仅是为了保证患者的口腔健康和功能恢复，也体现了医生的职业操守。例如，在预算有限的情况下，医生可以建议患者先进行必要的紧急治疗，而其他治疗可以在未来逐步进行，以分散经济负担。

医生应当考虑患者的生活习惯、健康状况以及个人期望。在这种个性化的治疗方案选择过程中，患者能够感受到被尊重和重视，有助于建立医生与患者之间的信任关系，促进治疗的顺利进行。

（四）治疗计划的表达（expression of the plan）

治疗计划的表达方式直接影响治疗的执行效果。清晰而详细的治疗计划不仅仅是治疗过程的指南，也是医生与患者之间沟通的重要工具。在复杂的治疗中，详细的治疗计划可以帮助医生和患者理解每一步骤的目的和必要性，从而减少误解和不必要的纠纷。

治疗计划应包括详细的步骤描述、预计的治疗时间、每次治疗的具体内容以及预期的结果。对于复杂的多步骤治疗，计划中还应包括每一步骤之间的逻辑关系和依赖关系，以便在治疗过程中能够灵活应对各种变化。

随着治疗的进展，治疗计划可能需要进行调整和修改。例如，初步的治疗结果可能需要重新评估，从而影响后续治疗的策略。在这种情况下，医生应及时更新治疗计划，并与患者沟通这些变化。这样，患者可以始终了解治疗的最新进展，并对治疗过程充满信心。

（五）治疗顺序

在口腔治疗中，治疗顺序的设计对治疗的成功至关重要。合理的治疗顺序可以确保每个步骤都是有效的，并最大程度地提高治疗效果。例如，在进行复杂的口腔修复时，应优先处理基础的口腔健康问题，如龋齿或牙周病，然后再进行修复体的设计和安装。这样可以保证修复体能够在一个健康的口腔环境中发挥最佳作用。

治疗顺序的设计应基于科学的依据和临床经验。例如，在进行牙种植手术时，通常需要先进行骨增量手术，以确保种植体有足够的骨质支持。然后再进行种植体的植入，并在最后进行修复体的安装。这种循序渐进的方法不仅能提高治疗的稳定性，还能减少并发症的风险。

在设计治疗顺序时，还应考虑患者的整体健康状况和生活安排。例如，某些手术可能需要较长的恢复时间，这时应尽量将这些手术安排在患者可以获得充分休息的时间段。通过合理安排治疗顺序，可以有效减少患者的痛苦，提高治疗的舒适度。

（六）修复后的定期复查和随访计划

修复后的定期复查和随访是保证治疗效果持久和口腔健康维护的关键步骤。在修复体安装后，患者需要定期复查，以确保修复体的功能和外观符合预期，同时也要检查口腔内其他部位的健康状况。例如，定期的口腔检查可以帮助及时发现和处理牙龈炎、龋齿等问题，从而避免口腔健康的恶化。

复查过程中，医生可以根据患者的反馈对修复体进行必要的调整。例如，假牙的咬合可能需要调整，以提高舒适度和咀嚼效率。医生还可以为患者提供个性化的口腔护理建议，以帮助他们保持良好的口腔卫生，延长修复体的使用寿命。

随访计划还应包括对患者的健康教育和心理支持。在治疗完成后，患者可能需要时间适应新的口腔状况，医生应帮助他们度过这个适应期，提供必要的指导和支持。例如，在安装牙种植体后，患者可能需要了解如何正确地清洁和维护种植体，医生应详细讲解相关注意事项，并在随访中评估患者的执行情况。

第二节　口腔修复前的准备工作

一、口腔修复设计的思考

（一）口腔修复设计的目的和意义

口腔修复设计（prosthetic design）是一项复杂且关键的任务，要求修复医师在现有条件下，为患者提供尽可能满足其需求的高质量修复体。这一过程不仅仅涉及物理模型的构建，还涵盖了从患者初诊到最终修复体完成的各个环节，包括问诊、检查、模型研究、交谈以及最佳设计的确定。修复设计是口腔医学中的核心部分，是将医师的诊疗水平转化为患者具体获益的重要途径。

在进行口腔修复设计时，医师首先需要对患者进行全面的问诊和检查。这包括了解患者的病史、目前症状、口腔健康状态、牙齿缺失情况以及其他相关的健康因素。通过详细的问诊，医师能够收集到患者的生活习惯、饮食偏好、过敏史等重要信息，这些都是设计高质量修复体时不可或缺的参考数据。

检查环节则需要医师对患者的口腔进行全面的物理检查。这包括牙齿的现状、牙槽骨的情况、牙龈健康度、咬合关系以及邻近牙齿的状况。对于复杂的病例，可能还需要借助X光片、CT扫描等影像学手段，以获得更详细的三维信息。这些数据是修复体设计的基础，能够帮助医师在后续设计中考虑到所有必要的生理和病理因素。

在模型研究阶段，医师通常会制作患者口腔的石膏模型或利用现代的数字化技术生成三维模型。这些模型不仅仅是口腔的物理复制品，更是医师用于分析和设计的重要工具。通过研究这些模型，医师可以模拟不同的修复方案，并预测每种方案的潜在效果和问题。这一阶段的研究需要结合患者的生理特征、生物力学原理、工程设计要求以及美学标准，以确保设计出的修复体能够在功能和美观上达到最佳效果。

设计的过程是一个反复交谈和优化的过程。医师需要与患者进行充分的沟通，了解患者的期望、需求和对修复体的具体要求。这不仅是为了确保修复体能够符合患者的心理预期，也是为了让患者理解和接受设计方案。通过这种交谈，医师可以获得患者的反馈，并据此调整设计方案，使之更符合患者的个体化需求。

最佳设计的确定是整个过程的关键一步。医师需要在各种可能的设计方案中，选择出最优的一种。这一选择需要考虑到多个因素，包括患者的生理条件、经济能力、生活方式以及心理需求。设计应当综合考虑这些因素，以便能够在满足功能需求的也能让患者在经济上承受得起，并在心理上感到满意。最终的设计方案需要经过患者的同意，以确保患者对治疗过程和结果有充分的理解和期望。

修复设计的原则是使义齿能够在现有条件下，较好地恢复患者的口颌系统功能，同时对该系统起到保健作用。这意味着设计的修复体不仅要恢复咀嚼功能，还需要在外观上尽可能接近自然牙齿，从而在满足生理需求的也能满足患者的美学需求。为此，医师在设计过程中，需要充分了解患者的各方面情况，进行详细的研究分析，并采取扬长避短的原则。这样才能充分发挥有利因素的作用，避开不利或破坏性因素的影响，确保设计出的修复体能够在长期使用中保持良好的效果。

采用何种修复体设计来满足患者口腔缺牙的修复，不仅是口腔修复医生专业水平的体现，也是衡量一家口腔科（医院）水平的重要依据。正确的修复设计能够使修复体用人工材料按工程技术的原理和方法设计制作而成，并应用于患者体内，在人体上行使其生理功能，从而满足患者的生理和心理需要，使修复体成为患者身上的一个人工器官。这样，不仅能够恢复患者的身心健康，还能够帮助患者重新获得对社会环境的信心，恢复正常的社会生活。

为了达到上述目标，口腔修复医生必须掌握广泛的医学基础知识、临床各科知识以及口腔专科的基础和临床知识。这些知识的结合，辅以生物学、化学、力学、材料科学和工艺学的相关理论，是设计高质量修复体的必要基础。医师还需要应用美学原理，以提高修复体的美学效果，使之不仅在功能上达到预期，而且在外观上也能够让患者感到满意。

随着现代计算机技术的发展，CAD/CAM专家系统的应用正在深刻地影响口腔修复工作的各个方面。尤其是计算机多媒体技术的发展，使修复设计产生了一次飞跃。CAD/CAM专家系统的数字化印模采集为修复设计带来了诸多优势，包括在屏幕上进行修复设计、设计结果的应力测算、设计结果的直观展示、以及设计结果的实时修改。这些技术手段使得修复设计变得更加精确、直观和易于调整，大大提高了修复体的质量和患者的满意度。

在临床实践中，修复体制作前设计不严密，导致修复体质量差或失败的现象依然存在。这些问题的根源通常是由于医生在思想上麻痹大意，不重视设计过程，不主动学习，工作方式过于简单，对有关信息了解不足，或固执己见，忽视了患者的选择权利。患者对治疗结果期望值过高，与现有技术水平之间形成负差，也容易造成对修复设计的不满。设备条件差的医院更是难以实施先进的修复体设计，从而导致修复体不符合生物力学和机械力学的原则。

严格按照医师的设计方案制作修复体是必要的。如果设计不严密，就难以获得优质的修复体；而如果设计合理，但技师不按设计方案制作，也容易出现并发症。这表明，在临床工作中，为选择正确的最佳修复设计方案，制作和提供高质量的修复体，必须处理好医患之间和医技之间的关系。医技之间需要保持良好的交流，遇到问题时应及时协调，共同探讨解决办法，以满足患者的需求，从而实现最佳的修复效果。

（二）修复设计的要素及其相互关系

1. 患者因素

（1）患者的一般情况

患者的一般情况，包括年龄、性别、职业、身体状况、主诉、当前病史、既往史和家族史，是制定修复治疗计划的基础。年龄影响口腔组织的再生能力和对修复体的适应能力。例如，年轻患者的骨密度较高，骨再生能力较强，适合接受牙种植等修复方式；而老年患者可能骨质疏松，需考虑更稳妥的修复方案。性别在某些情况下也会影响治疗选择，如女性在妊娠期可能对某些治疗有禁忌。

职业对修复体的功能需求有重要影响。例如，演员可能更关注修复体的美观性，而运动员则可能需要考虑修复体的坚固性。身体状况是另一个重要因素，例如有系统性疾病的患者（如糖尿病、高血压等）可能需要特殊的治疗方案和护理。主诉反映了患者的主要不适和期望，这是治疗方案制定的依据之一。

患者的当前病史和既往史提供了对其健康状况的全面了解，帮助医生识别潜在的风险因素。例如，有心脏病史的患者在治疗过程中可能需要特别注意避免感染风险。家族史则有助于识别遗传性疾病，如家族中有牙周病史的患者，可能在修复过程中更容易出现相关问题。

（2）患者口腔的解剖状况

患者口腔的解剖状况直接影响修复治疗的效果。良好的口腔解剖条件，如足够的骨量、健康的牙龈组织、合理的牙弓形态等，有助于修复体的稳定性和美观性。而那些口腔解剖条件差的患者，如骨量不足、牙齿排列不齐等，可能需要额外的治疗措施，如骨移植、牙齿矫正等，以改善修复效果。

口腔解剖状况差不仅限制了修复体的设计，还可能增加治疗的复杂性和风险。例如，颌骨骨量不足的患者可能需要通过骨增量手术来提供足够的骨支持，而牙周组织不健康的患者可能需要先进行牙周治疗以恢复牙龈的健康状况。通过改善这些解剖条件，可以为后续的修复治疗打下良好的基础，提高修复体的使用寿命和效果。

（3）患者有时间接受治疗

患者有时间接受治疗是确保良好修复效果的必要条件。修复治疗往往需要多次就诊，每次治疗之间可能需要一定的间隔时间，以便进行必要的调整和观察。例如，牙种植手术后通常需要几个月的愈合期，期间可能需要多次随访检查种植体的稳定性。

治疗时间安排应充分考虑患者的时间可用性。例如，对于忙碌的职业人士，可以尽量安排在患者方便的时间进行治疗，以减少对其工作的干扰。而对于需要长期治疗的情况，如复杂的口腔重建，可以考虑分阶段进行，以便患者能够有足够的时间进行恢复和适应。合理的时间安排不仅有利于治疗效果，还能提高患者的配合度和满意度。

（4）患者可以使用治疗的费用

患者可支付的治疗费用直接影响修复方案的选择。口腔修复治疗方案的费用差异较大，从简单的充填修复到复杂的种植体修复，成本有很大的不同。患者的经济能力决定了可选择的治疗范围，也可能影响治疗的分期和进程。

医生在制定修复计划时，应充分了解患者的经济状况，并提供多种可行的治疗方案。例如，对于预算有限的患者，可以提供性价比较高的修复方案，如树脂充填或固定桥；而对于经济条件较好的患者，可以推荐更先进的治疗方案，如全瓷冠或种植体修复。在所有情况下，医生都应确保推荐的方案在患者可承受的范围内，并同时保证治疗的质量和效果。

（5）患者对治疗结果的期望

患者对治疗结果的期望对修复设计的成功有着重要影响。如果患者的期望过高，如希望通过牙齿修复完全改变面貌或解决所有口腔问题，可能会导致对实际结果的不满。医生应在治疗前与患者充分沟通，了解其期望并解释治疗的实际效果，以管理患者的期望。

相反，期望过低的患者可能对治疗的必要性和效果缺乏信心，甚至可能因为不理解治疗的重要性而放弃治疗。医生应通过详细的解释和教育，使患者认识到治疗的益处，从而提高他们的治疗配合度。通过管理和调节患者的期望，医生可以促进治疗过程的顺利进行，并提高患者的满意度。

（6）患者的遵医行为

患者的遵医行为，即患者对医生建议和治疗计划的执行情况，对治疗的成功至关重要。在许多情况下，患者的配合程度直接影响治疗的效果。例如，按时复诊、遵守口腔卫生建议、按要求佩戴矫治器等，都是确保治疗成功的重要因素。

由于种种原因，患者可能会出现不遵守医生建议的情况，如未按时就诊、不按要求清洁口腔等。这些行为可能导致治疗的中断，甚至影响最终的修复效果。为了提高患者的遵医行为，医生可以通过多种方式提供支持，如制定易于理解的治疗指南、提供提醒服务、在每次复诊时强调遵守医嘱的重要性等。

(7) 患者的权利

在治疗过程中，患者拥有充分的知情权和决策权。修复设计的最终决定权在于患者，他们需要了解自己的口腔健康状况、各种治疗方案及其优缺点、医生的建议、治疗所需的时间、费用和预期效果。通过充分的信息告知，患者能够做出符合自身需求和期望的决策。

医生应尊重患者的选择，即使患者选择了非最佳的治疗方案，也应在保障安全和基本效果的前提下提供支持。与此医生应确保所有信息的透明性和准确性，不隐瞒任何可能影响患者决策的重要信息。通过尊重和维护患者的权利，医生能够建立起良好的医患关系，增强患者的信任感和合作意愿。

(8) 患者就诊总数

患者就诊总数对单次修复的质量有重要影响。频繁的就诊虽然可以确保治疗的连续性和及时调整，但也可能增加患者的负担，导致他们对治疗产生厌倦或抵触情绪。过多的就诊可能给医疗机构带来压力，影响治疗资源的有效利用。

相反，过少的就诊次数可能导致治疗时间的延长，修复体的质量无法得到及时保证。例如，某些修复治疗需要定期复查和调整，如果患者无法按时就诊，可能会导致修复体出现问题却无法及时发现和处理。医生应根据具体治疗需要和患者的实际情况，合理安排就诊次数，以平衡治疗效果和患者的可接受性。

2. 医疗机构因素

医疗机构在提供高质量的口腔修复服务过程中，需要依赖于多个关键要素的有效整合。这些要素共同决定了医疗机构能否实施最佳的修复设计，从而满足患者多样化的需求。在深入探讨这些要素时，需考虑到仪器设备条件、材料条件、医疗制度以及修复体种类的多样性。

医疗机构的仪器设备条件是实施最佳修复设计的基本保障。这些条件包括高精度的诊断设备、现代化的修复体制作设备以及辅助工具。高精度的诊断设备如数字X光机、CT扫描仪和口腔内窥镜等，能够提供详细的口腔结构信息，帮助医师进行精确的诊断和设计。现代化的修复体制作设备，如CAD/CAM系统、3D打印机等，则能够将设计转化为高精度的修复体成品。这些设备不仅提高了修复体的精度和质量，也缩短了制作时间，提高了患者的满意度。医疗设备的引进和维护需要较高的经济投入，当修复设计的要求超过设备能力时，医疗机构可能无法实施设计方案。医疗机构在选择和配置设备时，需要综合考虑设备的技术水平、经济成本以及其在实际临床应用中的效果。

医疗机构所拥有的材料条件直接影响着修复设计的质量和可行性。在修复设计中，材料的选择不仅决定了修复体的性能和寿命，还影响着修复体的成本和患者的支付能力。高性能的修复材料如氧化锆、钴铬合金和先进的复合树脂等，具有优异的生物相容性、机械强度和美学效果，但同时也伴随着较高的成本。这可能会导致部分患者难以负担，从而限制了修复设计的实施。相反，如果使用质量较差的材料，则可能会导致修复体的耐用性和效果不佳，降低患者的治疗满意度。医疗机构在选择修复材料时，需要权衡材料的性能和成本，确保能够为不同经济水平的患者提供适宜的修复方案。医疗机构应保持与供应商的良好关系，确保材料的稳定供应和质量控制，以支持高质量的修复设计。

医疗制度的制定和执行在很大程度上影响着医疗人员的行为，从而影响修复体的设计质量。医疗机构的工资制度、奖金制度和医疗服务监控制度等，直接关系到医务人员的工作积极性和责任心。例如，合理的工资和奖金制度可以激励医疗人员努力工作，提高服务质量。而有效的医疗服务监控制度则可以规范医务人员的行为，确保他们按照最佳实践标准提供治疗。完善的制度体系不仅有助于提升医疗服务的整体质量，还能够促使医疗人员不断学习和提高自己的专业技能，进而支持最佳修复设计的实施。医疗制度的公平性和透明度也是重要因素，它们能够提升患者对医疗机构的信任，促进医患关系的良性发展，从而提高治疗的成功率和患者的满意度。

医疗机构能够完成的修复体种类的多样性为修复设计提供了更多的可能性。在现代口腔修复领域，修复体的种类繁多，包括全冠修复、部分冠修复、嵌体修复、贴面修复、活动义齿、固定桥、种植体等。每种修复体都有其特定的适应症、优点和局限性。全冠修复适用于牙齿大面积损坏的情况，能够提供全面的保护和功能恢复；部分冠修复和嵌体修复适用于较小范围的牙齿损坏，能够在保留更多健康牙体组织的同时恢复牙齿功能；贴面修复则主要用于前牙美学修复，能够显著改善牙齿的外观；活动义齿和固定桥适用于多牙缺失的情况，能够提供良好的咀嚼功能和美学效果；种植体则能够为单牙缺失或多牙缺失提供更加稳定和长期的解决方案。医疗机构能够提供的修复体种类越多，就越能够根据患者的具体情况和需求制定个性化的修复方案。种类的多样性也意味着每种修复体都有其特定的技术要求和适应症，在设计时需要根据具体情况进行选择，避免盲目使用或过度治疗。

综合来看，医疗机构要在口腔修复设计中实现最佳效果，必须在仪器设备、材料条件、医疗制度和修复体种类等方面具备全面的能力和条件。先进的仪器设备能够提高诊断和设计的精度，为高质量的修复体提供技术保障。合适的材料选择则能够在性能和成本之间取得平衡，满足不同患者的需求。完善的医疗制度能够规范医疗人员的行为，提升服务质量。丰富的修复体种类为设计提供了多种选择，能够根据患者的具体情况制定个性化的方案。

要实现这些目标，医疗机构还需要面临诸多挑战和制约。例如，设备的高昂成本和更新维护的需求，对医疗机构的经济能力提出了较高要求。材料的选择需要在性能和成本之间取得平衡，不能一味追求高性能材料而忽视了患者的经济承受能力。医疗制度的完善也需要不断调整和优化，以适应不断变化的医疗环境和患者需求。而在修复体种类的选择上，则需要根据实际情况进行科学的决策，避免盲目跟风或过度治疗。

（三）修复设计中的若干辩证关系

1. 动态性与科学性的统一

口腔修复的动态性主要体现在口腔修复疾患的变化过程上，这一过程从牙冠局部缺损到整个牙列缺失，是一个渐进性的动态演变。最初，牙齿可能只是存在局部的缺损，随着时间推移和问题的加重，牙冠可能进一步受损直至完全缺失，最终变成残根。当残根也失去功能或遭受损坏时，就会发展成缺牙的情况。此时，如果问题没有得到及时有效的解决，缺牙的范围可能会从单个牙齿扩大到多个，甚至最终导致整个牙列的缺失。随着这些病理变化的发生，修复设计也需要随之调整和发展，必须具备连续性和动态性，以适应不同阶段的治疗需求。

修复设计在动态性上的体现不仅是对病程演变的适应，更是对不同修复方案的灵活选择和调整。当一种修复设计面临困境或难以实现时，可以通过适当调整患者的修复策略，采用另一种更为适合的修复设计。例如，在面对牙冠缺损时，可能初步设计是采用补牙的方式进行修复，但若情况复杂无法实现，则可以调整为使用嵌体、贴面或全冠等方式来解决问题。同样，在遇到残根情况时，可以考虑进行根管治疗后冠修复或直接拔除进行种植修复。修复设计方案在整个病程中必须保持连续性，并且能够根据病情发展和变化进行动态调整，这样才能确保治疗的有效性和患者的长期修复利益。

随着科学技术的进步，修复技术也在不断更新和发展。现代科技的发展为修复设计提供了更多的可能性，使得新的技术层出不穷。在这种背景下，修复设计不仅需要保持灵活性和多样性，还需要不断地融入新技术和新理念。例如，数字化技术的引入使得修复设计可以更加精准和个性化，3D打印技术和CAD/CAM技术的应用提高了修复体的制作精度和效率。这些新技术的应用改变了传统的修复设计方式，使修复设计过程变得更加高效和患者友好。医务人员必须不断学习和掌握这些新技术，更新知识结构，以适应快速发展的技术条件。在实际操作中，修复设计不仅需要关注当前可用的技术手段，还要预测和引入最新的技术进展，以便更好地满足患者的需求。

2. 主体性与客体性的统一

医师与患者之间的关系在口腔修复设计中具有特殊的复杂性，既是一种主体—客体关系，又充满了互动与合作。这种关系不仅体现了医师在临床知识和技术上的主导地位，也反映了患者作为具有主观性的个人在治疗过程中的重要参与。理解和处理好这种关系，对于实现高质量的修复设计和患者满意的治疗效果至关重要。

在传统的医疗模式中，医师常被视为具有专业知识和技能的主体，而患者则被看作被动的接受治疗的客体。医师根据其掌握的临床知识、技术手段以及诊疗经验，为患者制定治疗方案，并期待患者按照医师的指示进行配合。这种模式忽视了患者作为个体所具有的主观性。在实际的临床修复设计过程中，患者并非单纯的接受者，而是治疗过程中的重要参与者，他们的主观感受和期望在治疗中起到了不可忽视的作用。

患者的主观性在多个方面影响着修复设计和治疗的成败。患者对牙齿脱落、磨损等问题的感知以及他们对修复效果的期待，为医师提供了重要的信息和设计依据。患者的描述不仅包括客观症状，还可能涵盖他们的心理感受、社交影响以及对美学的期望。这些信息有助于医师更全面地理解患者的需求，从而制定更加个性化的修复方案。患者对修复体的预期效果、担忧和个人偏好，也需要在设计中加以考虑。例如，有的患者可能特别重视修复体的美观性，而有些则更加关注其功能性和耐用性。医师在设计时，需综合考虑这些因素，力求在技术可行性和患者需求之间找到平衡点。

在实际操作中，患者不仅是被动接受治疗，还需要积极参与治疗过程。修复设计不仅是医师单方面的工作，患者的配合对于实施和成功至关重要。例如，在口腔修复的初期诊断和方案设计阶段，患者需要积极参与问诊，提供全面的健康信息，表达对修复的期望和担忧。在修复体制作和调整阶段，患者的反馈能够帮助医师及时发现并纠正可能存在的问题，确保修复体在功能和舒适度方面达到最佳状态。最终，患者对修复体的适应和使用情况也会直接影响治疗的长期效果，因此医师需要在治疗过程中不断与患者沟通，确保其能够正确使用和保养修复体。

患者的主观性有时也会与医师的建议产生冲突。一些患者可能基于自己的经验或内在知识，对修复有特定的要求，这些要求可能与医师基于临床知识和最佳实践建议的方案不同。例如，某些患者可能出于个人偏好，要求使用特定的材料或设计，而这些选择在技术上或生物力学上可能并不理想。面对这种情况，医师需要在不违反医学原则的前提下，尊重患者的选择，并通过充分的沟通和解释，帮助患者理解各种选择的优缺点，协助他们做出明智的决策。这种沟通不仅有助于患者了解不同方案的实际效果，也能增强其对治疗的信任和配合度，从而提高整体治疗的成功率。

二、做好义齿修复前的口腔准备

（一）牙体缺损修复前的口腔准备

1. 临床检查

在接触患者之初，进行大体观察是非常重要的步骤。这一阶段旨在初步了解患者的一般健康状况，为后续的问诊和具体检查提供基础。大体观察主要包括以下几个方面：

观察患者的意识状态和精神状况。检查患者是否清醒、反应是否迟钝或异常，这些可以初步判断患者是否处于正常的认知状态，也有助于评估患者对治疗过程的配合程度。

观察患者是否有痛苦或恐惧的表现。这包括面部表情、言语或行为上的反应，帮助医生了解患者的情绪状态，及时调整沟通方式和治疗策略，以减少患者的不适感和焦虑情绪。

第三，检查患者的体格发育和营养状况。通过观察身体的外观特征和体态，初步判断患者是否存在明显的营养不良或发育异常，这些因素可能影响到口腔健康和治疗方案的选择。

检查患者的皮肤色泽和一般外观。健康的皮肤色泽通常是均匀的、有光泽的，异常情况如苍白、发绀或黄染可能与某些疾病相关，需要引起医生的注意和进一步检查。

完成了大体观察后，医生可以开始进入详细的问诊阶段。问诊时，应重点了解患者牙体缺损的起因、持续时间、发展过程和相关症状，以及患者此前是否接受过相关的检查和治疗，对治疗效果进行评估。这些信息有助于全面了解患者的病史背景，为后续的临床检查和诊断提供必要的依据和方向。

2. 口腔检查

牙齿的检查是牙科诊疗中的重要步骤，通过仔细观察和评估患牙在牙弓中的位置和状态，可以全面了解牙齿的健康状况。牙位的检查涵盖了牙齿是否存在错位、倾斜、扭转或伸长等情况，这些都可能影响到患者的咀嚼功能和口腔美观。

检查牙齿的缺损部位和程度是非常关键的步骤。通过使用探针仔细检查牙齿表面的缺损，可以确定缺损的深度和范围，并注意牙髓的状态。特别是要观察牙髓是否有活力，是否经过了根管治疗或干髓治疗，以及是否存在叩痛或瘘管等症状。对于已进行过充填或修复治疗的牙齿，还需要检查充填材料的种类和充填物是否紧密贴合，是否有悬突或其他不正常情况，这有助于评估治疗效果的长期稳定性。

牙齿的颜色也是检查的重要内容之一。通过比较患牙与邻牙的颜色变化，可以初步判断牙齿是否存在死髓情况，进而决定是否需要进一步进行牙髓活力检查或 X 线检查。对于牙髓坏死而未经过治疗的情况，必须及时进行牙髓治疗，而对于伴有根尖周感染的情况，则需要进行完善的根管治疗，以避免感染的进一步扩散和牙齿的进一步损坏。

牙周情况的检查同样至关重要。通过检查牙龈缘是否存在炎症增生或萎缩现象，以及牙结石的附着情况，可以评估牙周组织的健康状况。利用牙周探针检查龈沟的深度，可以判断是否形成了牙周袋，并进一步观察是否存在溢脓或瘘管等症状。严重的牙周组织病变可能导致牙齿的松动和功能障碍，因此需要及时进行诊断和治疗。

X 线片检查是确诊和评估牙齿问题的重要辅助手段。特别是在需要进一步了解牙髓、牙周和根尖周围组织情况，或者评估曾进行过的牙髓、牙周治疗效果时，X 线片能提供详细的内部结构信息，有助于制定有效的治疗方案和预后评估。

在进行患牙检查的也需要对患者口腔内的其他牙齿进行系统和全面的检查。特别要注意邻牙的情况，及时发现并处理任何问题，以保障口腔健康的整体状况。

（二）修复前的口腔准备

1. 洁治

洁治的重要性不可忽视。为了维护牙周组织和牙龈缘的健康，确保印模的准确性，在修复前必须彻底清洁牙结石。若患者存在牙龈充血肿胀、牙周袋溢脓等牙周炎症状况，除了进行洁治外，还需配合相应的牙周病治疗。只有在炎症完全消除后，才能进行修复体的制作和安装，避免因病灶的存在影响治疗效果。

2. 治疗龋病

龋病的治疗同样至关重要。在检查过程中发现的龋病需要彻底充填治疗，以防止进一步的牙齿损害。如果龋坏已经侵及牙髓，则应进行牙髓治疗或根管治疗。对于残根的处理，不应一概拔除。只有在破坏较为严重、根周组织病变广泛且治疗效果不佳的情况下，才考虑拔除。而对于稳固、根尖无明显病变或病变范围较小的残根，通过根管治疗后可以保留，并在其上制作根上义齿或覆盖义齿，从而实现牙齿功能的恢复和美观。

3. 去除不良修复

不良修复体的去除也是一项必要的工作。设计制作不良或已失去功能并刺激周围组织的修复体，应予以拆除。尤其是无法改正的修复体，必须尽早去除，以免对口腔健康造成更大的损害。拆除后，应根据患者的具体情况进行新的修复体设计和制作，确保其功能和美观性。

4. 处理松动牙

对于松动牙的处理，需根据牙周组织的破坏程度和松动的原因进行判断。如果牙槽骨吸收达到根长的三分之二以上，且牙齿松动度较大，应考虑拔除。有些松动牙是由于不良修复体或创伤引起的，一旦病因去除，这些牙齿有可能恢复稳固。对于牙槽骨吸收达根长二分之一的松动牙，通过根管治疗和根内种植处理后，若牙齿能够稳固，可以考虑保留并进行相应的修复处理。

5. 必要的调殆和选磨

必要的调磨和选磨在治疗中也是不可或缺的一部分。口内若有牙缺失，尤其是因失牙时间过长而未及时修复，造成对颌牙伸长时，当其对修复和下颌运动产生妨碍，应进行调磨处理。对于磨耗不均匀的部分，也需进行调磨。在上颌后牙的颊尖及下颌后牙的舌尖，常出现尖锐的边缘，这些尖锐的牙尖或边缘嵴会引起食物嵌塞、牙周组织创伤，甚至损伤舌及颊部软组织。需将其磨低、磨圆钝，以保护口腔软组织的健康。

严重伸长的牙齿可能出现咬合锁结或咬及对颌缺隙的牙槽嵴黏膜，造成修复困难。此时，仅通过调磨可能无法奏效，需进行牙髓或根管治疗后，将牙冠截短，再进行冠修复，以确保修复体的稳定性和功能性。创伤性咬合的调磨也至关重要。上下颌牙列在正中咬合或非正中咬合时的早接触点，容易造成牙齿创伤。通过调磨处理，可以消除早接触点，减少对牙齿和牙周组织的损伤。

三、牙列缺损修复前的口腔准备

(一) 临床检查

(1) 询问病史：在义齿修复的初始阶段，首先需要详细询问患者的病史。通过了解缺牙的原因，我们可以更好地制定合适的修复方案。缺牙可能由于多种原因引起，例如龋齿、牙周病、外伤等。还需了解患者是否曾经进行过牙齿修复手术，以及之前修复的效果如何。某些患者可能对之前的修复效果不满意，因此他们对新修复方案的期望也会有所不同。通过与患者的沟通，了解他们对义齿修复的具体要求，包括对功能和美观的需求。这些信息有助于我们制定一个个性化的修复计划，最大程度地满足患者的期望。

(2) 缺牙间隙检查：在确定患者的具体情况后，下一步是进行缺牙间隙的详细检查。检查内容包括缺牙的部位和数量，这对于选择适当的修复方案至关重要。例如，前牙的缺失往往需要更注重美观效果，而后牙则更多关注咀嚼功能。缺隙的大小和牙龈距离也是关键因素，这些因素会影响义齿的设计和稳定性。牙槽嵴的形状、是否存在骨突、骨尖及残根等情况也需要仔细检查，以便为后续的修复手术提供充分的准备。如果缺隙对邻近牙齿造成了伸长，还需评估这种伸长对整体咬合和美观的影响。唇、颊、舌带的附着情况也需考虑，这些因素都会影响义齿的佩戴舒适度和稳定性。

(3) 余留牙检查：除了缺牙间隙的检查，余留牙的健康状况也是一个重要的评估项目。我们需要了解余留牙是否存在病变，例如龋齿或牙周病，这些都会影响修复的效果和持久性。咬合关系是否正常也需检查，因为异常的咬合会对义齿的稳定性产生不利影响。牙齿的排列情况同样重要，如果牙齿排列不整齐，可能需要进行矫正治疗，以确保义齿能稳固地嵌入。若患者之前有不良修复体，则需考虑将其更换或调整，以避免影响新的修复效果。

(4) 软组织检查：软组织的健康状况对义齿修复的成功至关重要。需要检查唇、颊部的张力情况，因为这些部位的肌肉张力会影响义齿的稳定性和舒适度。舌体的大小、系带的形状及附着情况也需要评估，这些因素会影响患者的发音和咀嚼功能。口腔黏膜组织是否有病变，例如溃疡或肿瘤，也需仔细检查，这些病变可能会影响义齿的佩戴和口腔的整体健康。

(二) 修复前的口腔准备

余留牙的准备对于义齿修复非常重要，必须拔除那些对修复有妨碍的牙齿，如多余牙、畸形牙、错位牙以及残根、残冠。这些牙齿的存在会影响义齿的稳定和舒适性，因此在进行修复之前需要彻底清除。对于那些虽然有病变但仍然较完整、固位较牢的牙齿，如龋病、牙周病或根尖病的牙齿，可以通过口腔内科治疗使其成为义齿固位的基牙，这样可以最大限度地保留患者的天然牙齿。

在进行义齿修复之前，还需去除不良的修复体，因为这些修复体可能会影响新义齿的固定和功能。对于余留牙过锐的牙尖及边缘嵴，需要进行适当的磨改，以改正咬合，减少咬合创伤，从而利于义齿的修复和长期使用。

义齿修复不仅需要关注余留牙的状况，还需对缺牙间隙牙槽嵴上的异常结构进行处理。包括去除骨尖及游离骨片，以及软硬组织倒凹附着于牙槽嵴顶的唇颊舌带。通过这些外科矫治手段，可以为义齿修复提供一个良好的基础，确保义齿的稳定性和舒适性。

基牙的制备是可摘局部义齿修复过程中非常关键的一步。基牙制备包括支托凹的制备、牙间卡环及牙间支托位置的制备。支托凹是基牙负担义齿力量的主要部分，一般安放在两侧基牙的近中或远中位置。支托凹的形状呈匙形，尖端伸向牙面中心，边缘处需要磨圆钝，以减少对软组织的刺激和损伤。支托凹的长度应为基牙托面的1/4至1/3，受力方向与基牙一致。对于铸造支托，其颊舌宽度应为基牙颊舌宽度的1/3至1/2，而不锈钢丝弯制支托时，支托凹的宽度可以适当减窄。制备时选择合适的轮状磨头，在基牙的釉质上磨出支托凹的外形及深度，最后用橡皮轮抛光。

牙间卡环及牙间支托凹的制备是为了通过邻牙外展隙实现固位。这些固位装置需要适当加深加宽牙外展隙，一般为0.9至1.0毫米，以确保其不妨碍接触。对于固定义齿的基牙预备，主要包括邻面片切、牙面磨除及轴面的磨削。各基牙轴面及邻间沟的制备需要相互平行，以取得共同就位道，便于固定义齿的就位。在牙体预备时，应尽量少磨除健康的牙体组织，以保持固位的效果。对于活髓牙的制备，需要采取保护牙髓的措施，如喷水降温，以避免打磨时温度过高导致牙髓炎的产生。为减少患者的疼痛感，可以采用局部麻醉。

义齿修复的成功不仅依赖于技术的娴熟，还需综合考虑患者的口腔状况。拔除多余牙、畸形牙、错位牙及残根、残冠，可以消除对修复的障碍。对于病灶牙的处理，尽量保留较完整、固位牢靠的牙齿，进行口腔内科治疗，使其成为义齿固位基牙。去除不良修复体及磨改过锐的牙尖和边缘嵴，能够改正咬合，减少创伤，有利于义齿修复。缺牙间隙的骨尖、游离骨片及软硬组织倒凹附着于牙槽嵴顶的唇颊舌带，都需进行外科矫治，为义齿修复提供良好的基础。

基牙制备过程中，支托凹的制备是关键。选择合适的轮状磨头，在基牙釉质上磨出支托凹的外形及深度，并进行抛光。牙间卡环及牙间支托凹的制备需要适当加深加宽牙外展隙。固定义齿的基牙预备包括邻面片切、牙面磨除及轴面的磨削，确保各基牙轴面及邻间沟的平行，便于固定义齿的就位。

四、临床制取准确印模与模型的经验体会

（一）常见印模、模型不准的原因分析

临床取印模不准，影响模型准确性的原因有很多。每个细节处理不当都会导致印模偏差，从而影响最终模型的精确性。

托盘选择是一个重要的环节。临床上常用的成品托盘型号有限，难以全面适应各种患者的口腔情况。我系研制的一次性塑料托盘，不仅型号齐全且使用方便，能根据患者口腔情况进行调节。若选择不当，依旧可能影响印模的准确性。托盘大小和形状的匹配度直接关系到印模材料能否完全覆盖牙列和周围组织，如果托盘选择不当，印模材料在口腔中不能充分扩展，导致印模边缘不清晰或出现空隙。

印模材料的质量对取印模的准确性至关重要。临床上常用的藻酸钠类弹性印模材料，因其具有一定的弹性和流动性，适用于大多数口腔情况。市场上的产品质量参差不齐，储存和运输过程中可能出现变质，影响使用效果。自制海藻酸钠材料虽然经济实用，但配制比例的掌握尤为关键。水含量过多会导致材料流动性太大，操作不便，导致印模形态欠佳；填料过多会降低弹性，使印模表面不光滑；硼砂过量会使材料韧性过大，影响操作时间和凝固后体积变化。

印模材料的选择和配制需要严谨,以保证其性能稳定,取得精确的印模。

临床操作规范对印模的精确性有着直接影响。操作人员在调拌印模材料时,必须严格按照比例要求进行,否则会影响材料的流动性和可塑性。调拌不均匀或操作时间过长,材料失去流动性或可塑性,都会导致印模表面粗糙、不清晰。功能整塑是确保印模边缘形态正确的关键步骤,操作人员如果在材料的可塑期内未能及时进行功能整塑,所取的印模将无法准确反映口腔软组织的位置,导致边缘形态不正确。患者在进行肌功能整塑时,张口过大或口周肌群紧张,操作人员若未按正确方法进行整塑或时间把握不当,都会导致印模准确性下降。

组织受压不均也是影响印模准确性的重要因素。无牙颌印模制取过程中,口腔各部位组织的解剖生理特点不同,牙槽嵴吸收不均,压力分布不均匀会导致印模形态失真。缺失牙齿较多的病例,印模材料凝固前托盘位置不稳定,会导致一侧受压过大,局部组织变形。印模材料与托盘在取出口腔时分离,特别是由于唇颊肌肉的张力造成的局部分离,如果忽略了复位灌注模型,会使模型产生误差。

模型灌注过程中的操作也影响最终的模型质量。石膏调拌时,浓度过稠或过稀都会影响模型的硬度,振荡不足会导致模型内气泡的存在。在倒置修整模型时,加压过大可能导致印模材料游离部分受压变形,从而影响模型的准确性。

(二)临床点滴经验体会

准确选择托盘是制取精确印模的首要步骤。在临床操作中,选好托盘后需在患者口腔内进行试用,确保托盘与黏膜转折处的距离合适,同时唇、颊、舌系带的功能活动不受影响。修复体的设计范围是否完全覆盖也需检查。对于天然余留牙齿的确定关系,所采集的上下颌牙齿印模应保证在制作时对颌稳定,并在剥离模型后进行核对。如果托盘不符合要求,应及时更换或使用蜡片进行改造,必要时可以用自凝塑料制作个别托盘,再次制取印模。

在印模方法的选择上,目前临床上常用的一般解剖形态印模法和功能形态印模法各有优劣。一般解剖形态印模法适用于无牙颌印模的制取及一般牙列缺损的牙体修复印模,而功能形态印模法则因其制取的是组织处于压缩状态下的印模,制作出的义齿能使粘力均匀分布在支持组织上,多用于游离端可摘局部义齿,有利于义齿的稳定和基牙及牙槽骨的保护。临床修复工作者应根据修复体的类型选择适当的印模方法,并严格按照常规操作程序进行印模制取。

对于不同印模材料的性能与特点的掌握也至关重要。临床上常用的印模材料有弹性印模材料、印模胶、石膏印模以及氧化锌印模材料等。每种材料因其性能和操作特点不同,临床操作者在应用时需熟悉其特性,以保证印模的准确性。目前使用最广泛的海藻酸钠弹性印模材料,其优点包括操作方便、具有弹性且从倒凹区取出时不变形,模型无大的倒凹情况下,同一印模可灌制2~3个模型。其缺点则在于失水收缩和吸水膨胀,体积不稳定,因此要求印模制取后应立即灌注模型。

在取出印模后,必须仔细检查和修整。印模应无缺损,印迹明确,组织纹理清晰。若有印模脱离托盘现象,应完全复位并加以固定,否则需重新取模。对于无托盘支撑和过薄的边缘,可调拌少量印模材料或用蜡加固。印模上的气泡或其他缺陷,如为石膏印模,可用熔蜡填补修整,必要时取二次印模。上颌后腭部分过长的印模材料应切除,以免灌注模型时因后腭印模过长导致模型不准确。

尽管取得了精确的印模,仍需在灌注模型时注意多个方面以确保模型的准确性。用清水轻轻冲去印模内的唾液和油污是第一步。在灌注过程中,应轻轻振动印模,尽量避免产生气泡,特别是模型基牙上出现气泡,会直接影响修复体的制作和准确度。石膏调拌的稀稠度应适宜,过稀会使石膏模型的硬度和强度降低,过稠则石膏流动性差,不能充盈印模的细微部位,导致模型的解剖形态不清晰、不准确。灌注过程中,当模型倒置在玻璃板上时,不能用手加压过大,以免印模变形,制作的修复体与组织不贴合。

为了保持印模边缘的完整性,在灌注模型时,应用调拌刀将模型石膏盖过印模边缘3mm左右,使制作的义齿有良好的边缘厚度。模型的基底部应有一定的厚度,以保持模型应有的坚固性,特别是工作模型和记存模型。石膏印模虽较准确,但若石膏印模破折缝拼对不准确或缝隙过大,也会影响模型的精确度。石膏印模在灌模和脱模时必须细致耐心。印模胶印模在热水中脱模时,若水温过高,印模胶可黏着在托盘和石膏模型上,取时容易损伤模型,因此水温不应过高。

弹性印模通常要求立即灌模，以免因失水收缩而变形。如来不及灌注应将印模浸泡在水中。石膏凝固后应及时脱模，以免石膏吸收印模中的水分，造成脱模困难。若工作模有缺损或石膏牙折断，可用黏固剂及时修整缺损部分或黏结断牙。

第三节 口腔修复临床技术的审美要求

一、种植义齿的美容修复治疗

（一）种植义齿的一般修复原则

1. 一般设计原则

种植义齿的成功与否，在很大程度上取决于设计的正确与否。

（1）种植义齿的成功在很大程度上取决于设计的正确与否。需要按照种植义齿的适应证，严格选择合适的病例。只有符合条件的患者才能最大限度地获得种植义齿的优势。患者首先要有主观要求，愿意接受种植义齿，并且能够按期进行复查。这种主动性和配合度是确保种植义齿成功的基础。

患者的口腔条件必须良好，这包括剩余牙槽嵴和颌骨的情况要有利于种植体的植入和存在。牙槽嵴的高度和宽度，以及颌骨的密度和形态，都是影响种植体稳定性的关键因素。口腔软组织的健康状况也非常重要，健康的软组织有助于减少种植体周围的感染风险，并且有助于种植体与角化上皮的附着，从而提供良好的稳定性。患者的口腔卫生习惯和全身健康状况也需要达到一定标准，以确保种植义齿的长期成功。

（2）在选择和设计种植义齿时，必须考虑种植体与周围组织的结合情况、种植体的数目、位置和排列。种植体与周围组织的紧密结合是种植义齿稳定和功能正常的基础。一般情况下，如果种植基牙的固位力和支持力较差，则应设计可摘局部种植义齿。这种设计可以在一定程度上缓解对种植体的过大负荷，避免对种植体造成损伤。

如果种植基牙的固位力和支持力足够，则应设计固定式种植义齿。这种设计不仅可以提供更好的咀嚼效率，还能提高患者的舒适度和美观效果。设计固定式种植义齿时，需要重点考虑种植体的位置和排列，以确保最佳的咬合关系和功能效果。

（3）在设计种植义齿时，还需要考虑可能遇到的不同对颌牙列情况。根据不同的对颌牙列情况，种植义齿的设计也会有所不同。例如，修复部分牙列缺损、个别牙缺损或全牙列缺失时，设计上需要有不同的要求，以满足不同的功能和美观需求。

设计可摘式种植义齿时，应重点考虑分散咀嚼力和应力中断，防止种植体受到过大的创伤。龈组织倒凹也应考虑在设计中，这样可以提高种植义齿的稳定性和舒适度。还要确保种植义齿的拆卸和清洁方便，以便患者能进行有效的口腔卫生保健。

设计固定式种植义齿时，固位、抗力和稳定是设计的重点因素。为了确保种植义齿在使用中的稳定性，种植体的位置和数量必须科学合理地安排。还需考虑修复体的咬合、边缘、桥体、美观和发音等因素。一个良好的设计不仅能提供功能上的满足，还应在美观和发音方面达到患者的期望。

2. 设计中应注意的问题

咀嚼运动过程中，义齿行使功能时的粘力传导至关重要。义齿不仅需要固定和支持作用，还需避免对软硬组织造成损伤。在设计义齿时，应将咀嚼产生的粘力均匀分散，并沿种植体的长轴传导至周围的颌骨。这样可以尽量减少种植体承受的侧向力和扭力，从而保护种植体和周围组织的健康。在条件允许的情况下，适当增加种植体的数量，使多个种植基牙共同承担粘力，可以有效减少每个基牙的相对负担，确保义齿的稳定和耐用性。

种植基牙与天然基牙之间存在显著差异。种植体是通过骨性结合固定在颌骨上的，没有类似天然牙的牙周膜和悬吊韧带，这使得种植体缺乏对咀嚼力的缓冲和中断作用。当咀嚼力过大或过于集中时，种植基牙容易受到不可逆的创伤。在设计义齿时，应采取各种措施来分散应力。这些措施包括增加基牙的数量，以分担咀嚼力；减少牙槽嵴的负担，缩短牙列，特别是缩短末端部分的长度；减小义齿的颊舌径，降低义齿的牙尖高度，并增加食物溢出沟道。在必要时，可以采用弹性连接或安装特殊的散压装置，以进一步分散应力，保护种植体和基牙。

良好的咬合关系对于种植义齿的稳定至关重要。种植义齿应具有良好的咬合平衡，减少侧向压力，确保义齿的稳定性，从而避免种植基牙受到损伤。种植义齿通常采用塑料牙，修复后需及时进行调整。目前，随着材料和制作技术的改进，采用烤瓷牙制作的种植义齿也能达到良好的咬合平衡。这些改进不仅提高了义齿的功能性，还增强了美观性和耐用性。

金属支架在种植义齿中的作用也不可忽视。任何金属都有疲劳极限，种植义齿的金属支架也不例外。当种植义齿设计有单端部分时，支架的游离端受力情况类似于单端固定桥。负重和屈距大部分集中在末端种植基牙上，产生较大的杠杆力，这对末端种植基牙的支持和固位力提出了更高的要求。在反复的咀嚼力冲击下，如果金属支架的强度超过其疲劳极限，就会发生断裂，特别是在支架的游离端最为常见。在设计金属支架时，必须特别关注金属的强度，以确保义齿的使用寿命和安全性。

为了更好地实现咀嚼功能，义齿设计时需要综合考虑多种因素。𬌗力传导需要均匀分散，以减少种植体的侧向力和扭力，从而保护种植体和周围组织的健康。应力分散措施至关重要，增加基牙数量、缩短牙列、减小颊舌径、降低牙尖高度等都是有效的方法。再者，良好的咬合关系能够减少侧向压力，确保义齿的稳定性，避免种植基牙受到损伤。金属支架的设计需特别关注强度，以应对反复的咀嚼力冲击，防止金属疲劳和断裂。

在具体操作中，义齿的设计和制作需要高度的专业知识和精湛的技艺。𬌗力传导、应力分散、咬合关系以及金属支架的强度，都是义齿设计中的重要考量因素。通过科学的设计和精细的制作，可以确保义齿在行使咀嚼功能时，既能提供稳定的支持和固位，又能保护软硬组织免受损伤，从而达到最佳的修复效果。

3. **分类设计原则**

在种植义齿的设计中，首先要考虑到不同情况的具体设计原则。对于天然牙列和总义齿的咬合力差异较大，因此在设计种植义齿时，需要特别注意保护种植基牙，防止咬合创伤。治疗前应对天然牙进行调磨，恢复咬合曲线及倾斜面突度，从而减少义齿脱位力距。为此，可以采取以下措施：尽量将人工牙排列在中立区和接近种植基牙的位置；使用无尖牙，人工牙可排列形成舌侧尖窝 秴；可以采用刃状磨牙以增进咀嚼穿透力；减少牙数和减少秴面颊舌径等。当 对秴为天然牙列时，全牙列种植义齿最好设计成可摘式，以便于维护和调整。

对于对秴牙列为总义齿的情况，种植义齿相对容易获得稳定的咬合关系。 设计要求与总义齿类似，种植义齿的人工牙应尽可能靠近种植牙，如能将后牙 排在种植基牙上，效果更佳。在排牙时，上下牙弓需兼顾，并做适当调整，以 达到平衡。对于上下颌种植义齿的设计，术前计划尤为重要。种植体应处于最 有利的修复部位，基桩的位置应与颌间关系协调，从而有助于义齿获得正常的 咬合关系，减少种植基牙所受的侧向力。

对于个别牙缺失的情况，种植义齿的设计原则主要考虑咬合关系和邻牙排 列是否正常。此类情况可设计单个种植义齿，类似于核桩冠的固定式种植义齿。 单个前牙种植义齿应注重外形和美观效果；后牙种植义齿则需注重功能，以确 保咬合力沿种植基牙长轴传导，防止咬合创伤，避免种植体脱落。

对于多数牙缺失的情况，可采用种植基牙或可卸式义齿两种修复方式。单 独使用种植基牙或种植基牙与天然基牙的混合设计都可以实现。在缺牙间隙内， 至少应有两个种植基牙，以减轻种植基牙的负担，尽可能减少使用单端固定桥， 避免使用半固定桥。当缺牙数量较多时，应适当增加种植牙数目，确保桥体长 度和弧度相适应，并有共同就位道。桥体需具备足够的抗弯曲强度，同时减少 颊舌径，加大舌外展隙；加深舌沟、颊沟并降低秴面牙尖高度，以减少桥体所 受压力，保护种植基牙。

在种植基牙和天然基牙的混合设计中，常见于游离端和中间种植基牙，这 种设计可将活动义齿修复改为固定修复。由于种植基牙和天然基牙的受力反应 相差较大，尤其是中间桥基牙所受应力较大，对种植基牙极为不利。在此类设 计中需采取散压措施，保护种植基牙，防止种植义齿失败。

对于种植体错位的情况，设计种植义齿时需特别注意。如果种植体植入位 置和排列不当，种植体明显错位或不能为义齿提供共同就位道时，可不使用该 种植体作为基牙，让其留于颌骨内以保持骨组织高度。对于轻度错位的种植体， 可将其作为基牙，并在制作义齿支架时做适当调整，如在唇颊向或舌腭向适度 移动，适当改变义齿基托突度，以满足患者对功能和美观的要求。使用错位的种植体作为基牙时，应适当减少人工牙的咬合力，防止过大咬合力传导至错位的种植基牙上。

可摘式种植义齿对就位道要求不如固定义齿严格，基牙承受的咬合力较小，因此在使用错位的种植体作为基牙时，可改用可摘式种植义齿，从而保护基牙。通过以上措施，可以在各种情况下设计出符合实际需求的种植义齿，确保其功能和美观，同时保护种植基牙和周围组织的健康。

（二）种植义齿的制作

1. 种植义齿修复前的常规准备

种植体植入后的 3 到 6 个月，是评估种植体与周围骨组织整合情况的重要时期。在这一阶段，理想的种植体应当与周围的骨组织形成一个紧密的结合，没有软组织介入。通过临床检查，可以观察到种植体颈部的上皮组织附着良好，牙龈无充血现象，并且种植体固位稳定。这些迹象表明种植体已经具备作为义齿修复基牙的条件。

在确定使用种植体作为义齿修复的基牙之前，首先需要制取诊断模型。诊断模型是进行详细分析和设计修复方案的重要工具。制取诊断模型时，需要充分考虑种植体的位置和数量，确保其能够满足修复设计的要求。

患者对美观和功能的要求是制定修复方案的重要参考。每位患者的需求各不相同，有的患者注重美观效果，希望修复后能够恢复自然的牙齿形态和颜色；而有的患者则更加关注功能性，希望修复后能够恢复正常的咀嚼功能。在制定修复方案时，需要与患者充分沟通，了解其具体需求和期望，以便做出最合适的设计。

咬合关系和颌间距离也是影响修复方案的重要因素。种植体的修复不仅要恢复缺失牙齿的形态，还要确保其在咬合过程中能够正常发挥作用。通过诊断模型，可以模拟和分析患者的咬合关系，确保种植体修复后的牙齿能够与对颌牙形成良好的咬合关系。颌间距离的测量对于确定修复体的高度和形态也至关重要。

软组织的健康状况是评估修复方案可行性的另一个重要方面。健康的软组织有助于种植体的长期稳定和功能发挥。如果患者的牙龈存在炎症或其他健康问题，需要在修复前进行治疗，以确保软组织在修复后的稳定性和健康。

在确定最终的修复方案时，需要结合以上各个方面的因素，按照设计的一般原则进行。一般来说，种植体修复设计应当遵循功能性、美观性和稳定性的原则。在功能性方面，修复体需要恢复患者的正常咀嚼功能，确保咬合关系的正确性；在美观性方面，修复体需要与患者的自然牙齿形态和颜色相匹配，恢复口腔的整体美观；在稳定性方面，修复体需要具备足够的强度和耐久性，能够长期稳定地固定在种植体上。

修复方案的设计还需要考虑患者的口腔卫生状况和维护的便利性。种植体修复体的设计应当便于患者进行日常的口腔清洁，避免食物残渣的堆积，减少感染和炎症的风险。为了确保种植体修复的长期成功，患者在修复后需要定期进行口腔检查和维护，及时发现和处理可能出现的问题。

在实施修复方案时，医生需要严格按照设计进行操作，确保每一个步骤的准确性和精确度。需要在诊断模型的基础上，制作出与患者口腔状况相符合的修复体。然后，通过精确的安装和调整，使修复体与种植体之间形成牢固的结合。通过临床检查和患者反馈，确认修复体的功能和美观性，确保其达到预期的效果。

2. 印模和模型

（1）在种植义齿的修复过程中，第一步是用藻酸钠印模材料取得印模。藻酸钠印模材料因其操作简便、成本低廉而被广泛使用。取得印模后，需将其灌制成石膏模型，以获得初模型。初模型的准确性对后续步骤至关重要，必须仔细处理，确保其能够真实反映口腔内的实际情况。在初模型上，需要制作底部开放的个别托盘备用。这一步骤的目的是为后续的操作提供一个稳定而准确的基础，确保种植义齿的位置能够精确传递到模型上。

（2）为了将种植基牙在口内的位置准确地转移到模型上，需要在种植桩上戴入相适应的桩帽，并用螺栓固位。桩帽的作用是充当连接口腔内种植体和模型的媒介。为了确保桩帽牢固地固位于印模材料中，通常使用比种植义齿的接龈圈更长且大的印模用桩帽，这样可以提供更稳定的固定效果，并且这些桩帽通常具有一定的倒凹，以增强其稳定性。如果使用的是无倒凹的桩帽，则可以用自凝塑料连接固定后再进行印模操作。为了防止印模的变形，选用硅橡胶印模材料,这种材料具有良好的弹性和恢复性,可以更精确地反映口腔内的细节。

(3)当印模材料完全固化后,需要去除底部的印模材料,以暴露出桩帽螺栓。暴露螺栓的目的是为了便于后续的操作。在暴露出螺栓后,需旋紧螺栓,使桩帽与种植体脱离。此时,桩帽已牢牢固定在印模材料中,确保其准确性。然后,将印模与托盘一起取下,这一步骤需要小心操作,以避免印模的变形或损坏,从而确保后续步骤的准确性和稳定性。

(4)在进行工作模型的灌注前,需要使用接龈圈的代用品,并旋紧桩帽螺栓。这样可以确保桩帽在灌注过程中保持正确的位置和稳定性。然后,进行工作模型的灌制,使用硬石材料。这种材料硬度高、精度好,适合作为工作模型的材料。待硬石完全固化后,需要松解桩帽螺栓,取下托盘,这样工作模型才算完成。这个工作模型带有接龈圈,即为基桩,是后续种植义齿制作和调整的基础。准确的工作模型能够提供真实的口腔情况,为种植义齿的制作提供可靠的依据。

3. 记录颌位

在种植义齿的制作过程中,恒基托的设计和制作是非常关键的步骤之一。恒基托通常由自凝塑料制成,在其与种植桩的连接处通常需要形成 2 到 3 个圆孔,以便后续使用桩帽螺栓进行固定。这些孔洞的设置旨在确保基托与种植桩的牢固连接,防止基托或蜡堤在制作过程中发生移位。

恒基托制作完成后需要进行试戴,确保其在种植桩上没有滑动或松动的情况。只有确认基托稳固无误后,才能进一步制作蜡堤。蜡堤的制作是为了在患者口内记录咀嚼关系和垂直距离,这些记录对后续义齿的咬合平衡至关重要。

对于咀嚼功能的记录,如果是天然牙列,通常会按照全口修复的方式进行。这意味着需要详细记录患者咬合时牙齿的接触点和咬合关系,以确保后续制作的义齿能够良好地复制自然牙的功能和咬合平衡。

完成咀嚼关系的记录后,接下来是将记录好的咬合关系转移到义齿的金属架上。在此过程中,需要卸下之前用于固定的桩帽螺栓,然后将详细记录的咬合关系准确转移至义齿的金属架上。这一步骤的准确性直接影响最终义齿的咬合质量和患者的舒适感。

4. 排牙

根据常规排牙原则,设计种植义齿需要兼顾功能、美观和发音等多方面的要求。在不影响美观的前提下,牙列的排列应考虑到牙间距离的平分,尤其是后牙应尽量排在种植基桩上,而前牙则应尽可能靠近基桩位置。牙弓的弧度和颌弓形状以及种植基桩的排列应保持一致,以确保整体的协调性和稳定性。

在设计种植义齿时,最重要的是确保其具备良好的平衡咬合。这不仅包括符合正中咬合的要求,还需达到前伸咬合的平衡和侧向咬合的平衡。特别是在末端游离情况下,一般不推荐排第二磨牙,这有助于缩短义齿的牙弓长度,从而使咬合更为稳定和舒适。

完成牙列的排牙后,接下来是获取义齿的唇颊侧形态备用。这包括拆除塑料基托,暴露种植基桩,并准备制作支架。制作支架是种植义齿制作过程中的重要步骤,其设计需精确符合患者口腔的解剖结构和功能需求。

5. 制作支架

在工作模上,将桩帽螺栓和桩帽固定在基桩上,并通过铸造蜡连接各个桩帽,完成支架的铸型是一项关键的工艺过程。铸造的支架在多个方面必须符合严格的要求,以确保其功能和耐用性。

铸造的支架必须精确并且固位良好。这是为了防止支架在使用过程中发生变形,从而导致应力集中于个别种植基牙上。通过精确的工艺和固定方法,支架能够稳定地安装在基桩上,并形成一个整体的支撑结构,有助于分散和承受咬合力。

支架必须具备足够的强度。特别是支架与末端种植基桩连接处,需要适当加厚以增强其承载能力,防止在受力后出现折断或松动的情况。这种设计考虑到了口腔内复杂的力学环境,确保支架能够长期稳定地承受咀嚼和咬合力。

支架的设计还需注意到龈端的要求,至少离开牙龈1.5 mm,并且表面应该高度光滑。这样的设计有助于防止菌斑在支架表面附着,减少口腔内细菌引起的问题,同时保持口腔清洁和健康。

支架与塑料基托的固位型也至关重要。良好的固位型能够有效防止支架与基托在使用中受到力的影响而脱离,保持修复结构的稳定性和持久性。这需要在设计和制造过程中确保连接部位的充分接触和适当的结合强度。

6. 完成种植义齿

在安装支架后,我们按照牙齿的排列记录,将人工牙用蜡粘合到支架上,形成蜡模型义齿。接着,进行试戴并进行咬合调整,特别注意其美观效果和对发音的影响。如果患者对外观和语言清晰度有较高要求,我们可以考虑设计制作可摘式活动假牙龈。经过试戴确认无误后,我们制作最终的义齿,将其安装到患者的口腔中,并采用适当的固定方式确保其位置稳固。我们会嘱咐患者定期复诊,进行随访和必要的调整。

(三) 种植义齿修复后的复查和随访

1. 口腔内一般摄影

口腔内彩色摄影记录是一种重要的临床技术,它能够准确记录口腔黏膜的状态、种植体与牙龈的结合情况以及义齿的外形美观度。在进行摄影时,确保拍摄方向、放大倍率和光照条件尽可能一致,以保证比较的客观性和准确性。

2. X线检查

X线检查在种植义齿复查中具有重要作用,特别是观察种植体周围骨组织的变化情况。使用牙片、全景片和断层扫描技术,可以评估种植体与骨界面的结合情况,检测骨密度和牙槽骨高度是否发生改变,并与之前的X线片进行对比分析。近年来,随着数字化处理技术的进步,X线图像不仅能够显示不同层次的骨组织,还能进行定量分析,为种植义齿修复效果提供客观评价依据。

3. 临床牙周检查

临床牙周检查是评估种植义齿健康的重要手段,通过菌斑指数、牙龈指数等标准,评估种植体周围牙龈组织的状况。测量龈沟渗出量并进行细胞培养分析,有助于进一步判断牙周健康状况。

4. 种植体松动度检查

种植体松动度的检查能够初步评估种植体周围骨组织的支持情况及其耐受力。尽管目前的检测方法相对主观,但随着种植体松动度检查仪器的引入,提升了检查的客观性和规范性,为种植义齿的长期成功提供更可靠的评估手段。

5. 咬合情况检查

咬合情况的检查对种植义齿的稳定性和功能至关重要。种植义齿的使用可能导致咬合平衡的变化,包括粘面磨损、骨组织吸收和相关部件的损坏,因此每次复查时应仔细评估咬合情况，利用咬合纸、蜡片等工具观察𬌗的分布和接触情况，有条件时可借助𬌗力仪和肌电仪等设备全面评估口腔系统的动态变化。

6. 义齿种植成功率的评价标准

义齿种植成功率的评价标准多样化，临床选择合适的评估方法至关重要。通过长期的临床观察和定期复查，医生不仅需要及时调整治疗方案和修复方案，还应向患者提供有效的口腔管理方法，共同维护种植义齿的长期稳定性和功能性。

（四）种植义齿修复美学要点

1. 牙列缺损的种植义齿修复美学

牙列缺损的种植义齿修复美学可以通过固定式种植义齿和可摘式种植义齿来实现。固定式种植义齿由种植体和上部义齿组成，可以通过黏合剂或固位螺钉连接，确保牙列的稳固性和美观性。对于个别牙缺失，特别是前牙，设计上注重修复后的外观和功能，如金属烤瓷全冠的使用。而对于多数牙缺失，尤其是涉及多个牙位时，需要考虑种植基牙的分布和桥体的设计，以保证良好的支持和固位，减少杠杆效应对种植体的不良影响。

2. 牙列缺失的固定式种植义齿修复美学

牙列缺失的可摘式种植义齿修复美学分为几种类型，如杆卡式、球状附着式、磁附着式和锁卡式。每种类型都有特定的附着方式和结构特点，适用于不同程度的牙列缺失。例如，球状附着式通过圆球状附着体和圆洞形义齿基托相配合，提供良好的固位和咬合效果。在设计上，单颌或全颌的缺失情况需要考虑到种植体的数量和位置，以及义齿的排列方式，以达到咬合平衡和美观的外观效果。

3. 前牙人工种植义齿的美学要点

前牙人工种植义齿的美学要点包括对缺失区域的全面检查和合理的治疗规划。在确定种植修复方案之前，需要考虑邻牙和对颌牙的状态，确保修复后的人工牙冠形态与周围牙齿协调一致。对于软组织的修复也至关重要，如龈乳头的保护和形态的重建，可以通过软组织移植或牙龈成形术实现良好的美学效果。

第三章 口腔修复学临床技术

第一节 比色

一、色彩学基础

(一)颜色的产生及特性

色彩的生理基础是人类视觉系统中一个复杂而重要的组成部分。色彩的感知依赖于眼睛中视网膜的特殊结构。视网膜包含两种主要的光感受器：视杆细胞和视锥细胞。前者主要负责在低光条件下的视觉，而后者则负责在明亮环境下的色彩视觉。视锥细胞进一步分为三类，每类细胞对不同波长的光具有敏感性，分别对应红色、绿色和蓝色。正是这三类细胞的协同工作，使得人类能够感知到丰富多彩的世界。

接下来要讨论的是，光进入眼睛后如何被转换为电信号并传递给大脑。光线首先穿过角膜，经过晶状体的折射，最终聚焦在视网膜上。视锥细胞和视杆细胞捕捉到光信号后，会将这些光信号转换为电信号。然后，这些电信号通过视神经传递到大脑的视觉皮层。在视觉皮层内，电信号经过复杂的处理，最终形成我们所见的图像和色彩。这个过程中，任何一个环节的异常都可能导致色觉异常或失常。

人类色觉的多样性和独特性使得色彩成为了艺术、设计和日常生活中不可或缺的元素。不同个体对色彩的感知有时会有所差异，这些差异可以归因于视锥细胞的分布和灵敏度的微小变化。有些人具有色盲，他们的视锥细胞无法正常区分某些颜色。这种现象可以通过基因遗传或后天疾病导致。色盲者的生活质量可能受到影响，但现代科技的发展，如色盲矫正眼镜，正在帮助他们更好地适应生活。

进一步深入探讨色彩的生理基础，还需要了解光的物理性质。光是电磁波的一种，不同波长的光在视觉系统中对应不同的颜色。短波长的光通常被视为蓝色，中波长为绿色，长波长为红色。人眼的视锥细胞就是通过对不同波长光的响应来实现对色彩的感知。光的强度和波长共同作用，形成了我们对色彩的整体感知。

除了视网膜和视锥细胞，神经系统的其他部分也在色彩感知中扮演了重要角色。视觉信号传递到大脑后，会经过一系列的神经网络处理。这些神经网络不仅仅将视锥细胞的信号简单地传递，还会进行整合和对比，从而增强色彩对比度和视觉清晰度。这种复杂的处理过程确保了我们对色彩的感知是准确且丰富的。

讨论色彩的生理基础时，还需考虑到年龄和健康状况对色彩感知的影响。随着年龄增长，晶状体会逐渐变黄，这会影响对蓝光的感知。一些眼部疾病如白内障和黄斑变性，也会显著影响色觉。保持眼睛健康对于维持正常的色觉至关重要，定期的眼科检查有助于早期发现和治疗这些问题。

色彩的生理基础还涉及心理因素和认知过程。大脑不仅处理色彩信息，还会根据经验、记忆和情感对色彩进行解读和赋予意义。红色通常被认为是热情和危险的象征，而蓝色则常与平静和信任相关。这些认知和情感因素对色彩的感知有着深远的影响，形成了我们对色彩的主观体验。

现代科学技术的发展，为我们提供了更多了解色彩生理基础的方法。诸如功能性磁共振成像（fMRI）和电生理学实验，使得科学家能够更清晰地观察到大脑在处理视觉信息时的活动。这些研究不仅加深了我们对色彩感知机制的理解，还为开发新的视觉辅助技术和治疗方案提供了科学依据。

色彩不仅仅是视觉系统中的一个现象，它在我们的生活中无处不在。色彩的搭配和应用在艺术、设计、广告和医学等领域都有着重要的作用。理解色彩的生理基础，有助于我们更好地应用色彩，提高视觉体验和生活质量。

光波的波长与其颜色密切相关，是电磁辐射的一部分。电磁辐射中，有一小段波长范围内的辐射能引起视觉感受，这部分我们称之为光。光的波长范围大约在380纳米到780纳米之间。在这一范围内，光可以被人眼所感知并引起不同的颜色体验。

通过棱镜对光进行分解，可以看到单一波长的光带，这就是我们所说的光谱。光谱展示了不同波长的光对应的不同颜色。在可见光谱中，短波长的光通常呈现为紫色和蓝色，而长波长的光则显示为红色和橙色。每种颜色的光都有其独特的波长范围，使得颜色能够被精确地区分。

电磁波谱是一个广泛的概念，包括了从无线电波到伽马射线的所有电磁辐射。可见光仅仅占据了其中一小部分，然而它对人类的生活和研究却至关重要。通过了解可见光的波长及其对应的颜色，人们可以更好地理解和利用光的性质。

光的分散现象可以通过棱镜来实现，当白光通过棱镜时，光的不同波长会被不同程度地折射，从而分散成各种颜色。这一现象不仅揭示了光的波动性特征，还为光学研究提供了重要的工具。牛顿首次通过实验验证了这一现象，为光学理论的发展奠定了基础。

除了通过棱镜分散光以外，人们还利用衍射光栅来观察和分析光谱。衍射光栅通过一系列密集的平行刻痕对光进行干涉和衍射，从而产生出高分辨率的光谱图。这种方法在科学研究中广泛应用，尤其是在天文学和化学分析中，帮助人们揭示物质的组成和性质。

光的颜色不仅仅在于它的美学价值，更在于它能提供大量的信息。通过分析星光的光谱，天文学家可以确定星体的化学成分、温度、速度和其他重要特性。光谱学因此成为天文学研究的一个重要分支。

在我们的日常生活中，光的颜色也起着重要的作用。不同颜色的光可以影响人的情绪和生理状态。蓝光被发现能够提高注意力和警觉性，而暖色调的光如红光和橙光则有助于放松和休息。光的颜色在照明设计和室内装饰中被广泛应用，以营造不同的氛围和效果。

随着科技的发展，人们对光的控制和利用也达到了前所未有的水平。激光技术就是其中的一个典型例子。通过控制光的波长和相位，激光能够产生高度集中和单色的光束，被广泛应用于医疗、通信、制造等多个领域。激光手术、光纤通信和精密加工都是现代科技依赖光的应用实例。

LED 技术的进步也显著改变了人们对光的使用方式。LED 灯不仅能提供更高效和耐用的照明，还能通过调节波长来实现各种颜色的光输出。RGB LED 技术甚至可以通过混合红、绿、蓝三色光来创造出任意颜色，使得光的应用更加灵活和多样化。

光的波长和颜色在艺术创作中同样具有重要意义。不同颜色的光能够在绘画、摄影和舞台设计中创造出独特的视觉效果，激发观众的情感共鸣。光的巧妙运用可以大大增强艺术作品的表现力和感染力，使观众获得深刻的审美体验。

我们感受的色彩是电磁放射一部分，在一定的波长范围内因发光而明亮所以称为光。可见光的波长在380～780nm范围内（表3-1），若透过多棱镜进行分光，可以观察到单一光谱的光带。

表3-1 波长与颜色名称关系

波长范围（nm）	颜色名称	波长范围（nm）	颜色名称
430～467	偏紫的蓝色	558～569	黄绿
467～483	蓝色	569～573	偏绿的黄色
483～488	偏绿的蓝色	573～578	黄
488～493	蓝绿色	578～586	偏黄的橙色
493～498	偏蓝的绿色	586～597	橙
498～508	偏蓝的紫色	597～640	偏红的橙色
508～530	绿	640～780	红
530～558	偏黄的绿色		

（二）颜色的描述与测量

1. 颜色描述

颜色的描述方法有许多种，最简单、最古老的方法之一便是使用颜色名词。这种方法是通过给每一种颜色一个固定的名称，并配以合适的形容词来描述颜色。可以将某种颜色称为"深紫"或"浅红"。这些名词被汇编成了"颜色名词词典"，广泛用于日常生活中。使用颜色名词来描述颜色并不进行严格的量化处理，因此无法精确地表示色知觉的量化数据。

为了更精确地描述颜色，人们发明了"标准色卡"。这种方法是通过将各种颜料混合制成许多尺寸相同的小卡片，并按照一定的原则依次排列，每个颜色卡片都给予相应的字符和数码。这种表色系统被称为颜色次序系统（color-order system）。通过卡片上的字符和数码，人们可以准确传递颜色信息。由于色卡可以根据不同的分类和排列方式形成不同的表达颜色系统，这使得色卡在颜色描述中具有更高的精确性和实用性。

美国美术家孟塞尔（Munsell AH）在20世纪初创建了一种新的表色系统，这个系统以其发明者的名字命名为孟塞尔表色系统。该系统是通过明度、色调和彩度三个维度共同形成的一个三维颜色立体。孟塞尔系统将明度分为0到10共11个在感觉上等距离的等级，每个明度等级都对应于在白光下样品的特定亮度因素。该系统将彩度分成多个在视觉上相等的等级，中央轴上的中性色彩度为0，离中央轴越远彩度越大，彩度的最大值在饱和颜色中可以达到20。色调方面，孟塞尔系统将颜色分为10种，包括5种主要色调：红（R）、黄（Y）、绿（G）、蓝（B）和紫（P），以及5种中间色调：黄红（YR）、绿黄（GY）、蓝绿（BG）、紫蓝（PB）和红紫（RP）。每种中间色调又分为5个等级，颜色的标定可以简写为HV/C。10Y8/12表示色调是黄与绿黄之间的中间色，明度值为8，彩度为12。对于无彩色的黑白系列中性色，则用N表示色调，V表示明亮度，无彩度即N/V。

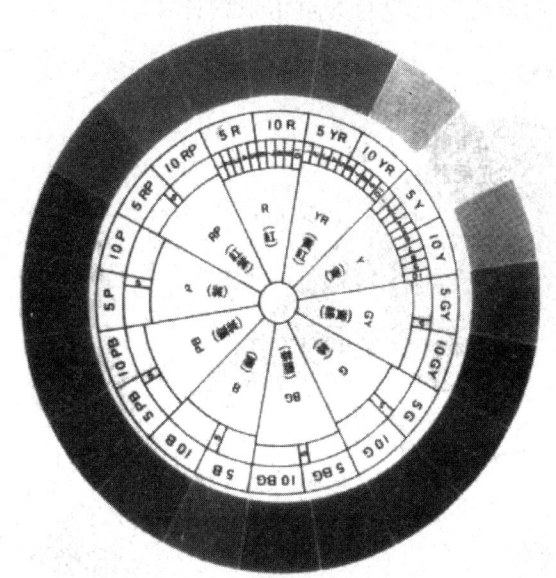

图 3-1 孟塞尔表色系色环

CIE 1976 $L^*a^*b^*$ 表色系统：基于每种颜色都能用三个选定的原色按适当比例混合而成这一基本事实，国际照明委员会（简称CIE）规定了一套标准色度系统，包括CIE标准色度观察者和色品坐标系统，标准光源和标准化照明观测条件，以此为标准来对物体色进行定量度量。通常选用红（R）、绿（G）、蓝（B）作为三原色，在颜色匹配实验中，与待测色达到颜色匹配时所需三原色的数量，称为三刺激值(分别用 X、Y、Z 表示),收集可见光谱的光反射数据,用三刺激值的形式把这些数据转化为反映被测物体颜色的一系列数字记录,以此为基础建立了 CIE 1931 标准色度系统(图 3-2)。

为了获得物体色在知觉上均匀的空间 CIE 推荐了均匀颜色空间和色差计算方法,即 CIE 1976 L*a*b* 表示系统。

L*轴代表明亮度由白到黑明度渐降;a*轴为红绿轴,"+"代表红色相应值,"—"代表绿色相应值,a*b*的绝对值大小代表饱和度的大小。

CIE L*a*b*色空间中,颜色的彩度 C*ab 可用下式表示:

$$C^*ab=[(a^*)^2+(b)^2]^{\frac{1}{2}}$$

C*ab 越大即彩度越大。

色差以数量来描述两种颜色之间的差别,简称色差。由于 CIE 1976 L*a*b*色空间为均匀色空间,在此空间中,相等的距离代表相同的色差。两个按 L*a*b*标定的颜色,两者之间的总色差可由下式计算:

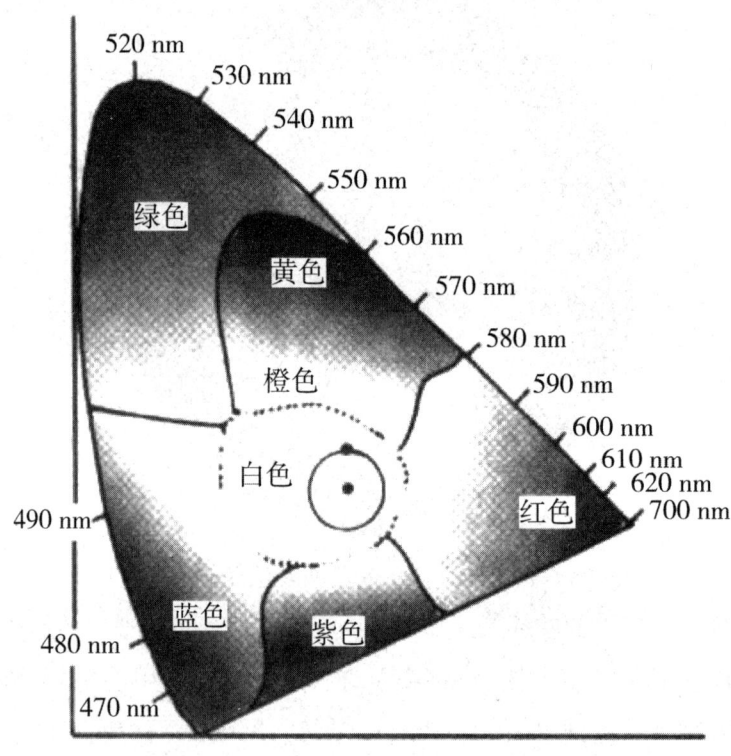

图 3-2 国际照明委员会颜色指数图

$$\triangle E=[(\triangle L^*)^2+(\triangle a^*)^2+(\triangle b^*)^2]^{\frac{1}{2}}$$

二、天然牙的色度特点

(一) 天然牙齿的组织学基础

1. 牙釉质

牙釉质是人体内最坚硬的物质之一,覆盖在牙齿的外层,起到保护作用。它的主要成分是羟基磷灰石(hydroxyapatite),一种含钙的矿物质,约占牙釉质的96%。其余的4%由水和有机物质组成。牙釉质不仅使牙齿具有坚固的物理性质,还使其在咀嚼食物时能够承受巨大的压力。

从结构上看,牙釉质由釉柱组成,这些柱状结构是由成釉细胞在牙齿发育过程中分泌的。釉柱的排列和密度使牙釉质具有极高的硬度和耐磨性。釉柱之间的排列方式也起到了分散压力的作用,防止牙齿在咀嚼过程中受到损伤。牙釉质的颜色通常是半透明的,它覆盖在牙本质上,给牙齿提供了基本的白色外观。

牙釉质的生成是一个复杂的生物过程,称为成釉质作用。这个过程开始于胎儿期,由成釉细胞在牙胚中分泌矿化物质逐渐形成。这一过程在牙齿萌出之前基本完成,因此牙釉质一旦生成便不会再生。由于牙釉质无法再生,一旦受到损伤或磨损,就无法自然修复,这也正是为什么保护牙釉质对保持牙齿健康至关重要。

牙釉质的保护需要良好的口腔卫生习惯。刷牙和使用牙线是基本的保护措施,通过去除牙菌斑和食物残渣,防止细菌在牙齿表面形成酸性物质,腐蚀牙釉质。使用含氟牙膏也有助于增强牙釉质的抗酸能力,氟化物可以与牙釉质中的羟基磷灰石反应,形成氟磷灰石,这种物质比羟基磷灰石更耐酸。

2. 牙本质

牙齿颜色的基调主要由牙本质决定。牙齿结构中,牙本质占据了绝大部分的位置,因此对牙齿颜色的影响也最大。通常,牙本质的颜色范围比较有限,主要表现为黄色、浅棕色或深棕色。这种颜色的差异源于牙本质的内部成分及其微观结构。牙本质复杂的结构会引起入射光的散射,从而使其具备一定的不透明特性。

继发性牙本质的颜色相对鲜艳，通常呈现鲜黄色或透明的灰色。如果在牙本质的形成过程中受到某些外部因素的干扰，例如药物或环境的影响，不规则的继发性牙本质上可能会出现黑色斑块。这些黑色斑块不仅影响美观，还可能提示牙齿内部结构的异常。

特别需要注意的是，牙本质在形成过程中如果摄入了四环素类药物，就会产生颜色上的明显变化。这种药物会导致牙本质呈现出低明度的黄色或橙黄色，从而形成我们常说的四环素牙。四环素牙不仅影响美观，还可能影响患者的自信心和社交生活。

深入分析，牙本质的颜色还受到其矿物质含量和有机物成分的影响。高含量的矿物质通常会使牙本质呈现较浅的颜色，而有机物的存在则可能使其颜色更加丰富和多样。随着年龄的增长，牙本质中的矿物质成分可能会发生变化，从而导致颜色的逐渐加深或改变。

（二）天然牙冠颜色特点

天然牙冠的颜色特点极为丰富多样，这与牙齿本身的结构和成分密切相关。天然牙冠的颜色主要由牙釉质和牙本质决定。牙釉质是牙冠外层的坚硬保护层，通常呈现半透明或略带乳白色的颜色。牙釉质下方是牙本质，其颜色更深，通常为淡黄色或浅棕色。正是这种颜色的组合，使得天然牙冠呈现出一种独特的色调。

牙齿的颜色不仅仅是由其本身的成分决定的，还受到外界因素的影响。食物和饮料的颜色能够显著影响牙齿的外观。咖啡、茶、红酒以及一些深色食物都会在牙齿表面留下色素沉积，从而使牙齿颜色变得更深。吸烟也会使牙齿表面变黄，甚至出现褐色斑点，这是因为烟草中的尼古丁和焦油会渗入牙齿表面。

每个人的牙齿颜色也因个体差异而有所不同。这种差异不仅仅表现在牙齿的基础颜色上，还体现在牙齿的透明度、光泽和斑纹等方面。有些人的牙齿颜色较为均匀，而有些人的牙齿表面则可能有明显的色差。通常来说，年龄的增长也会导致牙齿颜色的变化。随着年龄的增加，牙釉质会逐渐变薄，而牙本质则会变厚，这会使牙齿的颜色变得更深、更黄。

光线在天然牙冠表面的反射和折射也会对牙齿的颜色产生影响。牙齿表面的光滑程度和透明度会影响光线的反射效果，从而影响我们对牙齿颜色的感知。在阳光下，牙齿可能看起来更亮，而在室内灯光下，牙齿的颜色则可能显得较为柔和。这种光线对颜色的影响也常被牙科医生在美学修复中考虑，以确保修复后的牙齿与自然牙冠的颜色和谐统一。

除此之外，牙齿的健康状况也会直接影响其颜色。健康的牙齿通常色泽均匀，表面光滑。而当牙齿受到损伤或发生病变时，颜色可能会发生变化。蛀牙会使牙齿出现黑色或棕色的斑点，而牙髓炎则可能导致牙齿变灰或发黑。及时的牙齿保健和治疗能够有效预防这些问题，保持牙齿的自然色泽。

值得一提的是，遗传因素在牙齿颜色中也起着重要作用。有些人的牙齿天生就比其他人更白或更黄，这是由其基因决定的。药物使用也会影响牙齿的颜色。四环素类药物在儿童时期的使用可能导致成年后牙齿呈现黄褐色斑纹。

牙齿颜色的判断在牙科领域中具有重要意义。牙医通常通过比色板来评估患者的牙齿颜色，从而为牙齿美白或修复提供参考。比色板上的颜色等级涵盖了从最白到最深的各种色调，以帮助牙医做出最准确的判断。先进的数字比色技术也被广泛应用，提供更为精确和客观的颜色评估。

（三）中国人牙冠颜色特点

中国人牙冠的颜色特点主要受到遗传、生活习惯、饮食习惯等多种因素的影响。一般而言，中国人的牙冠颜色相对于西方人更倾向于自然的黄白色调，这反映了亚洲人口腔生理特点的一个重要方面。

中国人的牙齿颜色通常呈现出自然的象牙白或淡黄色调。这与亚洲人种的遗传特征有关，多数人的牙釉质较厚，牙本质相对较浅，导致牙齿整体看起来较为淡雅。这种自然色调使得中国人的笑容更显柔和与自然。

中国人的饮食习惯也影响了牙冠的颜色。例如，长期食用茶叶或咖啡等容易染色的食物，会使得牙齿表面渐渐显现出浅黄或浅棕的色调。较多人食用的高碳水化合物食物也可能导致牙齿表面积聚牙垢，间接加深了牙齿色彩。

生活习惯也是影响牙齿颜色的重要因素。例如，抽烟者的牙齿往往因尼古丁的影响而呈现出黄褐色，而定期刷牙和良好的口腔卫生习惯可以有效减少牙齿色素的沉积，保持牙齿的自然色彩。

三、比色及影响比色的五大因素

(一) 观察者

尽管人眼可以分辨出两物体之间极微小的颜色差异，但由于个体对颜色感知的主观性，每个人对颜色的感觉存在着显著差异。这种差异的大小和性质，即使在经过专业训练的观察者之间，也存在相当大的不同。这种现象在医学领域尤为突出。在牙科中，不同医师在确定同一颗牙齿的颜色时，往往会得出不同的结果，甚至同一位医师在不同时间对同一颗牙齿进行颜色判断时，由于间隔了几天，所得到的结果也可能不一致。如果医师本身存在色觉缺陷，那么他们的比色结果的准确性就会更差。

颜色感知的个体差异性是由多种因素决定的。人眼中的视锥细胞对不同波长的光有不同的敏感度，而每个人视锥细胞的分布和数量都存在差异，这导致了颜色感知的差异。大脑对颜色信号的处理和解读也因人而异，不同的生活经历、文化背景和个人偏好都会影响一个人对颜色的感知和判断。这些因素共同作用，使得即使是经过训练的专业人员，在颜色辨别和描述上也会存在差异。

(二) 观察环境

比色过程的准确性受到多种观察环境因素的影响，其中光源是最为重要的因素。手术室和实验室的光源质量直接影响到比色结果的精确度。墙壁和天花板的颜色，以及室内装饰的选择也会对光线的反射和散射产生影响。阳光的照射量及其角度，以及患者本身的外在特征如服装颜色、皮肤色调和头发颜色，以及患者是否化妆，都会影响到观察者在比色过程中的感知和判断。

光源的选择对于比色过程尤为关键。在特定的光源条件下，即使是具有不同光波的物体，它们在观察者视角下可能呈现出相同的颜色。这种现象称为条件配色，这些物体被称为条件配色对。金属烤瓷修复体与天然牙就是一对条件配色对。在特定光源下进行的比色过程，一旦光源发生变化，比色结果也会显著不同。考虑到人们不可能长时间处于同一种光源环境中，为了尽量减少条件配色的影响，比色过程需要在多种不同光源条件下进行，如日光、白炽光和荧光灯等。

牙齿配色的最佳时机通常选择在日出后3小时到日落前3小时之间，利用北侧窗户自然光下进行。这个时间段内的自然光条件相对稳定，光线柔和且光谱均匀，有利于观察者准确地评估牙齿颜色的真实情况。如果无法满足自然光条件，可以选择使用 D_65 光源进行比色。D_65 光源的光谱特性接近自然光，在没有 D_65 光源的情况下，也可以考虑使用荧光灯的 F7 高演色昼光色，其色温为6500K。需要注意的是，荧光灯的照明度较低，可能需要调整灯具的距离或增加灯管数量以获得足够的照明强度。

在临床实践中，比色过程的精确性直接影响到后续治疗和修复的质量和效果。牙医在进行比色前应详细了解患者的口腔情况和个人特征，同时选择合适的观察环境和光源，以确保比色结果的准确性和一致性。由于牙齿本身的颜色会受到多种因素的影响，如年龄、饮食习惯和口腔健康状况等，因此在比色过程中需要进行全面而细致的评估和观察。

（三）比色板

口腔修复医师在日常工作中经常使用比色板来帮助确定天然牙颜色。目前临床上使用的比色板种类繁多，其中包括 Vita 比色板和 Chromascope 比色板等。

Vita 比色板是一种应用广泛的标准比色工具，由维他（Vita）公司制造。它通过将自然牙的颜色分为 A、B、C、D 四个色调，每个色调下又细分为 3 至 5 种具体色标，共计 16 种颜色。A 代表红棕色，B 代表红黄色，C 代表灰色，D 代表红灰色。这种分类方法使得牙医能够相对准确地选择与患者天然牙色相匹配的修复体颜色。

Vita 比色板也存在一些局限性。它的材料并不经常适用于所有类型的烤瓷材料，这可能导致在实际操作中的色彩再现困难。比色板的厚度与实际烤瓷修复体的厚度有较大差异，这会影响色调的准确性。特别是对于带有金属内层的修复体，入射光线在经过不同层次结构后的反射效果也与比色板不尽相同，使得色彩匹配变得更为复杂。

针对 Vita 比色板的这些挑战，近年来，Vita 公司推出了更新的 Vitapan 3D-Master 比色板。这一系统包含了 26 种颜色选择，按照明度、强度和色调值等进行了更为细致的分类。这种进步使得比色操作更为简单,精确度也得到了显著提高,大大减少了误差率。即使有了这些进展,临床医生在使用比色板时仍需依据临床目视比色法的原则,以确保最终修复体的色彩与自然牙冠完美契合。

另一种常见的比色工具是 Chromascope 比色板,由义获嘉-伟瓦丹特公司(Ivoclar Vivadent)开发。这种比色板不仅适用于烤瓷修复体,还可用于铸瓷、超瓷复合纤维及光敏树脂等材料的比色工作。Chromascope 比色板将颜色分为白色组、黄色组、灰色组和棕色组等几个大类,并在每个色组中进一步细分为多个色级,提供了更多的选择和精确度。

尽管 Chromascope 比色板提供了广泛的色彩范围,但它同样面临着实际应用中的挑战。比如,在处理复杂的烤瓷修复体时,仍需考虑到材料的层次结构及光线的反射特性,以避免色彩匹配上的误差。

(四)比色方法

目视比色法作为一种直接应用颜色标准的方法,通过人眼观察来判断天然牙的颜色。这种方法符合长期以来人们判别颜色的习惯,同时与颜色的原始定义相一致。目视比色方法具有明显的主观性,因此评价结果可能缺乏稳定性。这种不稳定性源于多种因素,包括比色前眼睛观察的物体色彩、周围环境和照明光源的影响,以及医师自身的心理和生理状态。即使是受过专业训练的医师,在颜色感知和判断的过程中,仍然可能存在显著的个体差异。

目视比色法的另一个局限性在于,比色板所提供的颜色范围有限,各颜色之间的距离较大且排列不合逻辑。这使得无法将测得的结果转化为国际照明委员会(CIE)的专用指标。对于有色觉缺陷的医师来说,他们在使用目视比色法时,比色结果的准确性更是受到影响,因为他们可能无法准确辨别某些颜色差异。

相比之下,仪器测量法通过使用各种颜色测量仪器,能够排除观察者主观因素的影响,具有更高的可重复性和科学性。其中最常用的是三刺激值测色仪,也称为色度计,它能够直接测得与颜色的三刺激值成比例的数值,从而得出颜色的具体数据。尽管三刺激值测色仪能够提供基本的颜色信息,但它无法解决同色异谱的问题,也难以分辨较小的色差。试件的质地、外形和半透明性等因素也会对测试结果造成一定影响。

另一种仪器测量法是分光光度计，它通过测量物体的光谱反射或透射特性，进而计算得出颜色的三刺激值。分光光度计具有快速、稳定和结果量化的优点，因此其测量结果更加可信赖。使用分光光度计时，通常会选用CIE推荐的标准照明体和标准观察者进行积分计算，以确保结果的科学性和准确性。

（五）比色结果的记录与传递

在烤瓷修复技术中，瓷修复体的色彩层次控制是最具挑战性的技术之一。比色误差在患者、牙医和技师之间的传递，可能导致最终修复体的失败，这一过程如下所示：

患者→牙医→技师→牙医

对于天然牙的比色记录需要非常准确、全面和细致。比色时，通常选择基牙的邻牙、对合牙和对侧同名牙进行比较。比色的主要焦点通常是牙齿中的1/3处，同时根据牙齿不同区域的特点进行分区比色。这包括注意牙齿的色调、彩度、光亮度，以及牙齿的透明度和表面特征，例如钙化不全的斑点或釉质裂纹等。

医师通常会将比色结果以书面形式记录，并最好结合图像和说明传递给技师。在一些西方国家的高级技工中心，采用一种名为图谱比色板的先进工具。这本图谱集汇集了各种牙形和牙色的图像，主要针对前牙，包含大约百余幅大型图片。这种工具使得牙医可以更准确地选择牙形和颜色，而技师则可以根据图谱制作出逼真的瓷牙。其中，Ubassy图谱集因其丰富的特殊牙色效果而尤为著名。

现代技术还引入了利用带有光纤探头的分光光度计电子计算机系统的方法，通过这种系统可以将比色和配色结果直接传递给技工中心。这种技术的应用使得比色过程更为精确和高效，有助于确保修复体的色彩与天然牙的完美匹配。未来的发展趋势表明，随着数字化相机和电子计算机网络系统的进一步发展，很可能实现直接将数字图像传输到技工加工所的技术应用。

四、临床比色指南

口腔修复医师在临床实践中，比色是一项至关重要的技能。比色的准确性直接影响到修复体与天然牙冠的色彩匹配，从而决定了最终的美学效果和患者满意度。临床比色指南成为了口腔医生不可或缺的工具之一。

比色指南的核心在于选择适当的比色板。在口腔美学修复中，常用的比色板有多种选择，如 Vita 比色板和 Chromascope 比色板等。每种比色板都根据不同的色彩分类系统来分析和选择天然牙的颜色。这些比色板通常根据明度、色调和饱和度等特征进行分组，以帮助医生在众多选项中精确找到与患者天然牙冠最相近的颜色。

在进行比色时，医生需要考虑到光线的影响。光线的不同照射角度和强度会对颜色产生显著影响，因此在实际操作中，常常需要在自然光或专业的光照设备下进行比色，以确保色彩的真实性和准确性。特别是对于需要长期观察的患者，比色过程更需要精细化和耐心。

除了比色板的选择和光线条件，临床比色的另一个重要方面是医生的经验和技术。通过长期的临床实践和不断的培训，医生能够积累丰富的比色经验，从而更加熟练地应用比色板，准确地选择和调配修复体的颜色，确保其与周围天然牙冠的完美融合。

随着口腔美学的发展和技术的进步，数字化比色技术也逐渐应用于临床实践中。数字比色系统通过高精度的光谱分析和数码比对，能够提供更为精确和客观的颜色评估。这种技术不仅简化了比色过程，还能够记录和保存每一个患者的比色数据，为日后的修复和调整提供便利。

在实际操作中，口腔医生通常会结合多种比色方法和工具，以确保最终的修复体能够与患者的天然牙冠达到最佳的视觉效果。这包括使用比色板进行初步选择，然后在实际操作中进行目视比色确认，最终再通过数字化技术进行精细调整。这种综合性的比色策略不仅提升了修复体的色彩匹配度，也提高了治疗的成功率和患者的满意度。

第二节 牙体预备与软组织处理

一、牙体缺损修复前的口腔准备

（一）临床检查

牙体缺损修复前的临床检查是牙科治疗中至关重要的一步。通过详细的临床检查，牙科医师能够全面评估患者的口腔健康状况和具体的牙体缺损情况。这些信息不仅有助于确定适当的治疗方案，还能提前预防可能的并发症，从而确保治疗的成功和持久性。

在进行牙体缺损修复前的临床检查时，医师首先需要详细询问患者有关牙痛、敏感、咀嚼问题或其他口腔不适的症状。这些症状可以提供线索，帮助医师初步了解患者的病史及主诉，有助于后续的检查和诊断过程。

除了症状询问外，临床检查还包括对口腔内各个结构的仔细观察。医师会检查口腔软组织，如牙龈、舌下组织和口腔黏膜的健康状况。特别是在牙体缺损修复前，确保周围软组织的健康非常重要，因为良好的软组织状态有助于手术的顺利进行和术后的愈合。

医师还会评估患者的口腔卫生状况。口腔卫生直接影响牙体缺损修复的成功率和持久性。通过检查牙齿和牙龈的清洁程度，医师可以评估患者的口腔卫生习惯，并给予相关建议和指导，以提高治疗后的口腔卫生管理。

在检查过程中，医师还会使用口腔镜和探针等工具，仔细检查牙齿的每一个表面和牙龈的结合情况。特别是对于有牙体缺损的患者，通过口腔镜可以更清晰地观察缺损的大小、形状及位置，这些信息对于后续的修复方案选择至关重要。

为了全面评估牙体缺损的情况，医师可能还会借助 X 射线检查。X 射线能够显示牙体内部的结构和缺损的深度，帮助医师确定是否存在牙髓炎、牙体深层缺损或牙齿根部的状况。这些信息对于制定治疗计划和选择适当的修复材料至关重要，可以避免在治疗过程中遇到未预料的问题。

在进行临床检查时，医师还会评估患者的咬合情况和牙列的整体功能。牙体缺损修复不仅要美观，还需要恢复牙齿的正常功能和咀嚼效果。医师会检查患者的咬合关系，确保修复后的牙齿可以与邻近牙齿良好地协调和配合。

（二）修复前的口腔准备

在进行牙体缺损修复前的口腔准备阶段，包括一系列精细而关键的步骤，旨在确保治疗过程的顺利进行和修复效果的长期成功。

进行口腔检查是准备工作的第一步。牙医会仔细观察患者的口腔情况，评估牙体缺损的大小、位置以及可能的原因。通过口腔检查，牙医可以确定治疗方案，并为接下来的步骤做好准备。

接着，牙医通常会进行 X 光检查。X 光能够提供牙齿内部结构的详细图像，帮助牙医评估牙体缺损的深度和是否涉及牙髓或根尖部的问题。这对于制定合适的修复计划至关重要，确保修复不仅美观，还能有效保护牙齿的健康。

在确立治疗方案后，牙医会进行局部麻醉。麻醉的目的是使患者在治疗过程中不感觉疼痛或不适，同时为牙医提供足够的操作空间和时间，确保修复操作能够顺利进行。选择合适的麻醉方式和剂量是保证患者舒适度和治疗效果的重要因素之一。

随后，牙医会进行牙体缺损的预备处理。这一步骤包括去除损坏或受损的牙组织，准备牙体表面以便于接受修复材料的粘合或填充。预备过程的精确性和彻底性直接影响到后续修复的质量和稳固性，牙医会根据牙体缺损的具体情况选择合适的工具和技术进行处理。

在进行牙体预备的牙医可能会使用局部冷却或吸水装置，以保持治疗区域的干燥和清洁。这不仅有助于提高粘接材料的粘合力和持久性，还减少了口腔细菌和外界污染物的干扰，有利于修复材料与牙体的完美结合。

一些复杂的牙体缺损修复可能需要牙医进行额外的处理步骤，例如牙齿根管治疗或牙龈的调整。牙医在处理这些情况时，需要充分考虑到牙齿和周围组织的整体健康，确保治疗不仅美观，还能够维护牙齿的结构和功能。

牙医可能会在牙体预备完成后进行临时修复的安置。临时修复的作用是保护暴露的牙体组织，防止食物碎屑和细菌的侵入，并为最终修复材料的加工和制作提供时间。良好的临时修复能够保持牙齿的稳定性和功能，同时帮助患者在治疗过程中保持舒适和正常口腔功能。

二、牙列缺损修复前的口腔准备

（一）临床检查

1. 询问病史

主要了解缺牙的原因，是否进行过修复，效果如何。并了解患者对义齿修复的要求。

2. 缺牙间隙检查

主要了解缺牙部位、数目、缺隙大小、𬌗龈距离，牙槽嵴的形状，有无骨突、骨尖及残根的存在。了解缺隙对𬌗牙有无伸长，以及唇、颊、舌带的附着情况。

3. 余留牙检查

主要了解余留牙有无病变，咬𬌗是否正常，牙齿排列是否正常，以及有无不良修复体。

4. 软组织检查

了解唇、颊部张力情况，舌体的大小，系带的形状及附着情况。同时要注意黏膜组织是否有病变。

5. 面部检查

了解面下部高度是否正常，面部有无畸形，颞颌关节动度是否正常，有无弹响、疼痛等症状。

（二）修复前的口腔准备

1. 余留牙准备

拔除对修复有妨碍的牙，如多余牙、畸形牙、错位牙及残根、残冠。

（1）治疗病灶牙：对于较完整、固位较牢的牙，虽然牙体存在有病变，如龋病、牙周病或根尖病，经过口腔内科治疗可以作义齿固位基牙者，应尽量保留。

（2）去除不良的修复体。

（3）磨改余留牙过锐的牙尖及边缘嵴，改正咬𬌗，减少创伤，以利于义齿修复。

（4）缺牙间隙牙槽嵴上的骨尖及游离骨片，过大的软、硬组织倒凹附着于牙槽嵴顶的唇、颊舌带，都需进行外科矫治。

2. 基牙制备

可摘局部义齿的基牙，预备包括制备𬌗支托凹、牙间卡环及牙间支托位置的制备。

（1）𬌗支托凹的制备：𬌗支托是基牙负担义齿𬌗力的主要部分，一般安放在二侧基牙近中或远中位置。𬌗支托呈匙形，其尖端伸向𬌗面中心，基牙的边缘处要磨圆钝，支托凹的近远中长度应为基牙𬌗面的 1/4～1/3，受力方向与基牙一致。铸造支托其颊、舌宽度为基牙颊舌宽度的 1/3～1/2，不锈钢丝弯制支托时，支托凹可适当减窄，具体预备方法如下：选择合适的轮状磨头，在基牙的釉质上，按上述要求磨出支托凹的外形及深度，最后以橡皮轮抛光。

（2）隙卡沟及牙间支托凹的制备：牙间卡环及牙间支托是通过邻牙𬌗外展隙的固位装置，为使卡环及牙间支托不致妨碍𬌗接触，应适当将通过卡环及安放牙间支托的𬌗外展隙加深加宽，一般为 0.9～1.0 mm。

（3）固定义齿的基牙预备：主要包括邻面片切、𬌗面磨除及轴面的磨削。

各基牙轴面及邻间沟的制备要相互平行，以取得共同就位道，便于固定义齿的就位。牙体预备时应尽量少磨除健康牙体组织，利于固位。活髓牙制备时，要采取保护牙髓措施，如喷水降温，时磨时停以避免温度过度导致牙髓炎产生。为避免患者疼痛，可采用局部麻醉措施。

三、牙列缺失修复前的口腔准备

（一）口腔检查

（1）在口腔修复的初步检查中，颌面部的观察至关重要。首先要评估面部是否对称，特别是关注面下 1/3 的高度是否协调，这直接影响到面部整体的美观和平衡。要检查唇部和颊部的丰满度，以及颌运动的正常性。下颌是否存在偏斜或前伸现象，也是需要重点观察的。颞颌关节的功能状态，包括有无压痛或弹响，也是判断口腔健康的重要指标之一。

（2）接下来是对牙槽嵴的详细检查。牙槽嵴的高度和宽度直接影响到义齿的固位和稳定性。高而宽的牙槽嵴通常固位较好，而低而窄的牙槽嵴则可能导致义齿固位不佳。一般来说，拔牙后 2 至 3 个月，牙槽嵴会逐渐稳定，适合进行义齿的修复工作，这时候也需要考虑牙槽骨的吸收情况。

（3）口腔修复过程中，颌弓的形状和大小对整体美学和功能恢复至关重要。要仔细观察上下颌弓的形状是否协调，以及是否存在吸收情况不一致的现象。这些因素直接影响到义齿修复体的适配性和稳定性，需要在制定治疗方案时予以充分考虑。

（4）上下颌弓的位置关系也是口腔修复中需要重点关注的部分。主要观察水平关系，包括是否存在上颌前突或下颌前突的情况。垂直关系的评估也很关键，例如颌间距离的大小是否符合正常范围。这些观察可以帮助确定义齿的精确位置，确保最终修复体的功能和美观性。

（5）要检查上下唇舌系带的位置和附着情况。这些系带的位置会直接影响到义齿的固位和稳定性。如果系带位置异常或过于紧张，可能会对义齿的使用产生不利影响，甚至影响到患者的舒适感和口腔功能。在制定治疗计划时，必须充分考虑这些解剖结构的影响因素，以确保义齿修复的长期成功和患者的整体满意度。

（二）口腔准备

通过全面的口腔检查，牙医能够对患者的口腔情况进行详尽的认知和分析。这一过程不仅帮助牙医评估现有的口腔健康状况，还能够为后续全口义齿修复的计划制定提供重要依据。在这个阶段，牙医会与患者详细讨论全口义齿修复的预期效果，并识别可能出现的制作困难，以及应对这些困难的方法。

全口义齿修复中可能遇到的困难主要包括口腔解剖结构的复杂性和个体差异性。特别是在涉及到骨嵴突起、上颌结节和舌隆突等方面，如果存在尖锐或过大的问题,可能会影响到义齿的适合性和舒适度。牙医在制定治疗计划时需要考虑如何克服这些结构性障碍,以确保义齿能够良好固位并满足患者的功能需求。

影响义齿修复成功的因素中,口腔外科处理显得尤为重要。其中一项关键工作是去除过度突出的骨嵴和结节。这些突起可能导致义齿底部与口腔组织之间的不良适配,影响义齿的稳固性和舒适度。通过外科手术的精确处理,牙医能够有效地调整这些结构,为义齿的安装和使用创造良好的基础。

四、配合修复的口腔手术

(一)牙槽突修整术

牙槽突修整术,即俗称的牙槽突手术,是一种牙颌外科手术,主要用于矫正牙齿及面部形态。这种手术在现代牙科美容及功能重建中起着重要作用,能够有效改善患者的面部外形和咬合功能,提高生活质量。本文将详细介绍牙槽突修整术的相关信息,包括手术原理、适应症、手术步骤及术后护理等方面,以帮助读者全面了解这一常见的牙齿矫正手术。

牙槽突修整术的第一步是通过全面的临床评估,确定患者是否适合进行手术。这种手术通常针对牙槽突过大或过小的患者,或是面部结构不对称的个案。医生会根据患者的具体情况制定个性化的手术方案,以确保手术效果最大化和患者的安全。

手术进行时,医生首先会进行局部麻醉,以确保患者在整个手术过程中无痛感。随后,医生会通过精细的切口在口腔内部进行操作,而这些切口通常位于牙龈内侧或口腔黏膜处。这些位置的选择考虑到了术后的美观和恢复时间,以便尽可能减少对患者日常生活的干扰。

在手术过程中,医生会根据预先制定的方案调整牙槽突的大小和形状。这可能涉及到切割、重塑或移除一部分牙槽突骨组织,以达到理想的面部轮廓和咬合效果。医生的精准操作和丰富经验对于手术的成功至关重要,因此患者选择经验丰富的专业医生进行此类手术是至关重要的。

术后,患者需要严格按照医嘱进行护理和恢复。这包括定期复诊、口腔卫生的维护以及避免过度用力或进食硬质食物等。通常情况下，术后数周内患者会逐渐感受到面部轮廓和咬合功能的改善，但完全的愈合和效果的显现可能需要几个月的时间。

（二）唇系带修整术

唇系带修整术，作为一种口腔外科手术，旨在调整或修剪口腔内唇部与颊部黏膜之间的连接组织。这一手术通常由口腔外科医生在特定的临床情况下执行，旨在改善口腔解剖结构，优化牙齿的位置和口腔功能。

在执行唇系带修整术之前，首要的步骤是进行全面的口腔检查和评估。口腔外科医生会仔细观察患者的唇颊结构及其与牙齿的关系，评估唇系带的附着位置和对口腔功能的潜在影响。通过这一评估，医生能够确定是否有必要进行唇系带修整手术，并制定适当的治疗计划。

手术进行时，医生会首先对手术区域进行局部麻醉。麻醉的目的是确保患者在手术过程中不感到疼痛或不适，同时为医生提供充足的操作空间。选择合适的麻醉方式和剂量是手术成功的关键因素之一，确保患者在手术过程中保持舒适和放心。

接下来，医生会使用专业的外科工具，如手术刀或激光器，精确地切割或修剪唇系带组织。手术的具体方法取决于唇系带的长度和附着位置，以及患者的个体情况和手术需求。在进行切割或修剪时，医生会尽可能地保留足够的组织以支持唇部和颊部的结构稳定性，同时达到预期的口腔美学和功能改善效果。

在完成唇系带修整后，医生会对手术区域进行适当的处理和清洁。这包括确保切口处的止血，并在需要时缝合切口，以促进愈合和减少感染的风险。医生还会向患者提供关于术后护理和注意事项的指导，以确保手术区域的愈合顺利和最终的治疗效果。

除了改善口腔美学和功能外，唇系带修整术还可能对患者的口腔健康产生积极的影响。对于一些患者来说，过度附着的唇系带可能导致牙齿之间的间隙或移位，影响咀嚼功能和口腔清洁。通过调整唇系带，可以有效地减少这些问题的发生，并改善牙齿的对合和口腔的整体健康状态。

(三) 舌系带修整术

舌系带修整术是一种常见的口腔外科手术，旨在解决舌系带过短或位置异常引起的口腔功能障碍或不适。这项手术通过切除或修整舌系带，以增加舌头的活动范围和灵活性，从而改善患者的语言发音、进食功能及口腔卫生等方面的问题。

舌系带修整术的适应症包括舌系带过短导致的舌尖不能自由伸展至上颚，影响语音清晰度或进食功能；以及舌系带过紧造成的口腔清洁不彻底、牙齿龈缘疾病易发等问题。手术前，医生会对患者的口腔结构进行详细评估，确保选择合适的手术方式和操作技术，以达到最佳的治疗效果。

在进行舌系带修整术前，医生通常会进行详细的口腔检查，包括观察舌头的位置和活动度，评估舌系带的长度和张力，以及检查是否存在其他口腔结构的异常情况。这些信息对于制定个性化的手术方案至关重要，能够帮助医生准确判断手术的必要性和预期效果。

手术过程中，医生会选择合适的麻醉方式，通常使用局部麻醉或全身麻醉，以确保患者在手术过程中没有疼痛感。接着，医生会精确地定位舌系带的位置，并采用合适的切割或修整技术，切除或减少过短或过紧的舌系带部分。手术过程中需要精细的操作和良好的技术掌握，以确保手术安全和效果的最大化。

手术后，患者需要遵循医生的建议进行恢复期护理。通常包括口腔卫生的维护，避免过于刺激口腔，以及避免食用过热或过硬的食物，以减少创口的不适感和并发症的发生。医生会定期复查患者的口腔情况，确保手术后的恢复良好，舌系带的修整效果达到预期。

(四) 唇颊沟加深术

唇颊沟加深术是一种常见的口腔整形手术，旨在通过调整唇颊部位的组织结构，减少或消除过深或过宽的唇颊沟，从而改善面部轮廓和美观度。术前的准备工作至关重要，患者通常为那些因牙槽嵴萎缩、颏肌或颊肌附着过高或上唇颊部肌附着过低而影响口腔假牙固位的人群。在进行手术前，医生会详细检查唇颊沟的深度和肌肉附着的高度，以确定需要加深的范围，并注意到下颌骨宽度及颏孔的位置，以确保手术安全和有效。

手术步骤一般包括以下几个关键步骤：首先是切口的设置，通常选择梯形切口，其中黏膜正常的情况下，以牙槽突为蒂，切口沿着牙槽突的前庭部位进行，深度达到黏膜下层，但不切开骨膜。接着是剥离黏膜瓣，通过黏膜下潜行分离，形成带蒂的黏膜瓣，将其移至需要加深的部位并进行固定。然后是切断肌纤维，确保形成约 0.5 厘米深的前庭沟，同时注意避免损伤到骨膜。最后是转移并固定黏膜瓣，将黏膜瓣贴附于骨膜表面，使用丝线或其他适当的固定材料进行缝合，以保持黏膜瓣的位置和深度。

术后的处理同样重要，包括全身应用抗生素以预防感染，保持口腔的清洁，每日漱口液清洗。在术后的第 5 天拆除用于固定的橡皮管，并在术后 7 至 10 天内拆除缝线和印模胶。为了减少瘢痕和防止前庭沟再度变浅，可以在拆线后继续使用印模胶加压。通常术后 14 天可以安装托牙，以便于患者的日常生活和功能恢复。

（五）舌沟加深术

术前准备对于舌沟加深手术至关重要，这种手术旨在通过调整舌侧的组织结构，减少或消除过深的舌沟，从而改善口腔整体的美观和功能。在术前，医生需要进行详细的检查，包括舌沟的深度、肌肉附着的高度以及颌下腺导管开口位置的确定，以确保手术过程中避免损伤颌下腺导管的风险。还需进行血常规检查，以评估患者的身体健康状况，确保手术安全进行。

手术步骤包括以下几个关键环节：首先是切口的设置，一般选择在牙槽突的舌侧进行切口，切口需要与牙弓的弧度一致，深度达到黏膜下层但不涉及骨膜，同时在切口两端做垂直切口，形成梯形的黏膜瓣。接着是剥离黏膜瓣，沿下颌骨内侧的黏膜进行剥离直至下颌骨下缘处，这一步骤需要特别注意避免损伤到骨膜，以确保手术的成功和安全。

然后是缝合固定阶段，将剥离的黏膜与周围的肌肉纤维通过丝线固定在下颌骨下缘，形成新的舌沟。在暴露的骨面上，几天后将会有肉芽组织生长，逐渐覆盖创面，恢复口腔的正常结构和功能。

术后处理同样重要，包括全身应用抗生素以预防感染，保持口腔的清洁卫生,每日漱口液进行口腔清洁。术后7至10天拆除缝线,并在术后14天可以安装义齿,以便患者能够恢复正常的饮食和语言功能。

(六) 上颌结节区增厚的黏膜、骨膜组织切除术

在术前的准备阶段,首要任务是进行详尽的检查,特别是对上颌结节区域的增厚黏膜和骨膜进行全面评估。这些结节可能仅限于黏膜和骨膜层,也可能涉及到骨组织,甚至可能由上颌第三磨牙的错位引起。这些不同类型的结节在临床上往往容易混淆,但通过X线摄片可以进行准确的鉴别。术前还需进行血常规检查,确保患者的全身健康状况符合手术要求。

手术步骤包括切口设计、组织切除和缝合。切口的设计需根据具体情况进行决定,对于仅涉及黏膜和骨膜增厚的结节,切口通常选择在牙槽嵴顶部。根据结节区域的具体情况,切除的部位形成"V"型相交的切口,以确保彻底切除增生组织。分离过程则根据组织切除的情况,可以简单拉拢黏膜和骨膜进行间断缝合,或者需要进行更深度的分离以保证伤口的松弛度。

术后处理包括全身抗生素的应用,以预防感染,同时要求患者保持口腔清洁卫生,每日使用漱口液进行口腔护理。通常在术后5到7天拆线,然后在拆线后的10天内可以考虑进行义齿修复,确保伤口愈合良好和口腔功能的恢复。

五、𬌗调整

(一) 上下牙𬌗关系的调整

众所周知,良好的咬合关系对于义齿的功能发挥和口颌系统的健康至关重要,尤其是颞下颌关节的稳定性。当口腔中出现部分牙齿缺失时,上下颌牙之间的咬合关系往往会出现各种异常情况,特别是长时间未进行及时修复的患者更易出现这些问题。在临床上,常见的咬合异常主要表现为以下几个方面。

部分牙齿缺失后,邻近的牙齿可能会倾斜,导致局部咬合接触不良,使得余留的牙齿之间形成缝隙。这种情况不仅影响了咀嚼功能的正常进行,还容易造成食物残留和嵌塞,给患者带来不便。

牙缺失可能导致余留的牙齿伸长,并且牙齿之间形成不正常的咬合关系,

称为"咬锁"。这种情况会限制下颌的正常运动，使其仅能做开合运动而难以做前后移动，严重影响到余留牙齿的磨耗作用。

双侧后牙长期缺失的患者常常会养成用前牙进行咀嚼的习惯，这会导致下颌的习惯性前伸。同样的情况也可能出现在单侧牙缺失的患者身上，这时候患者的中线关系和咬合关系都可能会发生异常。

单侧多数后牙缺失也会导致咀嚼偏向健侧，这种习惯性咀嚼行为会使得上下颌的位置发生偏移，造成健侧牙齿形成尖对尖的咬合方式，从而加剧咬合异常的情况。

除了以上几种情况，还有一些特定的因素会引发咬合关系的不良，例如夜间磨牙、紧咬牙、喜食硬质食物或年龄较大的患者，这些因素可能会导致余留牙齿的咬合面磨耗严重，从而影响到咀嚼效率和咬合关系的稳定性。

余留牙齿本身可能存在的错位、反咬合、或者锁咬等畸形，也是造成咬合关系异常的重要原因之一。这些情况需要在临床上进行精确的诊断和评估，并及时采取相应的治疗措施，以恢复正常的咬合关系，为后续义齿修复打下良好的基础。

（二）𬌗曲线的调理

在设计和制作可摘局部义齿或全口义齿时，形成连续完整的𬌗曲线是确保义齿能够充分发挥其切割和咀嚼功能的关键。这意味着义齿与余留牙之间以及余留牙本身之间的关系必须良好配合，形成一个无缝衔接的整体结构。

对于可摘局部义齿而言，确保完整的𬌗曲线不仅仅是义齿与余留牙之间的连续性，还涉及到余留牙本身相互之间形成的𬌗曲线的正常性。通常来说，𬌗曲线应包括后牙颊尖之间的纵𬌗曲线以及两侧后牙颊舌尖之间的横𬌗曲线。如果个别牙齿位置或形态异常导致横𬌗曲线或纵𬌗曲线异常，临床上就需要进行相应的调整，以确保整体的咬合功能和舒适性。

在处理可摘局部义齿时，特别需要注意的是前牙的错𬌗畸形可能导致义齿在口腔中前伸或后退异常。这种情况下，通常需要考虑进行正畸治疗或对错𬌗牙进行调磨。在进行这些调整之前，可能需要先进行牙髓治疗，以确保牙齿结构的健康和稳定，避免对余留牙的前伸和侧方咬合造成干扰。

另一方面，如果单颌牙列缺失后仍有多数牙齿存留，也需要对余留牙进行精确的调整，以形成正常的横𬌗曲线和纵𬌗曲线。这种情况下，调整的重点通常在于单个余留牙的位置和形态，以确保整体咬合功能的平衡和稳定性。

在实际治疗过程中，如果多数牙齿形成了不正常的反横𬌗曲线或反纵𬌗曲线，可能需要对个别正常牙进行精确的调整，使其能够与周围牙齿相适应和协调。这种调整旨在优化义齿的咬合功能，确保患者在使用义齿时能够获得舒适的体验和满意的功能表现。

六、牙周治疗

（一）龈上洁治术和龈下刮治术

龈上洁治术和龈下刮治术作为口腔修复前的常规治疗措施，具有重要的预防和基础治疗作用。龈上洁治术主要通过刮除口腔内的牙龈缘冠方牙根面和牙冠表面上的牙结石、软垢及菌斑等，以消除可能引发牙龈炎症的因素。这些积聚物不仅影响口腔卫生，还可能促进牙龈的炎症反应，导致牙周组织的损伤和疾病发展。

龈下刮治术则是针对牙龈缘根方的龈沟或牙周袋内的龈下牙结石进行刮除。龈下牙结石是牙周病的重要局部因素，如果不及时清除，可能导致牙周组织的炎症进一步加重，甚至引发牙槽骨吸收和牙齿松动。通过龈下刮治术，可以有效减少这些有害因素的存在，促进牙周组织的健康和稳定。

虽然龈上洁治术和龈下刮治术在牙周病的治疗中起到了重要作用，但仅仅是治疗的起始阶段。在临床实践中，如果患者已经出现了明显的牙周病症状，比如牙周袋的形成或牙齿的松动，单纯进行龈上洁治术和龈下刮治术是远远不够的。此时，需要进一步采取其他牙周治疗措施，如龈切术、新附着术、牙周夹板固定术等，以实现更深入、更有效的治疗效果。

（二）牙周手术治疗

在牙周袋形成且牙齿松动的病例中，经过龈上洁治术、龈下刮治术及局部药物治疗等基础治疗后，牙周病症状得到了一定程度的缓解。尽管如此，牙周袋并未完全消除,这种情况下存在炎症复发的较大可能性。在此阶段应考虑进一步进行牙周手术治疗,以进一步控制和治愈牙周病。

根据牙周袋的性质,临床上可区分为假性牙周袋和真性牙周袋,进而选择相应的手术治疗方式。对于假性牙周袋形成的情况,常采用牙龈切除术来清除袋内病理组织,从而恢复牙周组织的健康状态。

对于真性牙周袋形成的情况,新附着术是常见的治疗选择。该手术通过修复袋壁,并促进新的牙周组织附着于牙根表面,旨在恢复牙周组织的稳定和健康状态,从而有效防止炎症的再次发生。

牙周手术后,若牙齿仍然存在松动或者牙周支持严重不足的情况,进一步的治疗选择可能包括牙周夹板固定术。这种手术通过固定牙齿,提供额外的支持和稳定,有助于促进牙周组织的愈合和重建,确保牙齿在功能上的正常运用。

在牙周手术治疗过程中,医生将根据患者的具体情况和临床表现,制定个性化的治疗方案。这不仅包括手术技术的选择,还涉及术后的护理和定期复查。通过综合治疗策略的实施,可以最大限度地提高治疗的成功率和长期效果,从而为患者带来持久的口腔健康。

(三) 牙周夹板固定

牙周夹板固定在临床上被广泛应用于处理特定的牙周病情况。对于牙周病患者中那些经过基础治疗后牙齿仍然表现出明显松动的情况,牙周夹板固定能够提供额外的支持和稳定,有助于控制病情并促进牙齿的恢复。

对于一些特殊情况,例如青少年牙周炎或者患有糖尿病等非局部因素导致的牙周病,牙周夹板固定同样具有重要意义。这些患者牙齿松动较为显著,牙周夹板可以有效减少进一步的松动并帮助控制病情的进展。

在牙周炎导致牙槽骨吸收较为严重,牙齿松动显著但患者不愿拔牙的情况下,牙周夹板固定提供了一种选择。可以在进行基础治疗后使用牙周夹板,以确保牙齿的稳定性和病情的管理。对于特别松动的情况,可以首先实施牙周夹板固定,然后再进行更为深入的牙周病治疗,以获得更好的治疗效果和牙齿的保留。

(四) 创伤𬌗调整

在临床实践中，牙周病患者常常面临被忽视的问题，即创伤性咬合的影响。特别是在严重的牙周病患者中，创伤性咬合可能导致或加剧牙周病的病情。牙周病本身也可能使牙齿松动，进而引发创伤性咬合。对于这些患者，调整创伤性咬合是至关重要的。

创伤性咬合可以表现为在中线关闭时出现的早接触，以及在前伸和侧向咀嚼运动中出现的障碍。早接触问题通常较易发现和解决，但临床上常忽视的是在前伸和侧向咀嚼运动中出现的障碍。针对这些问题，可以采用类似于全口义齿的调整方法来解决，但需要注意真牙和义齿之间存在两点不同：前伸时，真牙只有前牙接触，后牙不接触；侧向咀嚼运动时，只有工作侧的真牙接触，非工作侧的真牙不接触。如果违反这些原则，就需要进行调整以避免创伤性咬合的影响。

常规的调整方法可以参考其他专业文献，这里不再详述。需要特别强调的是在处理缺失牙齿时的特殊情况，特别是在伸长牙齿的调整过程中。在可能的情况下，应分阶段进行调整，以尽量保护牙髓。如果牙齿过于敏感或需要额外的治疗时，可以考虑先进行根管治疗，然后再进行适当的调整。对于因牙冠形态严重磨损的情况，可能需要进行冠修复治疗来恢复功能和美观。

(五) 牙龈成形术

在临床实践中，经常遇到一些牙齿由于牙冠未完全萌出或者受到牙龈增生影响，导致无法设计合适的固位体以作为基牙的情况。这种情况尤其常见于下颌第三磨牙，有时也会发生在第二磨牙。解决这一问题的方法是通过牙龈成形术，对牙冠周围的牙龈进行精细修整，以暴露牙冠并创造一个适合固位体设计的环境。

牙龈成形术的主要目的是调整牙龈的形态和位置，使之符合修复的需要。通过精确的牙龈修整，可以有效地提高牙冠的可见性和可操作性，使其成为适当的基牙。这项手术特别重要，因为它不仅改善了修复的功能性设计，还有助于保持牙周组织的健康和稳定，从而提升治疗的成功率和患者的口腔健康状况。

七、牙髓治疗

（一）已完成牙髓治疗的无髓牙

对于经过牙髓治疗的无髓牙，它们能否作为修复体的基牙，首要任务是评估牙齿目前的健康状态。只有在口腔检查和 X 线检查结果令人满意的情况下，这些牙齿才能像正常的、健康的活髓牙一样被选用作为修复体的基础。满意的结果通常体现在以下几个方面：X 线片显示根管充填充实，根尖位置正常；根尖区域没有透射阴影或者即使有阴影，但具有明显的恢复迹象；治疗完成后，牙齿从未出现过任何临床症状。

如果牙齿的根尖区域显示有阴影，那么必须考虑到治疗完成后的时间因素，因为病变的恢复过程不可能立竿见影，病变越严重，恢复所需的时间就越长。另一方面，如果之前的治疗没有达到上述三个标准中的任何一个，或者牙齿并非完全没有出现过症状，那么将其选作义齿基牙的效果就会受到怀疑。在确保该牙经过充分满足要求之前，绝对不能将其用作义齿的基础。

从严格意义上讲，除了根管治疗之外的其他牙髓治疗方法，如干髓术、塑化治疗术等，通常不被推荐作为义齿的基牙选项。考虑到我国的实际情况，在个别情况下可能会采用这些方法。相反，像盖髓术、活髓切断术等治疗方法，只要治疗效果完善，那么这些牙齿就是理想的义齿基牙选项。

（二）口腔内感染的牙齿

口腔内其他牙齿感染时，对其进行治疗的考量主要围绕着该牙对义齿制作的重要性。如果这颗牙齿的缺失会对义齿的预后产生负面影响，那么有必要考虑进行治疗。判断是否需要治疗时，需要综合考虑以下几个关键因素。

要确保患牙拥有明显可通或经过治疗后可通的根管。这是进行牙髓治疗的基本条件，只有通畅的根管系统才能有效清除感染源，保证根尖周围组织的健康。

如果根管已经不通或极难打通，可以考虑进行根尖切除术后的倒充填治疗。特别是当根尖位于上颌窦内时，一般不宜进行牙髓治疗，因为这可能导致治疗的失败或不良后果。

进行根尖切除术后，还需注意确保不会形成不利的冠根比例。良好的冠根比例对于义齿的长期稳定至关重要，过大或过小的比例可能会影响义齿的美观和功能。

当然，即使感染的牙齿在义齿修复中并不影响其预后，也应该考虑进行治疗。牙齿的健康状态直接关系到口腔整体的健康和功能，因此即使是非修复学的讨论范围，也不能忽视对牙齿的综合治疗。

在确定是否对感染牙齿进行治疗时，还需综合考虑患者的整体口腔健康状况及患牙在口腔结构中的作用。有时候即使是一颗单个的牙齿，其功能和位置在口腔生理和解剖学中的重要性也不可小觑。

治疗感染牙齿时，医生需要根据临床检查和影像学资料充分评估牙齿的根尖情况、根管结构及周围组织的病变程度。通过细致的诊断和科学的治疗规划，可以确保治疗的准确性和有效性，最大限度地保留有价值的自然牙。

对于那些即使缺失也不会对义齿修复产生不良影响的牙齿，也不能因此忽略其健康问题。口腔中每一颗牙齿的健康都对整体口腔健康和功能有重要作用，因此及时有效的治疗是必不可少的。

（三）基牙牙髓炎

如果修复体的基牙出现牙髓炎，治疗过程需要综合考虑几个关键因素。首先要评估基牙的整体健康状况，确保其牙齿冠根比例适合修复需要。前期作为基牙的表现是否达到预期，修复体本身是否满足功能和美观的要求，也需要进行全面评估。

如果基牙在上述方面都达到了理想状态，通过有效的治疗可以恢复义齿的舒适性和功能。如果发现修复体功能不佳或者牙齿健康状况不佳，就需要重新考虑修复设计。这种情况下，有问题的牙齿可能不适合继续作为基牙，需要进行相应的治疗，直到确定新的修复方案。

在进行牙髓治疗时，特别是当基牙仍需保留时，选择开髓的位置至关重要。需要确保不影响卡环的稳定安装，要避免影响牙冠的外形美观。除非需要安放殆支托，否则不应预备殆支托间隙，而应尽可能利用天然间隙，减少对牙齿组织的磨损。

（四）牙髓腔内种植体

牙髓腔内种植体在临床应用中主要用于两种情况：一是根尖切除术后，基牙的冠根比例不合适；二是牙根中部折断，但需要将该牙作为基牙使用时。

在根尖切除术后，牙根长度变短，导致牙齿整体的冠根比例失调。当这种牙齿被选为义齿基牙时，通过在牙髓腔内植入种植体，可以显著改善冠根比例并提高稳定性。种植体从牙髓腔内伸出并固定于颌骨，将基牙从不理想状态转变为理想状态，有助于更完美的义齿设计。若根尖已接近上颌窦或下颌管，则不宜进行此种方法。

在牙根中部折断的情况下，如果冠段并未松动或仅轻微松动，可以在拔除牙髓后使用根管内的固位体或牙髓腔内种植体将折断的牙根固定在一起。这种方法有助于在牙根断端之间促进骨性愈合，使该牙在需要时仍能作为可摘取局部义齿的基牙。

八、牙体治疗

（一）龋损修复

龋损修复是现代牙科中常见的治疗方式，旨在修复因龋齿而受损的牙齿结构，恢复其功能和美观。随着人们口腔健康意识的提高和牙科技术的进步，龋损修复已经成为维护牙齿健康的重要手段之一。本文将深入探讨龋损修复的各种方法、材料及其应用，帮助读者全面了解这一领域的知识。

龋损修复的目的在于阻止龋齿病的进展，修复因细菌侵蚀而造成的牙齿损伤。这种修复不仅仅是为了恢复牙齿的功能，更是为了预防龋齿继续扩展，影响到牙齿神经及根部的健康。及时进行龋损修复对于保护牙齿健康至关重要。

在进行龋损修复之前，牙医会对患牙进行详细的检查和评估。通过口腔检查和X光片等检查手段，确定龋齿的程度和范围。根据不同情况，医生会选择合适的修复方法和材料，以确保修复的效果持久稳定。

龋损修复的方法主要包括直接修复和间接修复两种。直接修复通常在口腔内完成，医生会直接将修复材料填充到龋洞中，如树脂复合材料。这种方法简便快捷，适用于较小范围的龋洞修复。

与直接修复不同，间接修复需要在牙医诊所外的牙科实验室或专门的牙科技术员处进行。这种修复方法适用于较大的龋洞或者需要更精细制作的情况，如牙冠或嵌体修复。医生会先为患牙制作模具，然后由技术员制作定制的修复体，最后在第二次就诊时进行安装。

龋损修复的材料种类繁多，每种材料都有其特定的优缺点和适应症。常见的修复材料包括树脂复合材料、金属合金、陶瓷材料等。树脂复合材料因其良好的美学效果和粘结性能广泛应用于前牙和部分后牙的修复。而金属合金则因其强度高和耐久性好而常用于后牙修复，特别是需要承受较大咀嚼力的牙位。

（二）牙冠修复

牙冠修复是一种常见的口腔修复治疗，主要用于修复严重受损或破损的牙齿，以恢复其外观、功能和咬合力。这项治疗通常由牙医在临床实践中广泛应用，旨在为患者提供持久且美观的修复效果。

在进行牙冠修复之前，首先需要进行全面的口腔检查和评估。这包括检查受损牙齿的具体情况，如龋坏程度、裂缝、缺失部分以及牙齿周围的牙龈和支持组织的健康状况。通过这些评估，牙医能够确定是否需要进行牙冠修复，以及选择合适的治疗方案和材料。

牙冠修复的首要目标是重建牙齿的形态和功能。一旦牙医确认了治疗方案，通常会开始准备受损牙齿。这包括去除受损组织和老旧修复材料，以便为新的牙冠修复提供充足的空间和支持。准备过程可能涉及使用各种牙科工具和设备，确保牙冠能够紧密贴合并保持稳定。

接下来的步骤是获取牙齿的精确印模。通过印模可以制作出精准的牙冠，确保其与周围牙齿的解剖结构和咬合关系完全匹配。这个过程需要牙医和技师的密切合作，以确保牙冠的质量和适合度。

制作牙冠时，选择合适的材料至关重要。常见的牙冠材料包括金属合金、全瓷和复合树脂等。每种材料都有其独特的优缺点，选择应根据患者的口腔条件、美学需求以及经济能力来决定。金属合金牙冠通常具有较高的耐用性和强度,适合用于后牙修复;全瓷牙冠则更加美观逼真,适合用于前牙修复。

完成牙冠的制作后,牙医会进行试戴和调整。这是确保牙冠与周围牙齿和牙龈边缘无缝衔接的重要步骤。在调整过程中,牙医可能会进行必要的修整和磨合,以确保牙冠的咬合功能和舒适性达到最佳状态。

(三)嵌体和高嵌体

在特定情况下,嵌体和高嵌体修复可能呈现出比全冠或 3/4 冠更为优雅的美观效果。这种修复方式的边缘线通常较长,这使得它们在一些容易患龋齿的患者中并不推荐使用。在那些不容易发生龋齿的个体中,如果基牙需要承受卡环摩擦或需要耐受咀嚼时的咬合力,这时选择嵌体或高嵌体可能是合适的选择。在设计时,关键是确保边缘线被放置在口腔能够自我清洁的位置,最差也应设计在能够进行清洁的区域,以避免龋齿的发生。

需要特别注意的是,嵌体或高嵌体修复的义齿,在睡觉时绝对不应该佩戴。这是因为佩戴时可能会影响口腔内的正常自洁过程,增加龋齿的风险。在日常使用中,及时地摘下义齿并进行适当的清洁和护理,是保持口腔健康的关键措施之一。

九、牙齿改造程序

(一)𬌗支托间隙预备

对于可摘局部义齿而言,𬌗支托是其重要组成部分之一,从生物机械学的角度来看,它承担着多种关键作用。

𬌗支托能有效传导𬌗力,使其沿着基牙的长轴传导,从而在咬合力作用下保持稳定和均匀的受力状态。这种传导作用有助于确保基牙和卡环、基牙和基托之间的紧密关系,从而防止义齿的移位和松动。

𬌗支托确定了卡环在基牙上的适当位置,保证了卡环与基牙、基托之间的正确相互关系。这一点尤为重要,能够有效防止卡环张开导致的卡环和修复体的不稳定。

𬌗支托有助于在基牙上均匀分布咬合力量,确保各个基牙和剩余牙槽嵴按照设计的比例承担咬合压力，从而避免个别牙齿承受过多压力而导致的牙齿伸长或其他损伤。

殆支托还能有效防止食物残渣进入基牙和卡环之间的空隙，保持口腔卫生和舒适感。它同时抵抗修复体侧方移位力，并在某些情况下起到间接固位作用，增强义齿的稳定性和长期使用的可靠性。

在选择适合的基牙时，首要原则是确保基牙与缺牙间隙尽可能接近。基牙的牙周状况和牙冠形态也是考虑的重要因素。殆支托的位置应选择在基牙的近远中，或者有时可以放置在下颌磨牙的舌沟和上颌磨牙的颊沟处。对于前牙，一般不建议设计切支托或舌支托，以免影响美观和功能。

为了保护余留牙的牙体组织，通常建议尽量利用天然的牙间隙或殆间隙来安放支托，减少对牙体组织的不必要切割和损伤。

在确定殆支托的间隙安放部位时，一般主张将殆支托间隙尽量安置在金属固定修复体（如全冠）上，其次才考虑选择天然牙体组织。对于水门汀修复物和树脂修复物，应尽量避免在其表面安置殆支托。对于烤瓷冠或嵌体修复物，安置殆支托需要特别谨慎，以确保修复体的稳定性和长期使用效果。

（二）导平面的形成

导平面在义齿修复中具有至关重要的作用，它位于义齿就位道上的牙齿表面，主要为义齿的取出和戴入提供必要的支持和指导。当修复体需要进入或离开口腔时，修复体的连接部分会接触到不同牙齿的导平面，确保修复体能够顺利进行摘戴。如果各牙的导平面存在显著差异，将导致义齿摘戴困难，可能会对修复体、基牙或余留牙造成不利影响。在临床实践中，形成共同的导平面以确保义齿的正常使用至关重要。

有些天然牙的轴面自然具备了适合作为导平面的特性，但大多数情况下，需要在接触到义齿坚硬部分的牙齿表面上形成导平面。这些导平面应当平行于义齿的就位道，并且彼此之间也应保持平行。理想情况下，每个缺牙间隙都应设有导平面界定，这样义齿在摘戴时可以沿着一个无干扰的就位道进行操作，从而提高修复体的稳定性和舒适度。

为了在牙齿上形成符合要求的导平面，常用的方法是利用适当的片切盘进行预备，确保表面平行于就位道。在牙冠较短且呈锥形的情况下，观测线位于牙颈部，可能需要先进行金属冠修复，以便形成理想的导平面。

确定是否需要在牙齿表面形成导平面应该在第一次取得观测模时进行。通过观测模确定哪些部位需要修整，可以使用有色蜡笔标示出需要修整的过突部分，以及哪些牙齿需要进行全冠修复以形成导平面。在确定治疗计划后，这些预备工作将与口内其他牙齿的预备同时进行，确保整体治疗的协调性和效果。

需要注意的是，导平面的设计是基于义齿的就位道来进行的，并不一定要与基牙的长轴垂直。在选择作为基牙的位置或冠形态欠佳的牙齿时，可以有意地倾斜就位道，形成斜向或旋转的就位道，甚至是复合的就位道，以有利于义齿的固定和稳定。特别是在游离端义齿或多数牙间缺失的情况下，这一点尤为重要，需要特别关注。

（三）天然牙形态重塑

在临床实践中，义齿与天然牙的接触表面形态常常存在挑战，特别是在卡环设计方面。天然牙的舌面突度通常比颊面更为显著，这种不均衡使得设计对抗臂时面临一定的复杂性。若不加修整直接设计弯曲对抗臂，可能导致在观测线上难以确保稳定位置，过高则无法有效对抗，过低则可能施加扭力于基牙。为此，需要通过钻削调整舌面，使其更平整，有利于对抗臂的准确放置和功能发挥，同时提升舌部舒适感。

相比之下，天然牙的颊面通常较为平直，但如果出现倾斜或其它形态异常，可能会导致缺乏可利用的固定凹陷，影响义齿的牢固性。在这种情况下，可以通过烤瓷或树脂增加颊面的突起，人为创建适合固定的凹陷，以增强义齿的固位效果。也可以在天然牙表面设计固定凹位，有助于进一步稳定义齿的位置。

至于天然牙的近远中面，也是重要的形态调整区域。对于后牙，可以利用斜向或旋转就位道，仅调整一侧的邻近缺隙面，利用其凹陷形态来增强义齿的固定性。而前牙则更适合使用垂直就位道，需要消除两侧的近缺隙倒凹，以确保义齿的美观和功能完整性。

十、口腔黏膜的处理

长期佩戴义齿的患者在重新制作义齿时，常常会在基托下方出现一些增生的炎性组织。这些组织可能由于长期受到义齿的刺激而形成，它们不仅会影响义齿的适合度，还可能导致口腔卫生状况恶化。必要时需要对这些刺激性和增生的组织进行切除，以使口腔黏膜能够恢复到相对健康的状态，为制作高质量的新义齿打下良好的基础。

除了增生炎性组织外，口腔黏膜可能还会出现其他疾病，如牙龈瘤、斑纹疾病或口腔溃疡等。这些疾病如果存在，也需要在制作新义齿之前进行治疗和管理。因为这些疾病如果未得到控制，不仅会影响义齿的舒适度和稳定性，还可能在义齿使用过程中加重患者的症状和不适感。

在重新制作义齿的过程中，口腔卫生和黏膜健康是至关重要的考虑因素。通过及时治疗和适当的口腔护理，可以有效减少术后并发症的发生，并提高义齿的长期使用效果和舒适度。术前的综合评估和治疗规划，对于确保义齿制作顺利进行并取得良好效果，具有重要的意义和实际价值。

第三节 印模与模型

一、口腔印模技术

（一）印模材料

目前，在临床工作中，常用到两种不同的印模材料。其中之一是藻酸盐印模材料，通常被应用于牙列缺损的患者。这种材料的主要特点之一是其操作的便捷性，以及所能提供的高精度印模。

另一种常见的印模材料则是印模膏，其主要用途是在全牙列缺失的情况下制作个别托盘。相比之下，印模膏的特点在于其能够适应复杂的临床情境，并能够提供所需的个性化托盘制作支持。

（二）印模的基本类型

解剖式印模是一种特殊类型的印模，适用于捕捉承托义齿所需的软组织和硬组织的静止状态。这种印模的关键在于精确记录牙齿和牙槽嵴的解剖形态，以确保义齿在接触时不会对周围组织造成压力或不适。在黏膜支持式义齿的制作中，解剖式印模需要特别注意牙槽嵴边缘的肌肉功能修整，模仿周围组织的正常生理活动，确保印模既能够准确地记录皱襞区域，又不至于变形。

功能性印模则是在施加一定压力的情况下制取的印模，目前在临床实践中并不常见。

解剖式印模与传统印模方法不同，它注重捕捉牙齿和牙槽嵴的解剖细节，特别是在上下牙齿无接触时，避免对接触组织造成不适。这种印模制作时，需要模仿患者口腔周围的正常生理活动，例如开口、吞咽、舌头活动等，医师可能会轻轻拉动患者的口唇和颊部，以确保印模的准确性和稳定性。

（三）印模方法及注意事项

口腔印模是一种关键的牙科技术，用于获取精确的口腔结构信息，以便制作定制的牙科修复和正畸设备。本文将详细探讨口腔印模的方法及注意事项，旨在帮助读者更好地理解和实施这一技术。

口腔印模的制作方法多种多样，但核心步骤通常包括准备工作、印模材料的选择和正确的印模技术。进行口腔检查并清洁牙齿，确保没有残留物会影响印模的质量。接下来，选择适合的印模材料，常见的包括硅橡胶和聚乙烯，具体选择取决于需要的精度和牙科应用的类型。

在开始印模之前，确保印模材料已经适当混合，并在规定的时间内使用。在印模过程中，需要确保患者舒适，并采用适当的技术来确保印模的精确性和完整性。印模时应注意保持舌头和唾液的控制，避免印模材料的污染或过早的固化。

另一个关键的注意事项是印模的时间控制。不同类型的印模材料有不同的凝固时间，过长或过短的时间都可能导致印模的质量下降。还应考虑到温度和湿度等环境因素对印模材料固化时间的影响，以便在印模过程中做好调整。

完成印模后，应谨慎处理和储存印模，以确保其在后续制作过程中的可用性和精度。通常情况下，印模需要尽快送至牙科技术员或实验室进行下一步的加工和分析。印模的质量直接影响后续修复或正畸设备的适合性和持久性。

二、模型灌注及修整技术

（一）模型灌注

印模在临床工作中扮演着至关重要的角色，确保其质量和完整性是制作高质量模型的关键步骤。取出印模后，首先需仔细检查，确保其表面清晰光滑、完整无缺，且与基托没有分离。印模表面的唾液残留必须彻底冲洗干净，以避免影响后续模型材料的固化和精度。

接下来是调拌模型材料的过程，这一步骤的关键在于精确掌握水与粉的比例。一般来说，石膏的调配比例为100克石膏配以50至60毫升水，而人造石则需要30至35毫升水。调拌时应迅速而均匀，避免调拌时间过长或中途加水，这些因素都可能会影响模型材料的强度和质量。

灌注模型是制作过程中的另一个关键步骤。在选择合适的位置开始灌注时，通常选择印模上较高且开阔的部位。先放入少量调匀的石膏或人造石，然后在震动的同时逐步灌注，确保模型材料能够从一处流至全部托盘。对于细长的孤立牙齿，通常会插入木签以增强支撑，防止其在灌注过程中折断。

在模型的底坐加工阶段，关键在于确保牙齿及牙槽嵴部分充满石膏或人造石。随后将印模翻转放置在玻璃板上，使用调刀将四周的石膏刮平。特别需要注意的是，模型的远中部分必须足够加厚，而下颌舌侧则需要刮平，以保证模型底座的厚度适宜。通常底座厚度应在从腭顶至口底最薄处为3至5毫米之间。

（二）模型修整

脱模时机很重要，通常在模型灌注后1到2小时内为宜。不同的印模材料需要采用不同的脱模方法。对于弹性印模材料，可以一手拿住模型底座，一手拿托盘，沿着牙齿的长轴轻轻用力，使印模与模型分离。如果是印模胶，可以先去掉托盘，然后将其浸泡在约60摄氏度的热水中软化后再脱模。

脱模后，需要及时修整模型，去除四周多余的部分。可以使用工作刀修剪咬合障碍和黏膜返折处的边缘。还需平整下颌模型的舌侧，以确保整体外观整洁美观。

在进行模型修整时，重要的是遵循正确的步骤和方法。应该注意在脱模后立即处理模型，以免材料硬化难以修整。修剪过程中要小心操作，确保不损坏模型的细节或造成额外的损失。

另一个需要注意的地方是修整的精细度。细心地去除模型周围的多余材料，特别是在咬合区域和黏膜边缘，这对于后续的治疗计划和模型使用至关重要。

(三)模型设计

1. 确定共同就位道

确定共同就位道是义齿设计中至关重要的步骤,它指定了义齿戴入缺牙空隙的方向和角度。这个过程涉及根据具体情况调整工作模型的倾斜角度,以优化美观和固位效果。例如,对于个别前牙缺失的情况,向后倾斜模型可以保留唇侧的倒凹,有利于保持自然美观和良好的固定性。而对于远中游离缺失或近中基牙的倒凹较大的情况,则倾向向前倾斜模型,以平衡前后两侧基牙的倒凹大小,避免义齿与基牙空隙过大。

2. 画观测线

在画观测线阶段,固定工作模型于观测器上,移动分析杆,并在基牙、邻牙的各个轴面上标记导线。这些导线成为填补倒凹和设计卡环的基础,确保义齿的准确就位和稳固固定。填补倒凹的过程尤为关键,因为倒凹既能增加义齿的固定性,又可能阻碍其就位。根据模型设计,明确倒凹的位置和大小,特别是在邻近缺隙的基牙和邻牙邻面的倒凹处,以及软组织倒凹、缓冲区、骨尖处等位置,都需要进行适当的填补。

3. 填补倒凹

在填补倒凹时,常用的材料包括磷酸锌黏固粉或石膏,填补量要恰当适中,过多会导致基托与基牙之间留有空隙,影响固定效果;过少则不能发挥应有的作用。在处理牙冠轴面倒凹时,要确保雕刻刀的平面与就位道保持一致,以确保义齿的稳定性和舒适度。

三、𬌗关系的确定方法

(一)可摘局部义齿确定𬌗关系的方法

确定可摘局部义齿的𬌗关系是制作过程中至关重要的步骤,它直接影响到患者后续佩戴的舒适度和功能性。𬌗关系的方法多样,每一种方法都有其独特的优势和适用场景,医护人员需根据患者的具体情况和临床需求选择合适的方法进行𬌗关系的确定。

一种常用的方法是采用功能印模技术。这种方法通过精确的功能印模，能够捕捉到患者在咀嚼和说话时的口腔动作和表情。功能印模的制作需要患者参与，医护人员在捕捉印模过程中会引导患者进行各种口腔活动，例如咬合、张口、闭口等动作，以确保模型能够准确地再现患者的口腔状态和运动特征。

另一种常见的𬌗关系方法是使用面弓技术。面弓是一种精密的仪器，能够测量和记录下颌相对于颅面部的三维空间位置。在使用面弓进行𬌗关系时，医护人员首先会将面弓固定在患者的头部，然后通过仔细的调整和测量，确定下颌的精确位置和运动轨迹。这种方法特别适用于需要准确控制下颌位置的情况，例如在设计咬合面的时候能够提供有力的支持。

除了功能印模和面弓技术，还有一种被广泛应用的𬌗关系方法是利用拆卸性试基。试基是一种临时性的结构，通常由树脂或金属制成，能够模拟出最终制作的可摘局部义齿的形态和功能。在使用试基进行𬌗关系时，医护人员会根据患者的口腔结构和咀嚼功能进行调整和磨合，确保试基的咬合关系符合患者的舒适度和功能需求。这种方法能够提供实时的反馈和调整，帮助医护人员在制作义齿之前确定最佳的咬合关系。

（二）全口义齿𬌗关系的确定方法

全口义齿的𬌗关系确定是确保义齿适合性和功能性的关键步骤。本文将详细探讨全口义齿𬌗关系的确定方法，帮助读者理解在牙科实践中如何有效执行这一过程。

在进行全口义齿𬌗关系确定之前，首先需要进行全面的口腔检查和评估。这包括检查患者的口腔健康状况、牙列情况以及可能存在的牙周疾病或口腔病变。还需要评估患者的咀嚼功能和颌骨关系，以便为后续的𬌗关系确定提供必要的信息和基础数据。

一种常见的𬌗关系确定方法是使用功能性印模。通过这种方法，可以在口腔内重现患者的咀嚼运动和颌骨关系，以便在实验室中精确制作全口义齿。功能性印模通常需要患者参与，以便模拟真实的咀嚼动作和颌骨运动，从而确保最终制作的义齿在功能上的适合性和稳定性。

除了功能性印模，还可以通过面弓和关颌关系记录器等设备来确定全口义齿的验关系。面弓可以帮助记录颌骨之间的准确关系，包括中线位置、垂直维度和水平关系等。关颌关系记录器则能够在患者的自然咀嚼位点记录颌骨的关系，通常在咀嚼动作中保持颌骨的稳定性和正确的咬合关系。

在实际操作过程中，牙医或义齿技师需要精确记录和分析这些数据，以便在实验室中制定合适的全口义齿设计方案。这包括正确的牙排列、咬合面的设计以及义齿的尺寸和形状，以确保最终的义齿能够与患者的口腔结构和咀嚼功能完美匹配。

在确定全口义齿的验关系时，还需要考虑到个体化的因素和患者的特殊需求。每位患者的口腔结构和咀嚼习惯可能存在差异，因此需要在验关系确定过程中进行个性化的调整和优化。这包括根据患者的面容特征和咀嚼习惯调整义齿的外形和位置，以达到最佳的审美和功能效果。

验关系确定过程中的每一个步骤都需要严格的质量控制和检查。从印模制作到义齿加工，每一个环节都应确保精准和可靠，以避免后续义齿安装过程中出现不必要的调整或修正。这不仅能够节省时间和成本，还能够提升患者的治疗体验和治疗效果。

四、上𬌗架技术

上颌架技术是一种复杂而精密的口腔修复技术，主要应用于需要全口义齿修复的患者。它的核心在于设计和制作一种能够稳固支撑整个上颌义齿的支架结构，旨在提供最佳的功能性和美观效果。这项技术的成功与否直接影响到患者的生活质量和口腔健康。

上颌架技术的关键步骤包括详细的口腔检查和精确的影像学分析，这有助于确定口腔解剖结构、骨质情况以及周围组织的状态。根据这些信息，牙医可以制定个性化的治疗方案，确保义齿的稳固性和适配性。

在实际操作中，上颌架技术通常涉及到制作一个支架或框架，这个框架被精确地设计以适应患者的口腔结构。这些框架通常由金属合金或者高强度的塑料材料制成，其设计不仅要考虑到支持力的分布，还要兼顾到口腔内的美观度和舒适度。

在框架制作完成后，关键的步骤之一是确保框架的合适性和稳固性。这通常涉及到在患者口腔内的临床试戴和调整,以保证框架与周围组织的完美适配。牙医会根据患者的反馈和技术评估,进行必要的微调和调整,直到达到最佳的效果。

除了技术上的复杂性,上颌架技术在实际应用中还需要考虑到患者的个体差异和特殊需求。例如,有些患者可能需要额外的骨增量手术或者其他修复前准备工作,以确保框架的稳固性和持久性。

五、临床制取准确印模与模型的经验体会

(一)常见印模、模型不准的原因分析

在临床实践中,取印模不准确可能涉及多方面因素,影响最终模型的准确性和质量。首先是托盘选择不当的问题。当前市场上虽然有成品托盘可供选择,但由于型号不完整,可能导致在某些特定情况下无法满足准确印模的需求。我们研发的一次性塑料托盘提供多种尺寸选项,不仅保证了卫生清洁,还可以在现场通过简单的热水调整,以更好地适应患者口腔的特殊形态。即使选择了适当的托盘,若使用不当仍可能影响印模的准确性。

其次是印模材料质量的问题。常见的藻酸钠类弹性印模材料,虽然广泛应用,但市场上供应的产品可能存在质量不一的情况。例如,自行配制的海藻酸钠材料在经济和使用便捷性方面具有优势,但若组成比例不正确,可能导致流动性不足、表面不光滑或弹性不理想,进而影响印模的精确性和质量。在印模过程中,操作者需严格按照比例要求调配和操作,以确保材料能够在适当的时间内具备理想的流动性和塑性。

临床操作不当也是影响印模准确性的重要因素。操作者未能按照规范要求执行操作流程,可能会导致多种问题。例如,材料调拌不均匀或超时操作可能使印模表面不光滑、局部不清晰;未在可塑期内进行功能整塑可能使得印模未能正确反映口腔内部的实际状态;或者在取印模过程中,由于压力不均匀或未能保持托盘稳定,导致模型出现局部变形或受压不均。

在灌注模型的过程中,如石膏调配不当或操作不严谨,也可能造成模型硬度不足、存在气泡或其它质量问题,从而进一步影响最终模型的精确度。此时,操作者需要注意调节石膏的粘度和振荡时间,确保灌注后模型能够保持理想的

形态和强度。

（二）临床点滴经验体会

选择准确的托盘对于制作精准印模至关重要。在临床操作中，选择托盘时需注意几个关键点。托盘在选定后应进行口内试用，确保离黏膜转折处的距离符合要求，且不影响唇颊舌系带的功能活动。要确保修复体所需的伸展范围能够完全覆盖。特别是在利用天然余留牙齿确定𬌗关系时，上下颌牙齿的印模必须确保在制作过程中保持颌骨的稳定性，并在剥离模型后进行详细的核对和调整。如果托盘不符合要求，应及时更换或使用蜡片进行改造，必要时可以采用自凝塑料制作个别定制托盘，以保证二次印模的精确性和成功性。

采取正确的印模方法对于义齿修复的成功至关重要。目前临床上常用的印模方法包括一般解剖形态印模法和功能形态印模法。前者适用于无牙颌印模的制作以及一般的牙列缺损、牙体修复印模的制取。后者则适用于组织处于压缩状态下的印模制取，能够在灌注模型时均匀地分布力量于支持组织上。这种方法特别适用于游离端可摘局部义齿，有助于提升义齿的稳定性并保护基牙和牙槽骨。在选择印模方法后，临床修复工作者必须严格按照操作程序和方法进行操作，以确保印模的准确性和成功性。

掌握不同印模材料的性能和特点是制作准确印模的前提。临床上常用的印模材料包括弹性印模材料、印模胶、石膏印模和氧化锌印模材料等。根据不同的修复体类型和操作需求，选择合适的印模材料至关重要。每种材料都具有独特的性能和操作特点，例如海藻酸钠弹性印模材料操作方便、具有一定的弹性，适合复杂的印模需求。它也存在失水收缩和吸水膨胀的特性，需要在制取后立即灌注模型。临床操作者在使用特定印模材料时必须深入了解其性能特点，以确保印模的精确性和稳定性。

仔细检查和修整已制取的印模是确保最终模型准确性的重要步骤。印模从口腔中取出后，必须进行仔细检查，确保没有缺损，印迹清晰，组织纹理清晰。如果发现印模脱离托盘或有其他缺陷，应及时复位并进行必要的修复或者重取印模。对于印模上的气泡或其他缺陷，如使用石膏印模，则可以用熔蜡填补修整，必要时重新进行印模。特别是对于上颌腭部后份过长的印模材料，应当及时切除，以避免灌注模型时的不准确性和问题出现。

第四章 常见口腔修复技术应用

第一节 牙列缺失的全口义齿修复

一、牙列缺失后的组织改变

（一）颌骨的改变

牙列缺失对上下颌骨的影响主要体现在牙槽骨的改变。牙槽骨是随着牙齿的发育和功能而形成和维持的。当牙根逐渐增长并且牙齿在口腔中萌出时，牙槽骨也会随之形成。一旦牙齿缺失，牙槽骨就会失去功能性刺激，开始沿着牙根的方向逐渐吸收，形成所谓的牙槽嵴。

牙槽骨的吸收速度受多种因素影响，包括缺牙的原因、缺牙时间的长短、骨质的密度以及患者的整体健康状况，以及所戴义齿的适合性。由于牙周病引起的牙齿缺失，牙槽骨的吸收速度可能比龋齿或外伤导致的缺牙更快。缺牙时间越长，牙槽骨的吸收越显著。

一般来说，在缺牙初期，牙槽骨的吸收速度较快，大约3至5个月后，吸收逐渐减缓，甚至停止，但仍有轻微的缓慢吸收。一年后，牙槽骨的状态相对稳定，但长期来看，仍会有进一步的吸收。

牙槽骨的吸收程度也与骨质的类型有关，骨松质比骨密质吸收速度更快。全身健康状况差的患者相较于健康者，牙槽骨的吸收速度可能更快。

由于每个患者牙缺失的原因和时间不同，以及个体的骨质状况和健康状况，导致同一颌弓上的牙槽骨可能呈现不规则的凹陷或两侧不对称的现象。

牙列缺失不仅影响单个牙槽骨的形态，还可能对上下颌骨的整体结构造成不同程度的改变。这是因为上下颌骨的骨质结构不同,因此缺牙后牙槽骨的吸收和改变也会表现出不同的特征。

(二) 软组织的改变

牙列缺失对口腔结构的影响是深远且多方面的。当上下颌骨失去牙齿的支持后,牙槽骨开始不断吸收,这不仅影响了牙齿的稳定性,还导致了口腔内软组织的显著变化。

牙列缺失引起了附着在颌骨上的唇、颊和舌系带位置的改变。随着牙槽骨的吸收,这些系带与牙槽嵴顶之间的距离缩短,甚至可能与之齐平。唇、颊和舌的陷沟变得浅,严重时甚至导致口腔前庭与固有口腔之间的边界变得模糊不清。

在牙列缺失的情况下,舌失去了对牙齿的限制,可以向前或向外扩展。这种改变不仅影响了舌体的形态,还直接影响到面颌部软组织的外观。因为失去了牙齿的支撑,面颌部软组织可能会向内凹陷,与向外扩展的舌部相互接触,进一步导致面部皱纹的增加和鼻唇沟的加深,使整体面容呈现出衰老的特征。

唇颊部肌肉由于失去了牙齿咬合的支持,正常的功能性刺激减少。这种情况破坏了肌肉张力的平衡,导致肌肉失去正常的张力和弹性。口腔周围的肌肉组织在牙列缺失后可能会表现出松弛和不协调的状态。

口腔组织在缺乏正常功能刺激的情况下容易发生萎缩。黏膜可能会变得薄弱和平坦,丧失了正常的弹性、润滑性和光泽。由于缺乏牙齿的保护和支撑,口腔组织对疼痛和压力的敏感性增加,使得患者更容易感受到不适和疼痛。

(三) 颞颌关节的改变

牙列缺失对口腔和颌面部结构产生的影响远不止美观问题,它直接影响到咬合功能和颌面关节的稳定性。一旦牙齿缺失,下颌在咬合时失去了正常的支持,导致颌间距离缩短和髁状突向后移位。这种变化不仅影响了咀嚼功能,还可能引发颞颌关节紊乱综合征的出现。

正常情况下,牙齿在咬合时扮演着稳定颌骨位置的角色。缺失牙齿后,下颌无法获得足够的支持,咬合力分布不均,颌间距离变短,这使得髁状突可能向后移动，进而影响到颞颌关节的正常功能。颞颌关节紊乱综合征的典型表现包括关节疼痛、咬合困难、颞颌关节的弹响或卡顿感等症状，严重时甚至可影响到日常生活质量和口腔健康。

除了功能上的影响，牙列缺失还可能导致相关肌肉失去正常的张力和协调性。面部肌肉的改变会进一步影响到下颌的位置和运动模式，从而加剧颞颌关节紊乱的症状。患者可能感到颞颌关节区域的紧张、疼痛或局部的不适，这些都是颞颌关节紊乱综合征的典型表现。

为了减少和预防颞颌关节紊乱综合征的发生，及时的牙列修复和适当的口腔健康管理尤为重要。通过种植义齿、桥梁或假牙等方式，可以恢复缺失的牙齿，恢复咬合功能和颌面部结构的稳定性。定期的口腔检查和专业的口腔护理也能帮助预防和减轻颞颌关节紊乱综合征的症状，保障患者口腔健康和生活质量的提升。

二、全口义齿的固位

(一) 全口义齿的固位原理

全口义齿的固位原理是指义齿在口腔中保持稳定位置的基本原理。它关系到患者使用义齿的舒适度和功能性，对口腔健康具有重要影响。全口义齿通常由义齿基托和牙托两部分组成，其固位原理涉及到口腔组织的生理特征和力学作用。

全口义齿的固位依赖于口腔组织的生物力学适应性。义齿基托通过与牙槽嵴和牙龈粘膜的密切接触，利用软组织的弹性和稳定性，实现在口腔中的稳定固位。这种适应性使得义齿能够在咀嚼和言语功能中发挥正常作用，同时减少对周围组织的不良影响。

牙托的制作需要考虑到牙槽嵴的形态和大小，以确保义齿能够紧密贴合牙槽嵴表面，形成有效的支撑和固位。这种形态设计不仅提高了义齿的稳定性，还能减少义齿摩擦对口腔软组织的刺激。

全口义齿固位的关键还在于正常咬合力的分布和传递。通过合理的设计和精准的调整，义齿能够均匀地分担咀嚼时的力量，避免因咬合不均而导致的义齿松动或磨损。正常的咬合力传递不仅增强了义齿的稳定性，还有助于保持周围牙槽嵴和牙龈的健康状态。

在正常的口腔功能中，舌头和颊舌部位的肌肉运动以及唾液的自然分泌，对于维持义齿的稳定位置至关重要。合理利用这些生理机制，可以有效地减少义齿因外力干扰而移动或松动的风险，提升患者的舒适度和咀嚼效果。

定期清洁义齿和口腔内表面，避免食物残渣和细菌的滋生，不仅有助于保持义齿的清洁度和外观，还能延长义齿的使用寿命和固位效果。良好的口腔卫生习惯对于维持义齿的稳定性和舒适度至关重要，应成为患者日常生活中的重要一环。

（二）与全口义齿固位有关的因素

固位是全口义齿的重要指标，影响患者的舒适感和功能性。全口义齿的固位受多种因素影响，这些因素相互作用，决定了义齿的稳定性和使用效果。本文将深入探讨与全口义齿固位相关的各种因素。

全口义齿的固位与口腔解剖结构密切相关。牙槽骨的形态和质地直接影响义齿的稳定性。如果牙槽骨吸收过多或不均匀，会导致义齿固位不佳。牙槽骨的密度和高度也是影响固位的重要因素之一，这些因素决定了义齿基托的支撑面积和牙槽嵴的稳定性。

义齿基托的设计应考虑到口腔解剖的个体差异，以及患者的咬合力和口腔肌肉的活动情况。制作工艺的精细程度直接影响义齿的适配性和固位稳定性，采用先进的数字化制作技术可以提高义齿的精确度和适配性，从而改善固位效果。

患者的口腔功能状态也是影响全口义齿固位的重要因素之一。口腔肌肉的协调性和张口能力直接影响义齿的固位稳定性。对于某些患者，可能需要通过口腔康复训练来增强口腔肌肉的协调性和张口能力，从而改善义齿的固位效果。

良好的咬合关系能够平衡咬合力的传递，减少义齿基托和牙槽骨的不必要应力，从而提高义齿的固位稳定性。在义齿设计和调整过程中，需要重视咬合关系的调整，确保咬合力的均匀分布和适当传递。

口腔黏膜的健康与全口义齿的适配性和舒适性密切相关，不良的口腔黏膜健康状况可能导致义齿的不适感和固位不稳定。定期检查和维护口腔黏膜健康对于维持义齿的固位稳定性至关重要。

三、全口义齿的制作步骤和方法

(一) 印模与模型

无牙颌印模的分类和要求以及终模型的条件和处理,是义齿制作过程中关键的步骤和技术要求。在这个过程中,印模的精确程度和次数、以及患者张口或闭口状态的选择,都对最终的义齿适合性和舒适度有着直接的影响。

根据印模的精确程度可以分为初印模和终印模。初印模的制作是义齿制作的第一步,它决定了后续制作过程中的基础形态和尺寸。终印模则是在初印模的基础上进一步精细化,以确保最终义齿的精准配合和舒适度。根据印模的次数,可以分为一次印模和二次印模。一次印模通常使用合适的成品托盘进行制取,而二次印模则可能需要经过一些特定的处理步骤,如在初印模上进行组织面的刮除后再进行制取。

根据患者的口腔状态不同,印模可以分为开口式印模和闭口式印模。在实际临床操作中,开口式印模更为常见,因其能够在患者较为自然的口腔状态下进行,有助于准确捕捉到口腔组织的真实情况。

无牙颌印模的制作要求非常严格。首先是印模覆盖面积的要求,包括肌功能修整形成的唇、颊、舌侧边缘,义齿基托后界的精确覆盖,以及上颌后缘和下颌后缘的适当覆盖,保证了后续义齿的稳定性和舒适度。制取微压印模也是非常关键的步骤,它能够在微压状态下取得印模,避免了黏膜组织因受压而导致的变形,同时确保义齿基托能够获得良好的固位力。

对于终模型的要求,它不仅需要充分反映出无牙颌组织面的细微纹路,还应该在印模边缘清晰地显示出肌功能修整的痕迹和厚度。这些细节对于后续义齿的制作和最终适配至关重要。

(二) 确定颌位关系

确定颌位关系是义齿制作过程中至关重要的步骤,它直接影响到最终义齿的舒适性和功能性。颌位关系的准确性决定了义齿在口腔中的位置、咀嚼功能的效果以及面部表情的自然性。在义齿制作过程中，通过精确测量和分析，确立合适的颌位关系是保证义齿稳固固位和患者口腔健康的关键步骤之一。

确定颌位关系需要进行详细的口腔检查和分析。通过检查患者的口腔结构、牙列情况以及现有牙槽嵴的形态，义齿技师能够了解到患者的口腔状态及其与义齿之间的适配情况。这些信息为确定正确的颌位关系提供了重要的基础，确保义齿能够与现有口腔结构完美融合。

确定颌位关系涉及到精确的测量和记录。通过使用专业的测量工具和技术，如面弓和颌下关系记录器等，义齿技师能够精确地记录下患者的上下颌关系。这些记录不仅包括颌骨的位置和咬合关系，还需要考虑到患者的咬合力分布和口腔功能的特殊需求，以便制作出符合个体化需求的义齿。

通过与患者的沟通和合作，义齿技师能够了解到患者在日常生活中的咀嚼习惯、语言表达方式以及面部表情的特点。这些信息不仅有助于确定正确的颌位关系，还能够提高义齿的适应性和患者的整体满意度。

根据患者的牙列情况和牙槽嵴的形态，义齿技师可以选择合适的材料来制作义齿基托和牙托，确保它们能够与现有口腔结构完美契合，并保持稳固的固位。

（三）上胎架

上胎架是一种关键的口腔修复技术，特别适用于需要全口义齿修复的患者。它不仅提供了稳固的支撑结构，支持整个上颌义齿的稳定性和功能，还能有效改善患者的咀嚼能力和口腔美观。

在上胎架技术中，关键的步骤包括详细的口腔检查和精确的影像学分析。这些步骤帮助牙医确定口腔解剖结构、骨质情况以及周围组织的状态，为制定个性化的治疗方案提供了必要的信息。制作上胎架的过程中，首先需要制作一个精确适合的支架或框架，这通常由金属合金或高强度塑料材料制成。这些材料不仅要能够支持整个义齿结构，还要兼顾到口腔内的美观和舒适度。

在实际操作中，上胎架的设计和制作需要严格遵循技术规范和操作流程。制作完成后，必须进行口腔内的临床试戴和调整，以确保胎架与周围组织的完美适配和稳固性。通过患者的反馈和技术评估，可以进行必要的微调和调整，直到达到最佳的效果。

上胎架技术的成功与否直接关系到患者的生活质量和口腔健康。它不仅恢复了患者的咀嚼功能，还提升了口腔美观度，使患者能够自信地展示笑容。上胎架还有助于保护和稳定周围的基牙和牙槽骨，减少进一步牙槽骨吸收和牙齿移动的风险。

随着技术和材料的不断进步，上胎架技术在口腔修复领域的应用范围和成功率正在不断扩展。它为失去多颗牙齿的患者提供了一种可靠的解决方案，改善了他们的生活质量并增强了口腔健康。未来，随着科学技术的进步，上胎架技术将继续演变和改进，为更多有需要的患者带来更好的口腔修复效果和体验。

第二节 牙列缺损的可摘局部义齿修复

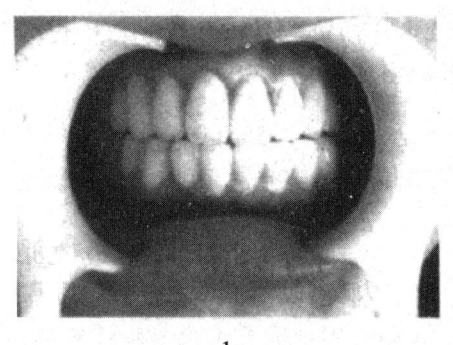 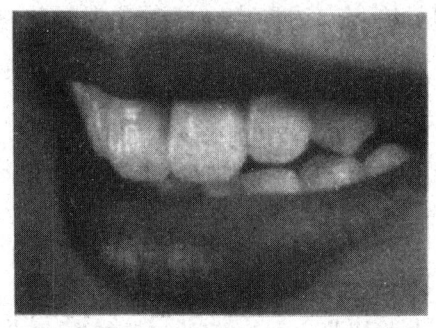

1　　　　　　　　　　　　2

图4-1 前牙 $\frac{3\mid3}{3\mid3}$ 烤瓷冠修复的美观效果

1. 口内正面观　　　　2. 口外侧向观

一、牙列缺损的可摘义齿修复

（一）可摘义齿的特点和生理基础

可摘义齿作为一种常见的口腔修复方案，具有其独特的特点和生理基础。这些特点不仅包括其设计的灵活性和适应性，还涉及到对口腔健康和功能恢复的积极影响。

可摘义齿的显著特点之一在于其可移动性。与固定桥梁或种植体不同，可摘义齿可以方便地从口腔中取出和重新放置。这种设计使得患者能够更容易地清洁义齿和口腔，从而减少了龋齿和牙周疾病的风险。可摘义齿的可移动性也使得口腔卫生护理更为便利，能够有效预防口腔疾病的发生。

可摘义齿具有较好的适应性和调整性。这种类型的义齿能够根据患者口腔结构的变化进行调整和修复。当患者的牙槽骨发生吸收或变化时，可摘义齿可以通过重新调整基托或更换成新的义齿来适应新的口腔环境，从而延长其使用寿命和舒适度。

在生理基础方面，可摘义齿的设计考虑到了口腔健康的重要因素。正常的口腔结构需要有牙齿来保持咀嚼功能和口腔的正常形态。缺少牙齿可能会导致周围牙齿的移位和牙槽骨的吸收。通过使用可摘义齿，可以恢复这些功能，减少牙槽骨的吸收并提供对周围结构的支持，从而有助于维持口腔健康。

可摘义齿的设计还考虑到了口腔的生理运动。在正常的咀嚼和言语过程中，牙齿和牙槽骨之间会发生微小的移动和应力。可摘义齿通过其与牙龈和牙槽骨的适当接触，能够模拟自然牙齿的这些生理运动，从而提供更自然和舒适的口腔感觉。

除了生理上的适应性，可摘义齿还能够在美学上提供良好的外观效果。现代的义齿材料可以根据患者的牙齿颜色和形态进行定制，使义齿看起来与自然牙齿相似。这种个性化设计不仅有助于恢复患者的自信心，还能够改善面部轮廓和表情，使得面部外观看起来更加年轻和自然。

在功能恢复方面，可摘义齿能够有效恢复咀嚼和言语功能。缺失牙齿会显著影响食物的咀嚼和消化过程，也可能影响言语清晰度和发音准确性。通过合适的可摘义齿，患者可以恢复正常的咀嚼能力，改善食物的摄入和消化，同时也能够减少言语障碍的可能性，使得患者能够更加自如地与他人交流。

（二）可摘义齿美容修复的要点

可摘义齿由于适应范围广、操作容易、设备简单、价格便宜等特点，因此可摘义齿的修复较为实际和重要，其美容修复不仅要修复缺失的牙齿和黏膜、牙槽骨等软、硬组织，恢复和改善牙弓外观和面容外形，而且由于患者要经常自行取戴，可摘义齿制作还要体现出雕塑的立体美、绘画的色彩美和书法的线条美，使之成为一件精美实用的工艺品，给人以视觉美的感受（图4-2）。

1. 制作步骤

义齿的制作是一项复杂而精细的过程，它包括多个关键步骤。需要进行义齿的设计和口腔预备，确保能够准确地适配患者的口腔结构和功能需求。随后，制取印模并灌制模型，这是制作过程中的重要一环，为后续步骤提供精确的口腔结构参考。

接下来，是确定和转移颌位关系的阶段，确保义齿能够与自然牙或对牙准确对合，以达到良好的功能性。随后进行义齿的模型设计，这一步骤注重于结构的精细化和适配性，确保最终的义齿能够完美地融入患者的口腔。

铸造或弯制义齿支架是接下来的任务，这要求技艺娴熟和材料的精准使用，以保证义齿的耐用性和稳定性。然后是排牙和完成蜡型的过程，通过精细的工艺调整义齿的外观和功能细节，使其符合患者的个体化需求。

装盒、去蜡、充填塑料、热处理、开盒和磨光是接下来的步骤，这些工序需要严格按照流程进行，确保义齿的质量和适配性。进行试戴、调𬌗和抛光，通过与患者的沟通和调整，使义齿达到最佳的舒适度和功能性表现。

2. 美容修复要点

（1）在设计人工牙时，需要考虑到其大小、形态、颜色和排列等因素。这些因素直接影响到义齿的整体美观性和舒适性。为了达到美学的要求，人工牙的设计需要注重细节，力求符合口腔内其他牙齿的形态，保持自然。人工牙的颜色也应该与周围牙齿相协调，避免出现颜色差异过大的情况，影响整体美观度4-2。

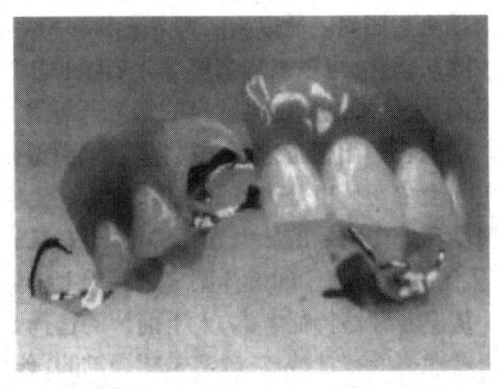

图4-2 美观舒适的可摘义齿

(2) 为了进一步改进可摘局部义齿的审美效果，需要在设计和制作过程中做出一些努力。需要精心设计就位道，特别是在前牙缺损的情况下。当义齿与缺损牙之间出现大的楔状间隙时，会影响美观效果。在确定就位道时，可以适当将模型平台后倾，即将倒凹向后集中，形成从前向后的就位道，从而减小楔状间隙，改善美观效果。

可以利用栓道式附着体，相比传统类型的卡环，栓道式附着体暴露的金属较少，有助于提高美观性。利用圆锥套筒冠作为覆盖义齿固位体，可以完全不暴露金属，进一步提升美观性（图 4-3）。基托的设计也是关键。基托的色泽应该选择与周围组织相协调的颜色，同时形状应该仿真牙根凸凹形态，为义齿的美感增添亮点。

卡环、基托、杆、支架等组成部分虽然在口腔内往往不能被看见，但是由于可摘局部义齿能够摘下来，所以这些部分应该做得像一件艺术品，每个细节都要精心设计。基托不应过厚或过薄，厚度和密度应均匀一致，有半透明晶莹细腻的视感。卡环的设计也很重要，根部略粗厚，至尖部逐渐变薄变细，每个部位都应表现出圆润的曲线，这样不仅美观，而且舒适度更高，异物感较小，并符合力学原理，防止应力集中导致薄弱环节的损坏。

人工牙排列的中线问题也需要注意。应尽可能使上下牙列中线一致且与面部中线重合。但是，当存在矛盾时，下牙列中线应迁就上牙列中线，同时上牙列中线位置（与面中线的一致）又应迁就牙齿外形的自然美观。当缺少两个中切牙、缺隙宽度正常但略偏向一侧时，宁可排列两个对称自然的牙，即使中线略偏，也不应强求中线居中而排列一大一小两个不对称的牙（图 4-4）。

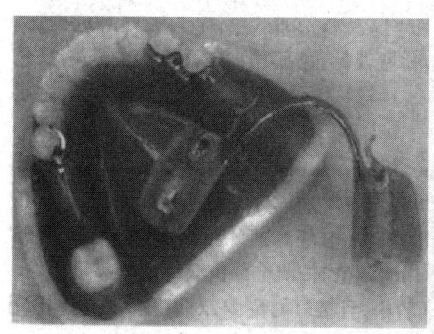 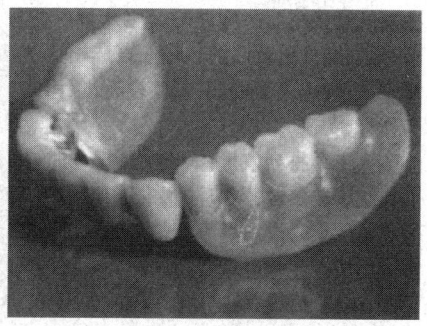

图 4-3　利用附着体固位的可摘义齿

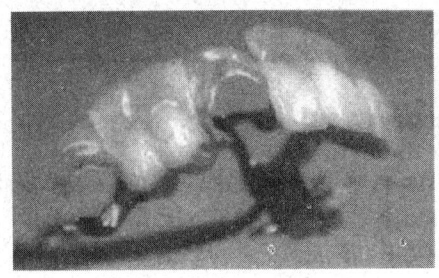 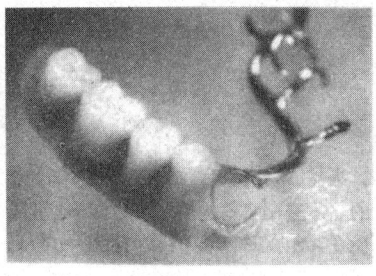

图 4-4　金属支架＋透明美学卡环的可摘义齿

在前牙形、色、排列问题上，在不影响功能和保障余留牙软、硬组织健康的原则下，还要注意尊重患者的意见，因为每个人的审美情趣各有千秋，是不能强加于人的（图 4-5）。

二、牙列缺损的固定义齿美容修复

20 世纪 80 年代，出现了铸造玻璃陶瓷材料，它比普通瓷的强度高，因而在其制冠时，不必再做内层金属基底冠，简化了工序，避免了金属对瓷颜色的影响，且具有良好的半透明性和立体透视感，是当前美学效果最佳的人造冠材料。但由于无金属基底冠，用来制作固定桥时需特别注意提高它的机械强度（图 4-6）。

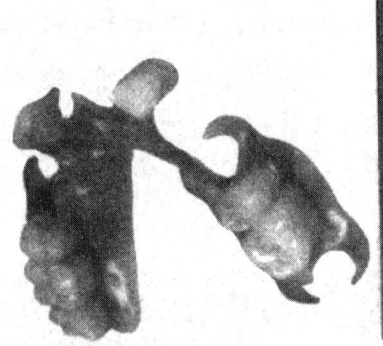 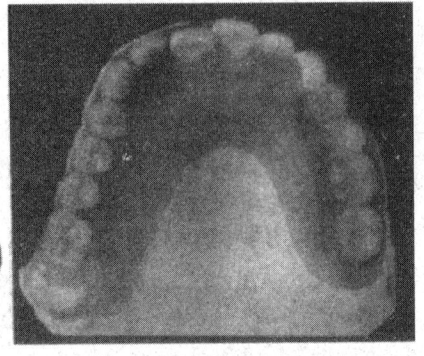

图 4-5　无卡环的可摘义齿

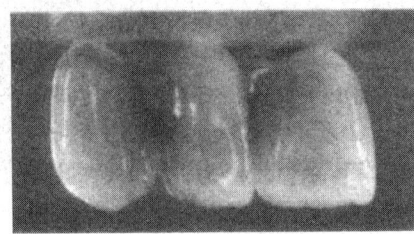 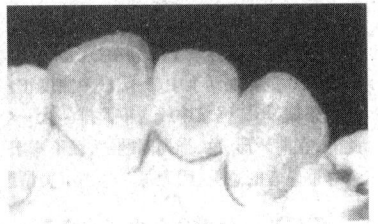

图 4-6　前牙烤瓷固定桥

（一）固定义齿的特点和生理基础

固定义齿是一种常见的牙齿修复体，它主要用于替代缺失的牙齿并恢复其功能。其主要特点在于牢固、耐用，并且能较好地恢复患者的咀嚼功能和美观效果。固定义齿的设计和使用基于一定的生理基础，这些基础确保了固定义齿在口腔内的长期稳定性和有效性。

固定义齿具备良好的稳定性，这是其主要的优点之一。由于固定义齿是通过粘接或其他方式固定在原有牙齿上，因此能够提供持久的支撑。这种固定方式不仅能防止固定义齿的移位或脱落，还能确保其在日常使用中的安全性。固定义齿的稳定性源于其设计中的生理基础，比如基牙的健康状况和牙周组织的支持。

现代固定义齿通常由高强度材料制成，如陶瓷、金属合金或复合材料，这些材料不仅具备良好的机械性能，还具有较高的耐腐蚀性。固定义齿在正常使用情况下，能够长时间保持其形态和功能，不易发生磨损或损坏。这种耐用性对于患者来说，意味着较少的维护和更长的使用寿命。

（一）固定义齿修复设计及美学修复要点

固定义齿修复设计在口腔医学中具有重要意义。合理的修复设计必须考虑患者的口腔状况，包括牙齿排列、咬合关系以及牙周健康等因素。牙齿的缺失不仅影响咀嚼功能，还对患者的发音和面部美观产生不良影响，因此修复设计需要全面考虑功能和美学两个方面。

进一步分析，固定义齿的设计需要选择合适的修复材料。目前常用的材料有金属、陶瓷以及复合材料等。每种材料都有其独特的优缺点。金属材料具有良好的强度和耐用性，但美观性较差；陶瓷材料则因其优越的美学效果和生物相容性受到广泛欢迎，但其强度相对较低。在实际应用中，往往根据患者的具体需求和经济条件进行个性化选择。

接下来，精确的取模和制作工艺是确保固定义齿修复成功的关键步骤。取模的精确性直接关系到修复体与基牙的密合度，从而影响固定义齿的稳定性和使用寿命。现代取模技术不断进步，例如数字化扫描技术的应用，极大地提高了取模的精度和效率。制作工艺的精细化要求也在不断提升，工艺流程的每一个环节都需要严格控制，以确保修复体的最终质量。

在咬合不良不仅会导致修复体的早期磨损和破损，还可能引起颞下颌关节的功能障碍。设计时应充分考虑上下牙列的接触关系，确保在不同的咬合运动中，修复体能保持良好的接触和支持。必要时，可以进行咬合重建，以恢复患者的正常咬合功能。

美学修复方面，颜色匹配是一个关键因素。牙齿的颜色是由多个因素共同决定的，包括牙釉质的透明度、牙本质的颜色等。为了实现逼真的美学效果，修复体的颜色应与周围天然牙齿的颜色高度一致。通过采用先进的比色技术和材料，可以实现自然逼真的修复效果，从而提高患者的满意度。

健康的牙龈组织是美学修复的重要组成部分。修复设计应确保修复体的边缘线与牙龈缘紧密贴合，以防止食物嵌塞和牙龈炎的发生。修复体的形态设计也要注意与邻牙和对颌牙的协调，避免形态不当导致的食物嵌塞和清洁困难。

对于前牙区的修复，形态和比例的设计尤为重要。前牙的形态直接影响到面部的整体美观。在设计时应充分考虑牙齿的长度、宽度以及与面部其他部位的比例关系，以实现自然和谐的修复效果。现代美学修复技术，如微笑设计软件的应用，可以帮助医生在设计过程中更准确地模拟和调整修复体的形态和比例。

进一步，固定义齿修复还涉及到生物力学的考量。修复体的设计必须能够承受口腔内的各种咬合力和剪切力。特别是在多牙缺失或咬合力较大的患者中，设计时需要考虑到修复体的结构强度和抗力分布，以防止修复体的变形或断裂。

在实际操作中，患者的个体差异也需要特别关注。每位患者的口腔环境和需求都是独特的，因此修复设计应具有个性化和定制化的特点。通过详细的口腔检查和患者交流，了解其具体需求和期望，从而制定出最适合的修复方案。

固定义齿修复设计还要注意长期的维护和保养。修复体在口腔中长期使用，难免会受到磨损和老化。设计时应考虑到修复体的可修复性和可更换性。定期的口腔检查和维护保养，可以延长修复体的使用寿命，保持其功能和美观。

（三）前牙缺失的固定美容修复

前牙缺失不仅会影响美观，还会影响咀嚼功能和发音。对于很多患者来说，修复前牙缺失不仅是一个功能性问题，更是一个审美需求。固定美容修复成为了众多患者的选择，其能够有效地恢复牙齿的功能和外观。

前牙缺失带来的影响是多方面的。除了显而易见的美观问题，缺失的前牙还会导致发音困难，特别是在发出某些辅音时，舌头无法正确地与牙齿接触，从而导致发音不清。缺失的牙齿还可能引发咀嚼功能障碍，长期下来会影响患者的消化系统健康。

固定美容修复技术的发展使得前牙修复变得更加可行和美观。目前常用的固定美容修复方法有牙桥和种植牙。这两种方法各有优缺点，需要根据患者的具体情况来选择。牙桥修复是一种传统的修复方法，通过在缺失牙齿的两侧磨损健康牙齿来固定假牙，这种方法的优点是修复时间较短，费用相对较低。这种方法需要磨损健康牙齿，对天然牙齿有一定的损害。

与牙桥相比，种植牙是一种更加先进的技术。种植牙通过在缺失牙齿的位置植入人工牙根，然后在其上安装牙冠。这种方法不需要磨损健康牙齿，而且种植牙的稳固性和使用寿命都优于牙桥修复。种植牙可以模拟天然牙的功能和外观，使用起来也更加舒适。种植牙的费用较高，手术过程复杂，需要一定的恢复时间。

在选择固定美容修复方法时，患者需要考虑多个因素。首先是经济因素，不同的修复方法费用差异较大，患者需要根据自己的经济能力进行选择。其次是牙齿健康状况，有些患者可能因为牙齿健康问题不适合某些修复方法。再次是患者的个人需求和期望，有些患者更注重修复的美观效果，而有些则更注重修复的功能性。

固定美容修复不仅仅是一个技术问题，还涉及到患者的心理健康。前牙缺失会对患者的自信心造成很大的打击，特别是在社交场合，患者可能会因为害怕被人注意到缺失的牙齿而感到不自在。通过固定美容修复，患者可以重新找回自信，积极地参与社交活动，提高生活质量。

固定美容修复的成功离不开医生的专业技术和患者的配合。医生需要根据患者的具体情况制定个性化的修复方案，确保修复效果的最大化。患者在修复过程中的配合也非常重要，包括术前的准备、术后的护理以及定期的复查等。

在固定美容修复的过程中，材料的选择也是一个关键因素。目前常用的修复材料有金属、陶瓷和复合材料等。金属材料强度高，但美观性较差，通常用于不显眼的部位。陶瓷材料则具有良好的美观效果，颜色和质地都接近天然牙齿，是前牙修复的理想材料。复合材料的性能介于金属和陶瓷之间，既有一定的强度，又有较好的美观效果。

随着科技的进步，固定美容修复技术也在不断发展。数字化技术在固定美容修复中的应用越来越广泛。通过计算机辅助设计和制造（CAD/CAM）技术，医生可以更加精准地设计和制作修复体，提高修复的精度和效果。三维打印技术的发展也为固定美容修复提供了更多的可能性。

三、牙列缺损的黏结固定义齿修复

（一）黏结固定义齿的适应证和禁忌证

黏结固定义齿作为一种现代牙科修复技术，适用于多种情况下的患者，同时也有一些禁忌证需要注意。黏结固定义齿适应证包括但不限于以下几个方面：

对于前牙的修复，特别是那些需要保留最大限度天然牙组织的情况下，黏结固定义齿可以提供美观自然的修复效果。它能够通过精准的色彩匹配和表面处理，与周围牙齿融合，几乎看不出修复的痕迹，满足患者对口腔美观的高要求。

对于后牙的修复，特别是轻度至中度牙体缺损或修复需要较少准备的情况下，黏结固定义齿能够提供可靠的修复方案。它通过与牙体表面的微机械结合，可以提供良好的密合度和稳固性，不仅修复了牙体的形态和功能，还能保留更多的健康牙体组织。

黏结固定义齿还适用于一些特殊情况，如修复裂缝牙、修复色素沉积明显的牙齿、进行牙齿色彩修复等。它不仅仅可以改善牙齿的外观，还能提升患者的自信心和生活质量。

黏结固定义齿也存在一些禁忌证需要慎重考虑：

对于严重磨损或破坏的牙体，特别是牙齿残根或根部病变的情况，黏结固定义齿的粘结力可能无法满足牙齿修复的长期稳定性需求。在这些情况下，可能需要考虑使用其他更加结实和稳固的修复材料或方法。

对于牙体缺损较大、牙齿结构较弱或者存在严重的牙龈问题的患者，黏结固定义齿的粘结面积有限，可能无法提供足够的支持和稳固性，影响修复的长期效果。

对于有严重牙周病、牙齿位置不佳或存在咬合问题的患者，黏结固定义齿的粘结方式可能受到牙齿周围环境的限制，影响修复的稳定性和持久性。

（二）黏结固定义齿的特点

黏结固定义齿是一种现代化的口腔修复技术，具有许多独特的特点和优势。这种技术通过将人工制作的修复体牢固地粘结在自然牙齿表面或牙周组织上，来恢复缺失的牙齿功能和美观。

黏结固定义齿的主要特点之一是保留更多的健康牙组织。相比传统的牙桥修复方法，黏结固定义齿无需将周围的健康牙齿削减成桥墩，而是通过特殊的粘接技术将修复体直接黏结在牙面上。这种方法最大程度地保留了周围健康牙齿的结构完整性，减少了对自然牙的损伤。

由于现代材料的广泛应用和精密的制作工艺，黏结固定义齿可以达到与自然牙齿相似的色泽和形态，使修复体与周围牙齿融为一体，难以察觉。

粘接剂的使用使修复体与牙齿结合紧密，有效防止了义齿在咀嚼和日常活动中的移动和松动，提升了患者的舒适感和信心。

相比传统的义齿修复方法，由于不需要进行大范围的牙体削减和槽减操作，黏结固定义齿减少了牙周组织的损伤和创伤，降低了患者感染的风险，有利于口腔健康的长期维护。

黏结固定义齿的制作过程相对简便和快速。现代技术和材料的进步使得义齿的设计和制作可以更加精准和高效，大大缩短了患者等待修复的时间，提升了治疗的效率和舒适。

（三）黏结固定义齿分类及其制作

黏结固定义齿是一种常用于牙科修复的材料，主要由树脂和填料组成，具有优良的美观性和生物相容性。根据其用途和制备方法的不同，黏结固定义齿可以分为直接黏结固定义齿和间接黏结固定义齿两种类型。

直接黏结固定义齿是指直接在口腔内制备和修复的黏结固定义齿。牙医会准备和清洁患牙，然后选择合适的色调和形状的树脂材料，将其填充在蛀牙或受损的部位。随后，使用特定的光固化器对树脂进行固化，确保黏结固定牙修复的坚固性和耐用性。这种方法通常速度较快，且不需要多次牙科访问。

间接黏结固定义齿则是通过间接方法制备的修复物，需要在牙科实验室中进行制作。在制作过程中，牙医首先准备患牙并取得准确的印模。根据印模，技师使用特定的CAD/CAM技术或手工技艺制作出与患牙形状和色泽相匹配的修复体。完成后，这些间接修复物再次固定在患牙上，确保其与自然牙的密合度和功能性。

无论是直接还是间接方法，黏结固定义齿的制作都需遵循严格的步骤和技术要求，以确保修复物的质量和长期稳定性。黏结固定义齿不仅可以修复牙齿的结构功能，还能重建牙齿的自然外观和咀嚼功能，从而提高患者的生活质量和口腔健康。

（四）影响黏结固定义齿修复效果的因素

黏结固定义齿修复效果的优劣，受多种因素共同影响。材料选择是关键因素之一。不同的修复材料具有各自独特的黏结特性和生物相容性，例如复合树脂、陶瓷或金属合金，它们的选择直接影响修复体的耐久性和美观度。黏结剂的性能对修复体的长期稳定性至关重要。优质的黏结剂能够有效结合修复材料与牙体，提供持久的粘接力，抵御口腔中的化学和生物性挑战。修复体的设计和制备技术也对黏结固定的效果产生深远影响。精确的修复体设计可以减少边缘渗漏和龈下感染的风险，同时确保修复体与周围组织的密合度和兼容性。再者，牙体的准备和处理技术在黏结固定过程中起着关键作用。良好的牙体准备不仅有助于黏结剂的牢固附着，还能最大限度地保留健康牙体组织，减少牙体对修复体的应力反应。临床操作的技术水平和医疗环境的控制也直接影响黏结固定的成功率。严格的操作规范和现代化的医疗设备能够确保修复过程的精确性和安全性，提升患者的治疗体验和修复体的长期效果。

第三节 牙体缺损的修复

一、牙体缺损的美容修复原则

(一) 从审美角度选择牙色材料

从审美角度选择牙色材料，需要考虑多方面的因素。牙色材料的选择要与患者的自然牙齿颜色相匹配，这样才能达到自然和谐的效果。在选择牙色材料时，医生会使用色板进行比对，根据患者的牙齿颜色、肤色、年龄等因素进行综合考虑。色板上的色阶涵盖了各种自然牙齿颜色，能够帮助医生和技师找到最适合患者的颜色。

牙色材料的透光性是一个重要的审美因素。天然牙齿具有一定的透光性，这种特性使得牙齿在光线下显得更加自然和有层次感。在选择牙色材料时，透光性是必须考虑的一个方面。现代的陶瓷材料，如氧化锆陶瓷，具有良好的透光性，能够模拟天然牙齿的光学特性，使修复后的牙齿看起来更加逼真。

除了透光性外，牙色材料的表面光泽度也是影响美观效果的重要因素。光泽度高的材料能够更好地反射光线，使牙齿表面显得光滑亮丽。天然牙齿表面具有一定的光泽，因此选择具有高光泽度的材料可以使修复后的牙齿在视觉上更加接近自然牙。陶瓷材料因其表面光滑且易于抛光，成为了目前审美效果较佳的牙色材料之一。

牙色材料的耐用性和色稳定性也是不可忽视的审美因素。修复后的牙齿需要长期使用，因此材料的耐用性直接关系到其美观效果能否持久。色稳定性则指材料在长期使用过程中，是否会出现颜色变化。优质的牙色材料应具有高耐磨性和良好的色稳定性，确保在多年使用后仍能保持初始的美观效果。陶瓷材料和一些高性能复合树脂材料在这些方面表现优异。

(二) 正确地恢复形态和功能

牙冠的解剖生理形态对维持口腔颌面系统的功能，保护牙周组织的健康具有重要作用。牙齿的轴面形态能够确保食物在咀嚼过程中正常排溢，从而对牙龈进行生理刺激。这种生理刺激有助于维护牙颈部龈组织的张力，保持牙龈的健康状态。通过合理的设计，修复体还可以自洁，减少食物残留和菌斑积聚，预防龋齿和牙周病的发生。

进一步探讨，牙冠修复体的邻面应与邻牙紧密接触。这种紧密接触能够有效防止食物嵌塞，保护邻牙和牙龈组织。邻面接触还可以维持牙位的稳定，防止牙齿移位或倾斜。邻面接触能够分散咬合力，降低单个牙齿所承受的压力，有利于保持牙齿和牙周组织的健康。

在设计牙冠修复体时，合理的外展隙也是一个重要考虑因素。外展隙的存在有助于在咀嚼运动中减轻牙周组织的负担，防止牙周组织过度受力而导致损伤。通过合理的外展隙设计，可以提高咀嚼效率，同时保护牙周健康，使口腔系统在咀嚼过程中达到最佳状态。

上前牙的切嵴具有引导下颌运动的作用。切嵴的形态和位置对下颌运动轨迹的影响至关重要。一个稳定谐调的切嵴关系是有效恢复咀嚼功能的基本条件之一。通过合理的修复设计，可以确保上前牙的切嵴与下颌牙齿的接触关系协调一致，从而稳定下颌运动，恢复正常的咀嚼功能。

进一步分析，牙冠的解剖生理形态不仅影响口腔功能，还对美观有着重要作用。牙齿的形态、颜色和排列是面部美观的重要组成部分。一个自然美观的牙冠修复体能够显著提升患者的自信心和生活质量。在设计过程中，应充分考虑患者的面部特征和个性化需求，确保修复体在功能和美观之间达到最佳平衡。

牙冠修复体的形态还应有助于口腔的自洁功能。合理的牙冠形态设计可以使食物和菌斑不易积聚，从而减少龋齿和牙周病的发生几率。特别是在后牙区，修复体的形态应有助于咀嚼运动中的自洁作用，确保牙齿和牙周组织的长期健康。

（三）抗力形和固位形的要求

合理的抗力形和固位形是确保修复体不破裂、不脱位、不折断的基本前提。抗力形指的是修复体和患牙能共同抵抗各种外力而不被破坏的能力。为了增强修复体的抗力形，需采取多种措施，包括保证修复体具有适当的体积、合理设计修复体的外形以防止应力集中、选择理化性能优良的修复材料，以及完善修复制作的质量等。

增强修复体抗力形的方法首先在于保证修复体的适当体积。这意味着修复体必须有足够的厚度和密度，以承受在使用过程中所受到的各种应力。修复体体积过小容易导致其在咀嚼过程中断裂或变形，而过大的修复体又可能不符合口腔的生理结构，导致不适。找到一个平衡点非常重要。

合理设计修复体的外形也是增强抗力形的关键。修复体的形状设计要考虑应力分布的均匀性，避免应力集中在某一个点或区域。通过优化修复体的形状，可以有效地分散施加在其上的力，减少破裂的风险。可以通过设计弯曲的边缘或加厚某些特定区域来避免应力集中。

选择理化性能优良的修复材料也是不可或缺的一环。理化性能好的材料不仅能提高修复体的强度和耐久性，还能增强其与患牙的粘接性，防止在使用过程中脱落。目前，常用的修复材料包括金属、陶瓷和复合材料等。这些材料各有优缺点，需要根据具体情况选择最合适的材料。陶瓷材料的颜色和质感接近天然牙齿，是前牙修复的理想选择，但其脆性较大；而金属材料虽然强度高，但美观性较差。

完善修复制作的质量是保证修复体抗力形的最后一道防线。在修复体的制作过程中，精确的工艺和严格的质量控制至关重要。任何微小的缺陷都可能在使用过程中扩大，最终导致修复体的失效。从模型制作、材料选择到修复体的最终成型，每一个环节都需要高度的专业技能和细致的工作态度。

固位力则是指修复体在行使功能时抵御各种作用力而不发生移位或脱落的能力。增强固位力的几何形状，包括面、洞、沟等称为固位形。固位形的设计在修复过程中同样至关重要，它直接关系到修复体的稳定性和使用寿命。

固位形的几何设计需要根据修复部位的具体情况进行调整。前牙在形态、结构、咬合负荷和受力方向上与后牙有显著的不同，因此在设计抗力形和固位形时需要特别注意一些因素。前牙在受力时，牙颈部承受的是剪切应力，而切嵴处承受的是张应力，切角处受力最大。设计时需考虑这些应力分布特点，避免在这些关键部位出现应力集中。

(四)尽可能保存牙体组织

保留足够的牙体组织是实现修复体抗力、固位及远期疗效的关键原则。在进行牙体预备的过程中,需避免两种极端倾向:一是过度磨切,可能会影响牙体的牙髓健康和固位功能;二是过于保守,可能会影响修复体的质量和稳固性。正确的牙体预备必须在保证修复体质量的兼顾周围组织的健康,体现整体优化的观念。

牙体预备的首要目标是去除任何组织病变,确保修复后的牙体周围环境清洁和健康。这包括清除龋齿组织、移除牙体裂缝或其他病变区域,以消除隐患并为修复体提供健康的基础。通过有效的去除病变组织,可以避免修复体在疾病环境下的潜在问题,保证修复的长期成功。

轴壁倒凹的存在可能会导致修复体无法完全覆盖或固定,影响其稳固性和功能性。通过精确的预备过程,可以有效地消除轴壁倒凹,为修复体的精准安装提供必要的空间和条件。

固位形的合理设计能够确保修复体在牙体上的稳固性和长期使用的可靠性,避免修复体松动或脱落的风险。通过精细的固位形预备,可以最大程度地提升修复体的功能性和耐用性。

预防性扩展牙体也是牙体预备的重要目标之一。扩展牙体可以使修复体更容易进行自我清洁,有效预防继发龋的发生。这种预防性的措施不仅有助于保护修复体的周围牙体健康,还能延长修复体的使用寿命,减少二次修复的可能性。

保护牙髓及牙龈组织的健康也是牙体预备的重要考虑因素。在进行预备过程中,必须采取措施保护牙髓和牙龈组织,避免损伤或感染的发生。这包括使用冷却水冷却牙体、避免过度磨损和使用防护性材料以保护敏感组织,确保患者的舒适和安全。

另一方面,牙体预备需要开辟修复体所需的空间,确保修复体具有足够的强度、厚度和美观效果。这要求在预备过程中精确控制牙体的磨除量和形态,以满足修复体的设计要求,并确保修复体与周围牙齿的协调一致。

调整过长的牙齿,使其成为主要咬合牙,是牙体预备过程中的一项重要任务。通过适当的磨除和整形，可以建立更加和谐的咬合关系，减少不必要的牙齿力学不平衡，提升修复后的口腔功能和舒适度。

二、牙体缺损的嵌体修复

嵌体（inlay）作为一种牙体修复体，在口腔修复领域中具有特殊的地位和作用。它通过嵌入牙体窝洞内部，恢复牙体的形态和功能，被广泛应用于处理各种牙体缺损。理论上，所有能够用充填材料修复的牙体缺损都可以考虑使用嵌体修复。随着口腔充填材料的不断发展，充填方法在许多情况下已能取得较为满意的修复效果，且制作过程更为简便。通常只有在特定情况下，如前牙缺损、V类洞及涉及切角较大或牙龈下硬组织的缺损等复杂情况，才会考虑选择嵌体修复来达到更理想的修复效果。

进一步分析，嵌体修复体的选择通常基于多种因素的综合考量。嵌体能够提供比传统充填更为精细和持久的修复效果。由于嵌体是在牙体内部定制制作的，因此能够更好地恢复牙体的形态和解剖结构，确保修复体与周围组织的密合度。这种精确的适合度有助于减少边缘渗漏和再次龋的风险，从而延长修复的寿命和稳定性。

嵌体的制作过程要求精准而复杂。与充填相比，嵌体的制作涉及到对牙体缺损的详细评估和精确的测量，以及制定个性化的修复方案。通常需要通过牙体的精确印模和数字化扫描来获取准确的牙体数据，以确保嵌体的精准适合度和功能性。

在临床应用中，嵌体的材料选择也是关键因素之一。目前，常用的嵌体材料包括金属、陶瓷和复合树脂等。每种材料都有其独特的优势和适应情况。金属嵌体因其强度和耐久性而在后牙修复中较为常见，而陶瓷嵌体则因其优越的美学效果和生物相容性而广泛用于前牙修复。根据患者的具体情况和修复需求，医生会选择最合适的材料类型和制作工艺，以实现最佳的修复效果。

特别是对于前牙缺损的修复，嵌体的应用能够有效地恢复牙体的美观性和功能性。前牙的外观对于患者的口腔美容和自信心至关重要。嵌体能够根据牙体缺损的具体位置和形态，精确制作修复体，保持牙齿的自然外观和色泽，避免因修复而引起的不协调或突兀感。

嵌体修复体的边缘设计和密合度对于预防龋齿和牙周疾病的再次发生也至关重要。精确的边缘设计能够有效防止细菌侵入修复体和牙体之间的空隙，减少边缘渗漏的可能性。这不仅可以延长修复的使用寿命，还能保持牙体周围组织的健康状态，避免因次生龋或龈沟炎而影响牙体的长期稳定性（图4-7）。

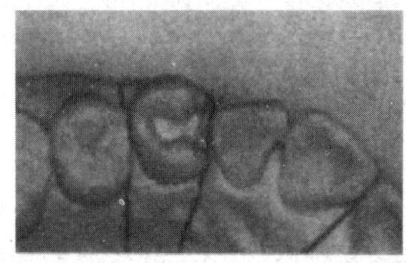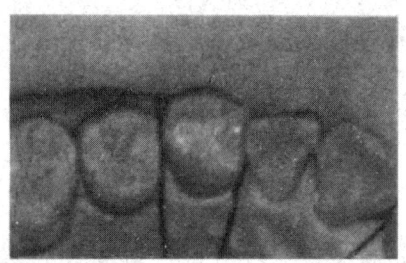

图 4-7　美观的瓷嵌体

三、牙体缺损的人造冠修复

1. 塑料全冠修复美学

前牙小范围的缺损或者过小的牙，对于修复美学效果较好的选择是塑料全冠。在选择和制作塑料全冠时，需要特别注意两个方面，即其形态和颜色。

塑料全冠的形态是关键之一。整体由塑料制成，唇面则是经过选用的成品人造牙牙面磨改而成，而邻面、舌面和切缘则通过蜡型制作后换成塑料，并与唇侧人造牙牙面结合为一体。在制作过程中，特别关注在选定和磨改人造牙牙面时，重点在于舌面、颈缘和切缘。舌面需要与患者的唇面完美贴合，颈缘则要与牙龈的形态完全一致，并且与龈阶无缝连接。冠的各个方面，包括长短、切缘和切角的形态，都需要参考对侧同名牙和邻牙，经过精心的磨改调整。

另一方面，冠的颜色也至关重要。冠本身的颜色在选牙时就已确定，只需与邻牙保持一致即可。塑料全冠唇面透露出的颜色是由于人造牙牙面具有一定的透明度而决定的。患牙的牙冠颜色和黏固材料的颜色都会影响塑料全冠黏固后的整体颜色效果。人造牙牙面越薄，透过的颜色也会更为明显。在基牙预备阶段，除了要保证牙髓的健康，还需要预备一些额外的唇面以增加冠的唇面厚度。颈缘的制备则需要明显的龈阶，以便良好的视觉效果和舒适度。

塑料全冠的黏合是确保其固位的关键步骤之一。颈缘的紧密配合不仅能够初次佩戴时呈现美观效果，还能预防后续的龈炎问题。由于塑料冠的强度相对较弱，黏合过程中需要注意黏合材料的适当选择和调配。在冠的就位过程中，需要逐渐施加力量，避免过度力量造成破裂。黏合完成后还需要进行咬合调整，以确保在咀嚼过程中不会发生折裂。

由于塑料全冠的强度限制，通常只用于临时修复。在治疗方案中，需要考虑到长期的效果和患者的需求。选择合适的材料和适当的制作工艺是保证修复效果和患者满意度的关键因素。

2. 桩冠修复美学

桩冠，即利用金属冠桩插入根管内以固定修复体的一种冠修复方法，广泛应用于因龋坏、外伤或其他原因导致的牙冠缺损修复。它的优势在于制作方法简便，容易达到良好的治疗效果。要想实现最佳的美学效果，必须在牙冠的制备过程中特别注重唇面肩台的设计和冠桩根外段的精确安置。

在进行桩冠基牙的预备时，唇斜面肩台的制作尤为关键。唇斜面肩台要求具备一定的宽度和深度，这不仅有助于增加牙冠材料的厚度，还能有效增强桩冠的抗力形态，同时减少后续修复后磷酸锌水门汀颜色的透露。肩台的形态和弧度应与周围组织的解剖结构相协调，这不仅直接影响到桩冠的外观美观，还确保了修复体的长期稳定性和功能性。

冠桩根外段的方向和长度也是桩冠制备过程中需特别关注的重要因素。冠桩的根内段负责在根管内提供稳固的支持，而根外段则与牙冠材料紧密连接，决定修复体的整体美学效果。正确的冠桩根外段方向不仅可以避免金属颜色透露引起的美观问题，还能确保唇面和舌面牙冠材料具有足够的厚度，至少应保证 2mm 以上的厚度，以保证修复体的强度和美观度。

牙冠材料的选择是影响桩冠美学效果的另一个重要因素。目前，桩冠可以使用多种材料如塑料、复合树脂、烤瓷和玻璃陶瓷等。每种材料都有其特定的制作方法和适应性，选择时需根据患者的具体情况和美学需求进行合理选择。塑料桩冠制作简单、成本较低，但其对牙龈刺激较大，可能引发炎症反应，需要谨慎使用和改进。而复合树脂桩冠则以耐磨性好、制作过程快速为特点，适合临床应用中对美学要求较高的情况。

烤瓷桩冠则通过金属-烤瓷结构或全烤瓷结构，能够提供优异的美学效果和良好的生物相容性，适用于前牙修复。其烤瓷层可以根据邻牙的颜色和形态进行精确调整，使得修复后的牙齿与周围自然牙齿无异。铸造玻璃陶瓷桩冠则结合了金属核桩和玻璃陶瓷的优点，制作精细、美观度高，是一种较为高级的桩冠选择。

无论选择何种材料，桩冠的制备过程都需要严格遵循医学原则和技术要求，以确保修复体的质量和长期效果。从唇斜面肩台的精细制备到冠桩根外段的合理设计，再到牙冠材料的选择和精准操作，每一个步骤都直接关系到桩冠的美学效果和功能性表现。

3. 烤瓷熔附金属全冠修复美学

瓷熔附金属全冠（Porcelain-Fused-to-Metal Crown，PFM）是一种常见的牙冠修复体，由金属基底与覆盖在其表面的烤瓷构成。这种人造冠结合了金属全冠的强度和烤瓷全冠的美观，因此在口腔修复领域中享有广泛应用。自20世纪50年代起，PFM全冠便开始在全球范围内流行起来，成为当前牙冠修复的主流选择之一。

PFM全冠的设计结构使其具备了金属和烤瓷两者的优点。金属基底赋予了牙冠良好的强度和耐久性，能够承受口腔中复杂的咀嚼力量和压力，有效保护基牙不受损伤。而覆盖在金属基底表面的烤瓷层则带来了良好的美学效果，能够实现自然的牙齿外观和色彩，使修复后的牙冠与周围天然牙齿无异。

在美学方面，PFM全冠能够呈现出比较丰富的色彩层次。通过精确的烤瓷技术，可以调配出与周围自然牙齿相近的颜色和色调，确保修复后的牙齿在外观上与其他牙齿协调一致。这种色彩的匹配使得患者在笑容时能够展现出自然、美观的牙齿，提升了整体的面部美学水平。

PFM全冠能够有效模拟釉质层特有的光泽和透明感。烤瓷层的透明性能够使得光线在牙冠表面发生类似于自然牙齿的折射和反射，从而增加了牙齿的立体感和生动感。这种逼真的光泽效果使得修复后的牙冠看起来更加自然，难以察觉其为人工修复。

在临床应用中，PFM全冠的制作过程非常精细和复杂。需要对患者的牙体进行详细的检查和评估，确定修复的具体需求和方案。随后，通过精密的牙体制模和数字化扫描，获取准确的牙体数据和形态。这些数据将作为制作PFM全冠的基础，确保修复体与基牙的精确契合度和稳固性。

第四章 常见口腔修复技术应用

从功能性角度来看，PFM 全冠能够有效恢复牙体的正常功能。其金属基底提供了足够的强度和稳定性，能够承受来自咀嚼和咬合的压力，确保修复后的牙齿能够正常使用和咀嚼食物。这对于患者的日常生活质量和口腔功能的恢复至关重要，尤其是在后牙修复中，PFM 全冠表现出了优异的耐磨性和抗压性能。

PFM 全冠的应用范围广泛，不仅适用于单一牙齿的修复，还可以用于多牙修复或全口修复的情况。其可靠的修复效果和长期的稳定性使得它成为治疗多种牙体缺损和损伤的理想选择。医生可以根据患者的具体情况和需求，制定个性化的修复方案，达到最佳的治疗效果和患者满意度（图 4-8）。

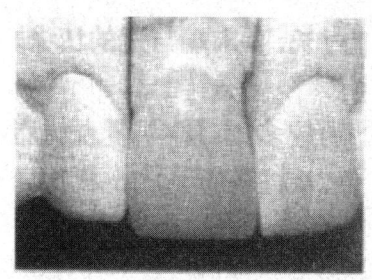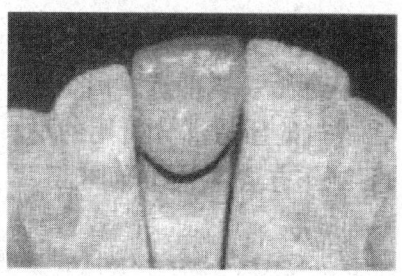

图 4-8 烤瓷熔附金属全冠修复体

4. 铸造玻璃陶瓷冠修复美学

铸造玻璃陶瓷冠作为一种人造冠，以其出色的美学效果和多重优点在牙科修复领域广受欢迎。从 20 世纪 80 年代中期开始进入临床应用，它不需要金属基底，具有高强度、接近牙釉质硬度、抗磨损性强、收缩率小和半透明性接近天然牙釉质等特点，因此被认为是目前美学效果最优秀的一种人造冠。

铸造玻璃陶瓷冠能够实现优异的美学效果，其主要原因在于其特殊的显微结构和半透明性。这种冠具有特定的晶体大小和光学特性，使得光波在其表面的反射和透射能够模仿天然牙釉质的效果。天然牙冠的色彩是由釉质的透明度和牙本质的颜色混合反射光波而形成的，而铸造玻璃陶瓷冠通过表面染色和黏合材料的色彩透过半透明的玻璃层呈现出类似的效果。

制作铸造玻璃陶瓷冠的过程需要经过几个关键步骤。首先是在石膏代型上制作熔模，然后进行包埋铸造，随后放置于瓷化炉内进行晶化处理。在晶化过程中，约 55% 的玻璃基质转化为陶瓷晶体，从而显著提升冠的强度和耐久性。最后一步是上色完成，确保冠的最终颜色和天然牙齿相匹配。

为了达到最佳的美学效果，制作过程中需特别注意几个关键事项。在牙体预备时，需要确保唇（颊）舌及邻面留有适当的间隙，以及切面的适当厚度。颈缘肩台的宽度不应小于0.5毫米，肩台的形状应圆滑或凹面，角度为90°或120°。在取印模之前，进行龈退缩处理可以增加颈部冠的密合度，通常使用含0.1%肾上腺素的牙线进行处理。染色过程中需注意色彩的过渡，避免不同陶瓷颜色之间出现明显的界线。

黏合过程也是关键，黏合剂的颜色选择对最终冠的颜色影响很大。建议在正式黏合之前，先使用相同颜色的黏合剂代用品进行试粘，确保效果满意。如需调整冠的颜色，可通过重新上色和烘烤来完成，而不会影响其质量和美学效果。

四、残冠残根的美容修复

1. 保留牙根的优点

保留牙根在现代牙科治疗中具有重要的优点和价值。它不仅可以保持口腔健康的稳定性和功能完整性，还能为各种牙齿修复方案提供坚实的基础和支持。以下将详细探讨保留牙根的多方面优点。

保留牙根能够保持口腔结构的完整性和稳定性。牙根作为牙齿的支撑结构，与周围牙槽骨和牙龈组织紧密结合，提供了牙齿在咀嚼和咬合过程中所需的稳定性和支持力。保留牙根可以避免因牙槽骨吸收而导致的口腔结构改变和面部轮廓的塌陷，有助于维持良好的面部美观和口腔功能。

保留牙根有利于保护周围牙齿和软组织的健康。相比于牙齿拔除后需要进行种植体植入或者其他牙齿修复方式，保留牙根可以减少手术对周围牙齿和牙龈的影响和干扰。牙根的存在可以保持相邻牙齿的稳定位置和咬合关系，避免因牙槽骨吸收导致的邻牙移位或者咬合问题，有助于保持口腔的整体平衡和功能正常。

在进行牙齿修复时，如桩冠、全冠或者其他修复方案，保留牙根可以作为修复体的稳定支持，有利于修复体的牢固固定和长期使用。与种植体植入相比，保留牙根的修复过程更为简便和经济，能够有效降低治疗成本和减少患者的不适感。

相比于牙齿拔除后需要进行种植体植入手术，保留牙根可以避免手术带来的可能并发症和治疗风险，如感染、出血等。保留牙根修复的恢复期相对较短，患者可以更快地恢复正常生活和工作状态，减少治疗过程中的不便和不适。

相比于种植体植入后需要进行骨组织的愈合和适应过程，保留牙根修复能够更好地保持口腔的自然感觉和咬合功能。牙根的存在可以让修复体更贴近自然牙齿的形态和功能，有助于患者更快地适应修复后的口腔状态，减少适应期的不适感和功能障碍。

保留牙根还可以为日后的牙齿美容和口腔健康保护提供更多选择。在进行美容修复时，如牙齿矫正、牙齿美容修复等，保留牙根可以作为基础和支持，为后续治疗提供更多的选择空间。保留牙根修复还可以根据患者的个人需求和美学要求进行个性化设计和处理，以达到最佳的治疗效果和美观效果。

2. 修复方法

牙齿的结构强度是牙体组织体积和解剖结构完整性的直接反映。一般而言，牙体组织体积越大，解剖结构越完整，牙齿的结构强度就越高。当牙体组织遭受损坏，形成残根残冠时，这两个方面通常会受到严重影响。残根残冠不仅使牙体的整体体积减小，还导致解剖结构的丧失，从而显著降低了牙齿的结构强度。

在进行牙齿的根管治疗过程中，髓腔的预备不仅仅会进一步破坏牙冠的解剖结构，还会造成牙釉质和牙本质的大量丧失。这种情况比活髓牙复杂得多，因为它不仅涉及到牙冠的结构，还直接影响到牙根组织。这种复杂性导致了牙齿在承受应力时分布更加不均匀和不稳定，增加了牙齿折裂的风险和困难程度。

特别是在处理无髓牙时，牙本质的脱水和弹性减少使得其固有强度进一步减弱。无髓牙通常已经失去了正常的血液供应和神经支持，因此对于牙冠的修复，需要采取额外的加强措施以防止牙齿在使用过程中的断裂和破损。这些措施包括根管桩钉和牙本质钉等，它们能够有效地增强牙齿的固位和稳定性，从而确保修复效果的持久性和可靠性。

在进行残根残冠的修复时，首要的考虑是尽可能最大限度地保留残存的牙体组织。这不仅有助于维持牙齿的整体结构强度，还能减少对牙齿根部的额外侵蚀和治疗。选择合适的根管桩钉和牙本质钉也是关键步骤之一，它们需要根据具体的牙体情况和患者的口腔健康状况来精确选择和制备。

根管桩钉在修复过程中扮演着重要角色，它们不仅用于增强牙齿的支持力和稳定性，还能够有效地分担牙齿的咀嚼压力。桩钉的选择和制备需要考虑到牙根的长度、形态以及承受的力量，以确保修复后的牙冠能够牢固地固定在位，不会因为咀嚼或其他力量而产生松动或脱落的情况。

在进行冠部修复时，可以根据具体情况选择多种不同的方法。这些方法包括但不限于传统的金属烤瓷冠、全烤瓷冠以及最新的全陶瓷冠。每种方法都有其独特的优势和适用范围，通常医生会根据患者的口腔健康状况、个人偏好以及修复的位置和功能需求来进行综合考虑和选择。

选择合适的修复方法还需要考虑到诸如设备条件、材料的可用性、医生的技术水平以及患者的经济承受能力等因素。这些因素的综合考虑能够确保修复过程的顺利进行和最终修复效果的满意度。

3. 牙根应具备的条件

牙根在牙科修复中具有至关重要的作用，其状态直接影响修复体的稳固性和持久性。以下是牙根在进行牙冠修复前需满足的关键条件，确保修复效果的长期成功。

确保牙根具备适当的长度是牙冠修复的基本前提。一般而言，牙根的长度原则上不应短于最终修复后的牙冠长度。这是为了确保修复体的稳定性和功能性，牙冠能够牢固地覆盖整个牙根，并提供足够的支持力。

牙根的形态也是关键因素之一。根部应该直且不应过度弯曲，这不仅有助于进行有效的根管治疗，还能确保后续的桩钉或其他根管内固定物的良好适配。过度弯曲的根部会增加治疗的复杂性，可能导致治疗效果不佳或无法进行理想的修复。

在进行牙冠修复前，牙根周围的组织健康状况至关重要。牙根周围的骨质和牙周组织应该健康或经过适当的治疗后能基本恢复健康。这些组织的健康状态直接影响修复后的稳定性和长期的成功率。

根管的大小和形态也是牙冠修复的考量因素之一。根管应该具有适当的大小，过度钙化或闭锁的根管会给制作根管钉或其他固定装置带来困难，从而影响修复体的质量和长期效果。

牙根必须经过完善的根管治疗才能进行后续的修复。根管治疗的质量直接影响着牙根内部的清洁度和密封性，这对于修复后的牙冠稳固性和长期使用的效果至关重要。完善的根管治疗可以有效地清除根管内的感染物质，并确保根尖部的密封性，预防感染和再感染的发生。

4. 根管桩钉就位

把根管桩钉安置在牙齿内部是牙科修复过程中的重要步骤，它直接影响到修复体的稳固性和长期效果。根管桩钉的正确安置需要牙医具备丰富的临床经验和精湛的技术，以确保修复的牙齿能够恢复正常功能和美观外观。

在进行根管桩钉安置之前，首先需要进行精确的牙体预备工作。这包括清除牙齿内部的龋齿和受损组织，确保根管的通畅和整洁。牙医会使用特殊的器械，如旋转器械和手工文件，来清理和形成根管，以便后续安置根管桩钉。

根管桩钉的选择要根据牙齿的具体情况和修复需求。不同类型的根管桩钉具有不同的形状和尺寸，适用于不同位置和牙齿功能的要求。前牙和后牙的根管桩钉可能有所不同，前者通常更注重美观和自然性，后者则更注重强度和耐久性。

在进行根管桩钉安置时，牙医会仔细评估根管的长度和形态，以确保根管桩钉能够完全覆盖并固定在牙齿内部。这需要精确的测量和适当的根管扩展，以保证根管桩钉能够紧密贴合牙齿根部，达到稳固的支持效果。

根管桩钉的安置过程需要严格控制深度和角度。一般来说，根管桩钉应该安置到根管的末端，确保其稳固地嵌入根尖区域。安置角度的控制也非常重要，特别是对于位于口腔内难以达到的后牙根管。

在安置根管桩钉时，牙医会使用根管封闭材料填充根管的顶部，以防止细菌再次侵入并导致感染。这种封闭材料通常是生物相容性良好的材料，能够有效地密封根管，保护牙髓组织的健康。

根管桩钉安置完成后，牙医会进行必要的调整和修整，确保根管桩钉与周围牙齿组织的和谐和美观。这包括对根管桩钉进行适当的磨光和表面处理，使其与自然牙齿的外观尽可能地一致。

在安置根管桩钉后的恢复期间，患者需要定期复诊检查，并遵循牙医的建议进行口腔卫生护理。良好的口腔卫生习惯可以有效延长根管桩钉的使用寿命，并减少修复后的潜在问题和并发症。

5. 牙体冠端预备与修复

牙体冠端预备和修复是现代牙科修复学中至关重要的技术之一，它涉及到对牙体冠部的精确处理和恢复，旨在保护牙体组织的结构完整性并恢复其功能性。这项技术不仅需要临床医生具备高超的技术水平，还要求对牙体解剖学和材料科学有深入的理解和应用。

进行牙体冠端预备时，医生需要详细评估患者的口腔健康状况以及具体的牙体损伤情况。预备的目的在于为后续的修复工作提供良好的基础，因此需要通过精确的测量和模拟操作，确定预备的深度和形状。这种精确的预备过程能够最大限度地保留健康的牙体组织，减少对周围组织的损伤和影响。

在进行牙体冠端预备时，医生通常会根据具体的牙体损伤情况和预期的修复效果选择合适的预备工具和技术。现代牙科技术已经发展出多种高精度的预备设备，如高速手持式钻头和激光预备系统，它们能够在保证预备深度和形状精度的减少对牙体的热损伤和振动影响，提升了治疗的效率和舒适度。

不同的修复材料（如金属、陶瓷或复合树脂）在预备深度和形状方面可能有所不同，医生需要根据具体的临床情况和患者的个人需求进行精确的决策和操作。这些选择不仅影响修复体的外观美观和功能性能，还直接关系到修复体的耐久性和长期稳定性。

医生需要特别注意保护周围的牙龈和牙髓组织，以避免额外的损伤和炎症反应。精确的预备技术和良好的操作技巧能够最大限度地减少这些风险，并确保患者的治疗过程尽可能舒适和安全。

对于牙体冠端的修复工作，医生通常会根据预备的具体情况选择合适的修复材料和技术。金属烤瓷冠、全烤瓷冠或全陶瓷冠等不同类型的修复体，每一种都有其独特的优势和适应情况。这些选择不仅取决于修复的位置和功能要求，还考虑到患者的个人美学偏好和修复预算。

在进行牙体冠端的修复时，医生还需要考虑到修复体与周围牙齿和软组织的密合度和协调性。精确的修复体形态和材料选择能够确保修复后的牙齿在外观上自然且与周围牙齿和面部结构和谐一致，从而提升患者的口腔美学效果和自信心。

对于复杂的牙体冠端预备和修复，医生可能需要结合使用数字化技术和

CAD/CAM 系统，以获取精确的牙体数据和制作修复体的模型。这些先进的技术能够在减少人为误差的提升修复体的质量和适配度，确保修复效果的精准和长期稳定性。

五、人造冠的色、形、质与审美效果

（一）人造冠的颜色

很多人对人造冠的颜色非常关注，因为它直接影响到修复后牙齿的美观效果和自然感。人造冠的颜色选择不仅要考虑与周围自然牙齿的协调性，还需考虑个体化的美学需求和患者的口腔状况。

在进行人造冠的颜色设计时，首先要考虑到自然牙齿的颜色。每个人的牙齿颜色和色调都有所不同，牙医需要通过仔细的色彩分析和比较，选择与自然牙齿尽可能接近的颜色。这种匹配可以使人造冠与周围牙齿融为一体，不易被察觉。

人造冠的颜色还需考虑到周围口腔组织的颜色和明度。牙龈的颜色会影响到人造冠在口腔中的整体效果，特别是在笑时或说话时，如果人造冠的颜色与牙龈不协调，可能会显得不自然或过于突出。

人造冠的颜色选择通常会考虑患者的个体审美需求和心理感受。不同文化背景和个人偏好可能会影响到对理想牙齿颜色的定义。有些人希望牙齿看起来特别白亮，而另一些人则更喜欢自然的牙齿色调。牙医在进行颜色选择时需要充分了解患者的期望和愿望，以便提供最佳的个性化服务。

在人造冠的颜色设计过程中，专业的色彩技术和设备是不可或缺的。现代牙科技术已经发展出多种用于颜色匹配和评估的工具，例如色彩比较图表、数字化色彩分析仪器等。这些工具能够帮助牙医准确地分析和选择最合适的人造冠颜色，以达到最理想的美学效果。

人造冠的颜色不仅仅是简单的色调匹配，还包括对明度、色泽和透明度的精细调整。这些因素共同影响着人造冠在不同光照条件下的视觉效果。牙医会根据患者的实际情况和口腔环境，调整人造冠的各项色彩参数，以确保其在不同光线下都能呈现出自然的美观效果。

不同材料具有不同的颜色表现和光学特性，例如陶瓷材料通常能更好地模拟自然牙齿的颜色和光泽，而树脂材料则可能需要额外的色彩调整和处理。牙医在选择修复体材料时也会考虑其对颜色的影响，并做出相应的技术调整。

修复后的人造冠颜色应能长期保持稳定，不易受到食物、饮料或口腔内其他因素的影响而变色或退色。这需要选择耐磨、耐渗透的材料，并采取正确的修复技术和保养指导，以确保人造冠在长期使用中保持理想的美学效果。

（二）人造冠的形态

人造冠是一种常见的牙科修复体，用于恢复牙齿的形态和功能。它在现代牙科修复中发挥着重要作用，不仅能够美观地修复牙齿缺损，还能保护牙齿结构并提升牙齿的功能性能。

人造冠的形态设计首先需要考虑到修复牙齿的位置和功能需求。无论是前牙还是后牙的修复，人造冠的形态都必须与周围自然牙齿协调一致，保持牙弓的整体美学和功能平衡。在进行形态设计时，医生需要详细评估患者的牙形、牙龈线和面部结构，确保修复后的牙齿能够与自然牙齿完美融合，不仅在外观上自然美观，还能够正常咀嚼和发音。

除了美观外，人造冠的形态设计还需考虑到牙齿的功能性。这包括正确的咬合关系和咀嚼功能的恢复。牙冠的设计必须能够在咀嚼过程中有效分担咬合力，并确保牙齿的正常功能，避免过度压力导致修复体和周围牙齿的损伤或磨损。

在形态设计过程中，人造冠的边缘轮廓特别重要。良好的边缘设计不仅可以保证修复体与牙龈的密合度，防止食物残留和细菌感染，还能减少牙龈退缩的风险。医生需要根据患者的牙龈形态和健康状况，精确设计冠体的边缘轮廓，以确保修复体的长期稳定性和牙龈的健康。

人造冠的颈部设计也是形态设计的重要部分。冠体颈部的设计需要考虑到牙颈部牙龈组织的张力和牙龈的稳定性。正确的颈部设计不仅能够有效地保护牙颈部牙龈，还能够维持周围牙龈的自然形态和色泽，从而增强修复体的美观性和生物相容性。

在选择人造冠的材料时，形态设计也需要与材料的特性和功能匹配。全烤瓷冠和金属烤瓷冠在形态设计上可能有所不同，医生需要根据修复的具体位置和功能要求选择合适的材料类型。这种选择不仅影响修复体的美观度和耐久性，还直接关系到患者的口腔健康和修复的长期效果。

（三）人造冠的质地

人造冠的质地对于牙科修复的成功至关重要，它直接影响着修复体的功能性、美学效果以及患者的舒适感。以下将详细探讨不同类型人造冠的质地特点及其在临床应用中的重要性。

在牙科修复中，人造冠的质地种类繁多，每种材料都有其独特的特点和适应场合。金属陶瓷冠是其中一种常见的选择，其主要由金属内核和外层烧结的陶瓷组成。金属内核通常使用贵金属或非贵金属，如钛合金或铸造合金，以提供良好的强度和支持力。外层陶瓷质地能够模拟天然牙釉质的外观，具有较好的美学效果和抗磨损性，适合于后牙的修复。

全瓷冠是一种不含金属内核的修复材料，其主要成分为氧化锆或氧化铝。这类冠的质地较为均匀，密度高，具有优异的抗压强度和生物相容性，适合于前牙的修复，尤其是对于那些对美观要求较高的患者。全瓷冠由于其无金属内核，能够避免金属过敏反应的风险，广泛应用于牙科美容领域。

另一种人造冠的质地是金属复合树脂冠，其结构由金属薄板和覆盖其上的复合树脂组成。这种冠具有良好的强度和适应性，适合于长期使用和承受较大咬合力的后牙修复。复合树脂具有可塑性强、颜色可调的特点，能够较好地模拟天然牙的颜色和质地，因此在美学修复中也有广泛应用。

钛合金冠是一种由钛金属制成的修复体，其质地坚固耐用，适合于对牙齿功能要求较高的修复。钛合金冠具有良好的生物相容性和抗腐蚀性，能够长期保持稳定的修复效果，尤其适用于需要长期使用和对口腔健康要求较高的患者。

除了上述常见的人造冠材料外，还有一些新型材料如聚合物陶瓷材料和增强树脂材料等，它们通过不断的技术创新和材料改良，逐渐在牙科修复领域展现出广阔的应用前景。这些材料通常具有轻质、良好的生物相容性和适应性等优点，能够满足不同患者对美学效果和功能性的多样化需求。

第五章 口腔修复临床的感染控制

1. 就诊患者病史的调查

口腔修复科就诊的患者通常主诉需要进行口腔修复，这是因为他们可能面临着牙齿缺失、损伤或其他口腔健康问题。在进行治疗之前，为了防止交叉感染的发生，牙医们必须采取严格的预防措施。这些措施包括详细询问患者的现病史和既往史，特别是要注意是否有潜在的感染源或传染病携带者。通过这些信息，牙医可以评估患者的感染风险，并制定相应的感染控制策略，确保治疗过程的安全性和有效性。

口腔修复治疗过程中，一些患者可能难以准确地确定自身是否携带传染病病原体。为了最大程度地减少感染的风险，每一位就诊患者都应该被视为潜在的传染源。这就要求牙医在治疗过程中采取严格的感染控制技术措施，确保所有设备和工具的消毒和无菌处理，以及对工作区域和环境的有效清洁和消毒。

在口腔修复治疗中，牙医们经常面临着不同类型的传染病风险，包括但不限于乙肝、丙肝、艾滋病等。针对这些传染病，牙医需要严格遵守卫生防护的标准操作程序，比如正确使用个人防护装备（如口罩、手套、护目镜）、避免直接接触感染性体液，并在可能的情况下采取单次使用或可消毒的医疗器械。

在现代口腔修复实践中，为了提高治疗过程的安全性和有效性，采用一次性医疗器械已成为普遍的做法。这些器械在使用后可以直接丢弃或经过严格的消毒处理，以防止交叉感染的传播。定期对治疗室和设备进行全面的消毒清洁也是保障口腔修复治疗安全的重要措施之一。

在牙医与患者之间的互动中，教育患者正确的口腔卫生习惯也是预防感染的重要环节。良好的口腔卫生可以减少口腔内细菌的数量，从而降低口腔传染病的发生风险。牙医可以向患者详细介绍正确的刷牙和使用牙线的方法，以及定期洗牙的重要性，从而帮助他们维持口腔健康和减少感染风险。

2. 医生防护措施的实施：免疫接种和防护着装

口腔修复医生在日常工作中，经常需要接触患者的血液和唾液飞沫，因此定期接种乙肝疫苗成为必要的预防措施，以有效预防乙肝病毒的感染。乙肝病毒的传播途径主要包括血液和体液的直接接触，医务工作者如口腔修复医生因其职业特性，尤其需要保护自身免受病毒感染的风险。

对于女性医务工作者而言，预防风疹病毒感染显得尤为重要。风疹病毒感染在怀孕期间可能导致胎儿发生严重的先天性畸形或流产，接种风疹病毒疫苗是预防风疹病毒感染的有效手段。通过接种疫苗，可以有效提高女性医务工作者在工作中对风疹病毒的免疫力，从而降低患病风险及其可能带来的严重后果。

在临床操作中，口腔修复医生通常会采取一系列防护措施，以保障患者和自身的安全。这些措施包括穿着长袖一次性罩衫，戴橡胶手套，以及配戴防护眼罩和面罩。特别是当医生或临床相关人员的手上有皮肤破损时，必须戴手套进行操作，以避免直接接触尖锐或锋利的器械，从而减少交叉感染的风险。

口腔修复中还常见使用橡皮障，这是一种有效的防护工具。在治疗开始前，患者通常会被要求用漱口液含漱，以减少口腔内的病原微生物数量。口腔诊室良好的通风条件也是降低交叉感染机会的关键因素之一。尽管如此，目前在口腔修复治疗中广泛应用橡皮障的情况并不普遍，这也显示出口腔修复过程中综合防护措施的重要性和必要性。

3. 口腔器械的消毒和灭菌

口腔修复中使用的各类器械和装置，为确保临床操作的安全性和患者的健康，必须经过严格的消毒和灭菌处理。尽管在口腔环境下进行消毒和灭菌可能较为复杂和耗时，但只有通过彻底的处理过程，才能有效预防交叉感染的发生，保障临床治疗的成功和患者的安全。

器械的消毒和灭菌处理的第一步是消毒灭菌前的清洗。这一步骤非常关键，因为器械在使用过程中可能附着有血液、唾液、细菌及其他污物。通过彻底的清洗，可以有效去除这些污物，为后续的消毒和灭菌提供干净的基础。清洗过程通常采用机械或手工清洗，配合专用清洗剂，确保器械表面的彻底清洁。

经过清洗后的器械需要进行打包。器械打包是为了在灭菌过程中保护器械不受污染，并便于后续的无菌处理。打包材料应选择无菌包装材料，确保器械在整个灭菌过程中保持干燥和无菌状态。打包操作需要严格按照规范进行，避免打包过程中再次污染器械表面。

正确的灭菌处理是器械消毒灭菌过程中的核心环节。不同类型的器械和装置，根据其材质和使用特点，可能选择不同的灭菌方法，如蒸汽灭菌、化学灭菌或干热灭菌等。蒸汽灭菌是最常见的一种方法，通过高温高压的蒸汽能够有效杀灭各类细菌、病毒和真菌，是保证器械无菌的重要手段。化学灭菌则利用特定化学剂来消除器械表面的微生物，适用于某些特定材质或无法蒸汽灭菌的器械。

除了灭菌本身，对消毒和灭菌过程的监测也是至关重要的一环。通过监测，可以确保灭菌过程的有效性和器械的安全性。常见的监测方法包括使用生物指示剂进行灭菌效果验证，监测器械内部的温度和压力情况，以及记录和审核灭菌过程中的关键参数，确保每一次灭菌都符合标准要求。

对已经完成灭菌处理的器械和装置，需要进行无菌物品的贮存。无菌贮存环境应保持清洁干燥，避免阳光直射和污染源接触，以确保器械在贮存过程中不被再次污染或感染。定期检查器械包装的完整性和贮存条件，是维护器械无菌状态的重要措施之一。

4. 对环境及物体表面的消毒

在口腔临床中，选择合适的消毒剂尤为关键。消毒剂的选择应考虑其稳定性、消毒效果以及对有机物的影响等因素，以确保避免使用劣质产品对患者造成潜在风险。举例来说，2%戊二醛是一种常用的消毒剂之一，但在使用过程中需要注意其稀释后消毒效果可能降低的问题，特别是在有机物存在时，其消毒能力可能会进一步受到影响，因此建议现配现用，以确保消毒效果的稳定和可靠性。需避免戊二醛与肥皂或洗涤剂接触，以免二者发生中和作用，从而减弱其消毒能力。

除了戊二醛，还有一些其他类型的表面消毒剂同样具备良好的清洁和消毒效果，例如稀释碘制剂、氯制剂以及酚制剂。需要注意的是，含有酒精的消毒剂一般不适用于口腔临床中的环境或物体表面消毒，因为酒精易使唾液或血液中的蛋白质凝固并附着于物理表面，这将增加消毒过程的复杂性。在消毒过程中，确保消毒剂与被消毒物体表面有足够的接触时间也是确保良好消毒效果的关键因素之一。

在口腔临床诊室中，采取一些有效的措施可以帮助减轻污染并避免大量重复工作。覆盖物体表面以减少直接接触和污染可能是一种有效的方法。这不仅有助于保持物体的清洁状态，还能降低消毒剂的使用量，从而提高工作效率和安全性。

5. 废弃物的处理

对于可能受到致病菌污染的废弃物，其处理显得尤为重要。这些废弃物可能成为致病菌繁殖的温床，因此必须采取适当的措施来有效清除和处理，以确保环境和公共健康的安全。

在医疗环境中，尖锐器械是一类特别需要小心处理的废弃物。这些器械一旦污染，可能成为传播感染的重要途径。医务人员在处理过程中必须严格遵守安全操作规程，确保尖锐器械被正确收集、包装和处置，以防止任何划伤皮肤并导致感染的风险。

对于含有血液、唾液等体液的废弃物，其处理也至关重要。这些废弃物可能携带各种病原体，如病毒和细菌，如果不经适当处理直接排入污水道，可能会导致污染扩散，对环境和公共健康造成潜在威胁。将这些废弃物降解后再排入污水道，是一种有效的处理方法，有助于减少病原体在环境中的传播风险。

固体废弃物的处理也需要遵循严格的卫生条例和规定。根据当地的法规和政策，医院必须确保将医用废弃物与生活垃圾进行严格分开处理。混合处理可能会导致交叉感染和环境污染的风险增加，因此绝对需要避免这种情况的发生，以保障公众健康和环境的整洁。

在现代医疗服务中，医院和医疗机构已经建立了严格的废弃物管理制度，旨在规范和安全地处理所有类型的医疗废弃物。这些管理制度涵盖了废弃物的收集、分类、包装、运输和最终处理的各个环节，确保每一步都符合卫生和环保要求，有效减少潜在的健康和环境风险。

为了最大程度地保护医务人员和公众免受废弃物污染的影响，医院通常会配备专门的废弃物处理设施和设备。这些设施包括专用的废弃物容器、消毒设备和安全封闭系统，确保废弃物在收集和处理过程中不会对周围环境和人员造成任何威胁。

6. 修复体制作过程的污染控制

口腔修复临床每天都面对大量的印模、石膏模型和义齿等物品，这些物品经常接触患者的口腔黏膜组织和唾液，同时在临床诊室和技工室之间频繁传递，因此它们成为潜在的污染源，容易传播和扩散病原体。加强对这些潜在污染源的消毒工作是口腔修复临床中不可忽视的重要环节。

对于义齿印模和工作模型，处理前必须彻底冲洗。使用流动水清洗，将表面的唾液、血液及其他污迹彻底冲净，确保器械表面干净无异物。随后，将这些物品放入指定的容器中进行传递，并在传递过程中可以对其表面进行消毒处理，喷洒适量的消毒剂以确保彻底消毒。

技工室和临床之间的传送过程尤为关键。在从技工室传送到临床之前，需要确保义齿印模和工作模型的表面消毒彻底。特别是在患者戴入义齿之前，对义齿本身也需要进行冲洗和消毒处理，以避免任何潜在的交叉感染风险。

技工室的工作环境要保持整洁。技工们在操作过程中应注意个人卫生，定期清洁和消毒工作台面及使用的工具设备。良好的工作环境不仅有助于提高工作效率，还能有效减少污染源的存在和传播风险。

良好的通风系统也是保障工作环境卫生的重要因素。定期检查和维护通风设施，保持室内空气的流通和清新，有助于减少病原体在空气中的滞留和传播，从而降低交叉感染的发生率。

在口腔修复过程中，每一个环节都需要严格遵循消毒和灭菌的标准操作程序。这不仅包括对器械和模型的处理，还涉及到临床和技工室之间的物品传递和个人卫生的管理。只有通过科学有效的消毒隔离工作，才能有效预防交叉感染的风险，保障患者的安全和治疗质量的提升。

第一节 口腔修复临床交叉感染及传播方式

某些致病菌的健康带菌者有传播疾病的可能，可分为恢复期和无症状的带菌者。前者病人有急性期，恢复了，但其血液及分泌液可成为感染的持续来源。后者，即无症状带菌者，既往没有感染史，往往未意识到有亚临床感染，然而其唾液及血液中带有微生物。乙型肝炎就是典型的例子，病人可有或无症状，治疗中可能面对的是恢复期或无症状的乙型肝炎病毒携带者。应当牢记恢复期带菌者可从既往史中诊断，而无症状带菌者则较难早期诊断。有人估计在英国，牙科治疗中每天有400例乙肝病毒携带者被当成健康人治疗。在美国，牙医如果每天治疗20个病人的话，每7个工作日就有1个乙肝病毒携带者。我国尚未作该方面的统计。应当强调对所有病人的普遍性隔离预防的原则。

口腔治疗中的感染传播途径为：①与带有分泌物或血液的组织直接接触，如拔牙时未戴手套，手指不慎割破；②污染物的微滴；③通过未彻底消毒的污染锐器边缘。表5-1汇集了口腔医疗中可能的传播途径。

表5-1 与口腔有关的感染的传播方式

微生物	主要传播方式	微生物	主要传播方式
病毒		呼吸道病毒	
		流感	吸入
巨细胞病毒	吸入	鼻病毒	吸入
肝炎病毒		腺病毒	吸入
乙型肝炎	接种	风疹病毒	吸入
丁型肝炎	接种	细菌	
丙型肝炎	接种	分枝结核杆菌	接种/吸入
Ⅰ型及Ⅱ型单纯疱疹病毒	接种	淋病奈瑟菌	接种
HIV	接种	化脓链球菌	吸入
麻疹及腮腺炎病毒	吸入	梅毒螺旋体	接种

表5-1中，空气中传染的微生物以感染气雾的形式被吸入，造成流感、感冒及结核。气雾（aerosol）是指含有颗粒的悬液，体积可大可小，因此在空气中存在时间可长可短。例如，在高速机械中产生的气雾，颗粒大小从0.001μm至1000μm不等。如果颗粒直径大于100μm（事实上大多数如此），则称为飞沫（spatter），飞沫由于重力的作用会很快落于表面。如果直径小于100μum就会在空气中流动（如吹走，entrained），与气流有关（表5-2）。有一些小的颗粒可由于其他力量附于表面如墙壁上，这也是日后垂直的表面上灰尘堆聚的原因。应十分强调临床工作间的适当通风换气，特别是可产生气雾的房间更是如此。外科手术室所有表面的常规消毒也是十分重要的。乙型肝炎及HIV感染为血源

传染而非空气传染。

表 5-2 高速牙科器械产生气雾的特点

组别	微粒（particles）	微滴的核（dropletnuclei）
直径	>100μm	<100μm
空气中存在时间	数分钟	数小时
进入呼吸道的可能性	不大可能	可能
可能的传播方式	直接接触或通过尘土	吸入

口腔交叉感染最主要的途径为锐器误伤的破损的皮肤及黏膜，或皮肤的擦伤，切口的直接接种。梅毒、乙型肝炎等疾病可通过切口的直接接触传染，已有足够证据表明乙型肝炎可由病人传染给牙医。疱疹性甲沟炎在不戴手套的牙医中并非少见，其感染途径正是如此。

就职业与交叉感染的危险性而言，很明显口腔洁治员（dental hygienists）由于经常在出血的牙龈区工作及与病人的密切接触而最有吸入接种的危险。牙外科助手及配合护士的危险性较小，但是，也有锐器外伤或在高速器械环境中工作、未很好排气通风时吸入感染气雾的危险，特别是没戴口罩时。实验室技术员危险性最小。所有送到实验室的物品必然尽可能地消毒。

第二节 对患者的评估及口腔医务人员的防护

一、对患者的评估

唯一能够安全预防交叉感染的方法是将每一位口腔疾病患者视为潜在的感染带菌者，并采取最为严格的防护措施。对每位患者每次就诊时进行详细的病史询问至关重要，这不仅有助于临床治疗，还能识别与口腔操作相关的重大传染病。多数患者也乐意医生花费时间和精力来关注他们的病史。这种关注不仅体现了对患者的尊重，也增强了患者对治疗过程的信任。

进行一个良好的治疗设计，需要对病人病史进行简单而全面的初步评价。病史表格的设计不应过于繁琐复杂，但必须涵盖所有相关的重要信息。在问诊时，医生需要与患者进行直接对话，这样可以更准确地获取病史。采集病史时，医生应重点确认是否存在传染性疾病及相关病史，包括用药情况、治疗情况、不明原因的体重下降和淋巴结肿大等症状。问诊环境的设置也至关重要，它应该有助于患者畅所欲言，特别是在涉及个人隐私和保密问题时，患者应感到安全和被尊重。

对于某些口腔科医生来说，患者是否有 HBV 或 HIV 接触史可能会引发担忧。需要牢记的是，基于"普遍性隔离预防"的原则，所有患者都应被视为 HBV、HCV 或 HIV 等病原体的潜在感染者，口腔处理不应因患者有无 HBV、HCV 或 HIV 病史而有所不同。如果医生认为进行血液检查有助于全面了解患者的口腔健康状况，他们可以将患者转诊给内科医生进行检查。

尽管 HBV 感染者往往没有明显的口腔表现，但进行血清学检测可以为患者提供参考信息。而 HIV 感染者的血清学检测则有助于确定可能的口腔症状及需要频繁进行口腔检查的必要性。口腔感染控制的治疗措施不应依据 HIV 试验结果来决定。HIV 检测应遵循当地法规，并与内科医生协商进行。

口腔科医生在诊疗过程中，应始终保持高度的警惕性和责任心。对于那些在病史中透露出传染性疾病的患者，应采取更严格的防护措施，包括使用一次性器械、严格消毒等。这不仅是对患者负责，也是对自己和其他患者的健康负责。

与此医生还需关注患者的心理状态，尤其是那些得知自己有传染性疾病的患者，往往会产生一定的心理压力和焦虑。医生在问诊和治疗过程中，应尽量给予患者心理上的支持和安慰，帮助他们缓解紧张情绪，提高治疗的依从性和效果。

在日常诊疗中，医生还应不断学习和更新相关知识，掌握最新的感染控制技术和方法。通过持续的教育和培训，提升自身的专业水平，以便更好地为患者提供安全、有效的治疗。

二、口腔医务人员的防护

（一）个人卫生

对所有直接或间接接触病人的医院职工来说，个人卫生是不可忽视的关键因素。遵守严格的卫生制度，不仅是对自身健康的保护，更是对患者安全的保障。特别是在牙科临床中，严格的卫生措施能够显著降低交叉感染的风险。

在治疗过程中，医生应尽量减少接触与治疗无关的区域，尤其是避免触碰眼、耳、鼻、口及头发等部位。这些区域是病原微生物容易进入的门户，因此必须特别小心。医生的手如果有擦伤或伤口，则更容易成为病原微生物侵入的通道。在这种情况下，应及时包扎伤口并戴上手套，以防止感染的发生。医生不应搔抓痛区、丘疹及糜烂区，以避免加重感染或传播病菌。

皮肤上存在大量的常驻菌和暂住菌。手的皮肤上常能分离出表皮葡萄球菌和微球菌。早在 100 年前，科学家塞麦尔维斯（Semmelweis）和李斯特（Lister）就已经指出，手是病原微生物的重要来源之一。即便在今天，有些临床医生仍未充分重视手部卫生的重要性。

医生的手部可以通过接触病人的血液、唾液及牙菌斑而被病原微生物污染。这些微生物可能通过皮肤的微小损伤进入医生体内，也可能污染灭菌的医疗器械及环境表面，增加交叉感染的风险。尤其是指甲内，更容易残留血液及微生物，成为病菌滋生的温床。

为了将手上的细菌数量减少到可接受的水平，医生在治疗每一位病人前后，都应使用抗菌液（如 4% 葡萄糖酸氯己定）洗手，然后戴上手套。这不仅是对自身健康的保护，也是对患者负责的表现。

在医院环境中，个人卫生是每一位医务人员必须严格遵守的基本要求。无论是医生、护士还是辅助人员，都必须保持高标准的个人卫生，以减少感染和传播病菌的风险。严格的卫生制度不仅能有效保护医务人员，还能大大提高患者的安全性和治疗效果。

除了个人卫生，医疗器械的清洁和消毒也至关重要。所有用于治疗的器械在使用前后都必须进行彻底的清洁和消毒，以确保不会成为病菌传播的媒介。每一位医务人员在处理医疗器械时，都应保持高度的警觉和责任心，确保每一个环节都不出纰漏。

在实际工作中，医务人员应养成良好的卫生习惯。在进行任何操作前后都要洗手，使用一次性手套，避免直接接触病人血液、唾液及其他体液。手术前后，更要严格遵守消毒程序，确保手术环境的无菌状态。

为了进一步减少感染的风险，医院应定期对医务人员进行卫生培训，提高他们的卫生意识和技能。通过不断的教育和培训，医务人员可以掌握最新的卫生知识和技术，更好地保护自己和患者的健康。

在牙科临床中，交叉感染的风险尤其高。牙科医生和辅助人员必须更加严格地遵守卫生制度。在进行牙科治疗时，医生的手部极易接触到患者的血液、唾液及牙菌斑，因此必须特别注意手部的清洁和消毒。每一次治疗前后都应使用抗菌液洗手，并戴上干净的手套，以防止病菌传播。

牙科器械的清洁和消毒也必须严格按照规定进行。所有器械在使用前后都应进行彻底的清洗和高温消毒，确保不会成为病菌的传播媒介。医生在处理这些器械时，必须小心谨慎，确保每一个步骤都不出纰漏。

（二）衣着

医务人员的着装要求一直是医疗行业中备受重视的一个环节。为了确保工作环境的卫生和安全，所有医务人员必须穿着新洗的工作服。无论是医院、诊所，还是其他医疗机构，这一要求都是必不可少的。医疗服装不仅仅是医护人员的标志，更是他们履行职责的重要部分。

根据美国牙医学会（ADA）和美国疾病控制中心（CDC）的建议，医务人员每天都应更换工作服。这不仅是为了个人卫生，也是为了保护患者免受可能的感染风险。日常工作中，医护人员接触到各种病菌和污染物，如果不及时更换清洁的工作服，会增加交叉感染的可能性。保持工作服的清洁对于维护医疗环境的安全至关重要。

如果工作服上有明显的污染，医务人员应立即更换新的工作服。污染物不仅会影响医护人员的工作效率，还会对患者和同事的健康构成威胁。及时更换被污染的工作服是对自己和他人的一种负责态度。在医疗环境中，每一个细节都可能影响到整体的卫生和安全，工作服的清洁同样如此。

对于可清洗的工作服，正确的清洗方法也是保证其清洁和安全的重要环节。衣物应在适合的洗衣机中进行冷水清洗，以去除表面的污渍和部分病菌。接着，工作服应在80℃的热水中进一步清洗，以确保彻底杀灭潜在的细菌和病毒。高温清洗是防止病菌滋生和传播的有效手段，确保医务人员在穿着时不会受到残留病菌的影响。

对于有可能引发交叉感染的衣物，清洗时必须分开处理。混合清洗不仅无法达到理想的消毒效果，还可能导致病菌交叉污染，使原本清洁的衣物受到污染。在洗涤过程中，分开处理不同种类的衣物，特别是高风险的医疗服装，是防止交叉感染的重要措施。这一措施同样适用于家庭环境中的衣物清洗，确保每件衣物都能获得最有效的清洗和消毒。

工作服的穿着范围也应严格限定。工作服只能在诊室内穿着，不能在食堂、电梯和大厅等公共区域穿着。这一规定不仅是为了保持公共区域的卫生，更是为了防止病菌的传播。公共区域人流量大，病菌传播速度快，如果医务人员在这些区域穿着工作服，会增加病菌扩散的风险。在离开诊室前，医务人员应换下工作服，穿着日常服装活动，以保持公共区域的清洁。

医务人员在工作过程中经常会接触到病菌和其他有害物质，保持个人清洁和环境卫生尤为重要。每天更换干净的工作服是基本的卫生要求，是保护医务人员自己和患者健康的重要手段。通过规范的清洗和穿着管理，医务人员可以有效降低交叉感染的风险，提供更加安全和卫生的医疗服务。

在医疗行业中，工作服的清洁和管理不仅仅是一个卫生问题，更是一个关乎职业道德和责任感的问题。医务人员的每一个细节都直接关系到患者的健康和安全，严格遵守工作服的清洁和穿着规定，是每一位医务人员应尽的职责。保持专业形象，提供高质量的医疗服务，是每一位医务人员的共同目标。

工作服作为医务人员的"战袍"，其清洁和管理不仅反映了医疗机构的管理水平，也体现了医务人员的职业素养。通过日常的规范管理和细节把控，医疗机构可以打造一个更加安全、卫生的工作环境，为患者提供更加放心的医疗服务。正是这些看似细微的管理措施，构筑了医疗行业坚实的防护墙，保障了每一位患者的健康和安全。

医务人员在工作中的一举一动都可能影响到患者的治疗效果和康复进程。保持工作服的清洁，不仅是对职业的尊重，更是对患者生命的负责。每天更换干净的工作服，是医务人员对自己职业的一种承诺，也是对患者健康的郑重保证。在医疗环境中，任何细节的疏忽都可能带来严重的后果，医务人员必须高度重视工作服的清洁和管理。

通过科学的清洗方法和严格的穿着管理，医务人员可以有效减少感染的风险，维护医疗环境的卫生和安全。在医疗服务中，细节决定成败，每一个细小的环节都需要精心管理。只有这样，才能真正为患者提供高质量的医疗服务，确保每一位患者都能在安全、卫生的环境中接受治疗和护理者。

(三) 保护屏障

保持个人卫生是减少身体和衣物上病菌数量的关键步骤，但仅靠这一点无法完全消灭病菌。尽管每天洗手、沐浴、换洗衣物等基本卫生习惯能够显著降低细菌和病毒的存在，微生物依然可能存在于我们接触的各种物体和环境中。在一些特殊情况下，尤其是医疗环境中，采取更为严格的防护措施是必要的。

为进一步减少病原体从医生到病人的传播，使用防护屏障是不可或缺的。手套是医疗工作者日常操作中最基本的防护装备之一。穿戴手套不仅可以保护医生和护士免受感染，还可以防止他们在不同病人之间传播病菌。手套在接触病人之后应立即更换，特别是在处理开放伤口、体液或进行侵入性操作时，这一做法尤为重要。即使是最简单的诊断操作，也应当遵循这一原则，以最大程度地降低交叉感染的风险。

口罩也是预防疾病传播的重要工具之一。尤其在传染病高发时期或面对呼吸道疾病患者时，口罩能够有效阻挡飞沫传播。普通外科口罩和N95口罩各有其适用范围，前者主要用于阻挡飞沫，而后者则能够过滤空气中的细小颗粒，提供更高程度的防护。在一些高风险的医疗操作中，例如气管插管或吸痰时，N95口罩的使用可以为医护人员提供更为有效的防护。

眼罩或面罩在某些情况下也是必不可少的防护措施。尤其是在面对可能产生体液飞溅的操作时，眼罩能够保护眼睛黏膜不被感染。眼睛是病菌入侵人体的一个重要通道，保护好这一部位可以有效防止病原体的入侵。面罩还能够提供面部的全面保护，防止飞沫或喷溅物接触到面部其他部位。

除了上述的个人防护装备外，医务人员还需要严格遵守无菌操作规范。无菌操作包括使用消毒剂清洁手部和器械，保持手术区域的无菌环境等。无菌操作的目的是尽量减少病菌的存在，避免病人在接受治疗过程中遭受二次感染。每一个步骤都需要精细操作，从器械的消毒到手术前后的手部清洁，每一个环节的疏忽都可能导致严重的后果。

医院的环境卫生也是控制感染的关键。定期清洁和消毒医疗设施、设备和病房，确保空气流通和净化，减少病菌在环境中的积累和传播，是医院感染控制的重要环节。对于一些高危区域，如手术室和重症监护室，需要更加频繁和严格的清洁和消毒程序。所有的清洁和消毒工作应当有明确的操作标准和记录，以确保每一个步骤都严格落实。

病人和访客的卫生教育也是不可忽视的一部分。医院应当提供清晰的卫生指导，提醒病人和访客在进入病房前进行手部消毒，佩戴必要的防护装备，并尽量减少不必要的接触。通过对病人和访客的教育，可以提高他们的防范意识，减少病菌的传播风险。

在面对突发公共卫生事件时，如传染病爆发，医院需要迅速启动应急预案，增加防护措施的力度。加强对医务人员的培训，确保他们熟悉和掌握最新的防护知识和技术，是应对突发事件的关键。还需要及时监控和评估防护措施的效果，根据实际情况进行调整和改进，以确保防护效果的最大化。

（四）使用有锐缘器械的注意事项

新旧针头、手术刀片、钻针、玻璃及其他锐器属于锋利的医疗器械，在使用时需要特别小心，防止意外造成的误伤。在使用针头时，尽可能选择带有保护装置的器械，以减少发生意外的风险。

一旦皮肤被针尖或其他锐器误伤，应立即采取以下紧急措施来处理伤口。应让伤口的血液自然流出，避免捏挤伤口。接着，用温水彻底冲洗伤口，并使用抗菌洗手液仔细清洗，以降低感染的风险。

确保不再重复发生类似误伤事件，所有使用过的针头或锐器应立即丢弃至专用的安全容器中，防止对其他人造成危害。针头和锐器的处理需严格按照规定，防止任何可能的感染传播。

根据相关的医疗规定，误伤事件必须向有关部门报告或做好详细记录。这一环节对于后续的防治措施至关重要，能帮助医疗机构追踪和管理潜在的风险。

如果被误伤的病人是乙型肝炎患者，而受伤者没有免疫力，则应在 24 小时内尽快接受乙肝免疫球蛋白注射，以防止感染。如果受伤者没有接种过乙肝疫苗，那么在注射免疫球蛋白的应立即开始接种第一针乙肝疫苗。

对于已经接种过部分或全部乙肝疫苗的受伤者，需进行血液检测以确定其体内的抗体水平。如果抗体水平不足，应及时进行补充注射，以确保其免疫力达标，从而避免感染。

若误伤者可能接触到 HIV 感染者，除了前述步骤外，还应对其进行密切观察。由于 HIV 抗体的出现时间较长，通常需要 3 个月，有些甚至需 3 年，在误伤发生后，应分别在即刻、6 周和 12 周进行 HIV 抗体检测，以确认是否发生感染。

如果伤口可能受到污染，尤其是泥土污染，应考虑是否有感染破伤风的风险。根据情况，必要时可注射破伤风抗毒素，以预防破伤风感染的发生。

在日常的医疗操作中，锐器的使用是不可避免的，但通过合理的防护措施可以大大降低误伤的风险。医疗人员在操作时，应始终保持高度的警觉性和细致的操作技巧，避免因疏忽而造成意外。

在医疗环境中，保护自身和患者的安全是每一位医护人员的职责。针对针头和锐器的使用，不仅需要技术上的熟练，更需要严格遵循操作规程。尤其是在使用过程中，避免与非必要人员接触，降低意外伤害的概率。

在处理锐器误伤事件时，时间是关键因素。迅速采取有效的处理措施，可以最大限度地降低感染风险。对于医护人员来说，掌握应急处理的步骤和方法，是保护自身健康的重要保障。

每一个医疗机构都应建立健全的锐器管理和误伤处理机制，从预防、处理到后续跟进，都应有详细的规章制度。只有通过严格的管理和规范的操作，才能保障医疗环境的安全。

医疗器械的管理和使用，需要医护人员具备高度的责任心和职业素养。无论是新手还是经验丰富的医生和护士，都应不断学习和提升自己的专业技能，确保在实际操作中能够准确无误地执行每一个步骤。

在医疗过程中，避免意外伤害不仅是对医护人员的保护，也是对患者的负责。通过不断提升操作水平和规范操作流程，可以有效减少误伤事件的发生，为患者提供更安全的医疗服务。

（五）免疫手段

口腔医务人员应注射最新的免疫疫苗。表 5-3 列举了需接种疫苗的种类。

表 5-3 口腔医务人员需接种疫苗的种类

疾病	疫苗
白喉	白喉、百日咳、破伤风（白百破）疫苗（DPT），为毒素样
结核	BCG
破伤风	破伤风抗毒素，毒素样，每 5 年需加强接种，为 DPT 的一种
脊髓灰质炎	
麻疹	口服活疫苗
流行性腮腺炎	
风疹	活疫苗，多数为三者合一的疫苗（mmR）
乙肝疫苗	抗原可来自血浆或酵母的基因重组，可需加强接种
流感	水性的

英国对口腔医务人员常规免疫破伤风、脊髓灰质炎、白喉，也建议免疫乙型肝炎、结核及风疹。美国除结核外，也主张作上述几种免疫接种。

口腔医生和配合人员应作乙肝疫苗接种，特别是容易受锐器误伤的牙科助手。第一代乙肝疫苗由乙肝患者的血浆制成；现在的第二代疫苗是酵母来源，免疫效果好，95%可产生血清抗体。乙肝疫苗应在前臂三角肌内分三次注射。第一次注射后应分别在 1 月、6 月后作第二次、第三次注射。反应不佳者，可行四次注射。免疫力可持续 7 年。由于约 4%～5%的人对疫苗不敏感，为防止针头误伤等情况的发生，应在最后一次接种后 3～4 个月进行血清学检查抗体产生情况。若有抗体产生，每年应检查一次血清。一般不需加强接种。但英国政府建议在接种后 5～7 年加强接种。对乙肝疫苗的接种不仅可预防乙型肝炎，也可预防丁型肝炎。对丙型肝炎和 HIV 的疫苗尚未研制成功。

乙肝免疫球蛋白（HBIG）的被动免疫的使用：如果在治疗中有乙肝病人的血液或唾液污染了医务人员的伤口，则应在 48h 内注射 HBIG 进行被动免疫，并进行乙肝疫苗的系列接种。即立即或至少在 7d 内接种首次剂量的乙肝疫苗。

如果误伤者接种过乙肝疫苗，则不需注射第二次 HBIG。如果疫苗的免疫力下降，则需在第一剂量 HBIG 注射后 25~30d 注射第二次 HBIG。

第三节　口腔修复器械与工具的消毒及灭菌

一、灭菌前分拣清洗

（一）人工清洗法

在医务工作中，为了确保清洗后的器械安全无菌，必须采用双重消毒方法。需要将器械浸泡在专用的消毒剂中，确保每一个器械都能充分接触到消毒液，以此杀灭表面的病原微生物。浸泡的时间要足够长，以保证消毒效果的彻底性。接着，在浸泡完成后，使用适当的工具擦去器械上的残垢和血液。操作时应小心，尽量避免擦洗过程中产生水花，以防止病菌扩散。

在清洗过程中，选择合适的刷毛至关重要。刷毛必须具备足够的硬度，以便有效去除附着在器械上的污物。清洗时应在流水下进行，并辅以清洁剂，这样可以更加彻底地清除残留物。由于肥皂会与硬水中的矿物质反应，生成不溶性的沉淀物，从而阻碍消毒剂的杀菌效果，且肥皂本身也可能成为微生物的滋生地，因此建议尽量避免使用肥皂进行清洗。

对于器械的接头和关节处，尤其需要仔细清洗。这些部位常常是污垢和微生物藏匿的地方，因此要特别注意。清洗时最好使用冷水冲洗，以去除清洁剂残留。清洗后的器械应在空气中自然晾干或用干净的布擦干，确保其表面干燥。这不仅有助于维持消毒液在下一步浸泡时的有效浓度，还能避免热力灭菌过程中器械受到腐蚀，从而防止器械表面脱色或受损。

对于用于清洗的刷子，同样需要进行彻底的清洁和消毒。污染的刷子应浸泡在抗菌液中，确保所有附着的病菌被有效杀灭。清洗完毕后，刷子也要进行消毒，以防止交叉感染。用于刷洗器械的刷子应做明显标记，以便与刷手的刷子区分开来，防止混用。

为了确保清洗和消毒的效果，整个过程应严格按照标准操作流程进行。清洗前，应先检查器械是否完好无损，避免清洗过程中产生意外损坏。使用消毒剂时，应注意配比和使用时间，确保每一次消毒都能达到最佳效果。清洗时，要确保所有部位都能充分接触到清洁剂和水流，避免任何死角残留。

清洗和消毒过程中使用的所有工具，如刷子、布料等，都应保持干净和卫生。工具的清洁和消毒同样需要细致入微，不能忽视任何一个细节。对于常用的清洁工具，建议定期更换，防止因长时间使用而导致的卫生问题。

为了保证清洗和消毒的质量，医务人员还应接受专业培训。培训内容应包括正确的清洗和消毒方法，使用不同消毒剂的注意事项，以及如何操作各种清洁工具。通过系统培训，可以提升医务人员的操作技能，确保每一个环节都能按标准执行。

清洗和消毒过程中，环境的卫生也非常重要。清洗区域应保持清洁和干燥，避免因环境污染而影响消毒效果。定期对清洗区域进行消毒，防止病原微生物在环境中积聚。清洗后的器械应存放在干净、无菌的环境中，避免再次受到污染。

在清洗和消毒过程中，还应注意保护医务人员的安全。操作时应佩戴手套和口罩，防止接触有害物质。清洗过程中产生的废水和废物应妥善处理，避免对环境造成污染。清洗和消毒完毕后，医务人员应及时清洗双手，确保自身卫生。

（二）超声清洗法

超声清洗的效果远优于人工清洗。超声清洗依靠不锈钢制造的压电振荡器在充满液体的容器内产生振荡，进而转变成一系列高频声波，在液体中形成极为密集的微气溶现象。这些微小的气泡在破裂时会产生极小的真空区，从而实现擦洗效果。这种方法能够清洗到手工清洗难以触及的细小沟纹和缝隙，因此清洗效果显著。

超声清洗液的种类多样，有些具有腐蚀性，有些则价格较高。理想的超声清洗液应具备多种特性：能够溶解油脂及污染物、无腐蚀性、不影响材料特性（如树脂）、无刺激性和无气味、价格低廉、非离子性以保持清洗效果，并且噪声较小。需要注意的是，超声清洗仅限于清洗，并不具备灭菌功能。

与手工清洗相比，超声清洗的优点主要包括清洗效率高、减少感染颗粒在清洗过程中的空气散发、器械损伤小、对污物清洗效果好以及减少人力投入等。超声清洗的高效性和安全性使其成为现代医疗器械清洗的首选方法之一。

在操作过程中，根据不同的清洗需求选择适当浓度的超声清洗液是非常重要的。放入和取出器械时，应戴橡胶手套以保护手部皮肤，并避免器械之间过于拥挤以确保有足够的空间防止互相接触和损坏。在放置器械时，应将外盖和关节部位均打开，以确保清洗液能够充分接触器械的各个部分。

不同材质的金属器械不应同时放入同一个超声池中。不锈钢物品和铝制品应分别清洗，以避免由于不同金属间的反应导致器械损坏。超声清洗的时间一般在1至10分钟之间，具体时间应根据器械的污垢程度和清洗液的性质来决定。清洗结束后，应取出托盘并用温水彻底冲洗器械，确保清洗液完全去除。

在医疗环境中，超声清洗因其高效性和安全性而被广泛应用。相较于传统的手工清洗，超声清洗不仅能够显著提升清洗效率，还能有效减少操作人员的劳动强度，同时降低了交叉感染的风险。

超声清洗的原理是利用高频声波在液体中产生空化效应，即在液体中形成大量微小气泡，这些气泡在破裂时会产生局部高温和高压，从而达到清洗效果。这种物理清洗方法不仅可以去除表面的污垢，还能够深入到手工难以触及的细微缝隙和孔洞内，将隐藏的污染物彻底清除。

在选择超声清洗液时，应考虑其化学性质和对清洗对象的适用性。理想的清洗液应能够快速溶解油脂和有机污染物，同时对器械材料无腐蚀性和无损害。清洗液应无刺激性气味，以确保使用环境的舒适和安全。

操作过程中，确保器械在超声清洗池中有足够的空间非常重要。器械之间应保持适当的距离，以避免相互碰撞造成的物理损伤。特别是对于精密器械，更需谨慎处理，以保证其清洗效果和使用寿命。

超声清洗的另一个优点是能够显著减少清洗过程中感染颗粒的空气传播。传统的手工清洗方法容易在清洗过程中产生飞溅，导致病原微生物在空气中传播。而超声清洗在密闭的环境中进行，有效降低了这种风险，保障了操作人员和其他患者的安全。

超声清洗还能够保护器械本身，减少因手工清洗造成的机械磨损。手工清洗往往需要使用刷子等工具，对器械表面进行物理摩擦，容易造成器械表面的磨损和损坏。而超声清洗利用空化效应进行清洗，无需机械接触，能够更好地保护器械表面，延长其使用寿命。

在实际操作中，不同材质的器械应分别进行清洗。金属器械与非金属器械、不同金属材质的器械不应混合清洗，以避免化学反应和物理损伤。不锈钢器械和铝制器械应分别进行清洗，以避免电化学腐蚀和其他损坏。

超声清洗时间的选择应根据器械的具体情况来确定。一般而言，清洗时间为1至10分钟，但对于较为复杂或污垢较重的器械，可能需要适当延长清洗时间。清洗结束后，取出器械并用温水彻底冲洗，以去除残留的清洗液，确保器械的清洁和安全。

二、包装

在进行医疗器械清洗之后，无论选择哪种灭菌方法，都必须进行包装。这是确保灭菌效果和保持物品无菌状态的关键步骤。包装的方法多种多样，但无论采用哪种方式，其基本原则是便于临床操作，确保无菌环境。

具体的包装方法包括多种形式。开放的消毒盘外面套上透明的消毒袋，这样可以方便观察内部物品的状况，同时保持其无菌状态。另一种方法是使用带盖并打孔的消毒盘，盖子上附有消毒指示盘，可以通过指示盘的颜色变化来确认消毒过程是否完善。还有一种是商品化的消毒袋，用于个别物品的包装，便于管理和存储。

每一个消毒包都应贴上消毒指示纸条，这些纸条通过颜色变化来显示消毒过程是否达到要求。消毒指示纸条不仅是确认消毒效果的直观工具，也是确保物品在使用前仍然处于无菌状态的重要手段。高压蒸气灭菌是一种常用的消毒方法，可以用于包装和未包装的物品。对于包装的物品，必须确保包装材料能够让蒸气充分穿透，同时在包装外部注明日期和内容物，以便于管理和使用。

三、合理的灭菌过程

在医疗环境中，消毒后的物品应进行包装再灭菌，以确保灭菌过程的安全性和有效性。特别是对于锐器，在消毒前需要特别小心，防止意外伤害。针尖上应塞一卷棉花，这样可以减少在操作过程中意外刺伤的风险。对于容易被腐蚀的器械，例如碳钢材质的器械，在超声波清洗之后，应当浸泡在1%（W/V）的亚硝酸钠溶液中。这一过程可以有效防止器械的腐蚀，提高其使用寿命和安全性。

高压蒸汽灭菌是一种常见且有效的灭菌方法。在使用高压蒸汽灭菌时，需要注意对消毒室的前腔进行彻底清洗，可以使用温和的洗涤剂，并确保储存水的高度适当。排水系统应配备特制的清洗器和清洗液，如温和的磷酸钠，每周进行一次清洗。这一过程可以保证灭菌器的排水系统清洁，防止堵塞和污染。灭菌器的温度和自动控制系统应每天检查和记录，确保其正常运行。在消毒物品较少时，可以每四天进行一次温度测试，而美国的标准是每周进行一次。为了确保灭菌器的长时间有效运行，每年应进行一次全面的大检修。在选购灭菌器时，应充分考虑其检修和测试的频度以及大修的费用。

干热灭菌是一种利用高温进行灭菌的方法。在进行干热灭菌时，所有器械应彻底清洗和干燥，以避免物品在高温下被腐蚀。包装物不应过大，应选择小包装和中等包装，因为热力对大包装物品的穿透力较低。如果使用锡箔和棉布进行包装，消毒时间应适当延长，例如在160℃下需要消毒120分钟。在放置器械时，应确保器械之间有一定的空间，避免温度过高对有锐边的器械产生破坏作用。当温度达到170℃时，纸和棉花将会自燃，一些口腔器械的焊接处可能会因高温而溶解开焊。每次消毒均应使用消毒指示系统，检测消毒过程和芽胞的杀灭效果，以确保消毒的彻底性和安全性。

化学蒸汽灭菌同样是一种有效的灭菌方法。使用化学蒸汽灭菌时，首先应确保器械清洗干净并彻底干燥。在消毒前，应对化学消毒器进行预热，以确保化学蒸汽能够充分发挥作用。器械的包装应尽量松散，包装材料应具备良好的穿透性，并且不应与化学材料发生反应。可以使用打孔的金属板或纸质包装材料。如果有塑料物品，不应接触消毒器的侧壁，以避免高温或化学蒸汽对塑料的损害。不应使用密闭的金属消毒器皿，以免影响蒸汽的进入。化学混合物不能重复使用，每次消毒后应更换。为了更好地检测消毒效果，最好使用带有颜色指示的器械包，并应用芽胞指示剂检测消毒效果。

为了确保灭菌的效果和安全性，消毒物品应按照严格的步骤和规范进行处理。在消毒前，器械应彻底清洗和干燥，确保表面没有残留的污垢和血液。包装时应选择适当的材料和方式，以保证灭菌剂能够充分接触到器械的每一个部分。在灭菌过程中，应密切监控灭菌器的运行状况，及时调整和维护，确保其能够稳定地提供足够的灭菌效果。

灭菌后的物品应存放在无菌环境中，避免再次受到污染。存放时应注意环境的清洁和干燥，定期对存放区域进行消毒和清洁，防止病菌的滋生和传播。在使用前，应再次检查消毒物品，确保其处于无菌状态。

医务人员在进行消毒和灭菌操作时，应严格遵循标准操作规程，佩戴必要的防护装备，如手套和口罩，防止在操作过程中受到病菌的侵害。操作完毕后，应及时清洗双手，保持个人卫生。

四、消毒物品的保存

消毒后物品的保存期与其使用频度密切相关。理想情况下，消毒后的器械应当立即使用，但在实际操作中，特别是在外科手术等情况下，通常需要提前消毒并储备备用。如果保存不当，可能会破坏消毒的效果，因此正确的保存方法与消毒本身同样至关重要。

消毒后物品的保存期取决于多种因素，包括保存地点的环境条件和包装材料的特性。最理想的保存地点是密闭的保护区域，如橱柜或抽屉，这些地方空气流通较少，有助于保持物品的消毒状态。储存区域应远离人员密集的地方，避免暴露于可能污染的空气中，以确保保存期不受影响。

对于保存物品的选择，地下储存不是一个好的选择，因为容易受潮和污染，需要重新进行消毒。相比之下，塑料和尼龙包装的物品保存期较长，因为这些材料可以提供更好的保护。一般而言，纸包装的物品消毒后大约需要 4 个月重新消毒一次，而塑料或尼龙包装的物品则可以保存长达 1 年。

消毒过程可以分为消毒前的拣选和清洗、消毒过程本身、包装和合理的保存这四个阶段。在清洗过程中，戴上厚实的橡胶手套非常重要，以保护操作人员的安全。超声清洗作为一种现代的高效清洗方式，已被证明优于传统的人工清洗方法。

热力灭菌是一种对所有器械都有效的消毒方法，只有在特殊情况下才会选择化学灭菌。无论采用何种消毒方法，都应配备消毒过程指示剂，以确保消毒程序的有效性。定期进行生物指示剂的测定也是必要的，以验证消毒过程的彻底性和可靠性。

五、口腔医疗用手机的保养及灭菌

（一）手机的选择

手机是口腔医生必须熟练掌握的专业工具，因为口腔治疗本身融合了高度的手工艺术性。每位牙医都应该选择与其工作需求相适应的手机。一般而言，手机的价格较为昂贵且比较脆弱，所以在选择时需要考虑到不同的使用场景，包括选择不同转速、大小和扭力范围的手机。

手机的机头尺寸越小，通常意味着视野越清晰，因此在口腔治疗中，清晰的视野对于进行精确操作至关重要。为了应对治疗过程中可能遇到的各种情况，口腔医生通常会根据需要配备不同规格的手机，以确保能够高效且精确地完成治疗任务。

在紧急情况下，一次性手机是必不可少的。这类手机设计用于处理来不及进行灭菌处理的急诊病人，确保在短时间内提供安全有效的治疗。尽管一次性手机使用方便，但在日常的口腔治疗中，通常还是更倾向于使用可重复灭菌的手机，以确保长期使用的经济性和环保性。

除了手机本身的选择外，口腔医生在使用手机时还需注意维护和保养。定期的清洁和维护可以延长手机的使用寿命，同时确保其性能和功能不受影响。这包括定期检查手机的各个部件是否正常运作，如灯光、喷水功能以及机械结构的完整性等。

在口腔治疗中，手机的操作技术和精准度对治疗结果至关重要。口腔医生需要通过持续的培训和实践，不断提升自己对手机的熟练掌握，以确保能够在各种复杂情况下进行精确而有效的治疗。随着科技的进步和新技术的应用，口腔手机的设计和功能也在不断发展，为口腔医生提供更多选择和更好的治疗体验。

在选择手机时，口腔医生还应考虑到其操作的舒适性和人体工程学设计。手机的手柄设计应符合人体工学原则，以减少医生长时间操作时的手部疲劳和不适感。这对于提高工作效率和治疗质量至关重要，特别是在长时间的手术或复杂治疗过程中。

（二）手机的灭菌

一般来说，所有进入病人口腔的器械在使用前必须经过严格的灭菌处理，或者选择一次性使用，以确保病人的安全和健康。在口腔治疗过程中，特别是涉及高速涡轮等设备时，会产生气雾，这可能会污染那些未经灭菌而重新使用的器械。治疗中不推荐使用多个手机，而是倡导采用钻针自动夹持系统（auto-chucking mechanisms），这种系统可以减少更换手机的频率及潜在的污染风险。

手机的灭菌方法应根据其品牌和制造商的具体要求而定。尽管热力灭菌可能对某些手机造成损害，但并非所有手机都如此。一些制造商认为，通过合理的使用、灭菌前的准备工作以及适当的润滑剂，手机可以经受多达 1500 次的热力灭菌过程而无需修理。换言之，如果手机每周灭菌 8 次，其使用寿命可达 6 至 9 个月。研究显示，合理的灭菌实际上有可能延长手机的寿命，因为这样可以确保手机内部得到了适当的清洁和润滑，而不会留下污垢积聚导致的损耗。

针对热力灭菌可能带来的损耗问题，内部的合理清洁和维护可以在很大程度上抵消这些损耗。使用热力灭菌时，必须严格按照制造厂家的说明进行操作，特别是要确保在灭菌前将润滑油适当地清理干净，以免影响手机的使用效果和寿命。

研究表明，采用医用微波灭菌技术进行手机灭菌可以有效地达到消毒的目的，同时对手机的损耗影响较小。这种灭菌方法不仅能够有效杀灭微生物，还能保证手机的功能完整性和使用寿命。

（三）手机供水系统的灭菌

1985 年以前制造的医疗器械，在其供水系统的灭菌问题上曾经存在重要的挑战。据报道，这些早期手机在使用过程中存在一种称为回吸的现象，特别是在脚闸打开时，水会从冷水管口自流入手机内部。这种回吸现象使得水中可能含有病人口腔中的细菌和残留物质,这些物质可以在手机的管道内传播并附着在管壁上形成生物菌膜。随着时间的推移,这些生物菌膜会日益积累,当水再次通过时,可能会带走一些细菌。特别是在用于开髓等深度切割治疗时,对于免疫力低下或衰弱的病人,这可能会导致潜在的病原微生物进入血流,增加感染的风险。

为了防止和减少水的回吸问题,目前已经采取了几种有效的方法:

一种简单有效的方法是安装防回吸瓣膜。这些瓣膜通常要求安装在接近使用点的位置,可以有效防止水的回吸现象。为了确保其有效性,需要定期检查瓣膜是否运作正常。

一些控制瓣膜的内部结构采用了"O"形环的设计,这种设计可以进一步增强瓣膜的功能,确保在水流停止后仍能有效地防止回吸。

在一些情况下,可能需要更换内部的控制瓣膜或整个水路系统,特别是对于老旧设备或存在严重问题的系统。

尽管已经采取了上述措施来防止水的回吸,美国疾控中心(CDC)仍建议,在治疗每位病人之间,应至少冲洗水路20至30秒。在每周工作的第一天,还应当冲洗手机水孔数分钟,以确保系统的清洁和消毒。

现代的医疗器械已经普遍配备了冲洗瓣膜,这些瓣膜可以在不需要打开或关闭的情况下直接冲洗整个手机水路。这一技术大大简化了操作流程,提高了设备的使用安全性和效率。

(四)灭菌方法的选择

1985年以后制造的手机普遍具备了耐热和耐高温的特性。这些手机的设计和制造工艺改进了许多,以确保它们能够承受较高的温度。由于科技的进步,现代手机使用的材料大多具有很好的耐热性和耐高温性能,因此在高温环境下仍能正常工作。这一点在高压蒸气灭菌的过程中显得尤为重要,因为高压蒸气灭菌需要在高温高压下进行。对于大多数1985年以后制造的手机来说,这种灭菌方式是安全且有效的。

相比之下,1985年以前制造的手机在耐热性方面存在明显不足。那时的手机材料和制造工艺还不够先进,因此在高温环境下容易受损。高温会导致老式手机的电路板、屏幕和其他元件发生变形或损坏，严重影响手机的功能和使用寿命。对于这些早期制造的手机来说，高温灭菌方式并不适用。

高压蒸气灭菌作为一种常见的灭菌方法，非常适合用于现代手机的灭菌处理。高压蒸气灭菌不仅能够有效杀灭细菌和病毒，还能保持手机的材料不受损坏。在使用这种灭菌方法时，有几点需要特别注意。灭菌后要尽快使手机干燥，以防止水分残留在手机内部，造成电路短路或腐蚀。必须严格按照手机制造厂家的说明，选择合适的消毒周期，以确保灭菌过程的安全性和有效性。

除了高压蒸气灭菌，微波灭菌和化学蒸气压力灭菌也是适用于多数手机的灭菌方法。这些方法在灭菌过程中不会对手机造成过大的热损伤，从而保证手机的正常使用。有些手机并不适合使用酒精蒸气灭菌。尽管酒精蒸气灭菌的一个显著优点是消毒后器械包是干燥的，但酒精可能会对某些手机的外壳材料或内部元件产生不利影响。在选择灭菌方法时，应仔细考虑手机的材质和结构，以避免不必要的损害。

干热灭菌由于其所需时间长、加热温度高，并不适合用于手机的消毒。干热灭菌通常需要在较高温度下长时间处理，这对手机的损害较大，可能会导致手机内部元件的老化和变形。尤其是对于那些设计精密、内部结构复杂的现代手机，干热灭菌的高温可能会使电路板、屏幕和电池等关键部件受到严重影响，最终导致手机无法正常使用。

从实际操作角度来看，高压蒸气灭菌、微波灭菌和化学蒸气压力灭菌在处理手机时更为可靠和安全。这些方法不仅能有效杀菌消毒，还能在一定程度上保护手机不受高温损害。使用这些灭菌方法时，操作人员需要严格遵守操作规程，确保灭菌设备和手机都处于良好的工作状态。应根据手机制造商提供的使用说明，选择适当的灭菌条件和周期，以确保灭菌效果和手机安全。

对于不适合高温灭菌的手机，可能需要考虑其他更为温和的消毒方法。使用紫外线消毒或低温等离子体消毒等方式。这些方法在消毒过程中不会产生高温，能够有效避免对手机材料和元件的热损伤。尽管这些方法的消毒效率可能不如高温灭菌，但在保护手机的完整性和功能性方面具有一定的优势。

（五）口腔手机气动灭菌步骤

对口腔手机进行气动灭菌是确保牙科器械无菌的重要步骤。必须对使用后的口腔手机进行彻底清洁，去除表面的污物和血迹。这一步骤至关重要，因为污物和血迹不仅会影响灭菌效果，还可能导致设备损坏。使用专用的清洁剂和刷子仔细擦拭手机的每一个部位，确保清洁无死角。

接下来，将清洁后的口腔手机进行冲洗，以去除残留的清洁剂和污物。使用清水或生理盐水进行冲洗可以避免清洁剂残留对设备造成的腐蚀。确保冲洗彻底，不留任何清洁剂或污物，这样才能保证灭菌效果的最佳发挥。为了进一步确保冲洗的彻底性，可以使用超声波清洗机，这样可以更加有效地去除深层污物。

冲洗完成后，必须对口腔手机进行干燥处理。湿润的环境不仅不利于灭菌过程，而且容易导致细菌和霉菌的滋生。可以使用无绒毛的纸巾或干燥布轻轻擦拭手机表面，同时也可以使用专用的气枪或干燥柜进行吹干和烘干。这一步骤需要耐心和细致，确保手机内部和外部完全干燥。

在确保口腔手机彻底干燥后，下一步是对其进行包装。为了避免在运输和存储过程中受到污染，包装材料必须无菌且具有良好的密封性。可以使用专用的灭菌袋或灭菌盒进行包装，并确保密封良好。如果使用灭菌袋，封口时应注意尽量避免空气残留，以防影响灭菌效果。

包装完成后，就可以将口腔手机放入气动灭菌器中进行灭菌了。设置灭菌器的参数非常关键，必须根据设备和制造商的建议进行设置。常见的气动灭菌器参数包括灭菌温度、压力和时间，这些参数的正确设置直接关系到灭菌效果的好坏。在操作前，务必仔细检查灭菌器的工作状态，确保其正常运行。

在灭菌过程中，需要严格遵循操作规程，不得随意打开灭菌器或调整参数。灭菌器内的高温高压环境对人体有害，因此操作人员应时刻保持警惕，确保自身安全。灭菌完成后，应等待设备充分冷却，然后再取出灭菌后的口腔手机。此时，可以通过观察灭菌指示物来判断灭菌是否成功。若指示物显示灭菌成功，则可以放心使用。

经过灭菌的口腔手机应立即存放在无菌环境中，避免再次受到污染。存放时，应选择干燥、清洁的储存柜，并定期对储存环境进行检查和消毒。确保每一台口腔手机都处于最佳状态，以备随时使用。对于灭菌器和其他辅助设备的维护保养也不可忽视，定期进行检查和保养，确保其始终处于最佳工作状态。

（六）牙科手机消毒和灭菌的研究进展

近年来，牙科手机的消毒和灭菌技术得到了显著的发展。随着人们对口腔健康意识的提高和对医疗安全要求的不断提升，牙科医疗设备的消毒与灭菌成为不可忽视的重要环节。牙科手机作为常用的口腔医疗器械，其消毒和灭菌效果直接影响到患者的健康和医疗质量。研究和推广有效的牙科手机消毒与灭菌方法显得尤为必要。

传统的牙科手机消毒方法主要包括物理消毒和化学消毒。物理消毒方法如高温蒸汽灭菌法、电浆灭菌法等，因其高效性和对设备损伤小，成为常用的消毒手段。高温蒸汽灭菌法利用高温高压的蒸汽对牙科手机进行彻底的灭菌，能够有效杀灭细菌、病毒和真菌。这种方法对设备的材质和耐热性能要求较高，某些精密部件可能会因高温高压而损坏。电浆灭菌法则通过低温等离子体对设备进行灭菌，适用于耐高温性较差的设备，但其成本较高，操作复杂。

与此化学消毒方法也被广泛应用于牙科手机的消毒与灭菌中。常用的化学消毒剂如过氧化氢、戊二醛、次氯酸钠等，通过其强氧化性或化学反应破坏微生物的细胞结构，从而达到消毒灭菌的目的。这些化学消毒剂使用方便，消毒效果显著，但也存在一些不足之处。化学消毒剂可能会对牙科手机的材料产生腐蚀作用，长时间使用可能会影响设备的使用寿命。化学消毒剂的残留问题也需要特别注意，确保在使用前彻底清洗干净，避免对患者产生不良影响。

近年来，随着科技的进步和医疗技术的发展，牙科手机的消毒与灭菌技术也在不断创新和优化。一些新兴的消毒技术逐渐应用于牙科领域，如超声波清洗技术、臭氧灭菌技术和紫外线消毒技术等。超声波清洗技术通过高频超声波在液体中产生的空化效应，能够有效清除牙科手机表面的污垢和微生物，尤其适用于清洗结构复杂、难以彻底清洁的部位。臭氧灭菌技术则利用臭氧的强氧化性，对微生物进行高效灭菌，且臭氧能够迅速分解为氧气，不会留下有害残留。紫外线消毒技术通过紫外线的照射破坏微生物的DNA结构，达到灭菌效果，但其对阴影部位的消毒效果较差，需要与其他消毒方法配合使用。

随着自动化技术的发展，牙科手机的消毒与灭菌逐渐向智能化、自动化方向发展。一些现代化的消毒设备已经具备了自动清洗、自动消毒和自动监测功能，能够在保证消毒效果的提高工作效率，减少人为操作带来的误差和感染风险。自动消毒柜能够在预设程序下完成牙科手机的多步骤消毒过程，从而保证每一个环节都达到最佳消毒效果。这些设备还配备了监测系统，能够实时监控消毒过程中的温度、压力等参数，确保消毒效果符合标准。

尽管牙科手机的消毒与灭菌技术取得了显著进展，但在实际应用中仍然面临一些挑战和问题。不同的牙科手机因其材质、结构和使用环境的不同，对消毒与灭菌方法的适应性存在差异。在选择消毒与灭菌方法时，需要综合考虑设备的具体情况，制定最合适的消毒方案。消毒与灭菌过程中可能存在的交叉感染风险也需要引起重视。如果消毒设备的操作不当或消毒剂的浓度和时间控制不准确，可能导致消毒不彻底，进而引发交叉感染。加强消毒设备的日常维护和操作人员的培训，确保消毒过程的规范化和标准化，是提高牙科手机消毒效果的重要措施。

第四节 口腔修复诊疗室与技工室的感染控制

一、口腔修复诊疗室的感染控制

（一）UP 原则

1987 年，美国疾病控制与预防中心（CDC）提出了普遍防护原则（UP 原则）。该原则的提出是基于这样一个事实：仅凭病人的病史和常规检查，无法可靠地判断其是否感染了 HIV 或其他血液传播性疾病。医务人员在处理任何病人的血液和体液时，必须采取一致的防护措施。自此以后，UP 原则被多数医学和口腔医学部门广泛采纳。许多学者认为，UP 原则应该成为口腔医疗中控制感染的标准。关于这一观点，也存在不同的意见和争论。

为了有效实施 UP 原则，口腔医务人员需要穿戴各种防护装备。这些装备包括工作服、手套、口罩和保护性眼罩等。为了提高工作效率并确保安全，有学者设计了双层眼镜，其中包括放大镜。靠近病人的那层眼镜需要在每个病人之间进行消毒处理，以防止交叉感染。

在开始治疗前，详细采集病史是非常关键的。通过了解病人的健康状态，医务人员可以采取必要的预防措施。尤其是对于有潜在感染风险的病人，提前掌握其病史信息有助于制定更为安全和有效的治疗方案。

为减少治疗过程中环境中气雾的污染，治疗前应鼓励病人使用漱口液。特别是那些作用时间持久的漱口液，能够显著降低空气中微生物的含量。有研究表明，病人漱口后，环境中的微生物水平在 40 分钟内有显著下降。对于免疫功能低下的病人，使用葡萄糖酸氯已定漱口液，可以有效预防治疗后发生机会性感染。

选择合适的医疗器械和材料的灭菌方法至关重要。在口腔医疗中，常用的灭菌方法包括高压蒸气灭菌、干热灭菌、化学蒸气压力灭菌、环氧乙烷灭菌及化学消毒剂浸泡等。这些方法各有优缺点，医务人员应根据具体情况选择最合适的方法，以确保灭菌效果和器械的安全使用。

在使用针头和有锐缘的器械时，口腔医务人员应格外小心，防止意外受伤。为此，有学者建议采用单手操作的方法来套针头帽，以避免双手操作时误刺手指。还有一些专门设计的套针帽装置，可以进一步防止误伤。所有使用过的针头和锐器都应合理放置在坚固、防刺穿的密闭容器内，待处理时送交相关部门。一些一次性锐器应丢弃在有明显标记的容器内，并根据当地规定进行处理。

进一步来看，UP 原则的实施不仅限于穿戴防护装备和使用适当的灭菌方法。在整个治疗过程中，医务人员的操作规范和安全意识同样至关重要。在操作过程中避免直接接触病人的体液，及时更换和清洗防护装备等，都是防止交叉感染的重要措施。定期培训和考核医务人员的防护知识和操作技能，可以提高其防护意识和能力，从而更好地保护病人和自身的健康。

在治疗环境的消毒方面，医务人员应采取综合措施。除了使用漱口液外，定期对治疗室和设备进行全面消毒，也是有效防止感染的重要手段。使用紫外线灯照射或化学消毒剂喷洒，可以有效杀灭环境中的微生物。治疗结束后，应对治疗台、椅子和其他设备进行彻底清洁和消毒，以确保下一个病人的安全。

针对高风险病人，医务人员应特别注意防护措施。对于已知感染 HIV、乙型肝炎或其他传染性疾病的病人，医务人员在治疗过程中应采取更加严格的防护措施，包括使用高效过滤口罩、防护衣和双层手套等。治疗结束后，应对所有接触过病人的器械和设备进行高温或化学灭菌，以防止病原体的传播。

在处理废弃物时，医务人员应严格遵守相关规定。所有使用过的一次性器械和材料应放置在专用的废弃物容器中，并在标记清晰的情况下交由专业处理部门进行处理。对于可重复使用的器械，应在彻底清洗后进行灭菌处理，确保下次使用时的安全性。

医务人员的健康监控也是 UP 原则实施的重要组成部分。定期进行健康检查和职业暴露监测，可以及时发现和处理潜在的健康风险。对于暴露于高风险环境的医务人员，应提供必要的疫苗接种和防护措施，减少职业暴露的风险。建立健全的职业健康管理制度，可以为医务人员提供更好的工作保障和支持。

（二）对病人治疗前的准备工作

为了确保每次治疗病人的效率和卫生，牙科诊所每天都需要进行周密的准备工作。诊所需要提前了解当天的就诊病人表，这样可以合理安排每个病人的治疗时间，并准备好所需的材料和器械。这不仅能减少每个病人之间的准备时间，还能提高诊所的整体工作效率。对每个即将到诊的病人进行充分的了解，包括他们的病史和预计的治疗内容，确保所有的准备工作都能精确无误。

准备工作还包括对即将使用的医疗器械和材料进行详细检查。对于每一位病人，需要评估所需的特定材料和器械，确保这些设备都处于良好状态并已正确消毒。特别是一些一次性器械，需要提前准备好，以防在治疗过程中临时找寻，浪费宝贵的时间。诊所的工作人员需要具备高度的细致和专业性，确保每一项准备工作都能提前完成，以减少治疗过程中的等待时间。

接下来，为了预防交叉感染和确保治疗环境的卫生，诊所需要考虑每次治疗后是否需要对设备进行消毒以及中间等待的时间。这一过程至关重要，因为只有在设备和环境完全消毒后，才能接待下一位病人。工作人员必须严格遵循消毒规程，确保每一件器械和每一个接触面都经过彻底的消毒处理。尤其是在使用多次性设备时，消毒工作尤为重要，以确保每位病人都能在安全的环境中接受治疗。

为了进一步保证治疗过程的顺利进行，每天开始工作前应将口腔手机的水管冲洗数分钟（3～5 分钟）。这一操作可以有效去除夜间生长和堆积的细菌，防止细菌通过水管进入病人口腔,从而保障治疗的安全性。早晨的水管冲洗不仅是一种良好的卫生习惯,也是保护病人健康的重要步骤。工作人员在进行这项操作时应仔细检查水流的流畅性和水质的清洁程度,确保没有任何残留物影响治疗效果。

在所有设备都经过冲洗和消毒后,接下来需要对治疗区域进行全面的卫生保护。使用保护性塑料或纸屏障覆盖经常要接触的表面,比如牙椅的把手、灯光手柄和工作台面等。这样的防护措施可以有效防止在治疗过程中细菌的传播和交叉感染。这些保护屏障在每次治疗结束后都应更换,以确保下一位病人能够在一个完全无菌的环境中接受治疗。

在整个准备过程中,诊所还应考虑到紧急情况的处理。如果某些设备在使用过程中出现故障,必须有备用方案,以确保治疗能够顺利进行。备用器械和材料应提前准备好,并放置在容易拿取的地方。诊所应制定详细的应急预案,并对所有工作人员进行相关培训,确保他们在紧急情况下能够迅速应对,不影响病人的治疗。

为了确保每天的准备工作能够有序进行,诊所应建立一套标准化的操作流程。每位工作人员都应熟悉并严格按照这套流程进行操作,确保每一个细节都不被忽略。定期进行工作流程的检查和评估,找出可能存在的问题并及时改进。通过不断优化工作流程,可以进一步提高诊所的工作效率和病人的满意度。

(三) 对病人的口腔检查步骤及原则

口腔检查是口腔医疗过程中至关重要的一环,其步骤和原则直接关系到诊断的准确性和治疗方案的制定。在进行口腔检查时,首先需要对患者的病史进行详细了解。这包括询问患者的主要诉求、症状持续时间、既往的口腔疾病史以及全身健康状况等。这些信息能够为医生提供初步的诊断线索,帮助他们更好地了解患者的健康背景。

接着,医生应对患者进行全面的口腔外部检查。这一步骤主要是观察面部和颈部的对称性、皮肤状况以及淋巴结的情况,检测是否存在肿胀、压痛或其他异常表现。通过这种外部检查,可以初步排除或发现一些潜在的口腔疾病和全身性疾病的迹象。

在完成外部检查后,医生需要进行详细的口腔内部检查。这一过程通常从检查口腔软组织开始,包括唇、颊、牙龈、舌头、口底和口腔黏膜。医生会使用口镜、探针等器械,仔细观察这些部位的颜色、质地和有无病变,如溃疡、白斑、红斑或肿块等。软组织检查能够帮助医生发现口腔癌、白斑病、口腔溃疡等疾病的早期征兆。

然后,医生会对患者的牙齿进行详细检查。这一步骤涉及检查每一颗牙齿的外形、排列、咬合关系以及有无龋齿、牙周病等。医生会使用探针轻轻探查牙齿表面,判断是否存在龋洞、牙菌斑或牙结石,并通过敲击检查牙齿的敏感度和健康状况。牙齿检查能够帮助医生确定是否需要进行补牙、根管治疗或其他牙科治疗。

除了牙齿的检查,牙周组织的评估同样重要。医生会检查牙龈的颜色、形态、质地以及是否存在出血、红肿等症状。还需要使用牙周探针测量牙周袋的深度,以评估牙周健康状况。通过这些检查,可以及时发现和治疗牙周炎、牙龈炎等牙周疾病。

为了进一步确诊和制定治疗方案,医生可能会安排一些辅助检查。X线检查可以帮助医生了解牙齿的根部、骨组织的健康状况以及是否存在隐匿的龋齿或病变。口腔全景片能够提供整个口腔的全面影像,便于医生综合评估患者的口腔状况。CT扫描和核磁共振成像等技术也可以用于复杂病例的诊断和治疗规划。

在口腔检查过程中,医生还应特别注意对患者的沟通和解释。详细告知患者检查的目的、步骤以及发现的问题,耐心解答患者的疑问和担忧。这不仅能够增加患者对治疗的信任和配合度,也有助于患者了解自身的口腔健康状况,从而积极参与到后续的治疗和保健中。

口腔检查的另一个重要原则是无菌操作。医生在进行检查时,应严格遵守无菌操作规程,使用一次性手套、口罩和器械,避免交叉感染。对使用过的器械应及时进行消毒和灭菌处理,确保每一位患者都能在安全、卫生的环境中接受检查。

个性化的检查方案也是口腔检查中的一项重要原则。每位患者的口腔状况和健康需求各不相同,医生应根据具体情况制定相应的检查和诊疗计划。对于患有糖尿病、高血压等全身疾病的患者，在口腔检查和治疗过程中需要特别关注其全身健康状况，避免引发不必要的风险。

在口腔检查结束后，医生应根据检查结果制定详细的治疗方案，并与患者进行充分沟通。对于需要治疗的疾病，医生应详细解释治疗的必要性、可能的治疗方案以及预期效果和潜在风险。对于暂时不需要治疗的轻微问题，应向患者提供日常口腔护理的建议，帮助其维持口腔健康。

（四）临床修复治疗

1. 修复体

关于修复体的处理，只要修复体来自病人口腔，在进行消毒前都需要先清洗。修复体应先用水彻底冲洗掉残留的唾液和血液，然后再进行进一步清洁。特别是在使用超声清洗牙齿时，应严格遵照相关的操作说明，以确保清洗效果和安全性。

在清洁修复体之后，修复体应浸泡在适当的消毒液中，浸泡时间应足够长以达到杀灭结核杆菌的水平。2%的碱性戊二醛可以用于树脂义齿以及活动或固定合金修复体的消毒。由于戊二醛对组织具有较强的刺激性，修复体在浸泡后必须彻底冲洗干净。修复体还可以使用刺激性较小的碘伏进行消毒。

2. 印模及印模托盘

接下来是关于印模及印模托盘的处理。在修复体修复过程中所取的印模，应先用水冲洗，去除残留的血液和唾液。对于藻酸盐印模，建议使用碘伏喷雾消毒，然后密封在塑料袋中10分钟，之后再冲洗干净并灌制石膏模型。1：10稀释的次氯酸钠溶液（每天须新鲜配制）也可用于印模的浸泡或喷雾消毒。对于硅橡胶印模，可以选择碘伏、稀释的氯化物、戊二醛或合成酚进行浸泡，以达到杀灭结核菌的水平。在进行消毒时，需特别注意参考制造厂家的意见，并防止托盘与印模在浸泡过程中分离。消毒后，清洗印模也是一个重要的步骤。技工室人员应被通知印模已消毒，以免重复消毒。

3. 其他修复器材

其他修复器材的清洁和消毒同样重要。一些不进入病人口腔的修复器材如𬌗架、橡皮碗、比色板等也应进行适当的清洁和消毒。对于进入病人口腔的器材如面弓等，则需要进行热力灭菌处理。大多数调和板是一次性的，但如果使用的是玻璃板，则应进行灭菌处理。

（五）修复治疗后的处理

在修复治疗后，处理步骤尤为关键，以确保治疗效果的持久性和患者的舒适感。医生需要仔细检查修复结果，确保没有遗漏或错误。在进行牙冠修复后，需确认牙冠是否与周围牙齿完美贴合，没有高低不平或松动的现象。通过使用专门的检测工具和技术，医生可以准确地评估修复物的质量和稳定性，并及时进行必要的调整。

在确认修复物合适后，医生应向患者详细说明术后的注意事项。不同类型的修复治疗有不同的注意事项，如牙冠修复后，患者需要避免咀嚼过硬的食物，以免造成牙冠的损坏。医生还需告知患者在初期可能会感到轻微的不适，这是正常现象，但如果疼痛持续或加剧，应立即就诊。提供这些信息不仅能帮助患者更好地适应修复物，还能避免因不当使用而导致的问题。

接下来，医生需要指导患者正确的口腔护理方法。良好的口腔卫生习惯对保持修复物的使用寿命至关重要。医生可以推荐使用特殊的牙刷和牙线，以便患者能更好地清洁修复物周围的区域。定期的专业清洁也是必要的，医生应建议患者每半年进行一次口腔检查和清洁，以防止牙菌斑和牙石的堆积，从而维护口腔健康。

在进行修复治疗后的初期，患者可能需要进行数次复诊。医生应安排合理的复诊时间，以便及时监测修复物的状态，并对可能出现的问题进行早期干预。复诊时，医生应仔细检查修复物的磨损情况，是否存在任何松动或不适，并根据具体情况进行调整或修补。通过定期的随访，医生可以确保修复物的长期稳定性和功能性。

医生还应关注患者的整体健康状况，特别是与口腔健康相关的慢性疾病。如糖尿病等慢性病会对口腔健康产生影响，医生应了解患者的病史，并在治疗过程中给予特别的关注和护理建议。糖尿病患者在接受修复治疗后，可能需要更加严格地控制血糖水平,并保持良好的口腔卫生,以防止感染和其他并发症的发生。

二、口腔修复技工室的感染控制

(一) 口腔用印模材料的消毒

口腔印模材料的消毒是口腔医学领域的重要环节,其直接影响到诊疗过程的安全性和效果。印模材料用于获取患者牙齿和口腔组织的详细模型,以便牙医进行修复和矫正等治疗。这些材料在使用过程中容易受到口腔内细菌、病毒和真菌等微生物的污染,若不进行有效的消毒处理,可能会引发交叉感染,危及患者和医护人员的健康。研究和实施科学的消毒方法对保障医疗安全具有重要意义。

了解印模材料的种类及其特性对于选择合适的消毒方法至关重要。常用的口腔印模材料包括藻酸盐、聚醚、硅橡胶和石膏等。这些材料各有其独特的物理和化学性质,对消毒剂和消毒方法的耐受性也不同。藻酸盐印模材料对湿度和温度变化较为敏感,容易变形,而硅橡胶则具有较好的化学稳定性和弹性。在选择消毒方法时,必须考虑印模材料的特性,避免因消毒过程对其造成损害,从而影响印模的精确度。

在实际操作中,印模材料的消毒方法主要分为物理消毒和化学消毒两大类。物理消毒方法包括热消毒和辐射消毒等。热消毒如高温蒸汽灭菌法适用于耐高温材料,但对于一些热敏感材料,如藻酸盐,可能导致材料变形和尺寸变化,因此不适用。辐射消毒方法包括紫外线消毒和电子束辐射等,这些方法能够有效杀灭微生物,且对材料的物理性质影响较小,适合用于一些对热不耐受的印模材料。

另一方面,化学消毒方法因其高效性和操作简便性,被广泛应用于印模材料的消毒中。常用的化学消毒剂包括含氯消毒剂、酒精、戊二醛和过氧化氢等。这些消毒剂通过其强氧化性或化学反应破坏微生物的细胞结构,从而达到消毒效果。含氯消毒剂如次氯酸钠具有广谱的杀菌效果,但对某些印模材料可能具

第五章 口腔修复临床的感染控制

有腐蚀作用，需谨慎使用。戊二醛消毒剂则具有较强的杀菌能力且对材料的物理性质影响较小，是常用的印模材料消毒剂之一。化学消毒剂的使用也存在一些挑战，如消毒剂的残留问题，可能对后续的模型制作和患者安全产生影响。在使用化学消毒剂后，需要进行彻底的清洗和干燥处理，以确保无残留。

为提高消毒效果并减少对印模材料的损害，近年来，一些新兴的消毒技术逐渐应用于印模材料的消毒中。低温等离子体消毒技术利用低温等离子体产生的活性粒子对微生物进行灭杀，具有高效、低温和无残留等优点，适用于各种印模材料。超声波消毒技术通过高频超声波在消毒液中产生的空化效应，能够有效清除印模材料表面的微生物和有机物，且不影响材料的物理性质。

在选择和实施印模材料消毒方法时，除了考虑消毒效果和材料的耐受性外，还需遵循无菌操作原则。印模材料在消毒前后需严格避免再次污染，操作人员应佩戴一次性手套、口罩等防护用品，并在无菌环境中进行操作。消毒后的印模材料应及时封存，避免暴露在空气中再次受到污染。

加强对印模材料消毒的标准化和规范化管理也十分重要。制定详细的消毒操作规程，明确不同印模材料的消毒方法和步骤，确保每一环节都有据可依。对操作人员进行系统的培训，提升其对消毒方法和操作规程的掌握程度，从而提高消毒效果，保障医疗安全。

在实际操作中，印模材料的消毒不仅是一个技术问题，也是一个管理问题。医疗机构应建立完善的消毒管理制度，对印模材料的消毒过程进行严格监控和记录，确保每一个步骤都按规定执行。定期进行消毒效果的评估，通过微生物检测等方法验证消毒效果，及时发现和纠正消毒过程中的问题，确保消毒效果达到标准。

尽管目前已有多种印模材料的消毒方法，但在实际应用中仍然面临一些挑战。不同的印模材料对消毒剂和消毒方法的耐受性存在差异，如何在确保消毒效果的避免对材料造成损害，是一个需要不断研究和探索的问题。随着新型病原体的出现和传播，现有的消毒方法可能需要进行调整和优化，以应对新的挑战（表5-4）。

表 5-4　建议使用的印模、修复体及石膏模型的消毒方法

被消毒的物品	消毒方法
印模	(1) 首先用流动自来水冲洗。 (2) 用合适的能杀灭结核的消毒剂浸泡，根据不同的消毒液选择不同的漫泡时间。 (3) 再次冲洗。 (4) 灌石膏。
修复体/矫正器	(1) 清洁。 (2) 用流动自来水冲洗。 (3) 用合适的能杀灭结核菌的消毒液浸泡，彻底冲洗及干燥，将树脂修复体放置在含漱口液的袋子里。
石膏模型	将其浸泡在稀释的碘伏或次氯化物溶液中，所需时间以能杀灭结核菌为宜。或用消毒液喷雾至完全湿润。

关于浸泡的时间，1991年ADA认为超过30 min。如果是吸水性印模材料应浸泡时间短，宜小于10 min。选择消毒剂应考虑印模材料的类型、消毒剂的来源以及每天需消毒的数量几方面。一般除能证明可以重复使用的消毒剂外，消毒剂不能重复使用（表5-5）。

(二) 口腔修复体及矫正器的消毒

在口腔医疗中，修复体及矫正器的消毒是一个至关重要的环节。消毒过程不仅能有效防止交叉感染，还能保证患者的口腔健康和治疗效果。了解和实施科学的消毒方法对于口腔医务人员来说至关重要。

对于来自病人口腔的修复体，在进行消毒之前需要先进行彻底的清洗。修复体表面通常会附着大量的唾液和血液，这些残留物不仅可能含有大量病原微生物，还会影响消毒剂的渗透和作用。清洗时应使用清水彻底冲洗，确保所有残留物被去除。在一些情况下，超声波清洗可以作为辅助手段，利用高频声波的机械作用，彻底清洁修复体的表面和内部微小缝隙。

修复体清洗干净后，需要选择合适的消毒液进行浸泡消毒。常用的消毒液包括2%的碱性戊二醛和碘伏等。碱性戊二醛是一种高效的广谱消毒剂，能有效杀灭包括结核杆菌在内的多种病原体。戊二醛对组织具有较强的刺激性，因此在消毒后必须彻底冲洗修复体，以避免对患者口腔组织的刺激和损伤。相对而言，碘伏刺激性较小，但同样具有广谱杀菌效果，是一种较为温和的消毒选择。

在诊椅旁对义齿进行修改时，为避免反复消毒的繁琐步骤，应使用单剂量的抛光粉、灭菌的布轮及灭菌的手机和钻针进行操作。这样可以确保在修改过程中不会引入新的污染源，从而减少后续处理的复杂性。修改完成后，义齿上的残留抛光粉需用清水彻底冲洗干净，以确保其试戴时的清洁和舒适。

对于印模及印模托盘的消毒处理，首先应使用清水冲洗干净表面的血液和唾液残留。不同类型的印模材料对消毒剂的选择有所不同。藻酸盐印模可使用碘伏喷雾消毒，喷雾后将印模密封在塑料袋中10分钟，然后冲洗干净，再进行石膏模型的灌制。也可以使用1:10稀释的次氯酸钠溶液（每天需新鲜配制）进行浸泡或喷雾消毒。硅橡胶印模则可以选择碘伏、稀释的氯化物、戊二醛或合成酚进行浸泡消毒，以达到杀灭结核菌的效果。消毒过程中应参考制造厂家的意见，防止托盘与印模在浸泡过程中分离。

（三）𬌗蜡、𬌗堤、模型、预成印模托盘以及咬𬌗记录的消毒

根据美国牙科协会（ADA）的建议，对于牙科材料和设备的消毒工作，有着严格的操作指南和标准。针对𬌗堤及咬𬌗蜡的消毒，ADA建议使用碘伏，并采用"喷—擦—喷"的方法。这种方法不仅能有效地消除表面的细菌和病原体，还能保持一定的湿度和达到杀灭结核菌的时间要求。在使用碘伏进行消毒时，医务人员需确保每一步骤的执行准确，从喷洒到擦拭，直至最后的喷洒，以保证彻底的消毒效果。

咬𬌗蜡在消毒过程中也有其独特的处理方式。除了使用碘伏外，医务人员可以选择"洗—喷—洗—喷"的方法。这种方法要求在首次洗涤后进行喷洒消毒剂，随后再进行第二次洗涤和第二次喷洒。在第二次喷洒后，需要将咬𬌗蜡密封一定时间，以确保消毒剂彻底渗透和杀灭表面的细菌。

对于使用ZOF或复合印模制作的咬𬌗记录，同样适用前述的消毒方法。这些复杂的印模需要特别注意消毒剂的选择和使用，以确保杀灭结核菌及其他潜

在的病原体。除了"洗—喷—洗—喷"的处理方法外，多数 EPA 注册的消毒剂都可以使用，但要注意 ZOE（氧化锌-丁二酚）不宜与含氯消毒剂同时使用。消毒完成后，必须对咬𬌗记录进行彻底的清洗，以去除残留的消毒剂及其他可能的污染物。

在处理石膏模型时，ADA 建议采用喷雾消毒剂达到足够的湿度，并可以选择 1∶10 次氯酸钠或碘伏的浸泡方法。研究表明，1∶10 次氯酸钠和 1∶213 碘伏浸泡对石膏代型的影响极小，有效地保持了其结构和质量。尽管一些石膏模型可能已添加消毒剂，但对于其使用和有效性仍存在不同的意见和看法，因此在使用前需审慎评估和选择适合的消毒方式。

表 5-5 印模及修复体消毒液的选择

需消毒的物品	戊二醛°	碘伏**	次氯酸盐#	合成酚类°
印模				
藻酸钠	＋	＋	＋	＋
多聚硫化物	－	＋	＋	＋
聚乙烯（polyether）	＋*	＋*		＋*
ZOE 印模糊	＋	＋	－	？
可逆性水胶体	－	＋	＋	？
复合印模				
修复体/矫正器##***				
固定修复体（金属/烤瓷）	＋	？	＋△	？
可摘修复体（树脂/烤瓷）	－	＋	＋	－
可摘修复体（金属/树脂）		＋△	＋△	
矫正器（全金属）	＋	？	？	？

о：须参照制造厂家说明进行消毒。

＊＊：1∶213 稀释。

＃：1∶10 稀释（商品化的漂白粉），还应参照厂家说明消毒。

＊：应小心应用，并参照厂家说明。

＃＃：也可用环氧乙烷灭菌。

＊＊＊：需病人使用的修复体或矫正器，必须在消毒前彻底清洗。

△：应使用最短的时间（10 min），以避免对金属的损害。

＋：建议使用的方法。

－：不宜使用的方法。

?：尚无资料证实或尚无结论。

预成的树脂印模托盘也可采用消毒剂喷雾及用含氯消毒剂和碘伏的浸泡消毒。必须在消毒后洗干净，用前需干燥，用后丢弃。

（四）其他修复体及正畸器械的消毒

口腔医疗过程中，除了印模材料外，还涉及到许多其他耐高温的器械和工具，这些器械如面弓、正畸钳、镊子以及金属印模托盘等，都与口腔组织有直接接触，因此需要进行高温灭菌处理。这些器械在使用过程中易受到口腔内微生物的污染，若不进行有效的灭菌处理，可能会成为交叉感染的源头，影响患者的健康安全。研究和实施科学的灭菌方法对于保障医疗质量至关重要。

在实际操作中，面弓等耐高温器械的灭菌方法主要采用热力灭菌。热力灭菌是通过高温和高压的蒸汽作用，对器械表面和内部的微生物进行彻底杀灭。正畸钳和镊子等细小器械通常放置在专用的高压灭菌器中，经过一定时间的高温高压处理，确保其表面和夹持部位的无菌状态。这种方法不仅高效，而且操作简便，是当前医疗机构常用的器械灭菌方式之一。

除了个别器械的热力灭菌外，诊椅旁的金属调刀、不锈钢碗等也属于需要进行高压灭菌的器械。这些器械在口腔治疗过程中扮演着重要角色，如诊椅旁的金属调刀用于混合牙科材料，不锈钢碗用于盛放和搅拌各类药物和溶液。因其频繁接触到口腔组织和药物，如果不经过高压灭菌处理，可能会成为细菌和病毒的传播途径，增加患者感染的风险。

针对一次性使用的器械如磨光用的轮、杯、刷及钻针等，医疗机构普遍采取直接丢弃的方式进行处理。这些器械一般不适宜重复使用，因为其设计和材质无法保证经过有效的灭菌后仍能保持原有的功能和安全性。一次性使用的特性使得其在使用后能够及时丢弃，减少了交叉感染的风险，符合医疗废弃物管理的规范要求。

对于非一次性使用的器械，如面弓、正畸钳等，如果无法直接丢弃，通常采用热力灭菌的方法进行处理。这些器械通常由耐高温的金属或特殊合金制成，具有较强的耐磨损和耐腐蚀能力，适合经过高温高压蒸汽的灭菌过程。在实施灭菌前，医务人员需要对器械进行彻底的清洁和去除污垢，以保证灭菌的效果和器械的安全性。

在进行高压灭菌时，医疗机构通常会配备专业的高压蒸汽灭菌器和相关的操作设施。这些设备能够提供足够的温度和压力，确保蒸汽在器械表面和内部都能充分渗透和杀灭微生物。灭菌过程中的时间和温度控制非常关键，医务人员需严格按照操作规程进行操作，避免因操作不当导致灭菌效果不达标或器械损坏的情况发生。

（五）技工室感染控制原则

1. 个人保护屏障

根据 OSHA 的规定，属于I级工作性质的人员，特别是在从事实验室工作且可能接触到污染物质时，有严格的保护要求。工作人员在操作过程中应该佩戴适当的保护屏障，例如手套和工作服，以防止直接接触有害物质。如果工作过程中存在溅出物的风险，还需要额外戴口罩和眼罩，以确保面部及眼部区域的安全。

完成物品消毒后，大多数建议工作人员仍应保持穿着工作服，以减少再次接触到潜在残留物质的风险。在进行磨削、修整石膏模型或磨光修复体时，戴防尘口罩和眼罩是必要的，以防止粉尘和颗粒物进入呼吸道或眼睛造成伤害。

对于操作钻机时戴手套的情况，特别需要小心谨慎，以防止手套被卷入机器部件中，可能引发意外伤害。综上所述，严格遵守 OSHA 的保护要求不仅可以保障工作人员的健康和安全，还能有效减少工作环境中可能发生的意外事件。

2. 修复科模型室

修复科的模型室不仅用于模型的灌注，还承担着修复体的调整和修改工作。正如前文所述，从病人口腔中取下的修复体和印模可能会受到污染，因此需要经过严格的消毒处理，然后才能送至技工室进行制作。

由于口腔修复体在调整过程中的时间限制，这些从病人口腔中取下的修复体可能会潜在地带来交叉感染的风险，这一点至关重要。从理论上讲，为了防止这些修复体对设备的污染,从而可能导致微生物气溶胶的传播,修复体在进行修改前应进行充分的消毒处理。

3. 技工室感染控制

根据之前讨论的要点,当印模送达技工室后,必须严格进行冲洗和消毒。针对不同的印模材料,选择合适的消毒剂和方法至关重要。修复体和矫正器件在病人试戴后也需要彻底消毒处理。所有工具设备,包括手机,在送往修理前都应进行清洁消毒。

技工室的工作人员需保持良好的个人卫生,穿戴干净的工作服并定期更换。在使用高速设备时,如有喷雾,应戴口罩、手套和眼罩,并经常使用抗菌液洗手。工作间内严禁进食、饮酒或吸烟,同时应配备良好的通风设施。技工室应指定专人负责感染控制,并设立合理的接待区域。

除非临床环境已经进行了消毒处理,否则接收到的临床修复体都应进行再次消毒。在检查印模时,操作人员应提前戴好手套。

需要注意的是,过度消毒印模和修复体可能会对材料造成影响。每个病例的修复体袋应进行消毒,并使用一次性包装材料。分离的工具、附件和材料应保持如新,例如磨光器具、钻头和切割盘。磨光过程中会产生许多污染的气雾,有人建议在抛光粉中添加 5:100 次氯酸钠与蒸馏水的浓度,以减少污染。

技工室应每周清洁抽屉和工作台表面,每天对设备、工作表面和暴露的工具进行消毒处理。综上所述,口腔技工室的感染控制与临床诊室的同等重要。口腔修复体、印模、矫正器件及相关材料的合理消毒选择和过程对材料的完整性至关重要。口腔医生和技工室工作人员应密切合作,熟悉并实施有效的感染控制措施,以预防交叉感染的发生。

第五节　控制口腔医院感染的总体操作要点

一、治疗室

(一) 开始治疗病人前

(1) 在口腔医疗环境中,医务人员在准备治疗之前,首先要穿上专用的工作服，并佩戴适当的保护性眼罩、口罩和手套。这些措施不仅能有效防止直接接触病人体液和污染物，还能保护医务人员自身免受潜在的感染风险。在开始治疗之前，还需特别注意清洁治疗区域可能接触到的各个表面，如治疗台面、控制开关、抽屉扶手等。使用消毒剂进行清洁时，采用"喷一擦一喷"的方法，确保每个表面都得到彻底的清洁和消毒。

（2）治疗过程中，当医务人员需要更换手套时，必须事先摘下旧手套，并进行彻底的手部清洗。这一步骤尤为重要，因为手部是最常接触患者和治疗环境的部位，保持手部的清洁和无菌状态对于预防交叉感染至关重要。

（3）为了确保治疗设备和器械的无菌性，医务人员在使用前应采取必要的防护措施。一次性屏障罩能有效覆盖和保护需要无菌处理的设备和器械，以防止其在接触过程中被污染或受到外界污染物的影响。医务人员在操作时需严格遵守器械使用的无菌操作规程，确保器械的有效消毒和使用安全。

（4）在治疗过程中，病人周围的各种设施和设备也需要特别注意防护和清洁。病人的头托、诊疗椅上的控制钮、照明灯的扶手、三用枪的开关及手柄、强吸引器的扶手、吸唾器、工作台面以及坐椅的后背等处，都应覆盖一层专用的屏障。这些屏障不仅能防止污染物的接触，还能保持治疗环境的清洁和无菌状态，为病人的安全和治疗质量提供保障。

（5）在治疗过程中，及时清除工作台面上不需要的物品是保持治疗环境整洁的重要一环。清理过程中，医务人员需确保将所有不必要的物品和杂物从工作台面上移开，以减少治疗操作时的混乱和交叉污染的可能性。保持治疗区域的整洁有助于提升医疗操作的效率和安全性，确保每一位患者都能在清洁、安全的环境中接受到高质量的医疗服务。

（二）病人坐上诊疗椅后

（1）开始治疗前，首先需要调整治疗椅的位置和头托的高度，确保病人的舒适度和治疗的顺利进行。调整好椅子和头托不仅可以提供良好的工作姿势，还能让病人感到放松和舒适，为接下来的治疗做好准备。

（2）在治疗准备过程中，给病人戴上前身巾是一个重要的步骤。前身巾不仅可以保护病人的衣物免受治疗过程中可能的污染，还能提高治疗过程的整洁度和卫生标准。确保前身巾的正确使用，能够有效地减少交叉感染的风险，保障病人的健康安全。

（3）在接待病人后，第一步是询问病史并与病人讨论治疗措施。详细记录病史信息，包括病人的过敏情况、既往病史及当前的主诉。与病人充分沟通并确认治疗方案，不仅有助于制定个性化的治疗计划，还能增强病人对治疗过程的信任和满意度。

（4）在治疗过程中，将病历表移开台面是保持整洁和有序的关键步骤之一。移开病历表可以避免其被治疗过程中可能溅起的物质污染，同时也为医生和助理提供更充足的操作空间和工作条件，确保治疗的精确性和有效性。

（5）在治疗开始前，让病人充分含漱氯已定液是一项必要的预防措施。这一步可以有效减少口腔中的细菌数量，降低治疗过程中交叉感染的风险。病人应按照医生的指示正确使用漱口液，保证口腔的清洁和消毒状态。

（6）为了准备使用的器械，需要打开器械包，但在此过程中不接触其中的器械。这一步骤确保器械在使用前保持良好的消毒状态，避免交叉感染的发生。医务人员在操作时应格外小心，避免触碰器械包内的任何部分，以保持其无菌状态。

（7）在进行治疗前，医务人员需要戴上口罩和眼罩。口罩和眼罩的使用不仅能有效防止口腔中细菌的传播，还能保护医务人员的呼吸道和视觉器官免受治疗过程中可能的溅射和飞溅物的影响。

（8）进行手部清洁是保障治疗安全和卫生的关键步骤之一。医务人员需要去除所有首饰并清洁指甲，然后使用抗菌液进行手部洗涤，确保每个手指和手部表面都充分接触到抗菌液，持续10秒钟。随后用自来水充分冲洗，并再次使用抗菌液洗手，同样持续10秒钟。最后进行彻底的冲洗和干燥，确保双手达到最高的消毒标准。

（9）为了确保在治疗过程中的无菌操作，医务人员需要在病人的视线下戴上手套。手套的使用不仅能有效防止治疗过程中的交叉感染，还能保护医务人员的手部免受化学物质和微生物的接触。

（10）如果使用的是非灭菌的检查用手套，医务人员需要特别注意冷自来水冲洗过多的润滑粉，并向病人解释戴新手套及冲洗的目的。这一步骤不仅能保证手套的无菌状态，还能增强病人对治疗过程的理解和信任。

（11）在准备治疗设备时，需要将手机的水路进行充分的冲洗，持续 20～30 秒。这一步骤可以有效去除可能存在的细菌和污垢，保证治疗设备的清洁和安全使用。

（12）医务人员将灭菌的手机连接好，并将三用枪、吸唾器的头接上。这些设备的正确使用和连接，不仅能为治疗提供必要的工具支持，还能确保治疗过程的卫生和顺利进行。

（三）在治疗中

（1）减少治疗中微生物的扩散：①使用橡皮障；②手指接触的区域越少越好；③不能治疗过程中，为了有效防止微生物的扩散，医务人员需要采取一系列严格的操作规范。使用橡皮障是常见的防护措施之一。橡皮障能够有效遮挡口腔或器械表面，防止微生物通过空气或接触传播，减少治疗过程中的交叉感染风险。

在治疗过程中，尽量减少手指接触的区域是十分关键的。因为手指是微生物易于滋生的地方，减少接触区域不仅能够保护医务人员自身，还能有效防止微生物通过接触传播至患者或治疗器械。

在日常医疗操作中，医务人员在戴手套时需谨慎，避免用手整理头发、揉眼睛、搔抓皮肤或调整口罩和眼镜等行为。这些动作容易导致手套污染，增加微生物扩散的风险，因此必须严格遵守卫生规定，保持手套的洁净和完整。

当医务人员需要离开诊椅时，应当及时摘下并丢弃使用过的手套，回来时需先洗手，再带上新的手套。工作服的穿着场所也需严格控制，避免在教室、休息室、图书馆及院外穿着，以防止外来污染影响工作环境的清洁与安全。

在需要进行口内照相时，医务人员必须摘下手套，进行彻底的手部洗涤后再使用照相机进行拍照。这一步骤的重要性在于避免手套可能带来的影响或污染，确保影像质量和患者的安全。

医疗器械如果掉落在地板或非灭菌处，绝对不应再次使用，应立即更换新的经过灭菌处理的器械。这样可以有效避免因污染或未灭菌而引发的交叉感染，保证治疗过程的安全性和有效性。

在工作过程中，如果手套意外破损，医务人员应立即将其摘下丢弃，并进行彻底的手部清洁。随后，必须再次换上新的手套，以确保操作的无菌状态和患者的安全。

推广使用一支手来套注射针帽或使用特制的持针帽器，能有效减少因操作不当导致的误伤情况发生。这些设备设计合理，能够减少医务人员与注射器具接触的机会，进一步提升治疗过程的安全性和可控性。

在治疗过程中，若需要将设备推到诊椅旁，必须确保其覆盖了保护屏障或经过了严格的消毒处理。这样做可以有效防止设备表面的污染物接触到治疗区域，保证治疗过程的无菌状态和安全性。

医务人员在取用银汞、洞衬剂或垫底材料时，需严格按需取用，并避免将容器放置在近旁。如若需要长时间暂放，应使用专用的保护膜或覆盖物，以防止微生物或污染物的侵入，确保材料的洁净和安全性。

在将物品或器械送至实验室前，务必对其进行严格的消毒处理。这是确保实验室操作安全性的关键步骤，有效预防可能存在的微生物交叉感染问题。

在处理病历表或其他文件时，医务人员绝不应用污染的手进行操作。正确的做法是先摘除手套，进行彻底的手部清洁后，再戴上一副新的保护性手套，以确保操作的无菌状态和医疗环境的清洁安全。

若在工作中不慎，医生的眼部、口腔、其他黏膜或皮肤接触到患者的血液或唾液，必须立即向相关人员寻求帮助和处理。这种情况下，及时的应对能够有效减少交叉感染的风险，保护医务人员的健康和安全。

（四）治疗病人后

护理过程的最后阶段，必须进行一系列重要的步骤，以确保治疗区域的清洁和无菌状态。以下是一些关键的操作步骤，可以有效地完成这一任务。

（1）治疗结束后，首先要小心地摘下已经使用过的手套和口罩，确保将它们准确地丢弃到专门的废物容器内。接着进行彻底的手部清洗，以确保双手免受污染物的影响。

（2）在处理完病人的口腔治疗后，需要为病人准备并填写收费条，以便顺利进行费用结算流程。

(3) 完成费用结算后，医务人员需重新戴上新的手套和口罩，为进一步的清洁和消毒工作做好准备。

(4) 将所有使用过的器械和设备整理放置在专用的器械盘内，确保器械盘内没有任何刀片、缝针等一次性使用的锐缘器械，以免造成意外伤害。

(5) 对于所有一次性使用的锐缘器械，包括盖上帽及未盖上帽的针头，务必直接放入专用的耐刺穿容器内。严禁将这些锐器械放置在普通垃圾箱内，以确保安全处理和避免交叉感染的风险。

(6) 非锐缘的一次性物品应放置在带有塑料衬袋的废物容器内，以便后续的处理和清洁操作。

(7) 对所有高速手机、超声洁治手机及水汽枪进行 30 秒的彻底冲洗，然后将它们从治疗区域移除，准备进行进一步的清洁和消毒工作。

(8) 将整理好的器械盘和手机放置在指定的污染区域，等待进一步的灭菌处理，以确保器械的无菌状态和安全使用。

(9) 移除覆盖设备表面的所有屏障，注意不要接触屏障的内侧，并将一次性屏障准确地丢弃到带有塑料衬袋的废物容器内。

(10) 清洁和消毒未被覆盖的设备表面，确保其在下一个治疗过程中的无菌状态和安全使用。

(11) 对于已经使用过的眼罩，进行彻底的清洗和干燥处理，以备下次使用。

(12) 如果使用的是一次性工作服，请及时脱下并正确丢弃，以避免可能的交叉感染和污染。

(13) 最后一步是再次摘下手套，将其丢弃到带有塑料衬袋的废物容器内，并进行最后一次的手部清洗和干燥，以确保自身和环境的清洁。

二、拍摄 X 线片的抗感染步骤

（一）拍摄

(1) 在治疗过程开始之前，需要先消毒或覆盖所有可能接触或暴露于感染的表面。这一步骤确保治疗环境的清洁和安全，减少病人在治疗过程中受到潜在污染的风险。使用屏障覆盖或适当的消毒方法,是预防交叉感染的重要措施之一,为接下来的治疗提供可靠的保护。

(2) 当病人坐下后,第一件事是询问病史。详细了解病人的病史信息,包括既往病史、药物过敏情况及当前的主诉,对制定后续治疗计划至关重要。通过有效的沟通和记录,医务人员可以为病人提供个性化和安全的医疗服务,确保治疗过程的顺利进行。

(3) 在进行治疗准备时,医务人员需要决定是否需要拍摄X线片。这涉及到医生对病情的初步评估和治疗计划的制定。通过X线片的拍摄,可以获取详细的口腔结构图像,帮助医生更准确地诊断和治疗病人的牙齿或口腔问题。

(4) 在确保手套清洁的情况下,才可以进行X线片的拍摄工作。清洁的手套不仅保证了医务人员的卫生安全,还能有效减少X线片表面的污染和交叉感染的风险。这一步骤强调了在医疗环境中无菌操作的重要性,为病人的健康提供保障。

(5) 戴上手套后,医务人员可以开始进行X线片的拍摄工作。在操作X线设备时,正确使用手套不仅能够保护医务人员的手部免受化学物质和辐射的接触,还能确保X线片的清洁和质量,为后续的诊断和治疗提供可靠的影像资料。

(6) 拍摄完成后的X线片应当妥善处理,通常会将其放置在纸巾或专用杯子里。这一步骤旨在保护X线片不受损坏或污染,确保其后续的正确使用和分析。对于X线片的妥善处理,是医务人员职责的一部分,为病人的诊断和治疗提供可靠的医疗支持。

(7) 在X线拍摄完成后,需要及时撤除或消毒仪器表面的屏障。这一步骤有助于维护设备的清洁和卫生,减少交叉感染的风险。通过有效的消毒措施,可以保证设备在下一位病人接受治疗前处于最佳的工作状态。

(8) 完成所有治疗步骤后,医务人员应当摘下手套,并进行彻底的手部清洁。这包括用适当的抗菌液洗手,确保每个手指和手部表面都充分接触到抗菌液,持续一定的时间后用自来水彻底冲洗,并进行最后的干燥。正确的手部清洁步骤能够有效减少病原体的传播和交叉感染的风险,保护医务人员和病人的健康安全。

(二）暗室工作

医疗工作中，处理 X 线片需要严格的操作规范，以确保影像质量和患者安全。医务人员在处理 X 线片前，必须先戴上一副全新的手套。手套的使用能有效减少接触污染物的可能性，保持 X 线片的洁净和安全。

在将照后的 X 片携带到暗室时，医务人员需注意避免接触门及其他工作区。这是为了防止将潜在的污染物带入暗室，从而保证 X 线片的无菌和影像质量不受外界影响。

在处理 X 线片的过程中，医务人员应使用已戴手套的手轻轻将 X 线片袋打开，将 X 线片轻放在一个干净的纸巾上。这一步骤的目的是确保 X 线片表面不受到污染，同时避免手部直接接触 X 线片表面，从而保持影像的清晰和准确性。

处理完 X 线片后，医务人员需将 X 线片的包装袋正确丢弃到指定的容器内。这一操作规范能够有效避免污染物的交叉传播，确保医疗环境的清洁和安全。

X 线片洗出后，医务人员在放置时必须小心谨慎，避免因处理不当而造成的污染或损坏。正确放置 X 线片不仅有助于保持其质量，还能有效防止交叉感染的发生，确保医疗工作的顺利进行和患者的安全。

第六章 口腔修复常见并发症及处理

第一节 口腔修复并发症的概念及表现

一、口腔修复并发症的涵义

口腔修复并发症是指在进行口腔修复治疗过程中可能出现的各种意外和不良反应，这些问题可能会影响治疗效果和患者的口腔健康。深入理解和有效应对口腔修复并发症对于口腔医学工作者至关重要。

在口腔修复治疗中，修复体的适配性是一个关键问题。如果修复体与周围牙齿或组织的配合不良，可能会导致不适感或口腔不舒适，甚至引发牙齿过敏反应。在治疗前确保充分的检查和精确的修复体设计，是预防并发症的重要步骤。

除了适配性问题，口腔修复过程中的感染风险也是需要重视的一点。如果在治疗过程中未能有效控制感染，或者治疗后患者未能正确进行口腔卫生护理，可能会导致修复体周围的感染，甚至是牙周炎的发生。这种情况下，及时的抗感染治疗和口腔清洁管理尤为重要，以防止并发症的进一步发展。

在口腔修复过程中，牙髓的损伤也是常见的并发症之一。如果在准备牙体或进行根管治疗时未能有效保护牙髓组织，可能会导致牙髓炎或牙髓坏死的发生。为了预防这种情况，医务人员需要根据患者的具体情况采取适当的防护措施，并确保治疗的精准性和安全性。

二、口腔修复并发症表现

口腔修复治疗在实施过程中，虽然通常是安全有效的，但偶尔也可能会出现各种并发症，这些并发症可能对患者的口腔健康和治疗结果产生影响。以下将详细讨论口腔修复治疗可能出现的各种并发症及其表现。

口腔修复治疗中可能出现的并发症之一是感染。感染可能由于治疗过程中的交叉感染或术后的细菌感染引起。典型的感染表现包括局部肿胀、红肿、疼痛及局部渗出物。病人可能还会出现发热和全身不适的症状，需要及时治疗以防止感染扩散或恶化。

在口腔修复治疗后，有时可能会出现牙髓炎的情况。牙髓炎通常由于治疗过程中对牙髓的创伤或感染引起，表现为牙齿的持续性或间歇性疼痛。牙齿敏感性增加，甚至可能出现根尖周炎的征象，如牙龈肿胀、脓肿形成等。

除了感染和牙髓炎，口腔修复治疗中还可能出现牙体牙髓复合体的损伤。这种损伤通常发生在修复过程中，尤其是对牙体和牙髓的处理不当或技术操作失误时。牙体牙髓复合体的损伤会导致牙齿的不适感或疼痛加剧，需要进一步的治疗干预以保护牙齿的结构和功能。

第二节 口腔修复并发症的原因分析

一、修复体制作前设计的不严密

采用合适的修复体设计来满足患者口腔缺牙的修复需求，不仅是口腔医生专业水平的体现，也是评判口腔医院技术水平的重要标准。正确的设计能够使修复体在口腔内按照工程技术原理和方法精确制作，并在人体中发挥生理功能，达到与自然牙类似的效果。对于患者而言，修复体不仅仅是一个功能性的修复物，更是承载生理和心理需求的人工器官。口腔修复医生需要掌握广泛的医学和口腔专业知识，结合物理、化学、力学、材料科学以及美学原理，运用现代高科技成果，将工程技术与生命科学完美融合。

在口腔修复体设计的过程中，严谨的思维和设计方法显得尤为关键。设计师必须详尽考虑患者的口腔解剖结构、功能需求以及美学期望，从而确保修复体的形态、功能和美学效果都能达到最佳状态。医生在设计过程中，要综合考虑牙齿的位置、大小、形状以及咬合关系等因素，精确计算和绘制出最适合患者口腔状况的修复方案。

除了理论知识和设计技能，先进的医疗设备和工艺技术也是保证修复体设计质量的重要保障。现代口腔医院需要配备高精度的数字化扫描仪、CAD/CAM系统等先进设备，这些设备能够帮助医生精确获取患者口腔结构信息，并在计算机辅助下进行精准设计和制作，大大提升修复体的质量和耐用性。

在实际操作中，医生需要充分了解各种修复材料的特性和应用方法，选择适合患者的最佳材料。不同的修复体材料具有各自的优缺点，如金属陶瓷、全瓷、树脂等，医生应根据患者的具体情况和修复需求，科学合理地进行选择和应用，确保修复体的生物兼容性和功能性。

美学因素在口腔修复体设计中也占据重要地位。修复体不仅要恢复口腔功能，还应与周围自然牙齿保持一致的色泽、形态和质感，以达到自然美观的效果。医生需要运用美学原理和技巧，精细调整修复体的色彩渐变、表面光泽和形态细节，使其完美融入患者的口腔环境，提升患者的口腔美学满意度。

在实际操作中，医生需要与技术人员和实验室密切合作，确保修复体从设计到制作的每一个环节都能达到预期效果。定期的临床评估和调整也是保证修复体长期效果的关键步骤，医生应与患者建立起有效的沟通和信任关系，共同维护修复体的稳定性和功能性。

二、修复体制作过程中的失误

在口腔修复领域，制作修复体必须严格按照医师的设计进行。设计不严密或者制作过程中出现偏差，都将直接影响到修复体的质量和效果。优质的修复体的实现取决于设计的精准和制作过程的严谨性，任何一环节的疏忽都可能导致后续的并发症和问题的出现。

医师精心设计的修复体方案，是确保治疗成功的关键。设计包括了对牙齿结构、功能和美观的全面考量，因此每一个细节都至关重要。一个合理的设计不仅考虑到了患者的口腔情况，还充分满足了功能需求和美学要求，是成功治疗的基础。

即使设计合理，如果技师在制作过程中不严格按照设计要求进行操作，也容易导致修复体出现各种并发症。技师的技术操作水平和经验决定了最终修复体的质量。一旦技师在制作过程中出现粗心大意或者技术不到位，可能造成修复体的不合适或者质量问题，进而影响到患者的治疗效果和口腔健康。

技师在操作过程中必须认真细致，需要充分动脑筋解决技术问题，并且选择性能优良的牙科材料来制作义齿。良好的材料选择直接决定了修复体的耐久性和适应性，如果材料不合适或者质量低劣，可能会导致修复体的早期失效或者引发患者的过敏反应。

三、义齿初戴工作粗糙，医嘱不清

在义齿初次戴入时，进行详细的戴牙前检查是非常必要的。这一过程涉及到多个方面的细致观察和评估，以确保义齿的安全性和适配性。通过仔细的检查，可以发现和处理任何潜在的问题，例如义齿的形状、大小和材质是否符合患者的口腔解剖结构，以及是否需要进行进一步的调整和优化。

义齿戴入后，医务人员需要进行多方面的细致检查，包括但不限于固定性和稳定性的评估、义齿的𬌗位关系以及基托伸展情况等。这些检查不仅有助于确保义齿在口腔中的稳定性和舒适度，还能够提前发现和解决潜在的适配问题，为患者后续的正常使用奠定良好的基础。

四、医技人员审美素养较差，医患审美沟通不够

现代社会对美的要求日益提高，每个人的审美观念和兴趣各不相同。在医护人员进行修复工作之前，与患者进行充分的审美标准沟通显得尤为重要。这种沟通不仅能确保修复体在功能上符合科学原则，更能尊重和体现患者个人的审美意愿。

医护人员需自觉加强自身的审美修养，不断提升审美鉴赏能力和创造力。这样才能更好地应对患者日益丰富的审美需求，努力保证每一件修复体不仅在功能上完美无缺，而且在视觉上成为医患双方都能欣赏的艺术品。这种方式不仅提升了修复的质量和水平，也增强了医疗服务的人性化和专业性。

第三节 各类口腔修复体并发症的防范与处理

一、嵌体、冠修复后可能出现的并发症及处理

（一）疼痛

嵌体或冠修复手术后，有时会出现一些疼痛感，这种情况在临床上并不罕见。这篇文章将探讨这种疼痛的扩展性问题，并从不同角度深入分析其可能的原因和解决方法。

让我们关注疼痛的类型及其可能的发生时间。在进行嵌体或冠修复后，一些患者可能会在手术后立即感受到疼痛。这种早期疼痛通常是由于治疗过程中的组织刺激和手术后的生理反应引起的。

有些患者可能会经历延迟性疼痛。这种情况可能在手术后几小时或几天内开始显现，其原因可能与神经反应、术后感染或者修复材料与周围组织的适应性有关。

疼痛的程度和持续时间也是需要考虑的重要因素。一些患者可能会感受到轻度不适，而其他人则可能经历剧烈的疼痛，这种疼痛可能会持续数天甚至更长时间。

嵌体或冠修复术后的疼痛可能会受到多种因素的影响。个体的疼痛耐受性、手术的复杂性以及术后护理的质量都可能对疼痛的发生和程度产生影响。

进一步地，对于处理术后疼痛问题，我们可以考虑使用多种策略。除了常规的镇痛药物治疗外，局部的冷敷或热敷也可以帮助减轻疼痛感，这取决于具体的临床情况和医生的建议。

值得一提的是，术后疼痛管理不仅仅是对症治疗，还应包括对患者的教育和有效的术后护理指导。这些措施不仅有助于减轻疼痛，还可以促进患者康复过程的顺利进。

（二）龈炎

嵌体和冠修复是现代牙科中常见的治疗方式，它们旨在恢复牙齿功能和美观。有时候在这些治疗后，患者可能会面临龈炎等口腔问题。龈炎是指牙龈组织的炎症反应，通常由于细菌感染或者牙齿周围清洁不当引起。本文将探讨嵌体和冠修复后可能出现的龈炎扩写情况，并介绍预防和处理这些问题的方法。

在进行嵌体或冠修复后，患者往往会感到牙龈的不适，甚至可能出现轻微出血的情况。这些症状往往是由于治疗过程中牙龈组织受到刺激所致。虽然这种炎症通常是暂时的，但如果不适感持续存在或加重，就可能需要进一步的检查和治疗了。

牙科专家指出，保持口腔卫生是预防嵌体和冠修复后龈炎的关键。及时有效地清洁牙齿和牙龈周围的区域，能有效减少细菌的滋生，降低龈炎发生的风险。定期进行牙科检查和清洁，也是预防龈炎的有效手段之一。

龈炎如果未能得到及时有效的治疗，可能会进一步发展为牙周炎，导致牙周组织的损伤和牙齿的松动。当患者在嵌体或冠修复后出现牙龈不适的症状时，应尽早就诊牙医进行评估和处理。

对于一些特定情况，如牙龈组织本身存在炎症或者治疗过程中出现并发症，患者可能需要使用抗生素或口腔抗菌药物来控制龈炎的发展。这些药物通常由牙医根据个体情况和具体病因来开具。

除了药物治疗，口腔护理的正确方法也是治疗和预防龈炎的关键。患者应根据牙医的建议正确使用牙刷和牙线，定期进行口腔清洁，以保持口腔健康状态。

（三）修复体松动、脱落、穿孔或破裂

嵌体和冠修复后，修复体出现松动、脱落、穿孔或破裂是牙科中常见的问题。这些情况可能由多种因素引起，如牙体结构的变化、口腔功能异常或材料选择不当等。针对这些问题，临床医生需要采取有效的措施来预防和处理，以确保患者口腔健康和修复体的长期稳定性。

修复体松动是一种常见的现象，可能由于牙体过度削减或修复体与牙体结

合不牢固所致。患者的咬合力或咀嚼习惯也可能对修复体的稳固性产生影响。在治疗中，必须仔细评估患者的口腔状况，并采取适当的修复技术来确保修复体与周围牙体的牢固结合。

在某些情况下，修复体可能会出现脱落现象，这可能与修复体本身的结构设计或者粘接技术有关。应用修复体时，选择合适的材料和技术对于确保修复体的稳固性至关重要。口腔卫生和定期的复诊检查也对于预防修复体脱落至关重要，以便及时发现并处理潜在的问题。

修复体穿孔或破裂是一种较为严重的情况，可能会导致修复体的失效和牙体进一步损伤。这种情况通常与修复体的材料强度、修复体的尺寸设计以及患者的口腔功能有关。在进行修复体设计和制作时，必须考虑到患者的个体差异和口腔状况，以确保修复体能够承受口腔环境的各种力量并保持稳固。

对于修复体松动、脱落、穿孔或破裂的预防，临床医生可以通过定期的口腔检查和维护来降低风险。及时发现和处理口腔问题，如龋齿或牙周病变，对于维持修复体的长期稳定性至关重要。患者的口腔卫生教育和正确的口腔清洁习惯也是预防修复体问题的重要因素。

（四）塑料冠的变色磨损

塑料冠是一种常见的牙科修复材料，通常用于修复牙齿表面的缺损或恢复牙齿的外观和功能。随着时间的推移和使用条件的变化，塑料冠可能会出现变色和磨损的现象，这些问题影响着其美观性和功能性。

塑料冠的变色是由多种因素引起的。日常生活中的饮食和饮料，如咖啡、茶、红酒等，以及吸烟习惯都可能导致冠的表面逐渐变色。特别是染色物质在长时间内接触到塑料表面后，会渗入材料内部，使其变得暗淡或发黄。不正确的口腔卫生习惯和清洁方式也会加速冠的变色过程，使其失去原有的光泽和清洁度。

塑料冠的磨损问题也是常见的。牙齿在咀嚼和咬合过程中，冠的表面会受到不同程度的摩擦和压力，长期使用会导致冠的表面磨损。特别是如果冠的材料不够坚硬或者没有得到良好的保护，磨损会更加显著，甚至可能导致冠的边缘不整齐或有裂纹出现，影响修复的效果和耐久性。

针对塑料冠的这些问题，预防和维护是关键。患者应尽量避免接触染色物质，如定期饮用咖啡或茶时，最好使用吸管来减少直接接触牙齿表面。良好的口腔卫生习惯非常重要，包括定期刷牙、使用牙线和定期进行专业洁牙，能够有效减少冠的变色和磨损风险。

定期的口腔检查和修复体复诊也是必不可少的。牙医可以定期检查冠的状态，及时发现和处理可能存在的问题，如表面变色或磨损过度。根据具体情况，牙医可能建议更换冠或进行修复，以恢复其原有的美观性和功能性。

（五）修复体的拆除

修复体的拆除是牙科治疗中常见的过程，通常涉及到移除已经安装在牙齿上的修复物，如牙冠、牙桥或者其他修复体。这个过程可能由多种原因引起，包括修复体老化、损坏、不适合或需要更换等情况。

修复体的拆除通常需要经过严谨的计划和准备。牙医会首先评估修复体的当前状态，包括检查其与周围牙齿和牙龈的关系，以及是否有任何破损或松动的迹象。通过临床检查和必要的影像学检查，牙医能够确定拆除过程中可能遇到的挑战和需要注意的特殊情况。

拆除修复体的具体步骤取决于其类型和安装方式。例如，固定在牙齿上的牙冠或牙桥通常需要利用专用工具和设备，如冠状剪、冠取钳或超声波仪器，逐步解除其与牙体或支架的粘合或紧固。对于可移动的修复体，如部分义齿或全口义齿，通常通过逐步松动固定钩或夹持物，然后小心地移除。

在拆除过程中，牙医必须特别注意保护周围的牙齿和软组织，以避免额外的损伤或不适。精确而缓慢的操作是关键，特别是在处理牙齿与修复体之间的接触面时，以免造成牙体结构的破坏或不必要的疼痛。

除了技术层面的操作，拆除修复体还需要考虑患者的舒适感和协作。牙医在操作过程中会与患者密切沟通，解释每一个步骤并确保患者的理解和配合。在需要使用局部麻醉或镇静剂的情况下，牙医也会提供适当的药物以确保操作的顺利进行和患者的舒适度。

完成修复体的拆除后，牙医可能会进行进一步的评估和治疗计划。这可能包括清洁和准备牙体，以便安装新的修复体或采取其他治疗措施。牙医还会与患者讨论后续的治疗选项和预防措施，以维护牙齿健康和修复体的长期效果。

二、可摘局部义齿的初戴及戴牙须知

（一）初戴可摘局部义齿

佩戴：用两手握住义齿，轻轻按压到位，确保义齿卡扣能够稳固地固定在天然牙上。避免用单侧力量施压，以防止义齿变形或损坏。

摘取：使用两手轻轻地将义齿从两侧同时取下，避免用力过猛，以防止损伤义齿或残留的天然牙。

（二）戴牙须知

戴上可摘局部义齿（Removable Partial Denture，RPD）是许多人在牙齿缺失后的一个重要选择。对于初次戴上可摘局部义齿的患者，适应和护理新义齿可能会有一些挑战。本文将详细介绍初戴可摘局部义齿时的注意事项和护理方法，以帮助患者更好地适应并维护他们的新义齿。

初戴可摘局部义齿时，患者可能会感到一定程度的不适。这种不适感主要表现在以下几个方面：

异物感：义齿在口腔内占据了新的空间，初次佩戴者常会觉得口腔内有异物存在，这种感觉会随着时间逐渐减轻。

咀嚼困难：刚开始佩戴时，咀嚼食物可能会感觉不太习惯，尤其是硬质食物。建议初期选择较软的食物，逐渐过渡到正常饮食。

发音变化：义齿可能会暂时影响到发音，特别是某些辅音的发音。多加练习可以帮助恢复正常发音。

三、全口义齿的戴牙及戴牙须知

（一）初戴全口义齿

刚开始配戴全口义齿时，许多人会经历显著的不适感。这种不适可能包括口腔黏膜的压痛、异物感以及在咀嚼、言语时的不协调感。因为义齿需要在口腔中占据一定的空间，这会导致口腔内感觉"充满"或者异物感。对于一些人来说，这种感觉甚至会引发轻微的恶心或作呕反应。

在咀嚼食物时，初戴者可能会感到食物的质感发生了变化，甚至感到咬合力量减弱。这是因为义齿依赖于基托与口腔黏膜的吸附和肌肉的协同作用，而不是天然牙齿的牙槽骨支持。因为全口义齿缺乏天然牙齿的固有感受器，导致对咬合力和食物的感知有所减弱，因此需要时间去适应这种变化。

（二）戴全口义齿须知

全口义齿的戴牙过程通常包括多个阶段，从初步印模到最终固定，每个阶段都需要精确的制作和配合。在初步印模阶段，牙医会通过取模来获取口腔结构的详细信息，以便后续的义齿制作。这一过程需要患者积极配合，以确保义齿的舒适度和质量。

戴上全口义齿后，患者可能会感到口腔内的不适或异物感，这是正常现象。这些感觉通常在适应期内逐渐减少，但对于每位患者而言，适应时间可能会有所不同。患者应该耐心等待，逐步习惯义齿的存在和使用。

全口义齿的戴牙过程需要牙医和技师的精细配合，确保义齿的各项参数符合个体的口腔情况。这包括义齿的大小、形状和咬合功能，这些因素对于患者的舒适度和功能恢复至关重要。

戴上全口义齿后，患者应特别注意口腔卫生的保持。义齿与牙龈和周围组织的接触面积较大，容易积累食物残渣和细菌，因此每天应仔细清洁义齿和口腔。正确使用牙刷和牙线，及时清洗义齿的表面和间隙，有助于减少龋齿和牙龈疾病的风险。

四、可摘局部义齿戴入后常出现的并发症及处理

（一）疼痛

有些患者戴入新的可摘局部义齿后可能会感觉到不适或疼痛。这种情况通常是因为义齿的接触面和周围组织尚未完全适应或适应不良所致。处理方法包括：逐步增加佩戴时间，允许口腔组织适应；如有需要，可以咨询牙医进行调

整,确保义齿的舒适性和稳固性。

(二) 义齿固位不好

进一步来说,有些患者可能在佩戴义齿后经常感觉到义齿松动或不稳定。这可能是由于口腔结构变化或义齿本身材料和制作工艺所致。治疗方法包括:定期复诊,让牙医根据实际情况调整义齿的咬合和适应性;如有需要,可以考虑更换适合的义齿材料或修复方式,以增强义齿的稳固性。

(三) 咀嚼无力

有时患者戴入局部义齿后可能会出现咀嚼功能减弱的情况。这可能是由于义齿咬合不准确或不适当的摩擦所致。解决方法包括:咨询牙医进行适当的咬合调整,确保义齿与自然牙之间的均匀分布力量;通过逐步增加咀嚼力量来适应新的咀嚼方式,帮助恢复咀嚼功能。

(四) 咬颊或咬舌

咬颊或咬舌的问题通常是由于人工牙过小或不合适所致。这种情况会导致患者在咀嚼或讲话时意外地咬到自己的颊部或舌头。为了解决这一问题,可以通过调磨下牙的颊侧来增加覆盖关系,从而减少咬颊的可能性。适当地加厚义齿在颊侧的基托部分也可以有效防止这种情况。如果患者频繁咬舌,可能是由于人工牙排布过于靠近舌侧或咬合平面过低。这时,可以通过调整下后牙的尖部位置来解决。如经过调整仍然无法解决问题,则需要重新排列人工牙。

(五) 食物嵌塞

食物嵌塞是指食物碎屑卡在基托和支架与基牙或黏膜之间,影响义齿的正常使用。这种情况通常是因为基托和支架与基牙或黏膜的贴合不够紧密所致。解决食物嵌塞的方法包括垫底处理,即在基托和基牙之间垫入适当材料以增加密合度。还可以通过调整卡环的位置来改善密合情况。如果这些方法都无法解决问题,可能需要重新制作义齿以达到更好的密合效果。

(六) 义齿摘戴困难

义齿摘戴困难是患者在日常生活中经常遇到的问题。造成这一问题的原因可能有多种，包括卡环过紧、卡环过于坚硬、部分进入倒凹区、基托紧贴牙面、倒凹区基托缓冲不足，以及患者没有掌握正确的义齿摘戴方法。解决这一问题的方法包括调整卡环的紧度、增加基托的缓冲区域，教会患者正确的摘戴义齿的方法，使他们能够轻松地进行义齿的日常维护。

(七) 发音不清

发音不清通常是由于患者初期对义齿的不适应造成的。具体表现为基托过厚、过大或人工牙排列过于偏向舌侧，影响舌头的正常活动。这会导致患者在讲话时出现发音困难。为了解决这一问题，可以耐心地向患者解释调整过程，适当磨改基托的厚度，或者通过调整人工牙的排列来改善舌头的活动空间。如果这些方法仍不能改善发音问题，可能需要重新排列人工牙以提供更合适的舌部空间。

五、全口义齿戴入后常出现的并发症及处理

(一) 疼痛

义齿使用过程中，疼痛是患者最常报告的问题之一。无牙颌表面缓冲区的黏膜红肿或破溃是主要表现，通常由基托的压力或摩擦引起。处理方法是先用棉球擦干患处的唾液，然后涂以甲紫药液，再擦干基托并戴入口内，使染色的区域显示在基托上，以便精准地磨改这些受力过大的区域。如果移行皱襞或系带部位红肿、疼痛或破溃，这通常是由于基托边缘过长或过锐所致，需要磨短和磨圆钝这些边缘，注意不能过度磨改以免削弱基托的功能。牙槽嵴顶或周围黏膜的发红，可能是由于咬合不平衡和早期接触点造成的，应通过调磨调整咬合。垂直距离过高也会引起黏膜疼痛，可以通过降低垂直距离来减轻不适。

(二) 固位不良

全口义齿固位差是患者常见的抱怨之一。固位问题通常是由于基托和黏膜

的贴合不良或基托边缘过短导致的。这可以通过重新重垫基托来提高密合度。如果在非功能的静止状态下，义齿松动或脱落，可能是由于基托组织面与黏膜不密合，或基托边缘过短、封闭不好所致，应进行重垫处理。如果在张口或伸舌时义齿易松动脱落，通常是因为基托边缘过长，这时需要明确具体部位并进行适当的磨改。如果义齿在咀嚼时容易松动脱落，通常是由于咬合不平衡或有早期接触点存在，需要进行选磨调整咬合点以改善固位。

（三）咬唇颊或舌

缺牙时间过长导致颊部内陷或舌体变大，容易引发咬颊或咬舌的现象。人工牙排列偏向颊侧或舌侧，或者上下后牙的覆盖过小，也会在咀嚼时导致咬颊或咬舌。处理方法包括重新排列人工牙以纠正过偏的方向，增加覆盖面积，可以通过磨改上后牙颊尖的舌斜面和下后牙颊尖的颊侧斜面来实现。如果由于颊部内陷导致咬颊，可以通过加厚相应部位的唇颊基托来改善。

（四）恶心、唾液增多

初次佩戴义齿的患者，常常会因不适应而产生唾液增多或恶心的感觉，这些不适通常会随着时间的推移而自行消失。如果上颌义齿的后缘过长、过厚，或者基托后缘与口腔黏膜不密合，也会引起恶心。这种情况下，可以通过磨改基托的过长、过厚部分，或者重新重衬上颌义齿，使其与口腔黏膜更加密合，从而缓解恶心感。

（五）发音障碍

发音不清是初戴义齿患者常见的问题。多数患者会在短时间内适应，但如果基托过厚、过大或人工牙排列偏向舌侧影响舌的运动，则需要进行调整。处理方法包括磨薄、磨小基托，或者重新排列人工牙，以改善发音障碍。

（六）咀嚼功能不好

调咬合时牙尖磨除过多或垂直距离过低，都会导致咀嚼功能不佳。解决方法是加深后牙咬合面沟及排溢沟，并重新记录垂直距离，以确保咬合的稳定和有效的咀嚼功能。

六、活动义齿的修理

（一）基托折裂、折断的修理

基托折裂或折断是义齿常见的故障之一，其原因主要包括基托过薄、内部有气泡、连接体造成基托薄弱、基托与黏膜不密合导致义齿翘动、人工牙排列不当或咬合不平衡等。使用不慎如咬断、跌断或压断也会引起基托破损。修理方法如下：

清洁与拼合：先将义齿彻底清洗干净，拼合好裂缝处，然后在磨光面用502胶水或蜡黏结。如果黏结不牢，可在裂缝上横置2～3根竹签或火柴杆，用蜡固定。

模型制作：在基托组织面涂一层液体石蜡油后，以石膏灌注成模型。

裂缝处理：石膏凝固后，除去固定用的蜡和火柴杆，用轮形石或裂钻将裂缝两侧基托磨去一部分。为增加义齿的坚固性，可在裂隙横跨数道横沟以埋入金属加强丝。

恢复基托：用蜡恢复基托被磨去的部分，按常规方法完成装盒后的步骤。也可用自凝塑料直接修补。如果基托折断伴有较大缺损或不能对合复位者，则需将义齿断块戴入口内取模，将义齿断块连同印模一起取下灌模修理。

（二）卡环、𬌗支托折断的修理

卡环和支托折断主要是由于支托凹或隙卡沟制备不足，卡环或支托磨改过细、过薄，或因使用不当导致断裂。修理方法包括：

检查支托凹或隙卡沟：先检查其深度，如不足应加深。

移除损坏部分：用裂钻将残留的支托或卡环连同连接体从人工牙和基托内取出，使义齿形成一沟，但不要磨穿组织面，用蜡暂封以便取模。

重新取模：将义齿戴回口内取模，使义齿连同印模一起取出灌模，将义齿翻到模型上。

重制卡环和支托：用沸水冲去暂封蜡，在模型上重新弯制或铸造制作卡环和支托，用自凝或热凝塑料恢复义齿外形。

（三）人工牙折断、脱落的修理

人工牙的折断或脱落可能是由于材料结合不牢或使用不慎所致。修理方法如下：

清除残留部分：将残留人工牙牙冠磨除及磨去部分舌侧基托。如果使用自凝塑料修补，注意保存基托唇侧龈缘。

选择合适的人工牙：选择颜色、大小、形状合适的人工牙或利用原脱落的人工牙，磨改颈缘及盖嵴部使之粗糙或预备固位倒凹，置于原位。

恢复基托外形：舌侧以蜡恢复基托外形，用热凝塑料恢复基托外形。戴牙时注意调整咬合。

（四）义齿咬合过低的处理

义齿咬合过低主要是由于义齿制作过程中咬合面过低、调咬合时磨改过多或人工牙磨耗造成的。处理方法包括：

局部加高：对于个别后牙咬合低，可用自凝塑料在口内直接加高，恢复咬合接触。

全面调整：若涉及多颗牙齿或间隙大，宜在人工牙上咬蜡后按咬合印进行雕塑，再按热凝塑料常规操作步骤完成。为使增补塑料结合牢固，可将原义齿咬合面用裂钻磨成粗糙的坑凹并滴单体溶胀。如果是瓷牙则需按人工牙脱落办法处理，注意恢复良好的咬合接触关系。

（五）连接杆位置不当的处理

连接杆位置不当可能导致黏膜压迫或间隙过大。处理方法如下：

重新定位：如连接杆压迫黏膜严重，先在口腔外将连接杆从基托中取出，再将鞍基部分戴回口内取印模，使义齿各部分准确地翻置于印模内，灌注模型，再将义齿翻置于模型上，重新调整连接杆的位置，固定连接杆，按常规修理基托。如果黏膜压迫较轻，可用砂轮适当磨改连接杆组织面。

调整间隙：对于连接杆与黏膜间间隙较大的情况，可以先不取出连接杆，用蜡填满间隙后取模、灌模，在模型上磨除包埋连接杆两端的塑料，重新调整其位置，加以固定和修补。

（六）基托与组织不密合的修理

基托与组织不密合可能由于牙槽嵴吸收、印模不准确或热处理时基托变形所致。处理方法是进行垫底术，分为：

直接垫底术（自凝塑料垫底法）：先将义齿清洁并磨除组织面一层，涂单体使粗糙表面溶胀，调合自凝塑料早期涂布于组织面。将义齿戴入口内使之完全就位，嘱患者正中咬合及肌功能性整塑，多余塑料从基托边缘挤出形成良好封闭。塑料未完全硬固前取出义齿，磨除倒凹区塑料，打磨抛光。

间接垫底术（热凝塑料垫底法）：将义齿磨去组织面一层并磨除边缘倒凹。将弹性印模材料放于基托组织面，戴入口内取咬合印模，硬固后连同义齿一起取出，按常规方法装盒，揭去印模材料，填塞塑料完成修理。

（七）增加人工牙、卡环和基托

在原义齿上增加人工牙、卡环和基托可以延长义齿使用寿命。方法如下：

磨除卡环：将被拔除基牙处的卡环磨除，戴入口内以弹性印模材料取印模。

灌注模型：将印模连同义齿一起取下或将义齿取下放于印模内相应位置，灌注模型，将义齿翻于模型上。

准备增加人工牙：在模型上将增加人工牙处基托磨成斜面，卡环处磨成沟。按设计弯制卡环，排列或雕塑人工牙，添补基托蜡型并完成。也可用自凝塑料完成。

七、固定义齿戴用后常出现的并发症及处理

（一）基牙的病变

基牙的病变是一种常见的口腔健康问题，特别是在儿童和青少年中较为常见。基牙，也称乳牙，是人类在儿童时期生长的牙齿，通常在 6 岁前后开始生长，逐渐被恒牙所替代。但是，如果基牙受到损伤或感染，可能会导致病变并

影响口腔健康。

基牙的主要病变包括龋齿和牙周病。龋齿是由于牙齿表面的细菌在碳水化合物的作用下产生酸性物质，腐蚀牙齿组织而引起的。在基牙上，龋齿可能会更为严重，因为基牙的牙釉质相对较薄，不如恒牙那样坚硬。及时的口腔卫生和定期的牙科检查尤为重要，以预防和治疗龋齿。

另一方面，牙周病是指牙龈和支持牙齿的组织受到炎症影响的疾病。虽然这种情况更常见于成人，但基牙的牙周病也可能发生，尤其是在口腔卫生不佳或营养不良的情况下。牙周病可以导致牙龈出血、牙龈退缩和牙齿松动，严重的情况下甚至可能影响到基牙的牙槽骨。

对于基牙的病变，预防和早期治疗显得尤为重要。家长和孩子应该注意保持良好的口腔卫生习惯，包括定期刷牙、使用牙线和口腔漱口水。定期就诊牙医进行口腔检查和清洁，可以及早发现和处理潜在的问题。

（二）固定义齿的松动或脱落的原因

固定义齿的松动或脱落的原因可以涉及多方面的因素，这些因素可以从牙齿自身的结构特点到外部环境和生活习惯等多个角度进行分析。

牙齿本身的结构问题是导致固定义齿松动或脱落的重要因素之一。牙齿由牙齿冠和根组成，牙齿冠是可见部分，而根则潜藏在牙龈内。如果牙齿冠上的修复体或保持体结构不良，如修复体边缘不密合或填充物失效，就可能导致牙齿松动或脱落。牙龈疾病如牙周炎、牙龈萎缩等，也会损害支持牙齿的牙槽骨和牙龈组织，进而导致牙齿松动甚至脱落。

个体的口腔卫生状况对牙齿固定的影响也不可忽视。不良的口腔卫生习惯、牙齿刷洗不彻底、食物残渣长期滞留在牙缝间等，容易导致牙菌斑的形成和牙结石的堆积，进而引发龋齿和牙周疾病，加速牙齿固定结构的破坏，导致牙齿松动或脱落。

外部因素如外伤或意外碰撞也是牙齿松动或脱落的常见原因。例如运动或事故中的直接撞击，或者不正确的牙齿使用方式（如咬硬物、习惯性咬指甲等），都可能造成牙齿的损伤，导致其固定结构受损，从而影响牙齿的牙龈附着力。

(三) 固定桥的破损

固定桥的破损是口腔领域中常见的问题，通常由于多种原因导致，例如牙齿周围的炎症、牙龈问题或者是长期的不良口腔卫生习惯。一旦固定桥出现破损，不仅影响口腔功能和美观，还可能引发其他牙齿健康问题，因此及时修复非常重要。

固定桥的破损可能会导致牙齿之间的间隙或者桥体的部分脱落，这会影响患者的咀嚼功能和发音清晰度。特别是在进食时，破损的固定桥可能会导致食物残渣在牙齿之间堆积，增加口腔中细菌的滋生，从而引发牙龈炎、牙周炎等问题。

固定桥的破损还可能会导致附着在桥体上的其他牙齿受到额外的压力和损伤。如果修复不及时，可能会导致整体牙齿结构的进一步恶化，甚至影响到与桥体相邻的自然牙的健康。

八、金属烤瓷固定修复后可能出现的并发症

(一) 基牙病变

金属烤瓷固定修复是一种常见的牙齿修复方法，特别适用于恒牙损伤或缺损较为严重的情况。在金属烤瓷固定修复后，基牙的病变问题仍然可能出现，尤其是如果口腔卫生管理不当或牙齿周围环境不佳的情况下。

金属烤瓷固定修复是通过将金属合金基底与陶瓷牙冠结合，用于修复破损的牙齿。这种修复方式通常能够恢复牙齿的功能和美观，但同时也需要特别注意基牙的健康状况。

金属烤瓷固定修复后，基牙可能会出现龋齿和牙周病等病变。龋齿是因为修复后的牙齿表面仍然容易沉积细菌和食物残渣，如果不及时清洁和维护，就会引发龋齿。特别是修复较大的牙齿缺损时，更需要加强口腔卫生管理，以防止龋齿对基牙造成进一步损害。

牙周病也是金属烤瓷固定修复后可能面临的问题。由于修复牙冠的边缘与基牙接触，如果口腔卫生不佳或修复边缘不完整，就容易造成牙龈边缘的炎症，

甚至导致牙周组织的损伤和退缩。这种情况下，及时的口腔检查和定期的牙科清洁非常关键，可以帮助早期发现并有效管理牙周病。

对于接受金属烤瓷固定修复的患者来说，维护基牙的健康至关重要。除了定期的牙医检查和清洁外，日常生活中也应养成良好的口腔卫生习惯，包括正确刷牙、使用牙线、漱口等。避免过度进食高糖和高碳水化合物食物，有助于减少龋齿的发生风险。

（二）固定桥松动或脱落

固定桥是一种常见的牙齿修复方式，特别适用于替代一个或多个缺失的牙齿。有时固定桥可能会出现松动或脱落的情况，这不仅影响了修复的功能和美观，还可能导致基牙的进一步损伤和其他口腔健康问题。

固定桥的松动或脱落通常与几个因素有关。一个可能的原因是固定桥的结构问题，如牙齿间隙过大或固定材料的选择不当，这可能导致桥体与基牙之间的密合不良，从而影响了固定的牢固性。如果桥体设计不当或者安装过程中出现了技术性问题，也可能导致固定桥松动或脱落。

另一个常见的原因是口腔卫生不良。固定桥下方的基牙和牙龈仍然需要定期的清洁和护理，以防止细菌和食物残渣的积聚。如果患者无法有效清洁固定桥周围的牙龈和基牙，就会增加牙龈炎症和牙周病的发生风险，这些问题可能导致基牙的松动或损伤，进而影响固定桥的牢固性。

患者的生活习惯和咀嚼力度也会影响固定桥的稳固程度。如果患者咬合力过大或者习惯于咬硬物，这可能对固定桥造成额外的压力，导致桥体松动或者在极端情况下脱落。

对于固定桥松动或脱落的问题，患者应及时就诊牙医进行检查和处理。牙医可能会通过检查桥体和基牙的状态，评估修复的牢固性，并根据具体情况提出相应的治疗建议。治疗措施可能包括重新粘接固定桥、调整修复结构、或者在必要时更换修复材料。

（三）瓷裂瓷崩

瓷裂和瓷崩是指牙科修复中常见的问题，主要发生在使用瓷材料修复牙齿的过程中或之后。这些问题不仅影响美观，还可能导致牙齿功能性的损害和疼痛感。以下是关于瓷裂和瓷崩的详细解释和可能的原因：

瓷裂是指瓷质修复体表面或内部出现细小的裂缝或裂纹。这些裂缝通常在修复体受到压力或冲击时产生，例如咬合力过大或牙齿咬合不均匀。瓷质的硬度使得它对冲击敏感，因此即使是轻微的力量也可能导致裂缝的形成。修复体制作过程中的技术不足或瓷材料本身的质量问题，也可能成为裂缝产生的原因之一。

瓷崩是指瓷质修复体的一部分或整体突然破裂或脱落。这种情况通常发生在修复体承受到突如其来的压力或冲击时，例如意外的撞击或咬合力过大。瓷质修复体在固定后，虽然具有较高的强度和耐磨性，但其脆性也使其容易受到外部冲击的影响，从而导致瓷崩的发生。

除了外部力量的影响，个体的口腔习惯和保养方式也可能影响瓷质修复体的稳固性。例如，长期的牙齿咬合不均匀、不良的口腔卫生习惯（如刷牙力度过大）、磨牙或咬硬物的习惯等，都可能加速瓷质修复体的损坏和瓷崩的发生。

瓷质修复体的制作过程和材料选择也对其稳固性起着关键作用。优质的瓷质材料和精确的修复体设计，能够提高修复体的抗压和抗冲击能力，减少瓷裂和瓷崩的风险。选择正规的牙科诊所和经验丰富的牙医进行修复，以及遵循医生的建议和注意事项，对于预防瓷裂和瓷崩至关重要。

（四）美观问题

在牙科美学修复中，烤瓷牙的颜色和形态问题是常见的挑战，影响着患者的口腔美观和功能。颜色过于显白或显黄，不符合患者的天然牙颜色及个性特征，主要原因可以归结如下：

颜色选择不准确或者医生与技师沟通不够导致的问题。医生在选色时需要考虑患者的天然牙色及个人偏好，但如果选色不精确或者沟通不清，可能导致修复体颜色与周围牙齿不协调。

技师对色瓷应用技术不够熟练或掌握程度不足。色瓷的制作需要高超的技术，包括颜色混合和烧结技术，技师的熟练程度直接影响到修复体的最终效果。

第三，修复体材料厚度不足或者不均匀也会导致颜色表现的问题。例如，如果遮色瓷显露或者烤瓷层厚度不一致，会使得修复体缺乏层次感，与周围天然牙齿形成明显对比。

烧结温度不准确和制作过程中未考虑个性特征也是问题所在。烧结温度影响着瓷体的色泽和质地，不准确的烧结温度可能导致修复体颜色失真或者表面质量不佳。如果在设计和制作过程中未充分考虑患者的年龄、性别和气质特征，修复体可能缺乏个性化，难以与患者的自然牙齿和面容融合。

形态方面的问题同样重要，修复体的形态过大或过小，不符合患者的面型和弓型，或者缺乏个性特征，会显得不自然。这可能是由于未准确掌握患者的牙形特征，导致按照常规制作而形成"千人一面"的状态。未合理设计牙齿之间的缺隙或者过于强调整齐划一，也会使得修复体的造型显得生硬和不真实。

九、金属烤瓷固定修复后并发症的处理

（一）金属烤瓷固定修复体的拆除

金属烤瓷固定修复体的拆除是一种牙科手术过程，通常在修复体出现问题或需要更换时进行。这种过程涉及到精细的操作和专业技能，旨在保护周围牙齿和口腔组织，同时确保患者的舒适和安全。

拆除金属烤瓷固定修复体的过程需要牙医进行详细的检查和评估。医生会检查修复体的状态，包括固定桥与基牙的连接情况、修复材料的健康状况以及周围牙齿和牙龈组织的情况。这一步骤至关重要，可以帮助医生制定出最合适的拆除方案，并评估是否需要进行新的修复。

接下来，牙医会使用特殊的工具和技术来拆除金属烤瓷固定修复体。通常，这包括使用牙科钳子和其他工具来谨慎地剥离修复体与基牙之间的粘合物或水泥。这个过程需要非常小心和耐心，以确保尽可能减少对周围牙齿和口腔组织的损伤。

在拆除过程中，牙医可能会遇到一些挑战，如修复体与基牙之间的紧密结合或者旧的粘合剂残留。在这种情况下，医生可能需要更多时间和精力来处理，并确保尽可能保留基牙的结构和健康。

完成拆除后，牙医会进行口腔清洁和护理，以确保周围牙齿和牙龈组织的

健康。这可能包括清除残留的粘合物、清洁牙齿表面,并进行必要的抗菌治疗以预防感染。

根据患者的具体情况和口腔健康需求,牙医可能会建议制定新的修复计划。这可能涉及到选择适合的修复材料、制定新的修复结构,并进行相关的牙齿准备和后续的修复过程。

(二) 金属烤瓷固定修复体的修理

金属烤瓷固定修复体是一种常见的牙科修复方式,它结合了金属和瓷质的优点,既具备金属的强度和耐用性,又有瓷质的良好美观性。即使是高质量的修复体也可能需要修理或再修复,主要是由于多种因素导致的损坏或失效。

金属烤瓷修复体可能出现的问题之一是金属部分的暴露或失效。金属烤瓷修复体的基层通常由金属合金构成,这些金属合金具有较高的强度和耐蚀性,但长期的使用或不当的口腔习惯可能导致金属部分出现氧化、腐蚀或磨损,从而影响修复体的结构稳定性和美观度。

瓷质表层的磨损或脱落也是修复体需要修理的常见原因。虽然瓷质具有良好的美观性和抗磨损性,但在长期的使用过程中,由于咀嚼力量和口腔环境的影响,修复体表面的瓷质可能出现磨损、裂纹或脱落,导致修复体的外观不佳或功能性受损。

金属烤瓷修复体的固定性也可能因为多种因素而受到影响,例如牙龈退缩、牙周疾病或牙齿周围骨质的吸收,这些因素会减弱修复体与牙齿结合的稳定性,导致修复体松动或移位。

针对以上问题,修复金属烤瓷固定修复体通常需要进行修理或再修复。修复过程通常包括以下步骤:牙医会进行全面的口腔检查和修复体评估,确定修复体的具体损坏情况和需要修复的部位。根据修复体的具体情况,牙医会选择合适的修复方法,例如修复金属部分的重涂或更换瓷质表层。进行修复体的再固定和调整,确保修复体与周围牙齿和组织的完美适配和稳固性。

(三) 金属烤瓷修复后其他问题的处理

金属烤瓷修复后可能会出现各种问题,如龈沿问题、咬合不适、牙齿敏感等，这些问题需要及时有效地处理，以保证患者的口腔健康和修复体的长期使用效果。

龈沿问题是较为常见的困扰。如果修复体边缘未能与牙龈紧密贴合，可能会导致牙龈红肿、出血或者不适感。处理龈沿问题的关键在于修复体边缘的精细调整，确保与牙龈边缘无缝连接。这可能需要进行微调或者重新调整修复体，以改善牙龈的健康状态。

咬合不适也是金属烤瓷修复后常见的问题之一。咬合不适可能表现为咬合感觉不均匀、牙齿间歇性的压力感或者疼痛感。这可能是由于修复体高度不匹配、咬合面设计不当或者咬合力分布不均引起的。解决咬合不适的方法包括重新调整修复体的高度和形态，以及在必要时进行咬合调整和调试。

牙齿敏感也是一些患者在金属烤瓷修复后面临的问题。修复后的牙齿可能对冷热刺激或者甜食敏感，这可能是由于修复体的密合度不佳、牙髓受到刺激或者牙体过度减少所致。处理牙齿敏感需要通过涂覆敏感牙齿专用的牙膏、改善口腔卫生习惯，或者在必要时进行修复体的重新调整和保护。

除了这些常见问题外，金属烤瓷修复还可能面临金属部分的暴露、修复体的脱落或者破损等问题。金属部分的暴露可能会导致口腔不舒适感，修复体的脱落或者破损则会影响修复体的功能和美观。对于这些问题，牙医需要根据具体情况采取相应的修复措施，可能包括重新粘接、更换修复体或者进行全新的修复设计。

十、种植修复出现的并发症及处理

（一）组织穿孔

组织穿孔是种植术后可能发生的一种并发症，指的是在愈合阶段，覆盖种植体的黏膜组织发生了穿孔现象。这种情况可能会导致感染风险增加，并影响种植体的稳定性和成功率。以下是对组织穿孔及其处理方法的详细扩写：

组织穿孔的原因主要可以归结为以下几个方面：

手术缝合过程中的张力过大或者缝合质量不高是导致组织穿孔的主要因素之一。如果在种植术后的缝合过程中，缝合线的张力过大或者未能正确对位，可能会导致周围组织的损伤和穿孔。

残留在组织内的缝线可能会刺激周围肉芽组织的异常增生，从而增加穿孔的风险。不适当的缝合材料选择或者未能及时去除残留的缝线也可能导致此类问题的发生。

再次，不良修复体的压迫也是造成组织穿孔的潜在原因之一。如果修复体设计不当或者与周围组织接触面积过大，可能会导致周围黏膜组织的压迫和损伤，最终形成穿孔。

处理组织穿孔的方法主要包括以下几个步骤：

需要通过手术方法切除穿孔部位的受损牙龈组织。这一步骤旨在清除受损的组织，为后续的修复和愈合创造良好的条件。

松解周围的张力，并重新正确对位缝合。确保缝合时张力适当，对组织的拉伸控制在合适的范围内，避免再次发生穿孔。

需要消除暴露的骨创面，确保种植体周围的骨组织不受到感染或其他不良影响。这可以通过适当的抗生素治疗和口腔卫生管理来支持愈合过程。

还需要针对导致穿孔的具体原因进行处理。例如，改进手术技术、选择合适的缝合材料、优化修复体设计等措施，以减少未来类似并发症的发生。

（二）牙龈炎症

牙龈炎症，又称为牙周炎，是一种常见的口腔疾病，主要由于牙龈周围的细菌感染引起的牙龈组织炎症反应。牙龈是牙齿周围的软组织，其健康状况直接影响到口腔的整体健康和牙齿的固定性。

牙龈炎症的主要病因是口腔中细菌的存在和繁殖。正常情况下，口腔中的细菌在口腔卫生良好的情况下不会对牙龈造成明显的伤害。当口腔卫生不佳或口腔清洁不彻底时，细菌可以在牙龈边缘形成牙菌斑，这是一种细菌和食物残渣组成的薄膜。如果牙菌斑不及时清除，细菌将释放毒素，刺激牙龈组织，导致牙龈炎症的发生。

牙龈炎症的早期症状通常包括牙龈红肿、出血、发痛以及口气异味等。在牙龈炎初期，这些症状可能较为轻微，但如果未能得到及时有效的治疗和管理，炎症可能进一步加剧，导致牙龈萎缩、牙龈出血加剧，甚至可能影响到牙周组织和牙齿的支持结构，引发严重的牙周疾病，如牙周炎或牙齿松动。

除了口腔卫生不良外，一些因素也可能增加牙龈炎症的风险，例如吸烟、糖尿病、荷尔蒙变化（如孕期或月经期间）、遗传因素以及某些药物的副作用等。这些因素都可能影响到牙龈组织的免疫力和修复能力，增加牙龈炎症的发生风险。

预防和治疗牙龈炎症的关键在于良好的口腔卫生习惯和定期的口腔检查。日常生活中，正确刷牙和使用牙线清洁牙齿间隙是预防牙龈炎症的有效方法。定期的专业牙科清洁和检查，有助于及早发现和治疗潜在的牙龈问题，从而避免炎症的进一步恶化。

（三）进行性边缘性骨吸收

进行性边缘性骨吸收（Progressive Marginal Bone Resorption，PMBR）是牙周疾病中的一种复杂情况，通常伴随着修复体的使用和时间的推移而出现。它指的是植入体或固定桥周围的牙龈边缘下的骨质逐渐吸收，导致牙周组织的逐渐退化和修复体的松动。以下是对PMBR的详细扩写：

PMBR的发生通常与固定桥或植入体的使用有关。在进行牙槽骨缺损修复时，植入体或固定桥被植入牙龈下，这些修复体能够有效替代缺失的牙齿并提供功能。随着时间的推移和使用频率增加，周围的牙龈和骨质可能会逐渐发生变化，导致骨质吸收的发生。

PMBR的机制涉及多种复杂因素。一方面，修复体的周围牙龈可能由于缺乏天然牙的生理刺激而逐渐退化，导致牙龈边缘下的骨质逐步消失。另一方面，牙龈炎症或感染也可能加剧骨质吸收的进程，使得牙槽骨的稳定性受到影响。

除了时间因素外，个体的牙周健康状况和修复体的设计也对PMBR的发生起着重要作用。如果修复体未能正确安装或合理设计，可能会增加牙龈边缘下骨质吸收的风险。牙槽骨结构本身的质量和数量，以及个体的口腔卫生习惯也是影响PMBR的因素之一。

在临床表现上，PMBR通常表现为修复体周围牙龈的逐渐萎缩和骨质的消失，使得修复体变得松动或者不稳定。患者可能会感到牙齿周围的不适或者疼痛，甚至影响到咀嚼功能和口腔美观。

针对 PMBR 的治疗包括多方面的策略。首先是牙周疾病的治疗，包括定期的口腔清洁和预防措施，以减少牙龈炎症的发生。其次是修复体的调整或更换，以改善其与牙龈的密合度和稳定性。在一些严重情况下，可能需要进行牙槽骨重建手术或其他植入体技术，以恢复牙槽骨的结构和功能。

（四）种植体松动

种植体松动是一种常见的口腔健康问题，特指种植体与颌骨之间的连接松动或失稳。种植体是一种牙齿修复方法，通常用于替代缺失的牙齿，它通过将人工牙根植入颌骨，并在其上安装牙冠来恢复牙齿功能和美观。如果种植体松动，可能会影响修复的稳固性和患者的口腔健康。

种植体松动可能由多种原因引起。最常见的原因之一是植入手术后期的愈合问题。如果植入手术后颌骨没有充分愈合或者愈合过程中出现了并发症，如感染或骨组织不足，那么种植体与颌骨之间的连接可能不牢固，导致松动。手术操作技术不当或者术后护理不到位也可能是种植体松动的原因。

口腔环境的问题也可能影响种植体的稳固性。例如，如果患者没有有效的口腔卫生习惯，导致牙龈炎症或牙周病的发生，这些炎症可能影响种植体周围的骨组织，进而导致种植体松动。过度咬合力或者咬合不均匀也可能对种植体造成额外的压力，加速其松动的风险。

种植体松动的症状通常包括种植体感觉不稳固、牙冠摇动、疼痛感或者咀嚼功能下降等。一旦患者发现这些症状，应及时就诊牙医进行检查和处理。牙医可能会通过临床检查、X 射线或者 CT 扫描等影像学检查来评估种植体的状态，并制定相应的治疗计划。

治疗种植体松动的方法因情况而异，可能包括口腔卫生教育、药物治疗（如抗生素或消炎药物）、牙周治疗、或者需要进行种植体的重新植入手术。在重新植入手术中，牙医会尝试修复植入区域的问题，重建良好的骨组织支持，并确保新的种植体可以牢固地植入颌骨中。

（五）种植体折断

种植体折断是一种复杂而可能出现的问题，处理方式取决于折断的具体位置和情况。种植体折断的处理需要精确的诊断和合适的治疗方案，以确保最佳的修复效果和患者口腔健康的长期维护。

对于柱状种植体的折断，折断部位通常分为种植体的上部、中部和下部。如果折断发生在种植体的下 1/3 处，这通常意味着种植体底端附近的结构受到了严重的应力或其他损伤，因此这类种植体通常需要被放弃使用。在确保周围软组织无感染的情况下，可以选择将种植体的下部残留在骨内，并对软组织进行关闭，以促进愈合和保护周围组织。

对于折断发生在种植体的最上端的情况，通常可以通过将折断部分取出并在生理盐水冲洗下清洁种植体，然后对残留的种植体进行磨平处理，并更换新的种植桩。这种方法旨在恢复种植体的功能和美观，同时保持患者的口腔健康和舒适感。

除了种植体本身的折断外，与种植体连接的其他部件，如固位螺丝或桥梁，也可能因机械性原因或应力分布不均匀而发生折断。对于这些情况，不仅需要修复或更换受损的部件，还需要详细检查造成应力不均的原因，并采取措施消除这些原因，以防止未来类似问题的再次发生。

第七章　现代口腔医学教育工作的改进措施与建议

第一节　口腔医学教育应加强临床思维科学的教学

一、口腔医学学生临床思维的欠缺及培养

（一）临床思维欠缺的原因

临床思维不足可能源于多种复杂因素，其中之一是医学教育体系的限制。在许多医学院校，学生们往往被灌输大量的理论知识，而忽略了实际临床应用的训练。这种情况导致了许多医学生在面对真实病例时感到手足无措，缺乏有效的临床推理能力和判断力。

技术进步也可能在一定程度上削弱了医生们的临床思维能力。现代医疗设备的普及使得诊断更加依赖于机器输出的数据，而非医生的临床判断。这种依赖性可能导致医生们在面对复杂病例时缺乏自信，难以准确评估患者的整体情况和病情进展。

医疗系统中的时间压力和资源限制也是影响临床思维的因素之一。医生们通常需要在短时间内面对大量患者，这种情况下往往难以进行深入的病史询问和体格检查。这种快速的工作节奏可能导致医生们习惯性地依赖标准化的诊断流程，而非全面和系统地分析每个病例。

另一方面，患者的期望和需求也可能在一定程度上影响了医生的临床思维。患者对快速诊断和治疗的期待，以及对某些症状的过度关注，可能导致医生在临床实践中缺乏足够的耐心和深入探索的精神。这种情况下，医生很容易忽略一些不那么显而易见的病因或病情发展。

专业知识的碎片化也可能削弱医生们的临床思维能力。医学领域的知识日新月异，新的研究和治疗方法不断涌现，但这也使得医生们往往难以在广泛的信息中保持全面的临床敏感性和深度的理解。面对各种新的医学进展，医生们可能更倾向于跟随指南和流程，而非根据病情特点进行个性化的分析和决策。

个人因素也可能在医生临床思维不足中起到一定作用。缺乏自信心、处理压力能力不足或者是过度自信等因素都可能影响医生在临床实践中的表现。这些个人因素往往需要通过专业培训和心理支持来加以缓解和解决，以提升医生的临床思维和专业水平。

（二）临床思维欠缺的表现

临床医生在面对患者时，若缺乏足够的临床思维，往往表现出种种不同的特征。其中之一是对病情评估不够全面。医生可能过于依赖表面的症状和体征，而忽视了患者病史中的重要细节，这些信息往往对正确诊断和治疗方案的制定至关重要。举例来说，某些病人可能会隐瞒部分病史，或者某些症状被认为是次要的而被忽略。这种局限性可能导致误诊或延误治疗，对患者的健康造成不良影响。

临床医生在处理疑难病例时，若缺乏足够的临床思维能力，可能会显得手足无措。这类病例往往不符合常规治疗模式或具有复杂的病因，要求医生不仅具备广泛的医学知识，更需要灵活的思维方式和创新的治疗方案。缺乏临床思维的医生可能会陷入僵化的思维模式，无法有效地解决问题，从而影响患者的治疗效果和康复进程。

另一方面，临床思维不足可能表现为医生在病情发展中无法做出及时反应。这种情况下，医生可能会在疾病进展较快时未能迅速调整治疗方案或采取必要的医疗措施。某些急性疾病的处理要求医生具备快速决策和敏锐的观察能力，否则可能导致严重后果。缺乏临床思维的医生可能会因为缺乏对病情全貌的深刻理解而错失最佳治疗时机，给患者的康复带来挑战。

临床医生若在团队合作中表现出思维不足，可能会影响到整个医疗团队的协作效率和治疗质量。在多学科团队中，每位医生的临床思维都是协作的关键。缺乏这种思维能力的医生可能会导致团队沟通不畅、信息共享不足，从而影响到综合治疗方案的制定和执行。这种情况下，患者的治疗可能会受到不必要的延误或者不完善的执行，对患者的康复进程带来不利影响。

临床思维欠缺可能表现为医生在面对不同文化背景或个人偏好的患者时，缺乏应对的灵活性。文化背景和个人偏好对医疗决策有重要影响，而缺乏临床思维的医生可能会因为未能充分考虑这些因素而导致治疗计划不被患者接受或者执行困难。在多元化的社会中，医生的临床思维必须能够超越文化差异和个人观念，以确保每位患者都能够获得针对其个体情况的最佳医疗服务。

（三）临床思维能力的培养

临床思维能力的培养对于医学专业的学生来说至关重要。在医学教育的过程中，如何有效地培养这种能力成为了一个亟待解决的问题。本文将探讨几种有效的方法，以及这些方法对学生思维能力提升的实际影响。

培养临床思维能力需要从基础知识的扎实掌握开始。只有通过对解剖、生理学和病理学等基础科目的深入理解，学生才能建立起对临床问题的敏感性和洞察力。这种基础知识的打下，为后续的临床实践提供了坚实的支撑。

在课堂教学中引入案例分析和问题解决的模式，是培养临床思维的有效途径之一。通过让学生在虚拟或真实的病例中进行推理和分析，不仅能够增强他们的逻辑推理能力，还能锻炼其面对不同情况时的应变能力。这种参与式学习模式可以有效地激发学生的学习兴趣和积极性。

临床实习和临床轮转是培养学生临床思维能力的重要途径之一。在实际临床环境中，学生将面对各种复杂的医疗情况和患者需求，这要求他们不仅仅掌握理论知识，还要学会在现实场景中迅速、准确地做出决策。通过反复的实践和指导，学生逐渐培养出判断和应对复杂医疗问题的能力。

除了临床实践外，参与科研项目也可以有效促进学生临床思维能力的发展。科研过程需要学生对问题进行深入分析和探索，这种探索精神和逻辑推理能力的提升，对于其未来在临床实践中的表现至关重要。科研经历不仅丰富了学生的学术背景，还培养了他们解决复杂医学问题的能力。

与多学科团队合作也是培养临床思维能力的重要途径之一。在多学科团队中，学生可以从不同学科的专家那里获取不同的视角和解决问题的策略，这有助于拓展他们的思维广度和深度。通过团队合作，学生能够学会有效沟通、协作和结合多方面的知识来解决实际临床问题。

定期的评估和反馈机制对于学生临床思维能力的培养至关重要。通过定期的个人表现评估和导师反馈，学生可以了解自己在临床思维能力方面的优势和不足，并及时调整学习策略和提升方向。这种持续的评估和反馈有助于学生在学习过程中不断改进和成长。

二、临床思维科学的主要内容

（一）临床思维科学的基本理论

临床思维科学是一门研究医生如何在诊断和治疗过程中进行逻辑推理和决策的学科，其基本理论涵盖了多方面的内容。临床思维科学强调病史采集的重要性。病史采集不仅是了解患者症状和病情的关键步骤，还能帮助医生建立对患者健康状况的全面认识。通过详细询问患者的病史，医生可以发现潜在的健康问题，识别症状背后的病因，并为后续的诊断和治疗提供重要线索。

临床思维科学注重体格检查的系统性和全面性。体格检查是医生通过观察、触诊、叩诊和听诊等方法对患者进行的身体检查。系统化的体格检查可以帮助医生发现身体异常的表现，如肿块、疼痛、器官功能异常等。全面的体格检查不仅能够为初步诊断提供依据，还能指导医生进行更进一步的检查和测试，从而提高诊断的准确性和治疗的有效性。

在面对复杂的临床病例时，医生需要运用逻辑推理的方法，对各种可能的诊断进行分析和排除。这个过程需要医生综合考虑病史、体格检查结果和实验室检查数据，运用临床经验和医学知识进行推理。诊断推理的严谨性在于，医生必须仔细评估每一个症状和体征的意义，避免主观偏见和过度简化，从而得出合理的诊断结论。

临床思维科学提倡个体化的治疗策略。每个患者的病情和身体状况都是独特的，医生在制定治疗方案时需要考虑患者的个体差异。个体化的治疗策略要求医生在诊断的基础上，结合患者的具体情况，选择最适合的治疗方法。这个过程中，医生不仅要考虑药物治疗的效果和副作用，还要关注患者的心理状态和生活方式，确保治疗方案的全面性和适应性。

有效的医患沟通不仅有助于医生获取全面的病史信息，还能帮助医生了解患者的需求和期望，从而制定更符合患者利益的治疗方案。通过良好的沟通，医生可以向患者解释诊断和治疗的过程，缓解患者的焦虑和不安，增强患者对治疗的信任和依从性，从而提高医疗效果。

循证医学是指在临床决策中综合应用最佳的研究证据、临床经验和患者的价值观。医生在诊断和治疗过程中，应参考最新的医学研究成果，结合自身的临床经验和患者的具体情况，做出科学合理的医疗决策。循证医学的应用不仅能够提高诊断和治疗的准确性，还能推动医学知识的不断更新和进步。

（二）临床思维的应用理论

在临床医学中，临床思维的应用理论是医生进行有效诊断和治疗的基础。临床思维强调以患者为中心的整体观念。在医疗实践中，医生不仅要关注疾病本身，还要全面了解患者的生活背景、心理状态以及社会因素，这些因素都可能对患者的病情和治疗效果产生重要影响。通过这种整体观念，医生可以更准确地制定个体化的治疗方案，提高治疗效果和患者的满意度。

进一步来说，临床思维理论强调循证医学的原则。这意味着医生在诊治过程中，应当依靠最新、最有力的科学证据来支持自己的决策。循证医学不仅要求医生具备扎实的专业知识，还需要不断更新自己的知识体系，跟踪最新的医学研究成果。通过应用循证医学的原则，医生可以确保自己的诊断和治疗方法是科学的、有效的，从而更好地服务患者。

在面对复杂和模糊的临床情况时，医生需要运用逻辑推理能力，分析患者的症状和体征，从而找出潜在的病因。批判性思维要求医生对自己的诊断和治疗方案进行不断的反思和评估，避免陷入思维定势和经验主义的陷阱。通过这种结合，医生可以更全面、准确地评估患者的病情，提高诊疗的准确性和有效性。

在医疗实践中，医生的经验和直觉往往起到重要作用。尽管直觉不是完全可靠的，但它是长期临床经验积累的结果，可以在一些紧急和复杂情况下提供有价值的参考。医生在依靠直觉时，必须结合科学的证据和逻辑推理，以确保直觉的应用是合理和有效的。通过合理利用直觉，医生可以在有限的时间内做出更快速和准确的决策。

在现代医学中，很多疾病的治疗需要多学科的合作，单一医生的知识和技能往往不足以全面解决复杂的健康问题。临床思维要求医生具备良好的团队合作能力，能够与其他专业的医疗人员进行有效沟通和协作，共同制定和执行治疗方案。通过多学科的协作，医疗团队可以充分发挥各自的专业优势，提高治疗的综合效果。

在诊疗过程中，医生需要与患者建立良好的沟通渠道，了解患者的感受和需求。这不仅有助于医生更准确地把握病情，也有助于增强患者对治疗的信心和依从性。临床思维要求医生具备优秀的沟通技巧，能够用通俗易懂的语言向患者解释病情和治疗方案，并在沟通过程中尊重患者的意愿和选择。

医学领域，知识和技术日新月异，医生必须保持持续学习的态度，不断更新和扩展自己的知识储备。通过参加继续教育、学术会议和科研活动，医生可以不断提升自己的专业水平，确保在诊疗过程中应用最新和最有效的医学知识。临床思维的这种自我提升理念，不仅有助于医生个人的职业发展，也能大大提升医疗服务的整体水平。

三、加强临床思维学教学的重要意义

（一）有利于提高学习质量和学习效果

学习质量的衡量不仅仅取决于学习速度，还包括对知识的理解程度、对疾病性质的理解程度、知识的转移和知识的记忆。这些方面紧密关联，决定了学习的整体效果。从对人类智力结构的分析来看，思考能力是学习过程中不可或缺的组成部分。学习的有效性，即以更少的时间和精力获得更佳的学习成果，是在掌握思维规律的基础上实现的，这是人类潜能的最佳体现。正如法国生理学家克拉德·贝纳所言："良好的方法使我们更好地发挥运用天赋的才能，而拙劣的方法则可能阻碍才能的发挥。"

进一步深入探讨，医学理论不仅是逻辑的产物，也是历史发展的结果。一旦我们掌握了思维和逻辑知识，就能更清晰地理解医学理论的起源、演变和建立过程，从而更深入地把握其本质。每一种药物的临床概念和定义、每一个临床判断和推理过程，以及每一项科学定律和定理，都是通过严谨的逻辑方法获得和表达的。对于医学生而言，掌握科学的思维方法在学习和接受医学理论中的重要性不言而喻。

换一个角度来看，学习临床思维能够帮助医学生建立完善的知识结构和优良的思维品质，并养成科学的思维习惯。这种训练不仅能提高学生对复杂医学问题的理解能力，还能增强他们的分析和解决问题的能力。在医学教育中，通过系统地学习临床思维，学生能够更有效地将所学知识应用于实践，并在实际操作中不断完善和提升自己的能力。

从教育方法上来说，引导学生掌握正确的学习方法和思维方式是至关重要的。通过案例分析、问题解决和临床模拟等教学手段，学生可以在一个安全的环境中锻炼自己的思维能力和应变能力。这种实战化的训练方式不仅可以提高学生的临床判断能力，还能帮助他们在面对真实患者时更加从容和自信。

医学教育不仅需要注重理论知识的传授，更需要强调临床实践的重要性。通过在医院实习和参与临床轮转，学生可以将理论知识与实践经验相结合，逐步形成自己的临床思维模式。在实际工作中，学生需要不断观察、思考和总结，才能真正掌握处理复杂医疗问题的能力。

（二）提供诊断和治疗的方法

现代医学的进步离不开深厚的理论专业背景和出色的技术及理论思维能力。作为一名医学前辈，必须具备扎实的理论知识基础和过硬的技术水平。理论思维能力是医学人才的重要素质之一，能够帮助他们在复杂的临床环境中做出准确的判断和决策。培养具备这些素质的现代科技人才至关重要。

临床思维科学是一门研究理论思维发展规律的科学，它通过应用科学思维的理论和方法，充实医学人才的头脑，使他们成为具有广阔胸襟、强大适应能力、开放思想和创新精神的高素质人才。恩格斯曾指出："一个民族要想站在科学的最高峰，就一刻也离不开理论思维。"这句话深刻揭示了理论思维在科学发展中的重要地位，同样适用于医学领域。

在临床实践中，无论是分析特定主题的图像还是进行医学研究，都必须通过间接理解的方式来进行。医生们通过概念、判断和推理来感知病情，这些过程构成了临床思维的核心。任何非逻辑思维的结果，最终都需要以逻辑形式表达，并整合到理论科学体系中，这样才能确保诊断和治疗的科学性和准确性。

通过对临床思维的研究，医学学生可以系统地掌握相关的思维知识、思维规则和思维方法。学习临床思维不仅帮助学生全面了解各个临床学科的思维方式，还使他们能够在科学思维的指导下进行诊断和治疗。这样的训练保证了实践活动的顺利开展，并提高了医疗服务的质量。

在医学教育中，强调理论背景和实践技能的结合尤为重要。学生不仅需要掌握医学理论知识，还需要通过大量的临床实践，培养出色的技术能力。理论和实践的结合，使学生能够更好地理解和应用所学知识，从而在临床实践中做出更准确的判断。

医学前辈在面对复杂的临床问题时，依靠的不仅是经验，更是科学的理论思维。这种思维能力使他们能够从纷繁复杂的临床现象中抽丝剥茧，找出关键问题，并提出合理的解决方案。通过系统的学习和不断的实践，医学人才可以不断提升自己的思维能力，从而更好地服务于患者。

培养医学人才的过程中，科学思维的训练不可或缺。医学教育需要通过各种方式，帮助学生养成科学的思维习惯。通过案例分析，学生可以学习如何应用理论知识解决实际问题；通过研究训练，学生可以掌握科学研究的方法和技巧。这些训练有助于培养学生的创新能力，使他们能够在临床实践中不断进步。

理论思维不仅帮助医生在诊断和治疗中做出科学决策，还能推动医学知识的不断更新和发展。在医学领域，新的发现和技术不断涌现，医生需要具备开放的思想和创新的精神，才能跟上时代的步伐。通过不断学习和思考，医学前辈可以不断提升自己的理论水平和实践能力，为医学事业的发展做出贡献。

（三）有利于学生创新能力的培养

开发脑资源在信息时代尤为重要，因为这不仅关乎个体的智慧和潜能发掘，也对整个社会的进步与创新起着关键作用。脑科学的快速发展为人类在认知、行为和情感等方面的理解提供了前所未有的深度和广度。在这一背景下，临床思维学作为医学教育中的重要组成部分，不仅是学生智力和能力发展的实践过程,更是医学科研和临床实践的推动力量。

临床思维学的教学过程强调逻辑推理和科学方法的应用,为学生提供了解决复杂医学问题的工具和技能。在医学科研中,任何选题和设计都必须建立在逻辑预测和假设验证的基础上,确保研究的科学性和可靠性。临床实践活动也需要按照一定的逻辑顺序进行,这不仅有助于确保诊断和治疗的有效性,还能够促进新的临床发现的产生。

历史上许多重大医学发现,如哈维对人体血液循环的揭示、伦琴的X射线发现以及巴甫洛夫的条件反射研究,无一不是建立在严密的逻辑推理和科学实证基础上的。这些发现不仅依赖于科学家们的想象和灵感,更重要的是通过逻辑思维和系统观察,才得以最终确认和推广。

生命科学作为一个充满机遇和挑战的学科,不断推动着人类对自身生命奥秘的探索。现代医学实践为临床思维提供了丰富的实践内容,同时现代科技的发展也为临床思维提供了更为先进和精确的工具和方法。这些进步不仅促进了临床思维向更高级和完善的形式发展,还逐步形成了系统的理论体系,为医学事业的发展提供了坚实的基础和指导。

高等医学院校作为培养医师的摇篮,其教育任务不仅在于传授精湛的医疗技术,更重要的是培养学生清晰的头脑和科学的思维能力。开设临床思维学课程,有助于学生拓展视野,完善知识结构,提升在诊治过程中的思维能力和决策水平,从而显著提高临床工作的质量和效率,推动整个医学领域的进步和发展。

四、口腔医学生尤应加强形象思维能力的培养

口腔医学生在专业学习过程中,形象思维能力的培养显得尤为重要。形象思维能力帮助学生将抽象的理论知识与实际临床操作相结合。在学习口腔解剖学和病理学等基础科目时,学生需要通过形象思维将书本知识转化为对口腔结构和疾病发展过程的具体理解,这有助于深化对学科内容的掌握,并为将来的临床实践奠定坚实的基础。

进一步来说,形象思维能力对口腔医学生的临床诊断能力具有重要促进作用。在面对患者时,医生需要快速准确地识别口腔病变的类型和程度。通过形

象思维，医学生可以在脑海中建立起各种口腔疾病的典型形象，从而更精准地进行病情评估和诊断，有助于提高治疗的效果和患者的治疗满意度。

形象思维能力还有助于口腔医学生在临床治疗中的手术规划和操作技能的提升。在进行口腔手术时，医生需要根据口腔结构的三维空间特征进行精细操作。形象思维能力使医学生能够在脑海中模拟手术过程，预见可能的解剖变异和风险，从而提前做好准备并减少手术风险，保障患者的安全和手术效果。

形象思维能力还能够帮助口腔医学生在专业交流和科研领域中更加自信和高效地表达自己的观点和研究成果。在参与口腔医学会议或撰写学术论文时，清晰的形象思维能力使学生能够将复杂的医学概念和研究成果简洁地呈现出来，提升交流的效果和论文的可读性，有助于增强学术影响力和职业发展。

形象思维能力还有助于口腔医学生在教学和科普工作中更好地向公众传递口腔健康知识。口腔健康与人体其他系统密切相关，形象思维能力使学生能够将复杂的口腔医学知识转化为通俗易懂的语言和图像，向患者和公众传递正确的口腔保健理念和预防知识，促进口腔健康意识的普及和提升。

形象思维能力的培养不仅仅是口腔医学教育的一部分，更是口腔医学未来发展的重要保障。随着科技的进步和医学知识的不断更新，形象思维能力使口腔医学生能够快速适应新的临床技术和治疗方法，保持专业竞争力并为患者提供最优质的医疗服务。

第二节　口腔医学教育应重视科研能力的培养

一、科研能力培养的主要内容

（一）学会查找文献资料

学习如何查找文献资料对于培养口腔医学生在医学领域内独立获取知识的能力至关重要。这种能力不仅仅是简单的信息获取，更是一个综合运用检索工具、整理、分析和综合利用文献资料的过程。将文献检索课程安排在大学四年级是合适的，这个阶段的学生已经具备了必要的学科基础，能够更深入地理解和应用所学知识。

在教学安排上,文献检索课程可以分为手工检索和计算机检索两部分。通过手工检索,学生能够了解早期文献检索的历史与发展,并从中体会到文献检索的本质与技巧。而计算机检索则是现代科技条件下的主流方式,它不仅高效快捷,还能够引导学生了解各种检索工具的编排体系、收录范围、著录格式及检索步骤,从而全面掌握信息获取的方法。

课程还应当注重实践性教学,例如结合基础课程内容或学生感兴趣的课题进行实习。在教师的指导下,学生可以选择并查准、查全相关资料,撰写小型专题综述。这种实践不仅巩固了学生的理论知识,还锻炼了他们的信息处理能力和文献分析能力,为日后的临床实践和科研工作奠定坚实基础。

信息时代的到来使得获取和处理信息变得更加便捷和迅速,但也要求学生具备相应的信息获取能力。只有掌握了科学的文献检索方法和技能,学生才能在未来的临床实践、科学研究和教学工作中,以更高效的方式掌握和应用大量的新知识和技能。文献检索课程不仅是一门学科知识的学习,更是一种必需的自我再教育和知识更新的手段。

在口腔医学领域,文献检索更是科研工作的重要前期工作。通过系统学习文献检索方法,学生不仅能够快速准确地获取所需信息,还能够在科研项目的不同阶段有条不紊地进行资料查找和整理。这种方法论的学习不仅帮助学生提升学术研究的水平,还培养了他们在面对复杂医学问题时的分析思维和解决能力。

(二)学会实验设计和病例收集

优秀的实验设计不仅能有效节省资源和时间,还能有效避免不必要的工作。在进行研究时,确保病例的精准选择和代表性至关重要。病例应该在同一病程阶段,研究起点一致,并且其他条件应该均衡,以减少混杂因素的影响,从而降低系统误差的可能性。

设计一个合理的对照组也是关键。随机选择对照组而非随意选择,比如口腔科可以选择对侧同名牙作为自身对照,确保实验组和对照组在基本特征上足够相似。确保临床样本的大小足够大,有助于进一步减少系统误差的发生。

在选择疗效判断指标时,应该考虑其适当性和客观性。确立明确的标准或者与金标准进行比较，尤其在功能、症状和疗效判断方面，最好采用盲法，以确保评估的客观性和准确性。

为了获取更为全面的数据，随访的时间应该足够长，并且需要确保病例的完整性。只有这样，才能有效避免数据丢失或失访率过高的情况，保证研究结果的完整性和可信度。

对于研究结果的报告，应该全面展示所有与临床相关的数据和结果。中途失访的病例不应超过观察数的10%，以确保数据的完整性和结果的可信性。

只有通过这些科学合理的设计和严格的操作流程，才能确保科研计划的高质量和可重复性。在临床实习阶段，教师的具体指导和支持尤为重要，可以帮助学生们更好地理解和实践科学研究的方法，为未来的学术工作奠定坚实基础。

（三）学会应用统计学方法处理所得资料

了解不同类型的试验数据、样本量以及数据分布的不同情况，能够根据具体情况选择合适的统计方法，并且具备对研究结果可信度进行评估的能力是医学统计课程的重要内容。课程还包括了计算机统计软件的应用，学生们将学习如何使用常见的计算机统计软件进行数据分析，这不仅能够提高分析效率，还能够提升数据处理的准确性。如果统计方法使用不当，可能会导致假阳性或假阴性的结果，因此正确地掌握和应用统计方法显得尤为重要。

在医学统计课程中，学生们不仅仅学习理论知识，还会通过具体的临床实习案例来应用所学的统计方法。这种实际案例的应用能够帮助他们更好地理解统计理论在实际研究中的应用，从而培养出独立思考和解决实际问题的能力。结合临床实习课题进行数据分析，有助于学生们将课堂上学到的抽象理论转化为具体操作技能，提升他们的实践能力和专业素养。

在医学统计课程中，还会详细介绍不同的统计学方法及其适用范围，例如描述统计学、推断统计学等，学生们将学会根据研究设计和数据特点选择合适的统计方法。这种能力不仅对于理论研究具有重要意义，也对临床实践中的数据分析至关重要。通过系统学习各种统计方法，学生们能够为未来的科研工作或临床实践提供科学的数据支持和分析框架。

医学统计课程还将重点介绍如何评估研究结果的可信度和科学性，学生们将学习如何识别和避免数据分析中常见的偏差和错误。这种能力不仅能够帮助他们在科研领域中做出可靠的结论，还能够提升临床实践中的决策准确性和有效性。医学统计课程不仅仅是理论知识的传授，更是实践能力和科研素养的培养过程，为学生们未来的医学研究和临床实践奠定坚实的基础。

（四）学会撰写学术论文

撰写口腔医学学术论文是口腔学术界重要的一部分，旨在记录和传达口腔医学领域的理论成果、实验研究进展以及创新的方法和技术。论文的撰写不仅要具备科学性、学术性、创新性、规范性和可读性等特征，还需根据不同的目的和发布平台进行相应的写作风格和结构设计。

口腔医学学术论文的目的在于通过文字记录口腔学术界取得的新成果和见解。这些成果可能涵盖新的研究发现、临床实验的数据分析、技术方法的创新等内容。无论是为了会议交流还是期刊发表，论文都应符合相应的学术标准和出版要求。在撰写之前，学术作者应当详细阅读目标期刊的投稿指南，严格按照其要求和格式进行写作，确保文章结构合理、信息完整，并且符合学术规范。

对于口腔医学学术论文而言，学术性是至关重要的特征。论文需要基于充分的文献综述和科学方法，提出新的研究问题或假设，并通过实验证据进行验证和解答。创新性则体现在作者对问题的独到见解或采用的新方法和技术，这些创新不仅推动了口腔医学领域的进步，也为未来的研究方向提供了新的思路和可能性。

论文的规范性体现在结构清晰、段落连贯、数据精确、引用规范等方面，确保读者能够清晰地理解和评估论文的内容。可读性则考虑到广大读者的理解能力和专业背景，用简洁清晰的语言表达复杂的科学概念，使得论文不仅专业性强，而且易于被学术界和相关领域的专家广泛接受和引用。

在口腔医学教育中，科研活动是不可或缺的组成部分，对于学生的综合能力培养起着关键作用。通过参与科研实践，学生不仅能够深入理解学术理论和方法，还能够提升解决问题的能力和创新思维。在学习期间，除了掌握基础知识和临床技能外，学生还应积极参与科研项目，扩展知识面并积累研究经验，为未来的学术和职业生涯奠定坚实基础。

二、医学科研工作的主要内容

(一) 医学科研的基本程序

医学科研的基本程序是医学领域内进行科学探索和实验的一系列有序步骤。科研的起点是问题的确定与定义。研究者通常从医学实践中发现的现实问题出发，或者从已有文献中的知识空白中提出新的研究问题。问题的明确定义对于后续的研究设计和实施至关重要，因为它直接决定了研究的方向和深度。

在问题定义之后，科研过程中的关键一环是文献回顾与综述。通过广泛而系统的文献检索，研究者能够全面了解相关领域的前沿进展、已有的研究成果及存在的知识空白。文献综述不仅帮助研究者建立起对研究背景和理论基础的深刻理解，还能够为研究方法的选择和实验设计提供重要参考，从而确保研究的科学性和创新性。

在问题明确且背景充分了解后，科研的下一步是制定研究方案和实验设计。研究方案应当清晰详细地描述研究的目的、方法、材料、实验流程以及数据分析方法。科学合理的实验设计是确保研究结果可靠性和科学性的基础，它要求研究者在设计过程中考虑到可能存在的偏倚和干扰因素，并采取措施进行有效控制。

实验的执行和数据采集是医学科研过程中的关键环节。研究者需严格按照预先制定的实验方案和流程进行操作，确保实验条件的一致性和可比性。在实验过程中，及时记录和整理实验数据是保证研究结果准确性的必要步骤，同时也为后续数据分析和结果解读提供可靠依据。

随着数据的收集完毕，接下来是数据分析和结果解读阶段。数据分析应当根据实验设计中预先确定的统计方法进行，确保分析过程的客观性和科学性。研究者需要准确理解和解释数据的含义，分析结果的统计显著性及其在研究问题中的意义，从而得出科学的结论并进行科学解释。

在科研的最后阶段，研究者需要撰写科学论文并进行学术交流与评审。科学论文应当清晰准确地呈现研究的背景、目的、方法、结果和结论，同时符合学术期刊的格式和要求。通过学术交流和同行评审，研究者能够获取来自同行的反馈与建议，进一步完善研究成果，同时也促进了医学领域的学术进步和知识分享。

（二）医学科研的课题选择

医学科研的课题选择是一个至关重要的决定，直接关系到研究的深度和成果的质量。在选择课题时，需要综合考虑多方面的因素，确保能够在当前学术背景下有所突破。

课题的选择应该与医学领域的前沿和热点密切相关。这样的选择能够确保研究的新颖性和科学性，有助于吸引同行的关注和认可。通过关注当前的医学进展和社会需求，可以找到具有挑战性和创新性的研究方向，为未来的学术贡献奠定坚实的基础。

课题的选择还需要考虑到个人兴趣和研究团队的专长。研究人员对于所选课题的兴趣和热情直接影响到研究的深入程度和持续性。团队成员的专业背景和技术能力也是选择课题时需要综合考虑的因素，确保能够有效地推动研究的进行和成果的产出。

在确定研究课题时，还需要充分考虑到社会和临床实践的需求。优先选择那些能够解决现实医疗问题或者改善临床实践的课题，能够增强研究的实用性和社会影响力。这种紧密结合实际需求的课题选择，有助于研究成果能够迅速转化为临床实践的实际应用，最大程度地造福患者和医疗卫生系统。

课题选择的过程也需要考虑到资源投入和预期产出的平衡。不同的研究课题可能需要不同的研究设备、技术支持和经费投入。在选择课题时需要综合考虑到自身实验室或研究机构的资源情况，确保能够在资源有限的情况下高效推进研究工作，达到预期的研究目标和成果。

在进行课题选择时，还需考虑到长远发展和学术影响的考量。选择具有持续研究价值和学术影响力的课题，能够为个人学术生涯的长期发展奠定基础。通过选择那些能够产生长期学术价值和影响力的课题，有助于建立起持续的学术影响力和国际声誉，为未来的学术进步和合作交流提供坚实支持。

（三）医学科研的观察实验

医学科研中的观察实验是一种重要的研究方法，通过观察个体或群体的自然状态或受试者在特定条件下的表现,来探索健康与疾病之间的关系。这种方法不同于实验性研究,其核心在于观察和记录现象,而非干预变量。观察实验通常用于探索疾病的发生发展规律、探索环境因素对健康的影响以及验证健康干预的长期效果。在医学科研领域,观察实验的设计和实施能够为我们提供大量珍贵的实证数据,为健康管理和疾病预防策略的制定提供科学依据。

医学科研中的观察实验要求研究者从实际生活中收集数据,而不是通过实验室控制条件进行干预。这种方法的优势在于能够反映真实的生活环境和条件下的现象,使得研究结果更具有外部有效性和一般性。通过长期的观察和数据积累,研究者能够深入理解各种健康和疾病现象的发生机制,为制定针对性的公共健康政策提供理论支持和实践指导。

观察实验在医学科研中的应用范围广泛,涵盖了从疾病的风险因素到治疗效果的多个方面。通过长期追踪大规模人群的生活方式和健康状况,可以发现各种健康问题的发生规律和相关因素。这种数据对于预防慢性病、优化公共健康政策和个性化医疗具有重要意义。观察实验的设计需要科学严谨,包括合理选择样本、有效的数据收集方法以及详细的数据分析策略,以确保研究结果的科学性和可靠性。

在医学科研中,观察实验常用于探索新的疾病模式或发现现有疾病的新变化趋势。在流行病学研究中,通过长期追踪和分析特定人群的健康状况和生活习惯,可以揭示出不同疾病在不同人群中的发病率和风险因素,为个性化治疗和健康干预提供依据。观察实验还能够帮助评估和验证新的健康策略或干预措施的有效性和实施性,从而为未来的临床实践和公共健康政策制定提供重要的科学依据。

医学科研中的观察实验要求研究者具备较强的数据收集和分析能力,以及对复杂医学现象的深刻理解。通过结合多种研究方法和技术手段,例如大数据分析和生物信息学方法,可以更全面地理解健康与疾病之间的复杂关系。观察实验的结果不仅能够促进医学知识的进步和创新,还能为改善全球健康状况和疾病预防策略提供重要的科学依据和实用建议。

(四)医学科研的结论得出

医学科研的结论部分在整篇论文中起着至关重要的作用,它不仅总结了研究的主要发现，还对这些发现的意义和可能的影响进行了深入分析和讨论。结论部分通常是整篇论文的精华所在，其科学性、准确性和逻辑性对于论文的学术影响力至关重要。

结论部分应当准确反映研究的实际结果。这包括对实验数据或临床观察结果的客观描述和分析，以及从中得出的科学结论。通过数据的统计分析或系统性的文献综述，研究者能够揭示研究假设是否得到验证，以及对初步研究问题的答案是肯定还是否定。

结论部分还应提供对研究结果的科学解释和理论意义。这不仅包括解释研究中出现的现象或趋势，还应对结果的生物学、医学或公共健康意义进行深入探讨。例如，某项临床研究可能发现一种新的治疗方法比传统方法更有效，结论部分可以探讨其可能的机制和未来在临床实践中的应用前景。

尽管研究可能已经取得了重要的发现，但科学研究的本质是不断追求新知识和深入理解。结论部分可以指出当前研究的局限性或不足之处，并提出未来研究可以探索的新方向或改进方法。这种展望不仅能够激发学术界对于该领域的持续关注和进一步研究，还能够为新一代研究者提供宝贵的启示和指导。

它应该是整篇论文逻辑和内容的高潮，能够清晰地传达研究的重要性和独特贡献。结论部分的撰写还应考虑目标读者的背景和理解能力，以确保其既专业又易于理解，使得论文在学术界和实际应用中都具有显著的影响力和引导作用。

三、医学论文的撰写要求与技巧

（一）医学论文写作的基本要求和写作准备

医学论文的写作是医学研究者进行科学交流和知识分享的重要方式。写作的基本要求包括确保科学性和准确性。医学论文必须建立在严格的科学研究基础上，确保研究方法的科学性和数据的准确性。论文的内容应当符合学术规范和期刊要求，遵循结构清晰、逻辑严谨的写作风格，以便读者能够清晰理解和评估研究成果。

在写作准备阶段，研究者首先需要详细了解选定期刊的投稿指南和要求。

不同期刊对于论文结构、格式、字数限制等有所不同,研究者应当根据期刊的要求合理安排论文的组织结构和内容编排,以提高论文的录用机会和学术影响力。

论文的撰写需要明确研究目的和科学问题。在确定研究问题之后,研究者应当清晰地描述研究的背景和意义,阐明研究的目的与假设,使读者能够理解研究的动机和重要性。科学问题的清晰定义有助于论文的结构和内容的统一性,也能够为后续的方法设计和实验结果的解释提供理论支持。

在论文写作的准备阶段,研究者还应当进行充分的文献综述。通过系统地查阅和分析相关领域的文献资料,研究者能够全面了解前人的研究成果、理论框架和方法探索,从而在自己的研究中建立起科学的理论基础和背景知识。文献综述不仅有助于研究者了解当前研究领域的研究进展,还能够为论文的讨论和结论部分提供理论依据和学术支持。

写作准备阶段还包括研究方法的设计与优化。科学合理的研究方法是确保研究成果可靠性和科学性的基础。研究者需要根据研究问题和研究目的选择合适的实验设计、样本选择、数据采集和分析方法,并严格控制可能存在的偏倚和误差来源,以确保实验结果的准确性和科学价值。

在论文撰写过程中,数据的收集与分析是关键步骤之一。研究者应当按照预先制定的研究方案和实验流程,严格执行实验操作,及时记录和整理实验数据。数据的准确性和完整性直接影响到研究结论的可信度和科学性,因此研究者需采用合适的统计方法对数据进行分析,并清晰地呈现分析结果,以支持论文的主张和结论。

论文写作还需要研究者具备良好的逻辑思维和表达能力。论文的结构应当清晰明了,逻辑严密,从引言到方法、结果、讨论再到结论,每一部分都应当紧密相连、自成体系,使读者能够顺畅理解和评估研究内容。语言表达应当准确、简练,避免术语使用不当或表达不清的问题,以确保论文的学术性和可读性。

论文的写作也包括反复修改和审校的过程。研究者应当对论文内容进行反复检查和修改,确保文句通顺、逻辑清晰、数据和结论一致。要注意检查论文的拼写和语法错误,确保论文在语言表达上的规范性和准确性。通过反复修改和审校，研究者能够进一步提高论文的质量和学术影响力，使其达到学术期刊的发表标准和读者的期望要求。

（二）医学论文的基本类型

医学论文是科学研究成果的重要呈现形式，种类繁多，各具特色。原始研究论文（original research articles）是最为常见的类型。这类论义以原创性的实验或观察研究为基础，通过详细描述研究背景、目的、方法、结果和讨论，系统呈现研究者的新发现。这种论文通常包括临床试验、队列研究、病例对照研究等，旨在通过科学实验或观察提供新证据，推动医学知识的发展。

综述论文（review articles）是一种汇总和分析现有研究成果的论文类型。综述论文不进行新的实验或观察，而是通过系统性文献回顾，总结某一研究领域的现状和进展。这类论文通常由领域内的专家撰写，能够为读者提供全面的知识框架和研究热点，帮助研究者了解最新进展，识别研究空白，指导未来的研究方向。

病例报告（case reports）是一种描述个别或少数特殊病例的论文类型。尽管病例报告不具备大规模研究的统计学优势，但它们常常揭示出罕见或新的临床现象，为医学界提供宝贵的临床经验和观察结果。这类论文通常详细描述患者的病史、诊断过程、治疗方法及其结果，有时还包括对病理和生理机制的讨论，为临床实践提供参考。

短篇通讯（brief communications）或快速通讯（rapid communications）是一种简短而快速发布研究成果的论文类型。这类论文通常报道具有重要意义的初步发现或急需分享的新数据，篇幅较短，内容简洁明了。快速通讯旨在迅速传递科研信息，促进同行间的快速交流，及时推动研究领域的发展。

另一种重要的医学论文类型是系统评价和 Meta 分析（systematic reviews and meta-analyses）。系统评价通过严格的筛选和评价标准，对特定研究问题进行全面的文献搜集和分析，总结各项研究的结果。Meta 分析则是在系统评价的基础上，通过统计方法综合多项研究的数据，从而提供更为强有力的证据。这类论文在临床指南制定和临床决策中具有重要参考价值。

临床指南（clinical guidelines）是基于系统评价和专家共识，为临床实践提供操作规范的论文类型。临床指南通常由专业学会或卫生组织发布，涵盖疾病的预防、诊断、治疗和管理等方面。它们旨在通过科学证据和临床经验的结合，帮助医务人员提供最佳的临床服务，提高医疗质量和患者预后。

医学教育论文（medical education articles）专注于医学教育领域，探讨教学方法、课程设计、学生评价等方面的问题。这类论文通过研究和探讨医学教育的各种模式和策略，为医学教育的改进和创新提供理论基础和实践指导，促进医学教育质量的提升。

还有一种是评论性文章（commentaries），这种类型的论文通常由领域专家撰写，对某一研究课题或最新发现进行评论和解读。评论性文章通过提供独到的见解和批判性分析，帮助读者更好地理解研究成果的意义和局限性，启发新的研究思路和方向。

技术报告（technical reports）则专注于介绍新技术、新方法或新工具的开发和应用。这类论文详细描述技术原理、开发过程、应用效果及其潜在影响，为相关领域的研究人员和临床医生提供有价值的技术参考。

（三）医学论文的写作格式

医学论文的写作格式是学术研究中不可或缺的一部分，良好的写作格式不仅有助于清晰地传达研究成果，还能够提升论文的整体质量和影响力。撰写医学论文时，通常需要遵循特定的结构和规范，以确保论文的科学性和可读性。

论文的标题应简明扼要，能够准确反映研究的核心内容。一个好的标题可以引起读者的兴趣，并使他们迅速了解论文的主题。标题应避免过于冗长或复杂，力求简洁和清晰。

接下来是摘要部分，它是论文的一个重要组成部分。摘要应概括研究的目的、方法、结果和结论，通常不超过250字。通过阅读摘要，读者应能够快速了解论文的主要内容和研究成果。摘要的撰写需要高度概括和精炼，避免使用过多的专业术语。

引言部分则是对研究背景和意义的详细介绍。在这一部分，作者应阐明研究的背景、现有的研究状况、研究的目的和意义。通过引言，读者能够了解研究的问题来源、研究的必要性和可能的应用前景。引言应逻辑清晰，逐步引导读者进入研究的主题。

研究方法部分是论文的核心内容之一，详细描述研究设计、实验过程、数据收集和分析方法。在这一部分，作者应尽量详细地描述每一个实验步骤，以便其他研究人员能够重复实验并验证结果。研究方法的描述需要准确、详细，并且要注意使用标准的术语和单位。

紧接着是结果部分，这是对研究发现的具体描述。作者应以图表、文字等形式详细展示实验数据和研究结果。数据应清晰、准确，并配有相应的说明和解释。图表应有明确的标题和注释，以便读者能够准确理解数据所表达的信息。

讨论部分是对研究结果的深入分析和解释。在这一部分，作者应解释研究结果的意义，与现有的研究进行对比，并提出可能的理论解释。讨论中还应指出研究的局限性和不足，并对未来的研究提出建议。讨论部分应逻辑严密、分析深入，以展示研究的科学性和创新性。

结论部分简要总结研究的主要发现和意义。结论应简明扼要，突出研究的核心成果和重要性。结论部分还可以对研究的应用前景进行简要展望，为后续研究提供参考。

文献引用部分则是对论文中引用的所有文献进行详细列出。引用格式应按照国际通用的标准格式，如 APA、MLA 或 Vancouver 格式等。文献引用的准确性和完整性是确保论文科学性和学术诚信的重要方面。

最后是致谢部分，作者可以在此对研究过程中提供帮助和支持的个人或机构表示感谢。致谢应简洁明了，表达真诚的感谢之情。

（四）医学论文的撰写

撰写医学论文是一项复杂且重要的任务，它不仅是科学研究成果的总结和展示，也是推动医学科学进步的重要途径之一。在撰写过程中，作者需要具备扎实的专业知识、良好的写作技巧以及严谨的科学态度。医学论文的撰写通常包括几个主要部分：引言、方法、结果、讨论和结论。每个部分都有其特定的功能和要求，旨在全面、准确地呈现研究的全过程和结果。

撰写医学论文需要一个明确的研究问题和目标。引言部分通常介绍研究背景、现有的相关研究成果以及研究的意义和目的。这部分的目的是让读者理解研究的背景和必要性，并明确研究的创新点和预期贡献。引言要简明扼要，但又要足够详细，以便为后续的研究方法和结果部分奠定基础。

接下来是方法部分，这是医学论文中至关重要的一部分。方法部分详细描述了研究的设计、参与者或样本、数据收集和分析方法等。清晰、详细地描述方法是为了确保研究的可重复性，即其他研究者可以根据这些描述重复实验并验证结果。方法部分需要尽可能具体和详细，包括实验条件、仪器设备、统计方法等细节。还需要对伦理问题进行说明，特别是在涉及人体或动物实验时，需注明已获得相应的伦理批准。

在方法部分之后，是结果部分。结果部分的主要任务是客观地呈现研究数据和主要发现。数据可以通过文字描述、表格和图表等形式进行展示，以便于读者直观理解研究结果。结果部分应尽量避免主观评价，只需如实报告数据和发现。如果研究涉及统计分析，应该详细报告统计结果，包括统计显著性水平、效应量等。在这一部分，数据的展示要清晰、逻辑性强，避免混淆和误导。

讨论部分紧接在结果部分之后，是对研究结果的解释和讨论。讨论部分需要将研究结果与既往研究进行对比，探讨结果的一致性或差异性，分析可能的原因和影响因素。讨论部分还应考虑研究的局限性和不足之处，例如样本量限制、研究方法的局限性等。需要提出未来研究的方向和建议，为后续研究提供参考和启发。讨论部分是展示研究者思考深度和科学素养的重要环节，需要综合运用专业知识、逻辑分析和批判性思维。

最后是结论部分，这是对整个研究的总结和提炼。结论部分应简明扼要地总结研究的主要发现和意义，强调研究的创新点和贡献。还需要提出研究的实际应用价值和未来研究的建议。结论部分不仅是对研究工作的总结，也是对研究意义的再强调和升华。

撰写医学论文还需要特别注意参考文献的整理和引用。参考文献部分列出了研究过程中参考和引用的所有文献，以便读者查阅和验证。正确、规范地引用参考文献不仅体现了对他人研究成果的尊重，也有助于增强论文的科学性和可信度。在引用文献时，应遵循学术界通用的引用格式和标准，确保引用的准确性和完整性。

在撰写医学论文的过程中，语言的表达和逻辑的严密性同样重要。医学论文通常要求使用专业的学术语言，避免口语化和模糊表达。文章的逻辑结构应清晰，段落之间的过渡自然，确保读者能够顺畅地理解研究内容。为了提高论文的语言质量和逻辑性，可以请同事或导师进行审阅和修改，提出建设性的意见和建议。

医学论文的撰写不仅是研究工作的结束，也是新研究的起点。通过撰写和发表论义，研究者能够与学术界分享自己的研究成果，促进同行之间的学术交流和合作。发表论文也为研究者的职业发展提供了重要的学术成果积累。为了提高论文的质量和影响力，研究者应不断提高自己的科研能力和写作水平，保持严谨的科学态度和创新的研究思路。

第三节 口腔医学教育应加强人文素质教育

一、人文科学在高等医学教育中的作用

在人文科学的介入下，高等医学教育得到了全面的发展。人文科学在医学教育中起到了提升医学人文素养的重要作用。医学不仅是一门科学，更是一种关乎生命的职业。通过人文科学的学习，医学生能够更好地理解患者的心理和社会背景，从而在临床实践中提供更为贴心和全面的医疗服务。学习心理学、伦理学和社会学等课程，可以帮助医学生掌握患者沟通技巧，理解患者在疾病面前的情感和行为反应，提高医疗质量。

人文科学在高等医学教育中促进了医学伦理的培养。医学伦理是医学教育中不可或缺的一部分，它指导医学生在临床实践中做出符合道德规范的决策。通过学习医学伦理学，医学生能够深入了解医疗行为的道德准则和伦理困境，从而在临床实践中维护患者的尊严和权利。面对终末期患者的治疗决策，医学生需要在伦理学的指导下权衡治疗效果和患者意愿，做出最符合患者利益的决定。

人文科学在培养医学生的人文素养方面也起到了关键作用。医学教育不仅仅是传授医学知识和技能，还包括塑造医学生的价值观和人文情怀。通过文学、历史和哲学等人文学科的学习，医学生能够拓宽视野，增强文化素养和社会责

任感。这样的教育使他们在未来的医疗实践中不仅关注疾病本身，还能关注患者的整体生活质量和社会心理状况，从而提供更全面的人性化医疗服务。

历史学在人文科学中扮演了重要角色，通过医学史的学习，医学生能够了解医学发展的历程及其对社会的影响。了解医学史可以让医学生认识到当前医学实践和理论的形成过程，以及历史上重大医学事件和人物对现代医学的贡献。这种认识有助于医学生在临床实践中更加珍惜医学成就，遵循医学传统，并从中汲取经验和教训，推动医学的进一步发展。

哲学作为人文科学的核心学科之一，也在高等医学教育中发挥了重要作用。医学哲学探讨医学的本质、医学知识的性质以及医患关系的伦理问题。通过哲学思辨，医学生可以培养批判性思维能力，增强对复杂医学问题的理解和分析能力。关于生死观、病痛意义和生命质量的哲学探讨，可以帮助医学生在面对临床难题时，做出更为深思熟虑和人性化的决策。

社会学在人文科学中也占据重要地位，它关注社会结构、社会行为及其对健康和医疗的影响。通过学习社会学，医学生能够了解社会因素如何影响疾病的发生和发展，以及社会不平等如何导致健康差异。这种认识有助于医学生在临床实践中考虑社会背景对患者健康的影响，从而制定更加全面和个性化的治疗方案。

心理学在人文科学和医学教育的结合中发挥了独特作用。通过心理学的学习，医学生能够掌握心理评估和干预的基本技能，理解心理因素在疾病中的作用。心理学教育使医学生在临床实践中能够识别和处理患者的心理问题，从而提供心理和生理双重支持的医疗服务，促进患者的全面康复。

伦理学在人文科学中的重要性不可忽视，它为医学实践提供了道德指南。学习伦理学可以帮助医学生理解复杂的道德问题，如知情同意、隐私保护、资源分配等。在面对伦理困境时，伦理学教育为医学生提供了系统的思维框架和分析工具，使他们能够在临床决策中维护患者利益，遵循职业道德。

法律学作为人文科学的重要组成部分，也在医学教育中扮演了关键角色。通过法律学的学习，医学生能够了解医疗法律法规和患者权利，熟悉医务人员的法律责任。法律学教育使医学生在临床实践中依法行医，避免法律纠纷，保护自身和患者的合法权益，从而建立和谐的医患关系。

（一）加强人文科学教育，有助于提高医学生的思想品德水平和职业道德水平

加强人文科学教育对于医学生来说至关重要，它不仅有助于提升他们的思想品德水平，还能显著提高他们的职业道德素养。人文科学教育包括哲学、历史、文学、伦理学等领域，通过这些学科的学习，医学生能够更好地理解和处理人与人之间的关系，进而在未来的职业生涯中展现出更加高尚的职业道德。

从广义上讲，人文科学教育能够帮助医学生建立正确的世界观、人生观和价值观。这些基础观念对医学生未来的职业行为和决策有着深远的影响。通过对哲学和伦理学的学习，医学生可以培养批判性思维和道德判断能力，使他们在面对复杂的医学伦理问题时，能够做出更加理性和公正的选择。

进一步来说，人文科学教育能够增强医学生的同理心和人文关怀能力。医学不仅仅是科学和技术，更是一门需要情感和关怀的艺术。通过文学和历史的学习，医学生可以更深刻地理解患者的痛苦和需求，从而在临床实践中展现出更多的人文关怀。这样的同理心不仅有助于改善医患关系，还能提升患者的治疗效果和满意度。

人文科学教育能够提高医学生的沟通能力。医患沟通在医疗过程中扮演着重要角色，良好的沟通能够增进医患之间的信任和合作。通过学习语言学、心理学等人文学科，医学生可以掌握更加有效的沟通技巧，学会如何倾听患者的诉求，并用患者能够理解的语言进行解释和安抚。这样的沟通能力在临床实践中尤为重要，能够有效减少医疗纠纷和误解。

人文科学教育还可以促进医学生的全面发展，使他们成为更加全面和有深度的医学人才。医学教育不仅应注重专业知识和技能的培养，还应关注医学生的综合素质。通过多元化的人文科学教育，医学生能够开阔视野、丰富知识储备，从而在面对各种挑战时能够更加从容和自信地应对。

在职业道德层面，人文科学教育能够帮助医学生树立正确的职业伦理观念。医学是一门高度专业化的职业，但同时也需要高尚的职业道德。通过伦理学和职业道德课程的学习，医学生可以理解和内化医学职业的核心价值观，如尊重生命、关爱患者、维护患者权益等。这些价值观的内化，有助于医学生在未来

职业中坚守职业操守，不为金钱和名利所动，始终将患者的利益放在首位。

（二）加强人文科学教育，有助于拓宽医学生的知识面，适应医学模式的转变

加强人文科学教育对于医学生来说具有重要意义，这不仅能够拓宽他们的知识面，还能帮助他们更好地适应医学模式的转变。现代医学不仅仅关注疾病的生物学方面，更强调病人的心理、社会和文化背景。医学生在接受专业医学训练的融入人文科学的学习，可以帮助他们形成更全面的医学观念和更高的综合素质。

人文科学教育能够培养医学生的同理心和沟通能力。通过学习哲学、心理学、社会学等学科，医学生可以更深入地理解病人的感受、需求和社会背景。这种理解不仅有助于改善医患关系，还能够提高临床治疗的效果。在面对重症病人时，医生不仅需要提供高效的医疗技术支持，还需要给予病人心理上的安慰和支持。具备同理心和良好沟通能力的医生，能够更好地与病人建立信任关系，从而更有效地开展医疗工作。

人文科学教育有助于提升医学生的批判性思维和解决问题的能力。人文科学强调多角度思考和综合分析问题的能力，这对于医疗实践中复杂问题的解决至关重要。通过阅读经典文学、哲学著作和历史文献，医学生可以学习到不同的思维方式和分析方法。这种能力不仅有助于他们在面对复杂病情时做出更全面的诊断和治疗决策，还能够在医学研究中发现新的思路和创新方法。

人文科学教育能够帮助医学生更好地理解和应对医学模式的转变。随着社会的进步和医学科技的发展，现代医学模式正在从以疾病为中心向以人为中心转变。这种转变要求医生不仅关注病人的身体健康，还要考虑他们的心理和社会福祉。通过学习伦理学、法律和社会学等学科，医学生可以更好地理解医学模式转变的背景和意义，从而在实际工作中更好地践行这一理念。

通过人文科学的学习，医学生还能够更好地认识到医学与社会的关系。医学不仅是一门科学，更是一门社会学科，它与社会的各个方面密切相关。了解社会学、经济学和政治学等学科，能够帮助医学生理解医疗资源分配、公共卫生政策和医疗伦理等问题。这种全面的视角，有助于他们在未来的职业生涯中

更好地参与和推动医疗改革,为社会提供更高质量的医疗服务。

人文科学教育也有助于医学生形成正确的职业道德和价值观。医学是一门崇高的职业,医生肩负着救死扶伤的重任。在职业生涯中,医生会面临各种道德和伦理困境。通过学习伦理学、哲学和宗教等学科,医学生可以培养出坚实的道德基础和明确的价值观,从而在面对复杂的道德问题时做出正确的决策。这种道德教育,对于提高医生的职业素养和社会责任感具有重要意义。

进一步来说,人文科学教育能够增强医学生的文化素养和艺术审美能力。这种素养不仅能够丰富他们的个人生活,还能够在职业生涯中发挥重要作用。艺术治疗作为一种新兴的治疗方法,已经在心理治疗和康复医学中展现出良好的效果。具备一定艺术修养的医生,能够更好地理解和应用这种治疗方法,从而为病人提供更全面的医疗服务。

(三)加强人文科学教育,有助于提高医学生的综合素质

医学人文科学教育的重要性不可低估,它不仅是培养医学生专业技能的补充,更是提升医疗人员综合素质的关键一环。素质的形成涉及到个体的遗传基因、受环境和教育的影响以及自身努力与实践的综合作用。在医学领域,综合素质包括但不限于思想理论、科学文化、技能和心理等多方面的发展水平。

人文科学教育为医学生提供了与人类文化深度互动的机会。通过学习人类学、哲学、历史等学科,医学生能够更全面地理解人与社会的复杂关系。这不仅有助于他们形成正确的人生观和价值观,还能够启发他们对患者生活背景和社会环境的理解,从而提升医疗服务的人性化和有效性。

人文科学教育鼓励医学生超越个人的局限,从更广阔的视野审视自我和社会。这种超越不仅仅是知识层面的拓展,更是心灵深处的一种成长和启迪。通过文学作品、艺术表现以及伦理学讨论,医学生能够培养出同理心和社会责任感,使他们成为既有技术能力又具备人文关怀的医疗专业人士。

再者,人文科学教育能够激发医学生的创造力和批判性思维能力。在探索人类文化的过程中,他们不仅学会如何分析和评估复杂的伦理和社会问题,还能够在临床实践中灵活运用这些思维工具。这种能力培养不仅对于医学研究和治疗方案的优化至关重要,也有助于他们在日常工作中更好地应对多样化和变

化性的医疗需求。

医学人文科学教育的加强将直接促进医疗行业的精神文明建设和整体素质的提高。一个具备良好人文素养的医疗团队，不仅能提供高水平的医疗服务，还能建立起更加和谐和人性化的医患关系，推动医疗卫生保健事业的健康发展。

二、口腔医学生人文素质的不足及教育思考

在当前的医学教育体系中，口腔医学生的人文素质往往存在一定的不足，这一现象引发了广泛关注。许多口腔医学生在学术和技术方面表现出色，但在人文素质方面却显得相对薄弱。这主要体现在对患者的关怀和沟通能力不足上。由于课程设置中对人文学科的重视程度不够，学生在处理医患关系时常常缺乏同理心，无法从患者的角度出发考虑问题，导致医患矛盾的发生。

口腔医学生在伦理和法律意识方面也存在欠缺。医学伦理学和法律法规虽然在课程中有所涉及，但往往只是蜻蜓点水，学生对其中的深刻内涵理解不足。这导致一些医学生在临床实践中面对复杂的伦理问题时，难以做出正确的判断和决策。由于缺乏系统的法律教育，部分医学生对医疗纠纷和法律责任的认识不足，容易在实际操作中触犯法律法规。

再次，社会学和心理学知识的缺乏也影响了口腔医学生的综合素质。现代医学已经不仅仅是生物医学，更是一个涉及社会、心理等多方面的学科。当前的医学教育体系中，社会学和心理学课程往往被忽视或简单化，导致学生缺乏对患者心理状态和社会背景的深入理解。在临床实践中，学生难以提供全面的医疗服务，忽视了患者的心理需求和社会背景对疾病的影响。

口腔医学生的文化素养和人文情怀普遍不足。医学不仅需要扎实的专业知识和技术，更需要丰富的人文修养和文化素质。许多医学生在应试教育体制下，重视专业课学习而忽视了人文学科的培养，缺乏对文学、历史、哲学等学科的兴趣和了解。这种文化素养的缺失，不仅限制了学生的视野和思维深度，也影响了他们在医疗实践中的人文关怀能力。

在面对这些问题时，医学教育需要进行深刻的反思和改革。课程设置应当更加注重人文科学的融入。在专业课程的基础上，增加心理学、伦理学、社会学等人文课程的比例，使学生在学习医学知识的能够系统地接受人文科学的教

育。通过理论学习和案例分析，增强学生对人文关怀和伦理道德的理解和认同，从而提高他们在临床实践中的人文素养。

医学教育应当重视实践教学，培养学生的人际沟通和同理心。通过模拟训练、角色扮演和真实案例分析，让学生在实际情境中体验和学习如何与患者及其家属进行有效沟通，理解患者的心理需求和情感反应。通过这些实践活动，增强学生的同理心和人际交往能力，从而在实际工作中能够更加自如地处理医患关系。

伦理学课程应当不仅仅停留在理论层面，还应结合实际案例进行分析和讨论，使学生能够在具体情境中理解和应用伦理原则。法律课程应当详细讲解医疗相关的法律法规和医务人员的法律责任，提高学生的法律意识和风险防范能力，从而在临床实践中依法行医，保护自己和患者的合法权益。

进一步来说，社会学和心理学课程的设置也应得到重视。通过系统的社会学和心理学教育，使学生能够理解社会因素和心理因素对健康和疾病的影响。在临床实践中，学生能够考虑患者的社会背景和心理状态，提供更加全面和个性化的医疗服务。这种综合素质的培养，将有助于提高医疗服务的质量和患者的满意度。

医学教育应当鼓励学生广泛涉猎人文学科，培养他们的文化素养和人文情怀。通过开设文学、历史、哲学等选修课程，以及组织各类人文活动，激发学生对人文学科的兴趣和热情。丰富的人文知识和文化素养，不仅能够拓宽学生的视野和思维深度，也能够增强他们在医疗实践中的人文关怀能力，从而更好地服务患者。

三、青年教师也应注重人文素质的培养

青年医学教师不仅肩负着传授医学知识和技能的重任，还应注重自身人文素质的培养。作为医学教育的中坚力量，他们的人文素质直接影响着学生的成长和医疗事业的发展。注重人文素质的培养，对于青年医学教师来说，不仅是个人发展的需要，更是教育事业和医疗行业进步的必然要求。

青年医学教师需要通过人文素质的培养来提升自己的教育水平。医学不仅仅是科学技术的应用，更是一门需要深厚人文底蕴的学科。通过人文学科的学

习，如哲学、文学、伦理学等，教师能够更加全面地理解医学的本质和意义，从而在教学过程中融入更多的人文关怀和道德思考。这不仅有助于学生更好地掌握医学知识，也能帮助他们在未来的职业生涯中成为更有温度的医者。

进一步来说，人文素质的培养能够增强青年医学教师的职业道德和责任感。医学教师不仅是知识的传授者，更是学生道德和价值观的引领者。通过对人文学科的学习，教师可以更深刻地理解医学职业的伦理和责任，树立正确的职业观念，成为学生的榜样和导师。这种榜样作用对于医学生的成长和发展具有深远的影响，能够引导他们在未来的职业生涯中坚持正确的价值观和职业操守。

人文素质的培养能够提升青年医学教师的沟通和交流能力。教学过程中，良好的师生关系和有效的沟通至关重要。通过学习心理学、语言学等人文学科，教师可以掌握更多的沟通技巧，理解学生的心理需求和情感状态，从而建立更和谐的师生关系。这种沟通能力不仅有助于提高教学效果，也能在学术交流和科研合作中发挥重要作用。

在科研方面，人文素质的培养同样具有重要意义。医学研究不仅需要严谨的科学态度和方法，还需要伦理和人文的指导。通过伦理学和社会学的学习，青年医学教师可以更好地理解和处理科研中的伦理问题，确保研究的科学性和伦理性。这也能帮助他们在研究选题和设计中考虑更多的人文因素，从而开展更加全面和有意义的研究。

人文素质的培养有助于青年医学教师的自我提升和全面发展。医学教育和科研工作压力大、任务重，教师们需要不断提升自己的综合素质和适应能力。通过人文学科的学习，教师可以开阔视野、丰富知识储备，提高思维能力和文化素养，从而更好地应对各种挑战。这不仅有助于个人职业发展，也能提升整个医学教育团队的整体水平。

在社会责任感方面，人文素质的培养也不可或缺。医学教师作为社会精英群体，肩负着更多的社会责任。通过历史和社会学的学习，教师可以更好地理解社会发展的脉络和医学在其中的作用，增强自己的社会责任感和使命感。这种社会责任感不仅体现在教学和科研中，还包括对公共卫生、健康教育等社会问题的关注和参与，为社会健康和福祉贡献自己的力量。

人文素质的培养能够促进青年医学教师的职业幸福感和成就感。医学教育是一项高强度、高责任的工作，只有具备良好的人文素质，才能在繁忙的教学和科研工作中找到平衡和乐趣。通过人文学科的熏陶，教师可以更好地理解生命的意义和职业的价值，增强工作的成就感和幸福感，从而更加热爱自己的职业，投入更多的热情和精力。

第四节 口腔医学教育应重视学生心理素质的培养

一、医学生心理卫生现状及主要心理困扰

（一）学习工作中的困扰

根据相关报道，从2000年到大学心理咨询与生活指导中心求助的180名学生中，有72%的学生反映了学习困难的问题。很多学生感到学习负担沉重，学习过程充满艰辛。虽然他们花费了大量时间和精力进行学习，但成绩依然不理想。这种情况导致了学生对大学学习和考试产生了极大的恐惧，尤其是在考试前，很多学生会出现睡眠障碍等问题，心理压力巨大。

一些新生在进入大学后，无法迅速适应新的学习方式，不能很好地进入角色。大学的学习方式与中学有很大不同，需要更多的自主学习和独立思考，这让很多新生感到无所适从。他们缺乏有效的学习策略和方法，面对新的学术要求和考核方式，常常感到无力应对，逐渐失去学习的动力和兴趣。

还有一些学生对所学专业缺乏兴趣，这在医学专业中尤为明显。很多学生选择医学专业完全是出于父母的意愿，而非自身的兴趣和志向。这种情况下，他们对专业课程的学习缺乏热情和动力，面对繁重的医学学习任务，更容易产生厌倦和抵触情绪。尤其是当学习成绩不理想时，学生更容易对专业前途感到迷茫和悲观，从而产生厌学情绪。

有些学生对所学专业了解不够，缺乏对专业发展的清晰认识。这导致他们对未来的职业生涯感到困惑和不确定，增加了学习的心理压力。医学专业的学习内容复杂、难度大，如果学生对未来缺乏明确的目标和规划，容易在学习过程中感到迷失，进而影响到学习效果和心理健康。

大学生普遍面临的学习压力和竞争也不可忽视。大学是一个竞争激烈的环境，学生们不仅要面对来自学业的压力，还要应对来自同学之间的竞争。在这种环境下，很多学生为了追求优异的成绩，不得不付出超常的努力。当努力与回报不成正比时，学生容易产生挫败感和自我怀疑，从而加剧心理压力。

（二）恋爱与人际交往的困扰

在 180 名咨询者提出的近 400 个问题中，有 32% 属于情感困惑的问题。这一现象表明，正处于青春期的大学生对异性和爱情充满了向往。他们在生理上已经成熟，但心理上还未完全成熟，这种矛盾导致他们一方面渴望和追求爱情，另一方面又对爱情充满困惑和迷惘。这种情感上的压力使他们痛苦不堪，甚至导致心理失衡。

进入大学阶段，正值人生的青年期，这一时期是人际交往的高峰期。即便是在被誉为"天之骄子"的大学生群体中，也不乏那些忧郁寡欢、孤独无助的人。这些学生中，有的性格内向，常常感到自卑；有的则不善于与他人交际，不知道如何与周围的人相处；还有的自我意识过强，敏感多疑，无法与他人和谐共处。

这些情感困惑和人际交往问题不仅影响了他们的心理健康，还对他们的学习和生活产生了负面影响。许多大学生在面对爱情和友谊时，常常感到无所适从。他们渴望得到他人的认可和关爱，但又害怕被拒绝和伤害。这种矛盾的心理状态，使得他们在处理情感问题时，常常感到迷茫和困惑。

大学生在面对情感问题时，往往缺乏正确的引导和支持。他们中的一些人因为缺乏经验和知识，容易陷入情感的误区。比如，有些大学生在恋爱中常常迷失自我，把对方看得过重，甚至忽略了自己的学业和生活。他们在情感上过于依赖对方，一旦感情出现问题，就容易陷入痛苦和绝望。

而另一些大学生，则因为过于自我保护，不敢轻易打开自己的心扉。他们害怕受到伤害，选择封闭自己，与周围的人保持距离。这种自我保护虽然在一定程度上避免了情感上的伤害，但也使得他们无法真正融入集体，感受到友谊和爱的温暖。

大学生的情感问题也与他们的成长环境和教育背景密切相关。一些大学生在成长过程中，缺乏家庭的关爱和支持，导致他们在面对情感问题时，缺乏安全感和自信心。而另一些大学生，则因为家庭过于溺爱，导致他们在情感上过于依赖，不善于处理人际关系。

在面对这些情感困惑时，大学生需要的不仅是他人的理解和支持，更需要正确的引导和帮助。学校和社会应当为大学生提供更多的心理健康教育和咨询服务，帮助他们正确认识和处理情感问题。通过心理咨询和辅导，大学生可以学会如何正确看待爱情和友谊，如何处理情感上的困惑和迷惘。

大学生自身也需要积极调整心态，增强自我心理调节能力。他们应当学会接纳自己的不足，勇敢面对情感上的挫折和挑战。通过不断的学习和实践，大学生可以逐渐提升自己的情感智商，学会如何与他人建立和谐的人际关系。

大学生应当学会合理表达和释放情感，避免情感压力的积累。通过与朋友、家人和心理咨询师的交流，大学生可以将内心的困惑和压力倾诉出来，获得他人的理解和支持。这种情感上的交流和释放，有助于缓解他们的情感压力，保持心理的平衡和健康。

值得注意的是，大学生在处理情感问题时，应当避免走极端。一些大学生因为情感上的困惑和挫折，容易产生极端的想法和行为，比如自残、自杀等。这种极端行为不仅无法解决问题，还会对自己和他人造成严重的伤害。大学生在面对情感困惑时，应当保持冷静和理智，寻求正确的解决途径。

在帮助大学生解决情感问题的过程中，学校和社会的支持和关爱是至关重要的。学校应当加强对大学生心理健康教育的重视，开设相关课程和讲座，提高大学生的情感智商和人际交往能力。社会各界也应当关注大学生的情感健康问题，为他们提供更多的心理咨询和辅导服务，帮助他们走出情感的困惑和迷茫。

（三）经济、亲友方面的困扰

突出体现在家庭经济拮据给学生带来的思想负担与实际困难上。医学院校的学生每年需支付约 5000 元的学费，再加上校内生活费用，每年至少需支出一万元。对于一些来自农村或家庭经济较为拮据的学生而言，这样巨大的经济压力是一种沉重的负担。

经济困难直接影响到学生的思想负担。面对高额的学费和生活费用，一些贫困生可能难以以积极的心态面对贫困现实。他们可能会陷入自我怀疑或者对未来充满焦虑，担心自己无法完成学业或无法应对未来的挑战。这种心理压力不仅影响到学习状态，还可能导致情绪波动或者自尊心的受损。

实际的经济困难给学生带来了生活上的实际困难。在医学院校，学习压力本就巨大，加之生活费用的负担，可能导致一些学生面临着吃穿住行的各种挑战。他们可能需要精打细算每一笔开支，甚至可能会因为经济拮据而无法参与一些正常的学校活动或者课外活动，这进一步加重了他们的社交压力和心理负担。

家庭不和、亲友患病或死亡等客观事件也常常是造成医学生感到心理痛苦，难以集中精力学习的原因之一。这些个人生活中的不幸事件会给学生带来沉重的心理负担，影响他们的情绪和学习状态。在这些困境面前，学生可能需要额外的心理支持和社会帮助，来应对和克服这些挑战。

二、造成医学生心理困扰的原因分析

（一）生理因素

青春期是人生中生理和心理发生剧烈变化的阶段，心理学家称之为"狂飙期"，用以描述这一时期心理特征的强烈、敏感和不稳定性。大学生正处于青春后期，这一年龄段的生理发育尚未完全停止，身高和体型仍在变化，第二性征也在不断增强。这些生理变化构成了医学生特有心理问题的生理基础。

根据心理咨询与生活指导中心的来访者情况显示，许多医学生的心理困扰与青春期的生理变化密切相关。一些医学生由于生理早熟或晚熟带来的心理困扰，往往导致他们在人际交往上遇到困难。早熟的学生可能会觉得周围的人很幼稚，无法理解自己；而晚熟的学生由于思维简单、生活自理能力差，难以适应大学生活。

生理的早熟或晚熟对医学生的心理产生显著影响。早熟的学生因为身体发育快，往往在同龄人中显得更成熟，他们可能会对周围人的幼稚行为感到不耐烦，觉得自己被孤立。与之相反，晚熟的学生在身体和心理上都显得较为稚嫩，他们的思维方式可能更加简单，生活自理能力也较弱，这使得他们在独立生活的大学环境中感到压力巨大，难以适应。

恋爱问题也是许多医学生面临的重要心理困扰，虽然看似属于社会交往的范畴，但实际上与青春期的生理和心理特点有着直接关系。青春期的生理变化使得医学生对异性产生强烈的兴趣，这种情感的萌发和发展往往会带来一系列的心理问题。恋爱中的挫折、不确定性和复杂情感都可能引发心理困扰，影响学业和生活。

由于青春期的生理发育尚未完成，医学生在这一时期容易出现对自我形象的焦虑和不满。身高、体重、体型等外貌特征的变化，常常成为他们关注的焦点。特别是那些外貌变化较为显著的学生，可能会因此而感到自卑或焦虑，甚至产生严重的自我否定情绪。这种心理状态不仅影响他们的自尊心和自信心，也会对他们的社交能力和心理健康产生负面影响。

医学生的学业压力也在青春期这一特殊阶段中起到重要作用。医学专业的课程繁重、考试频繁，要求学生具备高度的学术能力和心理承受能力。在生理和心理变化的双重压力下，医学生往往感到身心俱疲，容易产生焦虑、抑郁等心理问题。这种压力如果得不到及时有效的缓解，可能会对他们的学业和心理健康造成长期的负面影响。

为了更好地应对青春期的生理和心理变化，医学生需要掌握一定的心理调适方法和应对策略。他们应当积极了解和接受自己的生理变化，正确看待早熟或晚熟带来的心理困扰。通过与同龄人的交流和沟通，他们可以获得更多的理解和支持，减轻心理压力。培养良好的生活习惯和学习方法，也有助于增强他们的自信心和适应能力。

（二）思想因素

经过高考选拔的医学生进入大学校园后，依然面临着巨大的学习压力，特别是对于新生来说。这些学生通常都是中学时代的尖子，但来到人才荟萃的大学环境后，许多人发现自己原先的学习优势被削弱了。学习成绩的重新排序使得他们从中学时代的"优等生"变为大学时代的"普通生"，这种地位的巨大变化常常会带来强烈的心理落差和失落感。

在大学校园里，医学生不仅要面对学业上的挑战，还需要适应多姿多彩的社会生活和多元化的社会思潮。新的学术环境和广阔的社会生活空间吸引着他们的视线，使他们在学习与成才之间感到矛盾。他们必须在有限的精力和时间内平衡学业和社交生活，同时面对生活的一成不变与社会生活的瞬息万变之间的矛盾。

这种过渡阶段的挑战也涉及到个人成长和心理发展。一些医学生在面对这些矛盾和挑战时，可能会感到迷失和彷徨，对学习、职业出路甚至爱情等方面产生疑虑。他们可能开始重新审视自己的人生选择和目标，寻找适应大学生活和成长的方式。

大学教育不仅仅是知识的传授，更是一个全面发展和成熟的过程。学校和社会应该为医学生提供良好的学习和生活环境，支持他们在学术上和个人发展上的平衡和成长。心理健康的支持和指导也至关重要，帮助他们处理心理上的压力和困惑，培养积极的学习态度和生活态度，最终成为全面发展和有社会责任感的医学专业人才。

（三）环境因素

医学生成长过程中，家庭环境无疑是影响最大的因素之一。家庭不仅塑造了他们的性格、生活方式和行为习惯，还在很大程度上决定了他们未来的心理健康状况。家庭的自然结构、内部的人际关系以及家长的教育方法，对医学生的成长都有着深远的心理影响。如果家庭内部和谐，人际关系融洽，并且家长能够采用科学合理的教育方法，通常会对医学生产生积极的心理影响，反之亦然。

家庭环境对医学生的性格塑造起着至关重要的作用。和谐的家庭氛围能够培养孩子的自信心和安全感，使他们在面对外部世界时更加从容和自信。相反，如果家庭中充满冲突和紧张，孩子可能会变得敏感、缺乏安全感，甚至在未来的学习和生活中表现出焦虑和不安。家庭环境的稳定性和家长的教养方式，直接影响着医学生的心理健康和性格发展。

家庭中的教育方法对医学生的生活方式和行为习惯也有重要影响。科学合理的教育方法可以帮助孩子养成良好的生活习惯和学习习惯，增强自律性和独立性。如果家庭教育方法过于严厉或过于放纵,都会对孩子的成长产生负面影响。过于严厉的教育可能使孩子变得压抑和缺乏自信,而过于放纵的教育则可能导致孩子缺乏自律和责任感。家长在教育过程中应当保持适度,既要给予孩子足够的关爱和支持,又要引导他们养成良好的习惯和行为方式。

家庭成员之间的互动和支持对医学生的心理健康也至关重要。和谐的家庭关系能够提供情感上的支持和鼓励,使孩子在遇到困难时能够得到家人的理解和帮助,从而增强他们的心理承受能力和抗压能力。相反,如果家庭关系紧张,缺乏沟通和理解,孩子在面对挫折时可能会感到孤立无援,心理压力也会随之增加。家庭成员之间的良好互动和支持,对医学生的心理健康有着重要的保护作用。

除了家庭环境,学校环境也是影响医学生心理健康的重要因素。学校不仅是知识传授的场所,也是学生社会化的重要环境。在学校中,医学生不仅要学习医学专业知识,还要学会如何与人相处,如何应对各种社会和心理挑战。学校环境的质量直接关系到学生的心理健康和综合素质的培养。

学校的教育理念和教学方法对医学生的心理健康有重要影响。一所注重全面发展的学校,通常会在传授知识的注重培养学生的综合素质和心理健康。学校可以通过开设心理健康课程、组织心理讲座和心理辅导活动,帮助学生掌握心理调适的技巧,提高他们的心理健康水平。相反,如果学校只注重学术成绩而忽视学生的心理健康,容易使学生在高压环境下产生焦虑、抑郁等心理问题。

学校的师生关系对医学生的心理健康也有重要影响。良好的师生关系可以为学生提供良好的学习和成长环境,使他们在学习过程中感到被尊重和支持,增强学习的动力和自信心。教师不仅是知识的传授者,更是学生成长的引导者和支持者。教师应当注重与学生的沟通和交流,及时发现和帮助解决学生在学习和生活中遇到的困难和问题,成为学生的良师益友。

同学之间的关系和校园氛围对医学生的心理健康也有重要影响。积极向上的校园文化和良好的同学关系,可以为学生提供一个温暖和支持的集体环境,使他们在学习和生活中感受到集体的力量和温暖,增强归属感和幸福感。相反,如果校园文化消极、同学关系紧张,容易使学生感到孤独和压力,甚至产生心理问题。学校应当注重营造积极向上的校园文化,鼓励同学之间的互助和合作,共同创造一个和谐友爱的校园环境。

除了家庭和学校,社会环境对医学生的心理健康也有重要影响。社会环境的稳定性和社会支持系统的完善程度,直接关系到医学生的心理健康状况。一个稳定、和谐的社会环境,可以为学生提供安全感和归属感,使他们能够安心学习和生活。相反,如果社会环境动荡不安,容易使学生感到不安全和焦虑,影响他们的心理健康。

三、大学生心理健康教育的途径和方法

(一) 创建有利于大学生心理健康的校园环境

大学生的心理健康与校园环境密不可分。优美的校园环境、积极的校园氛围以及丰富多彩的文化活动,可以让学生们感到轻松愉快、充实满足和充满活力。相反,恶劣的校园环境则会带来负面的影响,阻碍大学生的全面发展。营造一个良好的校园环境,是促进大学生心理健康的关键环节之一。

校园环境包括多个方面,其中最基础的是校园的自然环境。校园自然环境指的是校园的整体布局、园林绿化、建筑物设计、各种装饰和宣传材料等。一个美丽、干净、文明、和谐的自然环境,能够带给人们愉悦的心情和积极向上的感觉。优美的校园景观,如绿树成荫的林荫道、鸟语花香的花园、错落有致的建筑群,不仅可以舒缓学生的压力,还能激发他们的学习兴趣和创造力。

校园的人文环境也对大学生的心理健康产生深远的影响。人文环境主要体现在学校的文化氛围、教育理念和师生关系等方面。一个尊重多样性、倡导创新、鼓励自由思考的校园文化,能够培养学生的独立思考能力和创新精神。在这样的环境中,学生们会感到自己的想法和观点得到尊重,从而增强自信心和自我认同感。和谐融洽的师生关系和同学关系,也能够为学生提供情感上的支持和归属感,有助于他们在心理上保持健康和平衡。

大学生的生活环境同样重要。生活环境包括学生宿舍、食堂、公共设施等。一个舒适、便利、安全的生活环境,可以让学生在忙碌的学习之余得到良好的休息和放松。宿舍是学生们生活的重要场所,良好的宿舍环境应当干净整洁、设备齐全,并且能够提供一个安静的学习和休息空间。食堂则应提供健康、营

养丰富的饮食，以满足学生的日常需求。公共设施如图书馆、体育馆、洗衣房等，应当布局合理、管理规范，为学生的日常生活提供便利。

娱乐环境也是校园环境的重要组成部分。大学时期是学生们身心发展的关键阶段，丰富多彩的娱乐活动能够有效缓解学习压力，提升生活质量。校园内的娱乐设施如体育场、剧院、咖啡馆等，不仅提供了放松和娱乐的场所，还为学生们提供了社交和交流的平台。学校组织的各类文体活动、社团活动和文化节庆等，能够丰富学生的课余生活，培养他们的兴趣爱好和特长，增强他们的团队合作和组织能力。

值得注意的是，良好的校园环境不仅仅是物质层面的，更需要精神层面的支持和保障。学校应当重视心理健康教育，定期开展心理健康讲座和心理辅导活动，帮助学生们掌握心理调节的方法和技巧。建立健全的心理咨询服务体系，为有需要的学生提供专业的心理咨询和辅导。学校还应当加强对校园暴力、欺凌等不良现象的防范和处理，营造一个安全、和谐、友爱的校园氛围。

在具体实施方面，学校可以通过多种途径和措施来改善校园环境。定期开展校园绿化和美化工程，增加绿地和花卉的种植，优化校园景观设计。推进智慧校园建设，利用现代科技手段提升校园管理和服务水平，为学生提供更加便捷、智能的学习和生活环境。学校还应当积极开展文化建设，组织丰富多彩的文体活动和社团活动，激发学生的参与热情和创造力。

学校领导和管理者在营造良好校园环境的过程中，起到了至关重要的作用。他们应当树立以学生为本的教育理念，关注学生的需求和反馈，积极听取学生的意见和建议。在制定和实施各项校园管理和建设措施时，应当充分考虑学生的实际情况和心理需求，确保各项措施真正落到实处，取得实效。

（二）积极促进心理咨询工作

在推进心理健康教育的过程中，心理咨询逐渐成为关注的焦点，被认为是促进心理健康的有效途径之一。心理咨询运用心理学理论和方法，通过提出并解决心理问题，旨在改善心理健康状况，促进人格发展。在高校，心理咨询的内容非常广泛，主要可以分为两个关键方面。

心理咨询的第一个关键方面是发展性咨询服务。通过这种服务，心理咨询师帮助学生更好地了解自己，挖掘自身的长处，规避和克服自身的弱点，进而充分发挥他们的潜力。这不仅能够提升学生的自我认知和自信心，还能提高他们在学习和生活中的质量。学生在接受心理咨询后，往往能够树立更高的个人发展目标，并为实现这些目标而努力。发展性咨询服务不仅有助于学生当前的学习和生活，还能为他们未来的职业发展奠定坚实的基础。

心理咨询的第二个关键方面是针对心理障碍的咨询服务。这类服务主要面向那些患有心理障碍和精神疾病的学生，帮助他们克服心理障碍，减轻症状，缓解心理问题，逐步恢复心理平衡。心理障碍的咨询服务通过专业的心理干预和治疗，能够有效地帮助学生恢复心理健康，重新回归正常的学习和生活轨道。这对于学生的全面发展和成长具有重要意义。

为了确保心理咨询服务的有效开展，高校需要建立完善的心理咨询中心和心理咨询诊所。心理咨询中心应配备专业的心理咨询师，提供全面的心理服务，包括心理咨询、心理治疗、心理测评等。心理咨询中心还应开展心理健康教育活动，宣传心理健康知识，提高学生的心理健康意识。

心理咨询诊所则应作为心理咨询中心的补充，提供更加专业和深入的心理干预服务。诊所应具备完善的设施和设备，能够进行系统的心理测评和治疗。通过定期的心理调查和测验，心理咨询诊所可以了解学生的心理健康状况，及时发现和干预潜在的心理问题，防止问题的进一步恶化。

为了更好地服务学生，高校心理咨询中心还应建立学生的心理健康档案。这些档案记录了学生的心理健康状况、咨询记录、心理测评结果等信息，为后续的心理干预和咨询提供了重要的参考依据。通过对心理健康档案的系统管理和分析，心理咨询师可以更好地了解学生的心理需求，有针对性地提供个性化的心理服务。

高校心理咨询的内容不仅仅局限于个人咨询，还包括团体咨询和心理健康讲座等形式。团体咨询通过小组讨论和互动，帮助学生在群体中分享和解决心理问题，增强他们的社交能力和团队合作精神。心理健康讲座则通过专业讲师的讲解，向学生普及心理健康知识，提高他们的心理素质和应对压力的能力。

心理咨询的有效开展离不开学生的积极参与和配合。高校应积极宣传心理咨询服务，消除学生对心理咨询的误解和偏见，鼓励他们主动寻求心理帮助。

高校还应关注学生的心理健康需求，及时调整和优化心理咨询服务内容和形式，以更好地满足学生的需求。

教师在心理咨询中的角色也不容忽视。作为学生的导师和榜样，教师应积极参与到心理健康教育中，关注学生的心理健康状况，及时发现和干预学生的心理问题。通过与心理咨询中心的合作，教师可以更好地了解学生的心理需求，为学生提供更加全面和专业的指导和帮助。

家庭在学生心理健康教育中的作用同样重要。家长应关注孩子的心理健康，及时了解他们的心理状态和需求，与学校保持密切联系，共同营造良好的心理健康环境。通过家庭和学校的共同努力，学生的心理健康问题可以得到更有效的解决。

高校心理咨询服务的提升还需要政府和社会的支持。政府应加大对高校心理健康教育的投入，提供必要的资金和政策支持，推动心理咨询服务的发展和完善。社会各界也应关注大学生的心理健康问题，提供更多的资源和支持，共同促进大学生心理健康水平的提升。

（三）开设心理健康教育课程和专题讲座

心理健康教育已经逐步发展成为一个相对独立且日益重要的学科领域。它不仅具备了专门的研究对象、研究方法和理论基础，还承担着重要的社会功能和教育使命。在大学校园中，开设心理健康教育课程及相关专业讲座，已被认为是实现大学生心理健康的重要途径之一。

在教育过程中，心理健康教育课程不仅仅是简单地传授心理健康知识，更是系统地帮助学生了解心理发展规律和心理健康的变化。通过这些课程，学生能够掌握自身情绪的调节技巧，学会有效地管理压力和应对挑战。这种教育不仅仅关注个体心理的健康，还涉及到人际交往、社会适应能力的增强以及良好人格的建立。

了解和掌握这些技能和知识，对大学生的健康成长至关重要。心理健康教育不仅仅是为了解决已经存在的心理问题，更重要的是预防和培养学生良好的心理素质和健康的心态。通过教育和指导，学生能够更好地适应学术压力、社会环境的变化，从而提升他们的综合素质和生活质量。

大学应当重视心理健康教育的实施和推广。这不仅有助于个体学生的成长和发展,还有助于整个社会的心理健康水平的提升。通过系统的教育课程和专业讲座,大学可以为学生提供必要的心理支持和指导,培养他们成为具备良好心理健康的社会栋梁。

(四)使用一系列适当的渠道,广泛传播心理健康知识

在现实生活中,大学生面临着诸多矛盾和困惑,然而他们对寻求帮助和解决心理问题的意识却并不十分强烈,自我调节能力也相对薄弱。这种情况往往是由于大学生对心理健康的认识不足以及缺乏相关的心理健康知识所致。学校在这一领域的角色显得尤为重要,需要广泛传播心理健康知识,并通过多种方式加强集体活动中的心理健康训练,以提升全体大学生的心理素质,营造一个良好的学习和生活氛围。

为了有效唤醒大学生的心理意识,学校可以通过课堂教育、讲座、座谈会等形式,普及心理健康知识,帮助学生了解常见的心理问题及其解决方法。通过这些活动,学生可以逐步认识到心理健康对个人发展的重要性,增强主动寻求帮助的意识。

加强集体活动中的心理健康训练也是至关重要的一环。学校可以组织各种形式的团体活动,如团队合作、心理调适训练营等,帮助学生培养应对挑战和压力的能力,提升团队合作意识和情感管理能力,从而促进心理健康的全面发展。

高校还可以利用现代化的传播手段,如学校网络平台、商店橱窗、广播、学校杂志和布告栏等,广泛宣传心理健康相关知识。通过定期发布心理健康建议、案例分享和专家解答等内容,提高学生对心理健康问题的认知水平,激发他们自我关怀和他人关怀的能力。

有计划地开展心理健康"测试日"、"宣传周"等活动也是推广心理健康的有效方式。通过这些专题活动,学校可以集中宣传心理健康知识,吸引更多学生参与,并在活动中提供心理健康检测和咨询服务,为学生提供实际帮助和支持。

四、医学生心理健康的自我维护

（一）建立正确的人生观，注重意志锻炼和道德的提升

在成长和发展的过程中，建立正确的人生观具有至关重要的意义。正确的人生观可以帮助个人在面对各种选择和挑战时保持清晰的目标和方向，使他们能够在复杂多变的社会环境中坚守自己的信念和价值观。正确的人生观不仅是个人精神世界的支柱，也是社会和谐发展的重要保障。

建立正确的人生观需要树立积极的生活态度。积极的生活态度是一种内在的力量，它能够引导人们在面对挫折和困难时保持乐观和自信，不轻易放弃。无论是在学习、工作还是生活中，积极的生活态度都能帮助个人更好地应对各种挑战，找到解决问题的办法，从而实现自身的价值和目标。培养积极的生活态度，是建立正确人生观的重要基础。

注重意志的锻炼是建立正确人生观的重要环节。坚强的意志力是个人实现目标、战胜困难的重要保证。通过不断地锻炼意志力，个人能够提高自我控制和自我管理的能力，增强抵御外界诱惑和压力的能力。在日常生活中，个人可以通过设定明确的目标、坚持不懈地努力、不断挑战自己的极限等方式来锻炼意志力，从而为实现人生目标奠定坚实的基础。

道德的提升是建立正确人生观的关键因素。道德是人类社会共同认可的行为规范和价值准则，是衡量个人行为的标准。注重道德的提升，能够帮助个人在面对利益冲突和道德抉择时做出正确的选择，保持行为的正直和诚信。在现代社会，道德的提升不仅关系到个人的品德修养，也关系到社会的和谐稳定。个人在追求自身发展的应当注重道德修养的提升，树立正确的人生观和价值观。

进一步来说，培养正确的人生观，需要不断地进行自我反思和自我提升。自我反思是一种重要的自我认知和自我修正的方式，通过不断地反思自己的行为和思想，个人能够发现自身的不足和问题，并及时进行调整和改进。自我提升则是指通过不断地学习和实践，提升自身的能力和素质，从而更好地应对生活中的各种挑战。通过自我反思和自我提升，个人能够不断完善自己，树立更加坚定和正确的人生观。

社会环境和教育对于建立正确人生观也具有重要影响。一个良好的社会环境能够为个人的成长和发展提供积极的引导和支持，帮助他们树立正确的人生观。教育则是培养正确人生观的重要途径，通过学校教育、家庭教育和社会教育的共同作用，个人能够在成长过程中逐步形成正确的价值观和人生观。社会和教育应当注重对个人人生观的培养，为个人的全面发展创造良好的条件。

文化的熏陶也是建立正确人生观的重要因素。优秀的文化能够陶冶情操、启迪智慧，使个人在文化的熏陶中形成正确的价值观和人生观。通过阅读经典著作、欣赏艺术作品、参与文化活动等方式，个人能够在文化的滋养中提升自身的素养和境界，树立正确的人生观。个人应当注重文化的积累和熏陶，通过不断地学习和实践，提升自身的文化素养，形成正确的人生观。

建立正确的人生观需要坚持理想和信念。理想和信念是指引个人前进的灯塔，是实现人生价值的动力源泉。无论在任何情况下，个人都应当坚定自己的理想和信念，不因外界的变化而动摇。通过坚持理想和信念，个人能够在生活中保持积极向上的态度，不断追求自己的目标和梦想，从而实现自身的价值。个人在成长过程中，应当树立崇高的理想和坚定的信念，通过不断地努力和奋斗，实现自己的人生目标。

正确的人生观需要不断地进行实践和检验。理论的认识需要通过实践来检验和验证，只有在实际生活中不断地实践和体验，个人才能够真正理解和把握正确的人生观。在实践中，个人可以通过参与社会活动、承担社会责任、服务他人等方式，锻炼自己的能力，提升自身的素质，形成正确的人生观和价值观。

建立正确的人生观需要不断地进行交流和学习。通过与他人交流和学习，个人能够开阔眼界，增长见识，吸收他人的智慧和经验，不断完善和提升自己。无论是在学校、家庭还是社会中，个人都应当积极参与各种形式的交流和学习活动，通过与他人互动，提升自己的认知水平，形成更加全面和正确的人生观。

（二）明确学习目标，克服不良的虚荣心

明确学习目标是每一个学生都应该重视的问题，它不仅能够帮助学生在学习过程中保持方向感，还能有效地提升学习效率。在明确学习目标的过程中，克服不良的虚荣心同样重要。不良的虚荣心会让学生陷入追求表面成绩和虚假

荣誉的泥潭，最终影响他们的实际学习效果和个人成长。

明确学习目标能够帮助学生树立正确的学习态度。一个明确的学习目标，可以让学生清楚地知道自己学习的方向和目的，从而在学习过程中更加有动力和专注。明确的目标不仅能激发学生的学习兴趣，还能让他们在遇到困难和挫折时，保持坚持不懈的精神。如果学生在设定学习目标时，受虚荣心的驱使，只是为了获得他人的赞赏和认可，那么他们的学习动机就会变得不纯粹，最终影响学习的效果。

在明确学习目标的过程中，学生应当注重目标的科学性和合理性。学习目标应当是具体的、可测量的、可实现的、相关的和有时限的。这样的目标设定，可以帮助学生在学习过程中一步一步地实现自己的目标，逐渐积累成就感和自信心。而不切实际的目标，往往会让学生在追求过程中感到迷茫和失落，最终失去学习的动力。虚荣心会让学生设定一些不切实际的目标，只为了显示自己的"优秀"，但实际上却无法真正实现这些目标。

在设定学习目标时，学生还应当注重目标的内在动机和意义。学习不仅仅是为了取得高分和获得荣誉，更是为了提升自身的知识水平和能力，培养独立思考和解决问题的能力。如果学生能够在设定学习目标时，关注学习的内在价值和意义，那么他们在学习过程中就会更加积极主动，自然而然地克服虚荣心带来的影响。如果学生的学习目标只是为了满足自己的虚荣心，那么他们的学习动机就会变得功利化，学习的过程也会变得枯燥乏味，难以持续。

克服虚荣心的另一个重要方面是培养学生的自我反省和自我认知能力。虚荣心往往源于对自己能力的过高估计和对他人评价的过度在意。学生应当学会客观地评估自己的能力和水平，认识到自己的优点和不足，从而设定符合自己实际情况的学习目标。学生还应当学会不被外界的评价所左右，保持内心的平静和自信。只有这样，他们才能在学习过程中，真正做到脚踏实地，不被虚荣心所影响。

（三）多进行社会实践，从社会中学习知识

社会实践是学生全面发展的重要途径，通过参与社会实践，学生不仅能够将所学的理论知识应用于实际，还能够从社会中学习到更多的知识和技能。社

会实践为学生提供了一个接触社会、了解社会、融入社会的机会，有助于他们更好地适应未来的工作和生活。

社会实践有助于学生理论联系实际。在课堂上，学生所学到的知识往往是理论性的，而社会实践则提供了一个将理论应用于实际的机会。通过参与社会实践，学生可以将书本上的知识与实际问题结合起来，增强对知识的理解和掌握。医学专业的学生可以通过到医院实习，了解临床诊断和治疗的实际过程，提高临床技能和应对实际问题的能力。

社会实践能够培养学生的综合素质。在参与社会实践的过程中，学生不仅需要运用专业知识解决实际问题，还需要与他人合作，进行有效的沟通和协调。这种实践经历有助于培养学生的团队合作精神、沟通能力和组织协调能力。通过社会实践，学生可以接触到不同的社会群体，了解不同的社会现象和问题，增强社会责任感和服务意识。

通过亲身体验社会生活，学生可以更深刻地理解社会的复杂性和多样性，学会尊重他人、理解他人，从而树立正确的价值观和人生观。通过参加志愿服务活动，学生可以体验到帮助他人的快乐，增强对社会公益事业的关注和支持，树立奉献精神和社会责任感。

在参与社会实践的过程中，学生需要面对各种实际问题和挑战，这要求他们具备较强的实践能力和创新思维。通过解决实际问题，学生可以提高动手能力和解决问题的能力，培养创新思维和创造力。工科专业的学生可以通过参与科研项目或工程实践，提高实验操作技能和工程设计能力，培养创新精神和实践能力。

通过社会实践，学生还可以拓宽视野，增加社会阅历。社会实践为学生提供了一个接触不同领域和行业的机会，使他们能够了解社会的多样性和复杂性，开阔眼界，丰富阅历。经济学专业的学生可以通过到企业实习，了解企业的运营和管理，增加对经济运行规律的理解和掌握，为将来的职业发展奠定基础。

通过参与社会实践，学生可以在实际工作中发现自己的兴趣和特长，认识到自身的不足和需要改进的地方，从而更好地规划自己的未来发展方向。通过参加社会调研活动，学生可以发现自己在数据分析和社会研究方面的兴趣和能力，为将来从事相关工作积累经验和技能。

不仅如此，社会实践还能够增强学生的社会适应能力和心理承受能力。在社会实践中，学生需要面对各种实际问题和挑战，这有助于他们锻炼意志品质，增强适应能力和心理承受能力。通过参加农村支教活动，学生可以体验到农村生活的艰辛和困苦，培养吃苦耐劳的精神和坚强的意志品质，提高社会适应能力和心理承受能力。

为了充分发挥社会实践的作用，高校应积极组织和鼓励学生参加各种社会实践活动。学校可以与企业、社区、公益组织等合作，为学生提供丰富的社会实践机会。学校还应加强对学生社会实践的指导和支持，帮助学生制定合理的社会实践计划，提供必要的资源和保障，确保社会实践活动的顺利进行。

在社会实践中，学生应积极参与，主动学习，珍惜每一次实践机会。通过与实践单位的工作人员、服务对象等的交流和合作，学生可以学习到许多课堂上无法获得的知识和经验。学生应注重总结和反思，将社会实践的经验和收获与自己的学业和职业发展相结合，不断提高自身的综合素质和能力。

（四）讲究用脑卫生

大脑是聪明才智的基地，也是心理健康的基础。大学生活是紧张而愉快的，学习任务是繁重的，每个学生都要安排好自己的学习、生活和娱乐。既要多动脑，又要科学用脑；既要完成学习任务，又要有培养自己的多种业余爱好和广泛的兴趣，不断陶冶情操，提升心理健康水平，在德智体美各方面取得全面的发展。

（五）正视现实，承认差距

优胜劣汰的观念在生物界和社会中都有着深远的影响。青年学生应当正视自身的现状，勇于面对自己与他人之间的差距，而不是畏惧竞争或失败。古人所言的"知耻近乎勇"，强调的正是在意识到自身不足的基础上，勇敢追求进步和成长。在这个过程中，承认自己的不足，甚至是"我不知道"的勇气，是创新与成就的关键先决条件。年轻人面对生活的种种困境和挑战，只有通过正视并适应这些现实，才能够在未来的道路上避免更大的痛苦与困扰。

(六) 保持良好的情绪状态

情绪的稳定与健康对于青年学生的发展至关重要。他们不仅需要培养积极的情绪，还需要学会有效地控制和调节情绪。参与社会和文化活动、加强人际交流、进行思想和信息沟通，都是维护良好情绪的重要途径。面对生活中的挑战和困境，保持冷静理智、用理性情绪对抗不良情绪，是维护自身心理健康的有效策略。

(七) 注意思维能力和技巧的训练

个人的聪明与否并非完全取决于天生的智力，更在于自身能力和潜力的开发。正确和积极的思维方式能够激发每个人内在的潜能，即使起初智力不足的人也能展现出非凡的才能。青年学生在追求学习成绩的过程中，不应止步于盲目的知识学习，而是要注重开发自己的思维技巧，学习心理学知识，以提升自我心智的发展。

(八) 养成良好的生活习惯

良好的生活习惯对于促进心理健康具有显著作用。青年学生应当远离吸烟、饮酒等不良习惯，尤其是在面对学习和生活中的挑战时，不应依赖这些短暂的刺激来逃避问题。他们应当积极寻求其他有效的解决方法，以克服困难和挫折。

(九) 加强对性心理和性生理知识的学习

青年学生在青春期的性生理和心理发育中面临诸多变化和挑战。正确理解和解决这些变化，建立正确的性观念和法制观念，是维护身心健康的重要一环。他们需要正确处理爱情与事业、爱情与婚姻等复杂关系，学会合理约束自己的行为，以保证自身的身心健康和社会责任。

(十) 建立良好的人际关系

良好的人际关系是促进智力发展和心理健康的重要支撑。青年学生应正确处理与同学、老师之间的关系，以积极健康的态度与他人建立良好的互动与沟通。

第八章 新时代口腔医学教育的新理念

第一节 医学创新素质和口腔医学生创新能力培养

一、医学创新素质的结构

(一) 医学创新主体的知识因素

医学创新的核心在于知识的积累和应用。现代医学的迅速发展,离不开科学研究的不断推进。研究人员通过基础研究探索疾病的发病机制和病理变化,为临床治疗提供了坚实的理论基础。基因组学的突破性进展使得精准医疗成为可能,个体化治疗方案大大提高了治疗的有效性和安全性。

在医学领域,知识的共享和交流至关重要。国际学术会议、期刊论文和研究合作都是促进知识传播的主要途径。通过这些平台,全球的医学专家可以共享最新的研究成果,讨论临床实践中的难题。这种知识的交流不仅推动了医学创新,还促进了各国医疗水平的整体提升。艾滋病的研究就是在全球科学家的共同努力下取得重大进展的。

临床实践是知识应用的重要环节。医生在日常诊疗中,通过对患者的观察和治疗,不断积累临床经验,并将其反馈到研究中,形成一个良性循环。这种经验的积累和反馈,对于医疗技术的创新和优化至关重要。比如,微创手术技术的不断改进和普及,就得益于临床医生的持续探索和总结。

教育培训是确保医学创新持续发展的基石。医学院校通过系统的理论教学和临床实习,培养了一代又一代的医学人才。这些人才不仅掌握了现有的医学知识,还具备了创新思维和研究能力,能够在未来的职业生涯中推动医学的进步。现代医学教育越来越注重培养学生的批判性思维和独立研究能力，以适应快速变化的医疗环境。

技术进步为医学创新提供了强大的工具和手段。计算机技术和信息科学的融合，使得医学数据的处理和分析更加高效。人工智能在医学影像诊断中的应用，大大提高了诊断的准确性和速度。通过机器学习算法，医生可以从大量的医疗数据中发现潜在的疾病模式和风险因素，从而制定更有效的预防和治疗策略。

政策支持也是医学创新不可或缺的一部分。政府和相关机构通过制定扶持政策、提供研究经费和建设科研平台，为医学研究创造了良好的环境。美国的国家卫生研究院（NIH）每年投入大量资金支持各类医学研究项目，推动了多项重大医学突破。这种政策支持不仅激励了科学家的研究热情，还加速了医学成果的转化和应用。

知识产权保护是激励医学创新的重要机制。通过专利制度，研究人员和企业能够保护自己的发明成果，获取合理的经济回报。这不仅激发了科研人员的创新动力，还吸引了大量资本投入到医学研究领域，推动了技术的快速发展。生物制药公司通过研发新药，不仅提高了自身的市场竞争力，还为患者提供了更多的治疗选择。

跨学科合作是医学创新的另一重要推动力。医学与工程、生物学、物理学等领域的交叉合作，催生了许多前沿技术和治疗手段。生物医学工程的发展，使得人工器官和组织工程技术不断成熟，为许多器官功能障碍的患者带来了希望。这样的合作不仅拓宽了医学研究的视野，还加速了创新成果的应用转化。

患者参与是现代医学创新的重要组成部分。通过患者的反馈，研究人员可以更好地了解治疗效果和副作用，从而改进治疗方案。患者组织和志愿者的参与，也为临床试验提供了宝贵的资源。许多新药的研发过程，都离不开临床试验志愿者的贡献，他们的参与加速了新药的上市进程。

（二）医学创新主体的智力因素

医学创新的成功离不开智力因素的支持。智力因素不仅包括个人的智力水平，还包括团队的智慧和系统的智能化。一个高智商的个人可以在医学研究中发挥关键作用，他们能够快速理解和应用新知识，提出创新的假设，并设计出具有突破性的实验。高智商的研究人员通常在面对复杂问题时，能够迅速找到有效的解决方案，这使得他们在医学创新领域中占据了优势。

团队合作中的集体智慧也至关重要。一个由多学科专家组成的团队，能够集思广益，取长补短，共同应对医学研究中的挑战。团队成员的多样性不仅体现在专业知识的互补性上，还体现在思维方式和问题解决策略的多样性上。通过有效的沟通和协作，团队可以激发出更大的创造力，从而推动医学创新向前发展。

除了个人和团队的智慧，系统的智能化也不可忽视。随着人工智能和大数据技术的发展，医学研究已经进入了一个全新的时代。智能化系统可以处理大量复杂的数据，进行深度分析，发现隐藏在数据背后的规律和趋势。这些技术不仅提高了医学研究的效率，还大大增强了研究结果的准确性和可靠性。

进一步来说，医学创新需要持续的学习和知识更新。智力因素在这里起到了关键作用，创新者必须不断吸收最新的科学知识和技术，才能保持在研究前沿。无论是通过参加学术会议、阅读专业期刊，还是进行跨学科的交流，知识的积累和更新都是推动创新不可或缺的元素。创新者的智力水平决定了他们学习新知识的速度和效率，从而影响了医学创新的进程。

更值得关注的是，创造力和批判性思维是智力因素的重要组成部分。医学创新往往需要突破传统的思维框架，提出新的假设和理论。这要求研究人员具备强大的创造力，能够从不同的角度看待问题，发现新的研究路径。批判性思维可以帮助研究人员在面对大量信息时，做出正确的判断，避免陷入思维定式。只有在创造力和批判性思维的共同作用下，医学创新才能够取得实质性的进展。

与此智力因素还表现在决策能力上。医学研究中的每一个决策都可能影响到研究的最终结果。高智商的研究人员通常具有更强的分析和判断能力，能够在复杂的情况下做出明智的选择。这种决策能力不仅依赖于个人的智力水平，还需要丰富的经验和深厚的专业知识。通过不断的学习和实践，研究人员可以提高自己的决策能力，从而推动医学创新的进步。

情报的收集和处理能力也是智力因素的重要体现。在医学研究中，获取准确和及时的信息至关重要。高智商的研究人员通常具有更强的情报收集和处理能力,能够从海量的信息中提取有价值的内容,并将其应用到实际研究中。这不仅提高了研究的效率,也为医学创新提供了坚实的基础。

智力因素还包括心理素质和情绪管理能力。医学研究常常面临巨大的压力和挑战,研究人员需要具备良好的心理素质和情绪管理能力,才能在困境中保持冷静,继续前行。高智商的研究人员通常具有更好的情绪控制能力,能够在面对挫折时迅速调整心态,从而保持高效的工作状态。这种心理素质和情绪管理能力不仅有助于个人的研究工作,也有助于整个团队的合作与创新。

(三)医学创新主体的认知风格

医学创新主体的认知风格是指在医学领域中从事创新工作的个体或团队在认知和思维方式上的特征和倾向。这种风格不仅影响着医学科研和临床实践的方向和深度,也直接决定了医学进步的速度和质量。

医学创新主体的认知风格通常表现为开放性和探索精神。他们对新思想和新技术持开放态度,不断探索未知领域,寻求突破和革新。这种开放性使他们能够接纳多样化的观点和方法,并在此基础上进行创新实践。

创新主体的认知风格还表现为系统性和深度思考。他们善于从整体性角度审视问题,能够将分散的信息和数据整合起来,形成系统的认知框架。这种系统性思维帮助他们在复杂的医学领域中理清思路,找出问题的根源并提出创新解决方案。

医学创新主体的认知风格还包括敏锐的观察力和批判性思维。他们能够准确捕捉到医学实践中的细微变化和趋势,对已有理论和做法进行深入的批判性分析。这种观察力和批判性思维使他们能够发现潜在的问题和瓶颈,并提出改进和创新的方向。

在实际的医学创新过程中,创新主体的认知风格还体现在勇于尝试和接受失败的能力上。他们不畏失败,将失败视为学习和改进的机会。这种韧性和勇气使他们能够在不断尝试和修正中,逐步推动医学领域的边界。

(四)医学创新主体的人格特征

医学创新主体的人格特征是指在医学领域中从事创新工作的个体或团队所

具备的特定性格和心理素质，这些特征直接影响着他们在科研、临床实践和医疗技术发展中的表现和成就。

医学创新主体通常具有强烈的好奇心和求知欲。他们对未知的事物充满兴趣，渴望探索新的知识领域和解决复杂的医学难题。这种好奇心驱使他们不断追问问题、寻找答案，并通过科学实验和临床实践验证新的理论和方法。

面对医学研究和技术开发中的挑战和困难，他们能够保持长久的工作动力和专注力，不轻言放弃。这种坚韧不拔的精神使他们能够在科研的道路上不断攻坚克难，实现技术和理论的创新突破。

他们乐于接受不同学科和领域的知识，能够将跨学科的理论和方法融合应用于医学实践中。这种开放性和创造性思维帮助他们在医学创新中提出新的观点和解决方案，推动医学科学的前沿发展。

医学创新主体的人格特征还包括团队合作精神和领导能力。在团队中，他们能够有效地与不同背景和专业的人员合作，发挥每个成员的优势，共同实现项目的目标。作为领导者，他们能够激励和指导团队成员，引导团队朝着创新和发展的方向前进。

成功的医学创新主体往往具备高度的责任感和伦理道德。他们深知自己的研究和技术发展对患者健康和社会福祉的重要性，因此在科研和临床实践中始终坚守伦理原则，保证研究过程的透明和可靠性。

二、医学生创新精神和创新能力的培养

创新精神和创新能力是现代医学教育中不可或缺的重要组成部分。尤其对于口腔医学专业的学生而言，培养他们的创新精神和创新能力尤为重要。这不仅关乎他们的个人职业发展，更是推动口腔医学领域进步的关键。

要培养医学生的创新精神，教育体系必须重视创新意识的早期培养。在口腔医学课程设置中，应增加与创新相关的内容，引导学生从入学开始便重视创新思维。通过讲授创新理论、开展创新案例分析、组织创新竞赛等多种方式，使学生在理论学习阶段便能接触并理解创新的概念和重要性。

实训是培养创新能力的重要环节。在传统的口腔医学教育中，实训多以技能训练为主，但如果能在此基础上融入创新元素，效果将更为显著。在模拟诊

疗和操作训练中，可以引入新的治疗方法和技术，让学生在操作中体会创新的意义和应用价值。通过这样的实训，学生不仅能够提高实际操作能力，还能培养他们在实际工作中应用新技术和新方法的能力。

科研训练是激发学生创新能力的有效途径。口腔医学专业的学生应积极参与科研项目，从中获取独立思考和创新研究的经验。学校应鼓励并支持学生参与各种科研活动，如实验室研究、课题讨论、学术交流等。通过这些活动，学生可以了解最新的研究动态，掌握科研方法，从而培养他们发现问题、提出假设、进行实验和解决问题的能力。

跨学科交流与合作是培养创新能力的重要手段。口腔医学与其他学科，如生物医学工程、计算机科学、材料科学等有着密切的联系。医学生可以通过与这些学科的专家和学生进行交流合作，开阔眼界，获取新的灵感和思路。与生物医学工程专业的学生合作，开发新的口腔诊疗设备；与计算机科学专业的学生合作，开发新的口腔诊疗软件。这些跨学科的合作不仅能拓展学生的知识面，还能激发他们的创新潜力。

国际化视野的培养也是必不可少的一环。医学生应有机会接触到国际前沿的口腔医学研究和临床实践。学校可以通过与国外知名大学和研究机构的合作，开展国际交流项目，邀请国外专家讲学，组织学生出国交流等方式，让学生了解全球口腔医学的发展趋势和创新动态。这样的国际化培养，能够帮助学生开阔视野，提升他们的创新意识和国际竞争力。

师资队伍的建设对创新能力培养也至关重要。教师不仅是知识的传授者，更是创新精神的引领者。学校应重视教师的创新能力培训，通过组织教师参加科研项目、学术交流、进修学习等方式，提高他们的创新意识和科研能力。鼓励教师在教学中采用启发式、探究式教学方法，引导学生积极思考，激发他们的创新灵感。

实践基地的建设同样不可忽视。一个高质量的实践基地，不仅能提供良好的实训条件，更能为学生的创新活动提供支持。可以建设集临床实训、科研实验、创新孵化为一体的综合实践基地，让学生在实践中开展创新研究。这样的基地，不仅能为学生提供丰富的实践资源，还能为他们的创新成果转化提供平台。

激励机制的建立也是激发学生创新动力的重要措施。学校应制定相关的激励政策，如设立创新奖学金、科研项目资助、优秀创新成果奖励等，鼓励学生积极参与创新活动。通过这样的激励机制，可以增强学生的创新积极性，推动他们不断追求创新和进步。

校企合作是培养创新能力的重要途径之一。口腔医学领域的许多创新都源自于临床需求和企业的技术支持。学校应积极与口腔医疗企业、科研机构合作，开展产学研结合的创新项目。通过与企业的合作，学生可以了解实际应用中的技术需求和市场动态，从而培养他们将理论创新转化为实际应用的能力。

创新文化的营造是整体创新能力提升的基础。学校应营造一种鼓励创新、宽容失败的校园文化，支持学生大胆尝试和探索。通过开展创新文化节、创新论坛、创新沙龙等活动，激发学生的创新热情，营造浓厚的创新氛围。这样的创新文化，不仅能提高学生的创新能力，还能推动整个学校的创新发展。

第二节 口腔医学教育应加强课程思政的融入

一、口腔医学教育应加强临床思维科学的教学

（一）口腔医学生临床思维的欠缺及培养

在口腔医学教育中，临床思维能力的培养至关重要。当前许多口腔医学生在这方面存在明显的欠缺。这不仅影响了他们的临床判断和治疗效果，也制约了其职业发展。要解决这一问题，需要从多个方面进行系统的培养和提升。

口腔医学教育的课程设置应更加注重临床思维的训练。在传统教学中，理论课程和临床实训往往被分离，学生难以将所学知识有效应用于临床实践。课程设计应更具连贯性和实用性，通过整合理论教学与临床实训，使学生在学习过程中不断强化临床思维。在讲授口腔疾病相关理论时，结合病例分析，让学生在真实情境中应用所学知识，逐步培养其临床思维能力。

实习和临床实践是培养临床思维的关键环节。在实习过程中，学生应有更多机会参与实际病例的诊治，亲身体验临床工作。指导教师应注重引导学生思

考每一个诊疗步骤的依据和目的，而不仅仅是机械地执行操作。通过不断的临床实践和思考，学生才能真正理解和掌握临床思维的方法和技巧。在面对复杂病例时，教师可以引导学生从病史采集、体检、诊断到治疗方案的制定和实施，逐步培养其全面的临床思维能力。

问题导向学习（PBL）是一种有效的教学方法，有助于培养学生的临床思维能力。在 PBL 教学模式中，学生以小组为单位，通过自主学习和讨论，解决实际临床问题。这种教学方法不仅可以提高学生的自主学习能力，还能激发他们的思维活力和创造力。在讨论和解决问题的过程中，学生不断进行信息的搜索、整理和分析，从而逐步形成科学的临床思维模式。

模拟训练也是提高临床思维的重要手段。通过高仿真模拟人和虚拟现实技术，学生可以在安全的环境中进行临床操作和思维训练。模拟训练不仅可以提高学生的操作技能，还能帮助他们在面对突发情况时保持冷静，快速做出合理的临床判断。通过模拟急诊情况，让学生在有限的时间内做出诊断和治疗决策，从而锻炼其临床思维的敏捷性和准确性。

跨学科合作和交流也能有效提升临床思维能力。口腔医学与其他医学学科之间有许多交叉和联系，学生应积极参与跨学科的学习和实践。通过与其他学科的专家和学生合作，学生可以获取不同领域的知识和视角，从而丰富其临床思维。与内科、外科等科室的合作，了解全身疾病对口腔健康的影响，形成更加全面的临床判断能力。

科研训练对培养临床思维也有重要作用。参与科研项目可以锻炼学生的科学思维和创新能力。在科研过程中，学生需要不断提出问题、设计实验、分析数据、得出结论，这一过程与临床思维的培养有许多相似之处。通过研究口腔疾病的发病机制，学生可以更加深入地理解临床症状的本质，从而提高其临床判断的科学性和准确性。

师资队伍的建设对培养学生的临床思维至关重要。教师不仅是知识的传授者，更是临床思维的引导者。学校应重视教师的临床经验和教学能力，通过培训和进修，不断提升教师的临床思维水平和教学水平。定期邀请临床经验丰富的专家进行讲座和指导，帮助教师更新临床知识，掌握前沿的诊疗技术和思维模式，从而更好地指导学生。

（二）临床思维科学的主要内容

临床思维科学是现代医学中的一个重要领域，涵盖了医生在诊断和治疗过程中所需的各种思维方式和方法。临床思维科学强调的是系统化的诊断思维。医生在面对复杂的病例时，需要通过系统性的分析，逐步缩小可能的疾病范围。这种思维过程通常从病史的收集和体格检查开始，然后根据初步信息制定出一系列的假设，逐步进行验证和排除。

临床思维科学重视循证医学的应用。循证医学要求医生在做出诊断和治疗决策时，必须基于最新的、最可靠的科学证据。这不仅包括临床试验的数据，还包括系统评价和专家共识。通过整合这些证据，医生可以为患者制定出最为有效和安全的治疗方案。

临床思维科学包含了病理生理学的理解。医生需要深入了解疾病的病理和生理机制，才能准确判断患者的病情发展和潜在的并发症。这种理解不仅有助于诊断的准确性，还能够指导治疗方案的选择，确保患者得到最佳的医疗服务。

临床思维科学还涉及到决策分析的方法。在临床实践中，医生常常面临多种治疗选择，而每种选择都可能带来不同的风险和收益。决策分析提供了一套系统的方法，帮助医生评估各种选择的优劣，做出最有利于患者的决策。这种方法不仅考虑到医学上的因素，还包括患者的个人偏好和社会经济状况。

在此基础上，临床思维科学还强调临床推理的重要性。临床推理是指医生在面对复杂病情时，通过逻辑推理和综合分析，逐步缩小诊断范围，并最终确定病因。这种推理过程需要医生具备丰富的临床经验和深厚的医学知识，同时还要善于观察和分析病情的细微变化。

批判性思维要求医生在面对大量信息时，能够保持清醒的头脑，质疑和验证每一个信息的真实性和相关性。通过批判性思维，医生可以避免盲目跟从现有的诊断思路，而是根据患者的具体情况，做出独立而准确的判断。

随着信息技术的发展，各种智能化的临床决策支持系统已经进入医疗领域。这些系统通过整合大量的医学数据和知识，提供实时的诊断和治疗建议，帮助医生在复杂的临床情境中做出更快更准的决策。

除此之外，临床思维科学也涵盖了风险管理和预防措施。医生在诊断和治疗过程中，不仅需要考虑当前的病情，还要评估潜在的风险和未来可能发生的并发症。通过系统的风险评估和预防措施，医生可以减少医疗风险，确保患者的安全和治疗效果的最大化。

有效的医患沟通是临床思维科学的重要组成部分，医生通过与患者和家属的交流，获取更多的病情信息，同时也能够向患者解释诊断和治疗方案，增加患者的理解和配合度。这种沟通技巧不仅有助于诊断的准确性，还能够增强患者的信任感和治疗依从性。

医学知识日新月异，医生必须保持终身学习的态度，随时更新自己的知识和技能。通过自我反思，医生可以总结临床实践中的经验和教训，不断提高自己的诊断和治疗水平。这种持续的学习和反思，不仅有助于医生个人的成长，也推动了整个医学领域的发展和进步。

（三）加强临床思维学教学的重要意义

加强临床思维学教学的重要意义在于提高医学生和临床医生的诊断能力、治疗效果和患者安全水平。临床思维是医学专业中至关重要的技能之一，它不仅涉及到医生对疾病的诊断和治疗策略的决策过程，还直接影响到医疗质量和患者的治疗结果。为医学生和临床医生提供有效的临床思维学教育至关重要。

加强临床思维学教学能够帮助医学生和临床医生培养扎实的临床推理能力。临床推理是医生根据患者的病史、体格检查和实验室检查结果等信息，结合医学知识和经验，进行问题识别、假设生成、信息收集、推断和问题解决的过程。通过系统的临床思维学教育，医学生和临床医生能够学习和掌握有效的推理策略，提高对病情的判断准确性和速度，从而及时制定合理的治疗方案。

在医学实践中，医生常常面临复杂多变的临床情况和疑难杂症，需要通过科学的思维方法和逻辑推理来解决问题。良好的临床思维学教育可以帮助医学生和临床医生学会如何系统地分析和解决各种医疗问题，提高应对复杂情况的能力，降低诊疗误差和治疗失败的风险。

临床思维不仅仅是一种技术性的能力，更是医生应对患者、家属和同事之间复杂关系时的一种智慧和谦逊。通过深入理解和实践临床思维学，医学生和临床医生能够更好地处理医疗伦理、患者权益保护、信息透明等方面的问题，提升整体的职业素养和医患关系的和谐度。

随着医学科学和技术的进步,医学知识的更新速度日新月异。传统的医学教育模式可能无法完全适应现代医学实践的需求。通过引入先进的临床思维学理念和方法,结合实际案例和模拟病例的教学,可以有效提升教学效果和学习效率,培养出更多具备全面临床思维能力的优秀医学人才。

加强临床思维学教学对于提升医疗服务的质量和患者安全水平具有深远的意义。医学是一门高度复杂和风险极高的行业,良好的临床思维能力不仅可以帮助医生提高医疗决策的准确性和效率,还能够有效降低医疗事故和不良后果的发生率,提升患者的治疗体验和满意度。

(四)口腔医学生尤应加强形象思维能力的培养

口腔医学生尤应加强形象思维能力的培养的重要性在于提升其临床实践和患者沟通的效果,促进口腔医学的综合发展。形象思维是指通过观察、感知和想象,将抽象的概念或信息转化为具体的图像或场景的思维过程。在口腔医学领域,形象思维能力不仅涉及到临床诊断和治疗方案的设计,还直接影响到医生与患者之间的沟通和治疗效果。加强口腔医学生的形象思维能力培养具有重要的现实意义和长远影响。

形象思维能力的培养有助于提升口腔医学生的临床诊断能力。在口腔疾病的诊断过程中,医生需要通过观察口腔内的症状和体征,结合患者的病史和实验室检查结果,快速准确地判断病情和制定治疗方案。良好的形象思维能力使医学生能够将抽象的医学知识和理论转化为具体的临床表现,更清晰地理解和解释病变过程,有效提高诊断的准确性和速度。

形象思维能力的培养有助于提升口腔医学生的治疗规划和执行能力。口腔医生在制定治疗方案时,需要考虑到患者的口腔结构、生理特征和治疗需求,并设计出最合适的治疗方案。通过形象思维,医学生能够在脑海中构建出治疗过程的具体步骤和可能的变数,预测治疗效果并提前制定应对策略,从而在实际操作中提高治疗的效果和成功率。

第三,形象思维能力的培养有助于提升口腔医学生的沟通和交流能力。口腔医生需要与患者进行有效的沟通,理解患者的症状和病情描述,同时向患者解释复杂的医学概念和治疗方案。通过形象思维，医学生可以将专业知识以生动的方式表达给患者，用简明易懂的语言和图像帮助患者理解疾病的本质和治疗的必要性，增强患者的治疗依从性和信任感。

形象思维能力的培养还能够促进口腔医学的教学创新和发展。传统的口腔医学教育主要依赖于书本知识和实际操作的结合，但随着信息技术的发展和虚拟仿真技术的应用，形象思维的培养为口腔医学教学提供了新的可能性。通过虚拟现实技术和三维图像模拟，医学生可以更直观地理解口腔结构和病变过程，进行虚拟手术操作和实时反馈，提高学习效率和教学质量。

加强口腔医学生形象思维能力的培养对于推动口腔医学的综合发展具有重要的意义。随着口腔医学的不断进步和专业化，需要更多具备全面素质和创新能力的口腔医生。形象思维能力培养不仅有助于医学生在临床实践中取得更好的成绩，还能够为口腔医学的未来发展注入新的活力和动力。

二、口腔医学教育应加强科研能力的培养

（一）科研能力培养的主要内容

1. 学会查找文献资料

在现代医学教育中，培养学生掌握医学文献检索的技能至关重要。医学文献检索课在大学四年级开设，不仅有助于学生学习如何有效利用检索工具查阅文献，更能提升他们在文献的收集、整理、分析和综合利用方面的能力。这门课程的设置，为学生未来的临床、科研和教学工作奠定了坚实的基础。

文献检索课应包括手工检索和计算机检索两部分。手工检索可以帮助学生了解传统的文献查找方式，熟悉各种医学文献索引、目录及手工编排的特点。这不仅让学生明白文献的来源和编排体系，还能使他们掌握基础的检索方法。在计算机检索部分，学生则需要学习如何使用现代化的数据库和检索工具，如PubMed、Cochrane Library等，通过关键词、布尔运算等技巧进行高效检索。通过对比手工检索和计算机检索，学生可以全面理解不同检索方式的优缺点，并选择最适合自己的检索方法。

课程内容应涵盖各种检索工具的编排体系、收录范围、著录格式及检索步

骤。学生需要了解 PubMed 的 MeSH 词表体系和 Cochrane 的系统评价与荟萃分析的特点，熟悉各类检索工具的独特功能和适用范围。学生还应掌握文献的著录格式，如 APA、MLA 等，以便在写作和引用文献时做到规范、准确。教学中应通过实例讲解，帮助学生掌握文献检索的具体步骤和技巧，从而提高他们的实际操作能力。

2. 学会实验设计和病例收集

好的实验设计在科研工作中至关重要，它不仅能有效节省人力、财力和时间，还能确保研究结果的质量和可信度。学生在学习试验设计时，应特别注重以下几个方面。

需要精心选择研究对象，确保病例具有代表性并处于病程的同一阶段。研究的起点应当一致，并且需要平衡其他条件，排除混杂因素，以减少可能存在的系统误差。这种严谨的选择和控制，有助于确保实验的内在有效性和一致性。

设计合理的对照组至关重要。对照组的选择应该是随机的，而不是随意的。例如在口腔科研究中，可以选择对侧同名牙作为自身对照。临床样本的大小也应足够大，以降低系统误差的可能性，从而提高研究的统计功效和可靠性。

在确定疗效判断指标时，需要选择合适的指标，并制定明确的客观标准或与金标准进行比较。无论是在功能判断、症状判断还是疗效评估方面，最好采用盲法，以避免主观偏差的影响，确保评估的客观性和公正性。

对于随访的安排，应该给予足够的时间，并确保所有病例的随访过程完整。完整的随访数据有助于分析研究结果的持久性和稳定性，从而得出更加可靠的结论。

在报告研究结果时，应当全面而透明地呈现所有与临床相关的数据和结果。中途丢失的病例（失访率）不应超过总观察数的 10%，以保证数据的完整性和可比性。

3. 学会应用统计学方法处理所得资料

了解和掌握不同试验资料的特点以及样本数量、结果数据的分布情况，是选择适当统计学方法的基础。在医学统计课程中，学生将学习如何运用统计学知识评估研究的可信度。还会涵盖计算机统计的内容，介绍常用的计算机统计软件。这些软件不仅可以提高数据处理的效率，还能增强统计结果的准确性，有效避免假阳性或假阴性的出现。

在医学统计学课程中，学生将学习如何根据不同的试验资料特点以及样本量、结果数据的分布情况，选择合适的统计方法。理解这些基本原则对于正确分析和解释研究结果至关重要。医学统计课程还将引入计算机统计的相关内容，探讨如何利用常见的计算机统计软件进行数据分析和结果解读。这些软件的使用不仅能够提高研究工作的效率，还能够保证统计分析的科学性和可靠性。

通过医学统计学的学习，学生将了解如何根据不同的试验资料和样本数量特点，选择最合适的统计学方法进行数据分析。掌握这些方法不仅能够有效地支持科学研究的进展，还能够确保研究结果的准确性和可靠性。医学统计学课程还会引入计算机统计的内容，教授学生如何利用各种计算机统计软件进行数据处理和分析。这些软件不仅能够提高工作效率，还能够降低统计分析过程中的人为误差，保证科研工作的科学性和实用性。

医学统计学课程不仅仅关注理论知识的传授，更重要的是将统计学理论与实际临床课题相结合，培养学生分析和解释研究数据的能力。学生在临床实习中，可以将所学的统计学理论知识应用于具体的临床研究中。这种结合实践的学习模式不仅有助于学生理解统计学在医学研究中的重要性，还能够提高他们解决实际问题的能力和技能水平。

医学统计学课程将学生引入到如何选择适当的统计方法来分析不同类型的试验资料和样本数量，以及处理结果数据分布情况的学习之中。课程还会详细介绍计算机统计软件的使用，这些软件能够显著提高数据分析的效率和准确性。合理和正确地应用统计方法，可以有效地避免出现假阳性或假阴性的统计结果。学生在医学统计学的学习过程中，将会结合具体的临床课题进行实际操作，将所学的理论知识应用到实际临床实习中，从而加深对统计学在医学研究中应用的理解和掌握。

（二）医学科研工作的主要内容

医学科研工作是一项复杂而多层次的任务，涉及从基础科学研究到临床应用的广泛内容。医学科研工作的基础在于对生命现象的深入理解。这包括从细胞和分子水平的生物学研究，了解各种疾病的病理机制，以及探索新型治疗方法的生物学基础。科学家们利用先进的实验技术，如基因编辑、显微镜成像和高通量筛选，来揭示隐藏在疾病背后的生物学机制。

进一步而言，医学研究的一个关键领域是药物开发。这不仅仅是指新药的发明，还包括对现有药物的改进和重新利用。药物研发过程复杂且漫长，需要经过严格的实验和临床试验来验证其安全性和有效性。研究人员必须进行广泛的化合物筛选，然后对潜在药物进行化学修饰，以优化其治疗效果并减少副作用。

在此基础上，临床研究是医学科研的另一个核心部分。临床研究通过直接在患者身上测试新疗法或新药物，评估其在真实世界中的疗效和安全性。这些研究包括从早期的小规模临床试验，到大规模的 III 期试验，旨在验证疗法的广泛适用性。每一个阶段都必须严格按照伦理和法律要求进行，以确保受试者的安全和权利得到保护。

不仅如此，流行病学研究也在医学科研中占有重要地位。流行病学家通过研究疾病在不同人群中的分布和决定因素，来了解其传播模式和风险因素。这种研究有助于制定公共卫生政策，预防疾病的传播，特别是在应对突发公共卫生事件如新型传染病时，流行病学研究可以提供关键的决策依据。

除去这些，医学影像学也是医学科研的重要组成部分。通过发展和应用各种成像技术，如 X 射线、CT、MRI 和超声波，科学家们可以非侵入性地观察人体内部结构和功能。这些技术在诊断和治疗中发挥着至关重要的作用，使得医生能够更准确地识别疾病和评估治疗效果。

不仅如此，生物信息学的兴起为医学科研带来了新的工具和方法。通过分析大量的生物数据，研究人员可以发现新的生物标志物，理解基因与疾病的关系，并预测患者对治疗的反应。生物信息学还使得个性化医学成为可能，为每个患者量身定制最有效的治疗方案。

更进一步，医学科研也包括对社会和行为因素的研究。这方面的研究探讨了生活方式、环境和心理因素如何影响健康和疾病的发生发展。通过了解这些因素，研究人员可以设计更有效的预防措施和干预策略，以改善整体人口健康。

医学科研的伦理和法律问题也是不可忽视的部分。在进行研究的过程中，必须时刻考虑到受试者的隐私和权利，确保研究的透明性和公正性。研究人员需要遵守严格的伦理规范，并且在设计和实施研究时要全面考虑可能的伦理影响。

与此跨学科合作在现代医学科研中变得越来越重要。许多复杂的医学问题需要生物学、化学、工程学、计算机科学等多个领域的知识和技能的综合应用。跨学科的团队合作不仅可以促进创新，还能够加速研究成果的转化和应用。

医学科研的成果转化和应用也是关键的一环。科研的最终目标是改善人类健康，将实验室的发现转化为临床可用的治疗方法和技术是至关重要的。这需要与制药公司、医疗机构和政策制定者的紧密合作，以确保新疗法能够迅速、安全地被引入临床实践中。

（三）医学论文的撰写要求与技巧

医学科研工作是探索生命现象、疾病机理及其治疗方法的复杂过程，它涵盖了广泛的内容和步骤。医学科研的起点通常是确定一个研究问题或假设。研究人员可能会根据临床观察、文献综述或流行病学数据发现新的研究方向。这一阶段的核心在于明确研究的目标，即找到可以解答的科学问题或提出具有创新性的假设。

接着，制定研究设计和方案成为医学科研的关键步骤之一。这个阶段需要详细规划研究的总体思路，包括选择合适的研究方法、制定实验流程、确定数据收集和分析的策略。研究设计的科学性和严谨性直接关系到研究的有效性和可靠性。实验研究可能涉及细胞实验、动物模型研究或临床试验，每种方法都有其特定的优势和适用范围。

在实验进行过程中，数据的收集和管理是至关重要的环节。研究人员需要确保数据的准确性、完整性和可追溯性，采用标准化的记录方式和工具。实验数据可能来自于生物样本的检测结果、影像学数据或临床随访信息，这些数据都需要经过严格的质量控制和管理，以保证后续分析的有效性。

数据分析与结果解释是医学科研中不可或缺的一部分。科研人员通常会使用各种统计学方法和生物信息学工具对数据进行处理和分析，以提炼出有意义的结论。无论是探索性数据分析还是验证性分析，都需要严谨的逻辑推理和科学的解释来揭示数据背后的生物学意义。

除此之外,研究成果的传播和共享也是医学科研的重要环节。科研人员通常通过撰写学术论文、在国际会议上发表演讲或提交专利来分享他们的研究发现。学术交流和合作有助于推动科学进步,使得新知识得以快速传播和应用于临床实践。同行评审和学术审查机制则在确保研究质量和可信度方面发挥着重要作用。

1. 医学论文写作的基本要求和写作准备

医学论文的写作是一项严谨且复杂的任务,要求作者具备扎实的专业知识和良好的写作技巧。在撰写医学论文之前,研究者必须明确论文的研究问题和目的。这个问题应该是具体且具有科学意义的,能够通过系统的研究方法得到回答。研究目的则应该清晰地指明论文的目标,是否旨在揭示某一生物学机制,评估治疗效果,还是提出新的诊断方法。

接下来,选题的独特性和创新性是医学论文写作中的一个关键要求。研究者需要进行详细的文献综述,以确认自己所选择的研究问题在当前的科学文献中是否已经被广泛探讨,或者是否存在未解决的领域。一个好的研究选题应该在已有知识的基础上,提出新的见解或解决尚未解决的问题,这样才能在学术界中产生积极的影响。

在准备撰写论文之前,研究者还必须进行充分的资料收集和数据整理。无论是实验数据还是临床观察结果,都需要经过系统的整理和分析,以确保数据的准确性和可靠性。这一步骤不仅是为了保证研究的科学性和客观性,也是为了在论文中能够清晰地展示研究结果,支持研究结论。

论文的结构是写作过程中的重要组成部分。典型的医学论文通常包括引言、方法、结果和讨论四个主要部分。引言部分需要简明扼要地介绍研究背景,提出研究问题,并解释该问题的科学和临床意义。方法部分则详细描述研究设计、实验步骤、数据收集和分析方法,以便其他研究者可以重复该研究。结果部分应清晰地呈现研究的主要发现,而讨论部分则解释这些发现的意义,比较与已有研究的异同,并提出未来研究的方向。

除了基本的结构要求,医学论文的语言和风格也需要符合学术写作的规范。医学论文要求用词精准、句子简洁,避免使用模棱两可的语言或过度的修辞。研究者应当使用专业术语,但也要确保这些术语的使用是恰当的,并且在首次出现时予以定义或解释，以便读者能够准确理解。

引用和参考文献的规范性是医学论文的重要要求之一。在撰写过程中，研究者需要引用相关的学术文献，以支持自己的研究背景、方法和结论。引用的文献应该是最新的、权威的，并且与研究主题密切相关。正确的引用不仅是对原作者的尊重，也是保证论文学术诚信的重要手段。

在进行写作准备时，研究者还应充分考虑论文的目标读者。医学论文通常面向专业的学术群体，因此需要在内容上突出专业性和科学性。如果论文的目标是更广泛的受众，如临床医生或其他领域的研究人员，则需要在表达上更加通俗易懂，避免过多的技术细节。

时间管理是医学论文写作中的一个关键因素。撰写高质量的论文通常需要花费大量的时间，因此研究者需要制定详细的时间计划，分阶段完成各个部分的写作和修订。有效的时间管理可以帮助研究者在提交截止日期之前完成论文，并有足够的时间进行审核和修改。

另一方面，图表和数据的呈现也是医学论文中的重要组成部分。图表可以直观地展示研究结果，使得复杂的数据更易于理解。在准备图表时，研究者应确保其设计简洁、清晰，并且具有良好的可读性。图表的标题和注释应当明确地解释其内容和意义，以便读者能够快速理解。

在写作过程中，研究者还应注重论文的逻辑结构和连贯性。各个部分之间应有自然的过渡，整个论文应在逻辑上形成一个连贯的整体。尤其是在讨论部分，研究者需要结合结果和文献回顾，合理地解释研究发现，并提出合乎逻辑的结论。

审查和修改是医学论文写作中不可或缺的一步。在完成初稿后，研究者应仔细检查论文的每一个部分，确保其准确性和一致性。邀请同行或导师进行审阅也是提高论文质量的重要途径。外部的审阅意见可以帮助识别论文中的不足之处，并提供改进的建议，从而进一步完善论文的内容和结构。

2. 医学论文的基本类型

医学论文是学术交流和知识传播的重要载体，根据研究内容和目的的不同，医学论文可以分为多种类型。原创研究论文是最常见的一种类型。它们通常报告新的实验结果、临床试验数据或流行病学调查的发现。原创研究论文是医学科学进步的基石，因为它们提供了新的科学证据和发现。此类论文通常包括背景介绍、方法描述、结果展示和讨论部分，全面阐述研究的全过程和结果。

综述性论文在医学文献中也占据重要地位。这些论文旨在总结和分析某一特定领域的大量研究，提供全面的概述和批判性的评价。综述性论文帮助研究人员和临床医生快速了解最新的研究进展和现状，识别知识空白和未来的研究方向。它们常常被用作参考文献，以帮助其他研究人员建立他们的研究基础。

病例报告是一种独特的医学论文类型，通常描述罕见或新的疾病病例，或者在常见疾病中观察到的罕见表现。病例报告不仅提供了宝贵的临床信息，还可以启发新的研究方向和治疗方法。尽管这些报告通常基于单一或少数病例，但它们在医学教育和临床实践中具有重要价值，有时可以揭示潜在的新疾病机制或治疗反应。

病例系列研究是一种介于病例报告和大规模临床研究之间的类型。它描述了在一组患者中观察到的临床特征和治疗效果，通常用于研究某种特定疾病的流行病学特征和治疗反应。相比单一病例报告，病例系列研究具有更高的统计学意义，因为它们基于更大的患者样本，提供了更广泛的临床见解。

实践指南或共识声明也是一种重要的医学论文类型。这类文章通常由专家小组基于现有的研究证据和临床经验制定，用于指导临床实践。实践指南提供了具体的治疗建议和标准操作程序，帮助医生在临床决策过程中做出最佳选择。共识声明则在专家意见一致的基础上提供对某些争议性问题的指导意见，有助于统一临床实践中的不同观点。

学术评论或述评论文在医学领域中发挥着重要的批判性角色。它们不仅总结和分析现有的研究，还提供对研究方法和结果的批评性评价。评论性论文有助于揭示现有研究中的局限性和问题，并提出改进的建议或未来的研究方向。这些论文对推动科学进步具有重要意义，因为它们促进了研究的透明度和方法的改进。

方法学论文专注于新的实验技术、数据分析方法或临床试验设计的介绍和评价。它们详细描述了新方法的开发、验证和应用，帮助其他研究人员和临床医生更好地理解和采用这些技术。方法学论文对于推动科学研究的创新和提高研究效率具有重要的作用，因为它们为研究者提供了新的工具和方法。

接着，短通讯或简报是一种简短且迅速发表的论文形式，通常用于报告新的发现或初步结果。这些文章篇幅较短，但内容通常具有很高的时效性和影响力。短通讯的快速发表可以及时分享重要的研究进展，为其他研究提供参考和启示。这类论文通常关注于具体的研究成果或技术进展，而不涉及广泛的讨论或背景介绍。

展望或展望性文章是一种前瞻性的医学论文类型，讨论了未来的研究趋势和潜在的发展方向。它们往往基于现有的研究和技术，预测未来可能的科学突破和临床应用。展望性文章对于激发新思路和创新性研究具有重要作用，因为它提供了对未来科学发展的洞察和指导。

政策论文或政策分析文章在医学领域中逐渐受到重视，尤其是在公共卫生和卫生政策方面。这些文章分析和评价现有的政策及其影响，并提出改进建议。政策论文有助于促进科学与政策之间的互动，为制定更有效的公共卫生政策提供科学依据。它们在改善健康系统和公共健康方面发挥着关键作用。

元分析论文是一种高层次的文献综述，综合分析了多个独立研究的结果，提供了更强的统计学证据。通过对大量数据的综合分析，元分析论文可以揭示出单个研究中难以发现的规律和趋势。这类论文在评估治疗效果和流行病学特征方面尤为重要，因为它们能够提供比单一研究更为全面和准确的结论。

在医学教育领域，教育研究论文也是一种重要的类型。这些论文研究和评估医学教育的不同方面，包括教学方法、课程设计和教育成果。教育研究论文有助于提高医学教育的质量和效果，促进教学方法的创新和改进。

信件或意见类文章提供了一个平台，让学者们可以对已发表的论文进行评论或提出不同的观点。这些文章通常较短，但内容可以引发广泛的学术讨论和思考。通过信件或意见文章，研究人员可以提出新的假设、挑战现有的观点或补充已有研究中的不足，这在科学交流中具有重要意义。

3. 医学论文的写作格式

医学论文写作格式是一种独特且严格的结构化写作方式。为了确保论文的逻辑性和科学性，作者需要遵循一些特定的格式和标准。以下是对医学论文写作格式的详细扩展解释。

在撰写医学论文时，首先需要进行深入的文献综述。这部分内容通常位于论文的引言部分，旨在提供研究背景，讨论已有的研究成果，并阐明研究的动机和目的。文献综述要求作者对相关领域的现有研究有一个全面的了解，并能够批判性地分析这些文献，以展示研究的创新性和必要性。

接下来，作者需要明确研究的目的和假设。医学研究通常基于明确的假设或研究问题，这些问题将指导整个研究过程。目的部分需要简洁明了地描述研究的主要目标，并说明其科学意义。通过清晰的目标陈述，读者能够快速理解研究的核心问题和预期的研究结果。

论文的"方法"部分是至关重要的，这一部分详细描述了研究设计、样本选择、数据收集和数据分析的方法。这一部分应提供足够的信息，以便其他研究人员能够复现你的研究。无论是实验研究、观察性研究，还是临床试验，方法部分都需要严格遵循标准的研究设计和统计分析方法，确保结果的可靠性和有效性。

在医学研究中，数据的采集和分析是关键步骤。数据分析部分应详细描述数据的处理和统计分析方法，包括所使用的统计软件和技术，如 t 检验、卡方检验、回归分析等。此部分还需要报告数据的主要发现，并使用适当的图表和表格来呈现结果，确保数据的透明和可解释性。

研究结果是论文的核心部分之一。在这一部分，作者需要客观地展示研究发现，并通过清晰的图表和统计数据来支持结论。结果部分应避免主观评价，而是专注于呈现数据的实际情况，并解释这些数据如何支持或反驳研究假设。

讨论部分则是对研究结果进行深度分析和解释的地方。作者需要在此部分解释结果的科学意义，探讨研究的局限性，并提出未来研究的方向。讨论应将研究发现与现有的文献联系起来，评估其对当前理论和实践的贡献。

在医学论文的结论部分总结了整个研究的主要发现和其临床或理论上的意义。结论应简洁明了地重申研究的核心发现，并提出基于这些发现的实际建议或应用。这一部分的目的是让读者快速抓住研究的精华，并理解其潜在的影响和意义。

论文的参考文献部分是对所有引用文献的详细列举。在这部分，作者需要按照特定的格式（如 APA、Vancouver 等）准确地列出所有引用的书籍、期刊文章和其他资料来源。这不仅是对原作者的尊重，也是确保学术诚信的重要环节。

撰写医学论文时，附录部分也可能是必需的。附录通常包括补充性的材料，如详细的数据表、额外的分析结果或研究工具的描述。这些信息虽然不属于论文的主要内容，但对于那些希望深入了解研究细节的读者来说是非常有价值的。

医学论文的格式要求通常包括摘要部分。摘要应简洁而全面，通常包含研究的背景、目的、方法、主要结果和结论。摘要部分的重要性在于它是读者获取研究概览的第一窗口，写作时要确保信息的完整和准确。

医学论文的写作不仅仅是科学发现的记录，更是科学交流的一种形式。作者在撰写论文时，需要用清晰和简洁的语言表达复杂的科学概念，确保研究的每个部分都准确无误，并能够有效地传达给读者。论文的语法和语调也必须正式，以符合学术写作的标准。

对于医学论文而言，伦理审查也是一个不可忽视的部分。在涉及到人体或动物实验时，研究必须获得伦理委员会的批准，并在论文中说明这一点。这不仅是对研究对象的保护，也是提升研究可信度的关键步骤。

医学论文的撰写还需要考虑到同行评审的要求。为了使论文能够通过评审并在学术期刊上发表，作者应确保研究的创新性、方法的科学性以及结果的可靠性。与此还需要认真听取评审者的反馈，进行必要的修改和改进，制表要求重点突出、主谓分明、结构完整、有自明性。当前常规应用三线表（表 10-1）。论文多采用示意图（结构图、系谱图、流程图、手术图、解剖图）与统计图（表 10-2）。要求图形简单、结构合理、完整清晰、能充分表达主题。

表 10-1　三线表的模式　（表序、表题）

	总的谓语纵标目		（表头）
主语纵标目			
	谓语纵标目	谓语纵标目	
主语横标目			
主语横标目			（表身）

注　　　　　　　　　　　　　　　　　　　　　　　　（表注）

表 10-2　统计图形适用的资料及分析目的

图形	资料性质	分析目的
普通线图	连续性资料	线段长短表达差值变化
半对数线图	连续性资料	线段升降表达发展速度
条图	间断性资料	直线条长短表达数值大小
百分条图	构成比	长条各段表达构成比
圆图	构成比	圆的扇形面积表达构成比
直方图	频数表资料	直方面积表达各段频率
散点图	双变量资料	点的密度表达两变量间的相关关系

第三节　以学生为中心的教学模式

一、高等口腔医学教育的思考

高等口腔医学教育作为医学教育的重要组成部分，担负着培养未来口腔医学专业人才的重任。随着社会的发展和人们健康意识的提高，口腔医学教育的内涵和外延都在不断扩展和深化。高等口腔医学教育的一个核心目标是培养学生具备扎实的专业知识和临床技能。这包括解剖学、生理学、病理学等基础医学知识，以及口腔诊断和治疗技术，如牙科修复、口腔外科和口腔正畸等。教育者需要确保学生不仅能够掌握理论知识，还能够熟练运用这些知识解决实际临床问题。

高等口腔医学教育还应强调学生的综合素质培养。在现代医学中，医生不仅需要具备高超的技术，还需要有良好的沟通能力、团队合作精神和职业道德素养。口腔医学专业的学生需要学习如何与患者有效沟通，理解患者的需求和关切，并在医疗过程中体现出人文关怀。教育者应鼓励学生参与团队合作，在多学科合作中提升自己的协调和领导能力。

在全球化背景下，高等口腔医学教育也面临着国际化的挑战和机遇。培养具有国际视野和跨文化交流能力的口腔医学人才变得尤为重要。国际化教育不仅要求学生具备良好的英语水平和了解国际口腔医学发展的前沿动态，还需要通过交换项目和国际会议，提供更多与国际同行交流的机会。这种国际化的视角将有助于学生在未来的职业生涯中，更好地应对全球医疗环境的变化和挑战。

随着科技的进步和医疗技术的不断创新，高等口腔医学教育必须紧跟时代的步伐，及时更新教学内容和方法。数字化牙科技术的发展，包括3D打印、计算机辅助设计/制造（CAD/CAM）以及数字化诊断技术等，正在深刻改变口腔医疗实践。教育者需要将这些前沿技术引入教学中，使学生能够熟悉并掌握这些新技术，从而在未来的职业中脱颖而出。

除了技术层面的更新，高等口腔医学教育也应关注教育方法的创新。传统的讲授式教学逐渐被更为互动和实践导向的教学方法所取代。基于案例的学习和模拟实验可以帮助学生更好地理解和应用所学知识。在线教育平台和虚拟现实技术的应用，为学生提供了更多灵活和个性化的学习机会。这些现代教学方法有助于培养学生的自主学习能力和问题解决能力。

与此医学伦理和法律知识也是高等口腔医学教育的重要组成部分。在日常的医疗实践中，口腔医生需要处理复杂的伦理问题，如患者的知情同意、隐私保护和医患关系等。教育者应在课程中融入医学伦理和法律的内容，帮助学生建立正确的职业观和价值观，使他们在未来的职业生涯中，能够在法律和伦理框架内提供高质量的医疗服务。

另一个需要考虑的问题是，高等口腔医学教育的评估和反馈机制。有效的评估不仅有助于检测学生的学习效果，还能为教学改进提供宝贵的反馈。传统的考试方法，虽然能衡量学生的理论知识，但对实际技能和综合素质的评估效果有限。教育机构应探索多样化的评估方式，如临床技能操作考核、模拟病人案例分析和反思性写作等，以全面评估学生的能力和素质。

更进一步，教育者自身的素质和能力也直接影响着高等口腔医学教育的质量。教师不仅需要具备扎实的专业知识和丰富的临床经验，还应不断更新自己的教学理念和方法，以适应不断变化的教育需求。教师的发展和培训机制，特别是对年轻教师的培养和支持，对于提升整体教育水平具有重要意义。

学术研究在高等口腔医学教育中也占据着重要的位置。通过参与科学研究，学生不仅可以加深对所学知识的理解，还可以培养批判性思维和创新能力。教育者应鼓励学生积极参与科研项目,提供必要的指导和支持,并通过科研成果的分享和展示,激发学生的学术兴趣和动力。

社区服务和实践是高等口腔医学教育不可或缺的一部分。通过参与社区口腔健康服务,学生可以将所学知识应用于实际,了解社会中不同群体的口腔健康需求,并培养社会责任感和服务精神。这种实践经历不仅丰富了学生的学习体验,还增强了他们解决实际问题的能力,为未来的职业发展奠定了坚实的基础。

二、现行口腔医学教育模式呈现的问题

(一)办学规模较小,不能满足经济发展的需求

目前,我国口腔科医师的数量与人口比例之间存在显著差距,这一问题凸显出高等口腔医学教育资源的匮乏。根据现有数据,经过正规五年培训的口腔科医师与人口的比例约为1:40000,而这一比例在发达国家则为1:800至1:2000之间。科学预测的最佳医师与人口比例为1:3500至1:4000,这意味着我国的口腔科医师供给远低于需求,无法满足不断增长的口腔医疗需求。

口腔科医师短缺的现状与我国高等口腔医学教育的供给能力密切相关。截至目前,我国共有34所高等医学院校设有口腔医学系,每年大约招生1150名本科生。这一招生规模远不能满足庞大的人口基数所需的口腔医疗服务。按照目前的毕业生数量,短时间内很难显著改善口腔科医师的供需不平衡状态。扩大高等口腔医学教育的规模成为解决这一问题的关键。

进一步来看,扩展高等口腔医学教育规模的需求不仅在于增加招生名额,还在于提升教育质量和培养能力。如果要达到科学预测的最佳医师与人口比例,口腔医学系的数量需要增加到70个左右。这意味着在现有基础上,必须大幅度扩展教育资源,以应对未来的医疗需求。教育部和相关部门需要制定战略性规划,增加高校口腔医学系的数量,并加强对现有院系的支持,以提高其培养能力和教学质量。

(二)教育模式单一,培养目标不明确,重点不突出

学生毕业后面临就业困难的现象在口腔医学专业中日益显现,尽管有数据

显示，目前口腔医学教育规模相对不足，但初步调查表明，约有15%至20%的口腔专业毕业生，包括来自知名大学的毕业生，难以找到理想的工作机会。大约有10%至15%的口腔医学专业毕业生，因就业困难而选择通过考研或转向其他基础医学或临床医学领域。甚至有些学校因分配困难，不得不调整每年的招生计划，改为隔年招生。那么，造成这种畸形现象的原因究竟是什么呢？

口腔医学作为一门与临床医学同等重要的独立学科，包括颌面外科学、牙体牙髓学、牙周病学、修复学和正畸学等多个专业方向，本应具备鲜明的专业特色和技能要求。当前大多数院校的本科生培养设置都是口腔医学专业，其教育模式和课程设置雷同，缺乏个性化和专业特色。这种单一的教育模式使得毕业生在面对市场上多元化和多层次口腔卫生服务需求时，难以满足其复杂的专业要求。

几十年来，口腔医学专业在医学院校的地位和发展模式一直以来都比较特殊。主要的教育模式是基于基础医学、临床医学和口腔医学的综合培养。在这种模式下，培养出来的口腔医师主要侧重于医学知识，口腔专业知识相对较少，被形象化地称为"医师加牙医"。有专家甚至将口腔医学本科生比喻为"临床医学大专生加牙医学中专生"。显然，这种教育模式已经不再符合社会对口腔医疗质量和专业化程度的高要求。

当前口腔医学教育模式的单一性和培养目标的不明确，导致了毕业生就业困难的严峻局面。教育过程中的重点并未突出口腔医学专业本身的特色和需求，使得毕业生在进入职场后，难以胜任复杂的口腔卫生服务工作。这不仅是对口腔师资和卫生资源的浪费，也是对学生宝贵时间和金钱的严重浪费。

口腔医学教育在实践教学环节和临床实习机会的安排上存在不足。实践教学的缺乏使得学生在毕业后面临实际工作挑战时，缺乏足够的经验和技能储备。临床实习的质量和数量不足，也影响了毕业生的临床实践能力和就业竞争力。

口腔医学领域的技术更新和专业发展迅速，但部分院校的教学设施和师资力量未能及时跟上发展步伐。这导致了学生在校期间无法接触到最新的技术和治疗方法，缺乏与时俱进的专业知识和技能。这种落后的教学资源和技术水平，限制了学生在毕业后的就业竞争力和职业发展前景。

口腔医学专业的学科建设和课程设置需要更加贴近实际需求和市场变化。

随着社会经济发展和人民生活水平提高，对口腔卫生服务的需求和标准也在不断提升。口腔医学教育应当紧密结合国家口腔卫生政策和实际需要，调整和优化教学内容和方法，以培养更多、更好的口腔医学专业人才。

（三）口腔课程体系陈旧、课程设置不合理的现象依然普遍存在

口腔课程体系的老化和课程设置不合理的问题，是当前口腔医学教育领域普遍存在的一个突出现象。在这个学科领域中，教育体系的陈旧性已经成为一个普遍的挑战。随着口腔医学技术的不断进步和学科知识的日益扩展，传统的课程设置往往无法满足现代口腔医学教育的需求。这种不合理的现象不仅影响了学生的学习体验，也制约了口腔医学教育的进步和发展。

口腔医学作为一个高度专业化和技术密集的领域，其教育体系的老化问题尤为突出。传统的课程设置可能没有及时跟随口腔医学科技和治疗方法的进步，导致学生在毕业后可能缺乏应对现实临床挑战的必要知识和技能。随着数字化技术在口腔修复和诊断中的广泛应用，学生可能需要接受更新、更广泛的培训，以适应现代口腔医学的发展趋势。

当前口腔医学教育中普遍存在的问题之一是课程设置的不合理性。这可能表现为某些课程内容过时，未能及时更新；或者是缺乏跨学科的整合，导致学生在学习过程中难以形成系统的学科视角和综合能力。口腔医学作为一个涵盖口腔病理学、口腔外科、牙周病学等多个专业领域的综合学科，需要有针对性地设计课程，使学生能够全面理解和应用各个学科领域的知识，而不是仅仅掌握某一方面的基础知识。

口腔课程体系的陈旧性也可能影响到学生在面对新兴口腔疾病和治疗方法时的应对能力。新型口腔病原体的发现和治疗方法的更新可能需要更新教育内容，以确保学生能够掌握最新的诊断和治疗技术。如果教育体系未能及时调整，学生毕业后可能需要经过更长时间的实践和进修，才能跟上行业的发展步伐。

在口腔医学领域，教育体系的陈旧和课程设置不合理还可能影响到口腔医师的职业发展和竞争力。现代社会对口腔医师的要求不仅仅是具备基本的医学知识和技能，还需要能够独立应对复杂的口腔疾病和患者需求。如果教育体系未能提供足够全面和现代化的培训，可能会导致口腔医师在实践中面临更多的

挑战和困难，影响其专业发展和职业满意度。

解决口腔课程体系陈旧和课程设置不合理的问题，需要多方面的努力和改革。教育机构需要建立起灵活的课程更新机制，及时调整和更新教学内容，以反映最新的科技进步和临床实践。跨学科的整合教学模式能够帮助学生建立起综合性的学科视角和解决问题的能力，从而提高其在实践中的适应能力和综合素质。

（四）培养的人才层次结构不合理，导致人力资源配置不合理，浪费现象严重

口腔医疗在医学领域中具有独特性，其治疗对象相对集中，通常需要操作者具备极高的操作精细度，这远远超过了对疾病诊断的要求。许多口腔疾病在诊断上可能存在差异，但治疗方案却往往相似，甚至重复而繁琐，消耗大量时间。有相当一部分工作本可以由牙医助手、技师、卫生士或护士来完成。在西方发达国家的牙科诊所，已经普遍实施了"四手操作"的工作模式，即每位牙医通常与一个护士搭档，有些诊所甚至实现了1：3的比例（包括助手、技师、护士），这有效提高了工作效率。

在中国，尽管部分院校的一些诊室、私人诊所或外资牙医门诊已经采用了"四手操作"，但绝大多数高等院校附属口腔门诊仍然保持着"护士—技师—医师"的传统金字塔结构。这一结构导致了口腔医疗中人力资源的浪费，使得大量原本可以由非医师完成的门诊工作，最终不得不由高资质的口腔医学专家独自承担。

造成口腔医疗人力资源浪费的主要原因之一是口腔医疗护士和技师的培养不足，人力资源供给严重不足。这导致了口腔医师在门诊工作中不得不承担大量本应由其他专业人员完成的任务。一些简单的治疗流程，如患者的接待、简单的口腔清洁和预备工作，甚至是设备和材料的准备，都可能消耗医师宝贵的时间和精力。

在口腔医疗现场，由于缺乏足够的护理和技术支持人员，医师们不得不全程参与治疗的各个环节。这不仅仅是效率低下的表现，也显著增加了医师的工作负担和压力。在治疗过程中，医师需要同时负责诊断、治疗规划和操作，这

对于专注力、工作效率和患者治疗质量都提出了极高的要求。

口腔医疗中的人力资源浪费问题，不仅仅是效率问题，更是资源分配不合理的结果。当前，医师们通常在一些简单和常规的治疗过程中，也需要投入大量时间和精力。如果能够通过合理的组织和有效的团队合作，将一些常规性和操作性较强的工作任务交由技术熟练的护理和技术人员完成，将大大提高整体医疗服务的效率和质量。

改善口腔医疗的人力资源配置，需要从多方面着手。首先是加强口腔医疗护理和技术人员的培养和引进。通过增加口腔医学护理专业的培养力度，提高其专业技能和服务水平，以满足口腔医疗日益增长的服务需求。其次是推动口腔医疗团队的多学科协作。通过建立起医师、护士、技师等专业人员之间的高效协作机制，实现优势互补，共同提升口腔医疗服务的整体效能。

三、调整和改革是推动口腔医学发展的根本途径

（一）根据市场需求逐步形成多层、多专业方向的口腔人才培养体系

根据当前市场对口腔医疗服务的不断增长需求，高等教育的口腔人才培养体系正逐步向多层、多专业方向发展。这一趋势反映了社会对口腔健康服务的多样化需求和不断增加的专业化要求。随着口腔医疗科技的进步和社会经济的发展，传统的口腔医生职业角色已不再单一。除了传统的牙科医生外，口腔医学领域涵盖了口腔病理学、口腔颌面外科、口腔种植学、口腔正畸学等多个专业方向，每个方向都需要专门的知识和技能。

多层次的口腔人才培养体系旨在满足不同层次和不同需求的人才培养需求。从技术人员、实验室技术人员到临床医生和高级研究人员，每个层次的人才在口腔医学领域都有其独特的培养路径和专业发展方向。这种多层次的人才培养模式不仅丰富了口腔医学教育的内涵，也为社会提供了多样化的口腔医疗服务队伍。

多专业方向的口腔人才培养体系强调跨学科的教育和实践。在现代口腔医学实践中，需要不同专业背景和技能的医护人员共同合作，为患者提供综合性的口腔健康服务。口腔种植学需要牙科医生、口腔修复学专家和口腔影像学专

家等多个专业的协作,以确保种植手术的成功和患者的满意度。

随着口腔医学的发展,社会对口腔医疗服务质量和效果的要求越来越高,这就要求口腔人才培养体系能够适应和响应这些变化。多层次、多专业方向的培养体系不仅仅注重理论知识和临床技能的传授,还要培养学生的问题解决能力、团队协作精神和创新思维。这些素质对于解决复杂的口腔健康问题和推动口腔医学领域的进步至关重要。

在培养口腔医学人才的过程中,教育机构需要根据市场需求和行业发展趋势灵活调整课程设置和教学方法。比如,引入先进的口腔医学技术和设备,如数字化口腔影像技术、计算机辅助设计/制造(CAD/CAM)技术以及口腔内窥镜技术等,帮助学生更好地掌握实践技能并适应未来的医疗实践。

多层次、多专业方向的口腔人才培养体系也需要充分利用现代教育技术和资源,提升教学效果和学习体验。通过虚拟现实技术和模拟实验室设备,学生可以在安全的环境中进行高难度操作和临床情境模拟,增强实践能力和应对突发情况的能力。这些先进的教育工具不仅丰富了教学内容,还提升了学生的学习兴趣和参与度。

在推动多层次、多专业方向的口腔人才培养体系发展的还需加强与行业和社会的密切合作。教育机构可以与口腔医疗机构、行业协会和专业组织合作,共同制定培养标准和评估体系,确保培养出的口腔医学专业人才符合实际工作需求和社会期待。通过实习、临床实训和就业指导等形式,将教育与实践结合起来,为学生顺利过渡到职业生涯打下坚实基础。

(二)调整课程设置,使毕业生满足社会的多元化、多层次需求

调整口腔医学专业的课程设置,是为了确保毕业生能够满足社会对口腔卫生服务多元化、多层次需求的关键举措。当前,口腔医学教育面临着市场就业需求与教育培养之间的不匹配问题。随着社会经济的快速发展和口腔卫生服务需求的多样化增加,传统的教育模式和课程设置已经不能完全满足新时代的要求。

口腔医学作为一个独立而复杂的医学领域,涵盖了颌面外科学、牙体牙髓学、牙周病学、修复学和正畸学等多个专业方向。现有的教育模式往往过于统

一，课程设置缺乏差异化和个性化。这使得毕业生在面对复杂多变的口腔卫生服务市场时，往往无法灵活应对，限制了他们的职业发展空间和竞争力。

为了解决当前口腔医学教育中存在的问题，需要首先从课程设置的角度进行调整。新的课程设置应当更加贴近实际应用需求，强化专业技能和实践能力的培养。可以增设与口腔卫生服务相关的前沿技术和治疗方法课程，引导学生了解和掌握最新的医疗设备和技术应用，以提高其实际操作能力和解决问题的能力。

口腔医学的发展不仅仅局限于临床技能，还包括对口腔卫生服务市场需求的深入理解和应对能力。在课程设置上应当增加与医疗管理、健康政策及法律伦理相关的内容，培养学生的综合素质和管理能力。这不仅有助于提升毕业生的综合竞争力，还能够使其在职业生涯中更好地适应和应对不同的工作挑战。

教育模式的调整也需要考虑到口腔医学专业的实际发展需求和市场趋势。可以引入跨学科教学和团队合作项目，让学生在团队中承担不同角色，培养其协作精神和沟通能力。还可以通过实习和临床实训等方式，增加学生在真实医疗环境中的实际操作经验，提高其临床技能和专业素养。

有效的课程设置调整还应当考虑到口腔医学教育的国际化发展趋势。随着全球化进程的加速，口腔医学专业毕业生不仅面临国内市场的竞争，还需要具备与国际标准接轨的能力和视野。可以增设国际化课程和交流项目，开拓学生的国际视野和全球化思维，提升其在国际舞台上的竞争力和影响力。

进一步，口腔医学教育的改革也需关注科研和创新能力的培养。作为医学领域的一部分，口腔医学不仅要求医疗技术的掌握，还需要学生具备科学研究的能力和创新精神。可以在课程设置中增加科研方法与论文撰写等内容，培养学生的科学思维和研究能力，激发其在口腔医学领域的创新潜力和发展动力。

口腔医学教育的课程设置调整还应当关注到教育资源和师资队伍的优化配置。优质的教育资源和资深的教师团队是保障教学质量和学生成长的重要保障。可以加强口腔医学教师的专业发展培训，提高其教学水平和教学方法的创新能力，为学生提供更加优质和有效的教学服务。

（三）转变观念，主动适应市场经济变化，逐步形成多种模式办口腔医学教育

转变口腔医学教育的观念，主动适应市场经济的变化，逐步形成多种模式办学，是当前发展口腔医学教育的重要路径。随着社会需求的变化和医疗技术的进步，传统的教育模式和课程设置已经不能完全适应现代口腔卫生服务的多样化需求。通过创新和调整，探索多元化办学模式，成为提升口腔医学教育质量和毕业生竞争力的关键举措。

口腔医学作为一个涵盖多个专业领域的复杂学科，其教育模式应当与时俱进，不断适应社会经济发展和市场需求的变化。当前，传统的口腔医学教育模式往往以单一的学科专业为主，课程设置和教学方法相对固定，未能有效满足不同学生的学习需求和职业发展方向。

为了更好地应对市场经济变化的挑战，口腔医学院校可以尝试引入多元化的办学模式。可以开设针对不同专业方向的专业课程，如口腔修复学、正畸学、口腔颌面外科学等，以满足学生个性化的学习需求和职业发展方向。这种多元化的课程设置不仅有助于提升学生的专业技能，还能够增加其在就业市场上的竞争力和就业机会。

口腔医学教育的多种模式办学还包括探索不同的教学方法和教育资源的整合利用。可以结合现代信息技术，开发在线教育课程或者混合式教学模式，为学生提供更加灵活和高效的学习方式。还可以通过建立口腔医学实验室、模拟诊所等实践平台，加强学生的实际操作能力和临床实习经验，提升其综合素质和职业能力。

教育机构在转变观念、主动适应市场经济变化的还应当注重与社会各界的合作与交流。可以与医院、诊所以及相关行业企业建立紧密的合作关系，开展联合培养项目或实习计划，为学生提供更多的实践机会和职业发展支持。这种产学合作模式不仅有助于学生更好地了解行业实际运作和市场需求，还能够促进教育质量的提升和科研成果的转化。

在推动口腔医学教育多种模式办学的过程中，还需注重教育资源的合理配置和师资队伍的建设。可以通过引进国内外优秀的教育资源和专业人才，提升

教学水平和科研实力。还应当加强口腔医学教师的教育培训和学术交流，不断提高其教学和科研能力，为学生提供优质的教学服务和学术指导。

第四节 注重学生的全面发展

一、应加强口腔医学生和青年教师人文素质教育

（一）人文科学在高等医学教育中的作用

人文科学在高等医学教育中的角色和作用日益被重视和认可。传统上，医学教育强调临床技能、医学科学知识和实践技术，而对人文素养和人文科学的重视相对较少。随着医学社会学、医学伦理学、医学心理学等学科的发展，人文科学的重要性逐渐被提升和理解。人文科学不仅仅是一种补充，更是医学教育的重要组成部分，有助于培养全面发展的医学专业人才。

医学教育中引入人文科学的一个重要作用是提升医生的综合素养和专业能力。人文科学帮助医学生深入理解疾病和健康问题背后的社会文化因素，从而使他们不仅仅关注疾病的生物学和治疗，还能够更全面地理解患者的整体情况。医学社会学的学习能够帮助学生了解疾病在不同社会群体中的影响和表现，有助于改善医患关系和提升医疗服务的质量。

人文科学还有助于医学生培养同理心和沟通能力。医学伦理学和医学心理学的学习，使医学生能够更好地理解和处理患者的情感和心理需求。医生在面对患者时，不仅仅是一个技术操作者，更是一个能够倾听和理解患者需求的治疗者。通过人文科学的学习，医学生能够更加敏感地处理医患关系中的伦理和情感问题，提升患者对医疗团队的信任和依赖感。

在医学教育的过程中，人文科学还有助于培养医生的批判性思维和自我反思能力。医学伦理学和医学哲学的课程，常常引导学生探讨医学实践中的伦理难题和价值取向，使他们能够在现实世界中面对复杂的伦理决策并做出理性和人道主义的选择。这种批判性思维能力和自我反思的能力，是医学生成为一名优秀医生所必需的品质，也是他们在职业生涯中不断成长和进步的基础。

人文科学还有助于医学生在专业发展中形成更加全面和丰富的视野。医学教育中的文学、艺术、哲学等人文学科的学习，不仅能够拓展医学生的学术视野，还能够激发他们的创造力和创新精神。文学作品和艺术作品中所呈现的人类生活和情感体验，可以为医学生提供深刻的思考和启发，从而在医学实践中更富有同情心和创造性。

在当今全球化和多元文化的背景下，人文科学在医学教育中的作用更加显著和重要。医学生需要理解和尊重不同文化背景下的患者需求和价值观，以提供更加个性化和有效的医疗服务。通过人文科学的学习，医学生可以培养跨文化沟通和跨学科合作的能力，为未来的全球医疗挑战做好准备。

1. 加强人文科学教育，有助于提高医学生的思想品德水平和职业道德水平

加强人文科学教育在医学生培养中的作用越来越受到重视，因为它不仅仅是医学知识和技能的补充，更重要的是可以显著提高医学生的思想品德水平和职业道德水平。传统上，医学教育主要注重临床技能和医学科学知识的传授，但近年来，人们逐渐意识到，医生作为社会的一员，其道德和伦理素养同样至关重要。通过加强人文科学教育，可以为未来的医学专业人才塑造出更全面、更有品德和职业操守的医生。

人文科学教育对医学生思想品德水平提升的贡献之一在于，帮助他们建立起广阔的社会人文视野。医学生通过学习文学、哲学、社会学等人文科学，能够深入了解人类社会的发展、文化的多样性以及社会问题的根源。这些知识不仅仅是医学知识的补充，更是培养医学生对社会现实的敏感性和关注度，使他们在未来的医学实践中能够更加全面地理解和回应患者的需求。

人文科学教育还有助于医学生在职业生涯中保持良好的道德风范和职业操守。医学伦理学的学习，使医学生能够在面对伦理难题和道德抉择时，能够以患者的最大利益为重，遵循医学职业的道德准则。通过案例分析和伦理决策讨论，医学生能够提升自己的伦理决策能力，培养出正确的职业道德观念和实践能力。

在医学教育中加强人文科学的教育还有助于培养医学生的批判性思维和自我反思能力。人文科学领域的学习，经常需要学生进行深入思考和分析，理解不同观点之间的联系和差异。这种批判性思维能力不仅有助于医学生在医学实践中进行科学的诊断和治疗决策,还能够帮助他们在面对复杂情况时,保持冷静和客观,做出符合伦理和科学标准的决策。

加强人文科学教育还有助于提升医学生的沟通能力和团队合作精神。医学生通过学习文学作品和艺术表达,能够培养出更为敏感和有效的沟通方式,使他们在与患者和医疗团队成员交流时更加有效和体贴。团队合作是现代医疗中不可或缺的一部分,通过人文科学教育,医学生能够理解不同背景和专业的团队成员如何协同工作,共同为患者提供最佳的医疗服务。

另一方面,人文科学教育也有助于医学生在跨文化和国际化背景下的专业发展。在全球化的今天,医学生可能面对来自不同文化背景的患者和医疗团队成员。通过人文科学的学习,他们能够更好地理解和尊重不同文化的习俗和价值观,从而提供更加个性化和尊重的医疗服务。

2. 加强人文科学教育,有助于拓宽医学生的知识面,适应医学模式的转变

加强人文科学教育在当前医学教育改革中显得尤为重要,它不仅仅是为了拓宽医学生的知识面,更是为了帮助他们适应医学模式的转变。传统医学教育过于专业化,注重医学技能的培养,却忽略了医生作为人文学科的学生这一身份。而加强人文科学教育,可以为医学生提供更广阔的视野和更深入的思考能力,使其不仅具备医学专业知识,还能够在面对复杂的医疗环境和患者需求时,表现出更高的人文关怀和社会责任感。

人文科学教育的加强有助于医学生们更好地理解患者的心理和社会背景。在医学实践中,医生不仅仅是治病救人的技术工作者,更是患者的倾听者和理解者。通过学习哲学、心理学、社会学等人文科学知识,医学生可以更深入地了解患者的内心世界和所处的社会环境,从而更有效地与患者沟通、建立信任关系,并制定更符合患者实际情况的治疗方案。

人文科学教育还有助于培养医学生的批判性思维和判断力。在医疗决策中,常常面临复杂的伦理、法律和社会问题。医学生必须具备辨析信息、分析问题的能力,以及在伦理困境中做出正确抉择的能力。通过学习人文科学,医学生可以培养出超越单一学科的综合性思维,更好地应对未来医疗领域中的各种挑战和变化。

另一方面,加强人文科学教育可以促进医学生的职业发展和个人成长。医学职业不仅要求医生具备临床技能，还要求他们具备与患者、团队成员和社会其他成员有效交流的能力。这种交流不仅仅是技术性的信息传递，更是在理解和尊重的基础上建立的双向沟通。人文科学教育培养了医学生的人际交往技能和领导才能，使他们能够在医疗团队中更好地协作，提升整体医疗质量和患者满意度。

加强人文科学教育还有助于提升医学生的终身学习能力和自我管理能力。医学知识和技术日新月异，医学生需要具备不断学习和适应新知识的能力。人文科学教育注重思维的发展和知识的积累，培养了医学生的学习兴趣和学习策略，使他们能够在未来的职业生涯中不断进步和成长。

人文科学教育还能够为医学生提供更广泛的职业选择和发展路径。医学生在接受了良好的人文科学教育后，可以不仅仅局限于临床医生这一传统角色，还可以选择从事医学教育、医学研究、医学管理等多种职业道路。这些职业选择不仅能够充分发挥其专业技能，还能够通过人文科学的学习和理解，为医疗和社会健康事业做出更广泛的贡献。

加强人文科学教育也是适应医学模式转变的重要保障。随着医学模式向以患者为中心、全人健康为目标的方向发展，医学生需要具备更全面的素养和能力。人文科学教育强调的关怀、尊重和理解，恰恰是这种医学模式所需的核心素质。通过人文科学的学习，医学生能够更好地理解医疗行为背后的伦理和道德考量，从而在医学实践中做出更加人性化和科学化的决策。

3. 加强人文科学教育，有助于提高医学生的综合素质

所谓素质，指的是人的先天遗传特征，在此基础上受到环境和教育的影响，并通过自身认知和社会实践逐渐形成的相对稳定的基本心理品质。用通俗的语言说，素质也可以理解为生活技能与为人处世的综合体现，是个体主动适应社会发展的身心品质。综合素质则是指一个人在思想理论、科学文化、技能、心理等多个方面的综合水平。在当今医学教育领域，开展人文科学教育对于医学生在广阔的人类文化影响下正确认识人与社会、自我与社会关系至关重要。这不仅能够促进医学生的个人成长，还有助于调动其主观能动性，实现身心、智力和非智力因素的全面和谐发展，最终提升其整体综合素质。

医学生作为未来医疗领域的从业者，其综合素质的提高不仅仅需要扎实的医学知识和临床技能，还需要具备深厚的人文素养和社会责任感。人文科学教育为医学生提供了与众不同的教育环境，使其在接触到丰富的人文知识和价值观后，能够更加深刻地理解和尊重人类的多样性和社会的复杂性。这种正确认识能力不仅有助于医学生在医疗实践中处理复杂的伦理问题和社会挑战，还能够培养其成为具有高度社会责任感和人文关怀的医疗专业人士。

加强医学人文科学教育有助于医学生超越个人局限，拓展其视野和思维深度。通过学习哲学、文学、艺术等人文科学领域的知识，医学生能够更全面地理解人类文化的多样性和历史进程的深远影响。这种广泛的学习不仅能够激发医学生的创新思维，还能够帮助他们在医学实践中更好地理解患者的文化背景和社会环境，从而提供更为个性化和有效的医疗服务。

人文科学教育还能够促进医学生的自我认知和情感智慧的培养。医学生在学习人文科学的过程中，常常需要反思自我身份和职业选择的意义，进而形成积极的职业态度和医德情操。通过深入探讨人类尊严、社会正义等核心价值观，医学生能够更加自觉地承担起医疗工作者的社会角色，不断追求医学伦理的最高标准，为患者提供高质量的医疗服务。

医学人文科学教育还有助于培养医学生的跨学科思维和团队协作能力。在医学实践中，医疗团队的协同工作对于提升医疗质量和患者满意度至关重要。通过人文科学的学习，医学生能够更好地理解不同专业背景和文化背景下的团队成员，并学会有效地沟通和协作，从而实现更高效的医疗团队运作和更优质的医疗服务。

重视和加强医学人文科学教育不仅仅是为了医学生的个人发展和专业素养的提升，更是为了整体医疗卫生保健事业的发展和精神文明建设的推进提供坚实的基础。在现代社会中，医学不仅是治病救人的技术行业，更是关乎人类生命健康和社会稳定的重要公共事业。医学人文科学教育的强化将有助于培养出更多具备全面素质和高度社会责任感的医疗专业人士，推动医疗服务质量的提升，为构建和谐社会作出积极贡献。

（二）口腔医学生人文素质的不足及教育思考

口腔医学生在人文素质方面存在不足，这是当前口腔医学教育亟需深思和改进的问题之一。口腔医学作为一门医学专业,不仅仅要求学生掌握专业技能和医学知识,还需要培养其良好的人文素养和社会责任感。现实中很多口腔医学生在人文素质方面表现不佳,这不仅影响了他们的职业发展,也影响了口腔医疗服务的整体质量和社会形象。

口腔医学教育的传统模式注重医学技能和临床实践,但对于人文素质的培养和强化则较为薄弱。这种情况导致了很多口腔医学生在面对患者时缺乏足够的沟通能力和同理心,无法有效理解和回应患者的情感和需求。在医患沟通中,缺乏良好的人文素养容易导致误解和不良的医疗体验,影响到患者的治疗效果和医院的口碑。

口腔医学生人文素质的不足也反映在他们对医学伦理和职业道德的理解和应用上。口腔医学作为一门高度专业化的学科,涉及到患者隐私、医疗决策和治疗尊严等重要问题。缺乏人文素养的医学生可能在这些方面处理不当,导致患者权益受损或医疗纠纷的发生。加强口腔医学教育中对伦理道德和职业责任的教育,是提升学生人文素质的重要途径之一。

口腔医学生在人文素质方面的不足,还体现在他们对社会和文化多样性的理解和包容性上。现代社会的口腔医疗服务需要面对各种不同文化背景和价值观念的患者群体,而缺乏人文素养的医学生可能在跨文化交流和处理上存在困难。教育应当重视开展跨文化沟通和文化敏感性培训,帮助学生增强对多元社会的适应能力和理解力,从而更好地为患者提供个性化和专业化的医疗服务。

可以通过增设人文素质课程,如医学人文、患者沟通技巧、职业道德与法律伦理等,引导学生深入思考和学习。应当注重实践教学环节的设计,如模拟患者对话、案例分析和团队合作项目等,培养学生在实际操作中的人文素质和专业能力。

口腔医学院校可以通过引入跨学科教育和社会服务项目,提升学生的社会责任感和公益意识。组织学生参与口腔健康宣教活动、义诊服务或社区服务项目,让他们亲身体验和实践医疗服务中的社会责任与情感关怀,从而培养出更具人文关怀的口腔医学专业人才。

应当建立完善的评估机制和反馈系统,定期评估学生人文素质的培养效果,及时调整和优化教学策略。还应当通过国际交流与合作,借鉴和吸收国际先进的教育理念和实践经验，不断提升口腔医学教育的国际竞争力和影响力。

（三）青年教师也应注重人文素质的培养

青年医学教师的成长和发展不仅仅依赖于专业知识和教学技能的提升，同时也需要注重人文素质的培养。在医学教育领域，人文素质的培养是青年医学教师成为优秀教育者和榜样的重要条件之一。传统上，医学教育侧重于临床技能和科学知识的传授，但如今越来越多的教育机构和专家认识到，医学教师不仅需要具备医学专业的深度和广度，还需具备丰富的人文素质和高尚的职业道德，以更好地影响和指导学生的成长。

青年医学教师注重人文素质的培养能够提升其教学的深度和广度。医学教育不仅仅是传授医学知识和技能，更是培养医学生全面发展的人才。通过深入学习人文科学如文学、哲学和社会科学，青年医学教师能够在教学中融入更多的人文关怀和社会责任感，使学生在学习医学知识的也能够培养出同理心、责任感和公共意识等重要素养。

注重人文素质的培养有助于青年医学教师在医学伦理和专业道德方面的提升。医学伦理学的学习能够帮助教师更好地理解和处理医学实践中的伦理难题和挑战，使其在面对复杂的医疗决策时能够准确把握伦理原则和价值取向。通过借鉴文学作品和艺术表达，青年医学教师能够更加敏感地处理医患关系中的情感和伦理问题，从而提升其在教学和临床实践中的专业道德水平和行为规范。

青年医学教师注重人文素质的培养还有助于其在教学过程中注重学生的个性发展和全面素养的培养。通过对人文科学的学习和理解，教师能够更好地关注学生的心理健康和情感需求，激发他们的学习兴趣和内在动力。青年医学教师不仅仅是知识的传授者，更是学生成长道路上的引导者和榜样，他们的人文修养和情感智慧能够影响学生的整体发展和职业素养的培养。

注重人文素质的培养也能够帮助青年医学教师在跨学科和跨文化环境中更好地进行教学和研究。在当今全球化和多元文化的背景下，医学教育需要教师能够理解和尊重不同文化和社会背景下的学生需求和价值观。通过人文科学的学习和跨文化交流，青年医学教师可以培养出跨学科合作和国际交流的能力，为学生提供更加开放和包容的学术环境和教学氛围。

注重人文素质的培养有助于青年医学教师在教学研究和学术创新中发挥更大的创造性和影响力。医学教育不仅需要教师具备扎实的学术功底和教学技能，更需要他们能够通过人文科学的启发，探索和解决医学教育中的新问题和挑战。青年医学教师在积极参与教学改革和课程设计的通过人文素质的培养，能够为医学教育的发展和创新作出更为深远的贡献。

二、应重视口腔医学生心理素质的培养

（一）医学生心理卫生现状及主要心理困扰

医学生的心理卫生问题是当前教育界和医疗界普遍关注的焦点。作为医学生，他们经历着严格的学术训练和临床实习，这些严苛的学习和工作环境常常会对他们的心理健康产生深远影响。在面对复杂的医学知识和挑战性的临床实践时，医学生往往承受着巨大的学业压力和职业压力，这些压力不仅来自于学术成绩的要求，还包括对患者生命的责任和对医学职业的期望。这些因素共同作用下，容易导致医学生心理上的焦虑和紧张情绪。

在医学生涯的早期阶段，他们需要适应医学专业的要求和职业的责任感，同时面对自我能力和职业发展的不确定性。医学生往往在探索自我职业发展道路时，会面临到底是否适合医学这一职业、是否能够胜任医生角色等种种困惑。这些困惑和挑战，如果缺乏有效的心理支持和指导，容易导致医学生的自我怀疑和情绪波动，甚至影响其学业表现和职业发展方向的选择。

在医学学习和实习过程中，医学生需要与同学、教师、患者及其家属等多方面进行有效的沟通和合作。由于医学学习本身的竞争性和临床实习的高压环境，医学生的人际关系常常面临挑战。与此他们在处理患者和家属的情绪反应时，也常常承受着情感压力和心理负担。缺乏良好的人际支持和社会支持网络，容易导致医学生的孤独感和情绪失调，进而影响其整体心理健康状态。

还有，医学生在长期的学习和实习过程中，面临着时间管理和工作与生活平衡的挑战。医学生通常需要应对繁重的学业任务、临床实习的紧张安排以及个人生活的需求，这些因素共同作用下，容易导致他们的压力感增加和心理疲劳加重。长期以来，医学生的睡眠质量和饮食习惯也常常受到影响，进一步影

响其心理和生理健康的平衡。如果医学生不能有效地管理和调节自己的学习与生活，可能会导致长期的心理疲劳和身体不适，甚至引发抑郁症和焦虑症等心理健康问题。

作为医疗行业的从业者，医学生不仅需要具备临床技能和医学知识，还要承担起对患者生命的责任和医疗决策的压力。在面对患者病情严重、治疗结果不确定或治疗失败时，医学生往往承受着巨大的情绪波动和心理压力。长期以来，医学生面临着治愈能力的无力感和医患关系的挑战，这些因素可能导致其心理健康状态的不稳定和情绪问题的加重。

1. 学习工作中的困扰

很多研究显示，心理咨询与生活指导中心接待的学生中，有相当比例的咨询者遇到了学习困难的问题。据报道，2000年间，180名咨询者中就有72%的学生因为学习上的挑战而寻求帮助。这些学生普遍感到学习负担沉重，学习效果不佳，即使他们努力学习，成绩依然不尽如人意。这种现象导致了对大学学习和考试的强烈恐惧，甚至影响到了他们的睡眠质量，使他们面临巨大的心理压力。

一些学生特别是新生，面对大学学习的新环境和学习方式，往往难以迅速适应。他们可能需要时间来适应新的学术要求和社会生活，因此在最初的学习阶段可能感到不安和困惑。这种适应问题不仅影响了他们的学业表现，还可能引发对未来的不确定感，进而影响到他们的心理健康状态。

少数学生选择医学作为他们的专业，但却缺乏自身的兴趣和动机，这一选择往往是家长或社会环境的压力所致。这种情况下，他们可能对自己的学业目标缺乏清晰的认识和动机，从而导致学习动力不足和学习兴趣缺乏，进而产生对学习的消极情绪和厌学情绪。

一些学生对他们所学专业的前景和发展前景感到不乐观，这也成为了他们心理压力的来源之一。缺乏对专业前景的了解或对未来职业道路的不确定性，可能使学生们产生焦虑和疑虑，甚至影响到他们的学业表现和学习动机。

2. 恋爱与人际交往的困扰

在180名咨询者的近400个问题中，32%的问题涉及到青春期大学生的情感困扰。这一阶段的大学生对于异性和爱情充满了向往，但他们同时面临着生理成熟与心理不成熟之间的矛盾。这种矛盾导致了他们在追求爱情的过程中经历着对爱的渴望与迷失,情感上的压力使得他们感到痛苦不堪,甚至出现心理上的失衡。

青春期是人际交往的高峰期,大学生作为社会的"天之骄子",却并非人人都能轻松应对这段时期带来的挑战。他们中的一部分个性内向、自卑,难以开展有效的社交互动;另一部分则因为缺乏交往技巧,不知如何与周围的人相处;还有些人由于自我意识过强、敏感多疑,难以与他人和谐共处。这些情况使得一些青年大学生在人际交往中感到孤独与忧郁,缺乏情感上的支持和理解。

青春期的大学生在探索爱情和人际关系时,往往面临着复杂的心理挑战和内心冲突。他们渴望得到爱情的滋润和情感的支持,但同时也经常感到迷茫和困惑。这种心理状态不仅影响到他们的日常生活和学业,还可能导致心理健康问题的产生,如焦虑、抑郁等。

心理失衡对大学生的生活质量和成长过程产生了负面影响。一些青年大学生由于情感压力过大,可能表现出情绪不稳定、情感冲动或者消极情绪的增加。这种状态不仅影响到他们的学习和社交能力,还可能影响到他们的家庭和社会角色的承担,需要及时的心理支持和干预来帮助他们走出困境。

大学生作为成长中的群体,他们的情感和心理健康问题需要得到社会和家庭的重视与关注。面对情感困惑和心理失衡,他们需要一个安全、开放的环境来表达和解决内心的矛盾与焦虑。学校和社会应当加强对大学生心理健康的关注,提供多样化的心理支持服务和资源,帮助他们建立积极的情感态度和有效的应对策略。

青春期的大学生在面对情感问题时,往往需要更多的理解和支持。他们可能需要学习如何处理情感冲突、建立健康的人际关系以及提升自我认知和情绪管理能力。通过心理辅导、情感教育和心理健康宣传活动,可以增强大学生的心理韧性和应对能力,帮助他们更好地度过这个成长的阶段。

3. 经济、亲友方面的困扰。

把家庭经济拮据对学生带来的思想负担和实际困难突出体现出来是一项重要的任务,因为约11%的咨询者涉及到这个问题。在当前的医学院校中,学生每年需支付大约5000元的学费,加上生活费,年度支出至少需1万元。对于一些来自农村或家庭经济困难的学生而言,这样巨大的经济压力是非常沉重的负担。一些贫困生由于无法积极面对贫困问题,常常在困境中陷入自我怀疑,导致心理失衡。家庭矛盾、亲友疾病或死亡等客观事件也常常成为医学生感到无法承受、无法专心学习的原因之一。

随着社会发展和教育体制的完善,医学院校对于家庭经济拮据学生的关注日益增加。仍然有一部分学生因经济困难而面临着巨大的心理压力。这些学生在经济拮据的困扰下,往往无法专注于学业,思维常常被负面情绪所困扰,影响到学习效果和生活品质。家庭经济拮据的学生不仅面临着经济上的压力,还可能因此感到自尊心受损,产生自我怀疑和焦虑情绪,导致心理健康问题的加重。

在解决家庭经济拮据问题的过程中,教育机构和社会各界逐渐意识到了心理健康问题的重要性。贫困生在面对巨大的经济压力时,往往也会面临心理困扰和情绪波动。他们可能会因为无法承受来自经济上的压力而感到自卑和无助,从而影响到学习和生活的方方面面。在这种情况下,提供心理支持和心理辅导是非常必要的,可以帮助学生调整心态,保持学习的积极性和自信心,克服困难,面对挑战。

家庭经济拮据对学生心理健康的影响不容忽视,特别是对于医学生这样的高压专业。经济拮据可能导致学生产生消极情绪和挫折感,影响其学习和职业发展。学生在面对经济拮据时,可能会感到无力改变现状,从而产生自我怀疑和对未来的不安。这种情绪状态不仅会影响到学业表现,还可能对个人的心理健康造成长期影响。学校和社会应当加强对经济困难学生的心理健康关注,提供及时有效的心理支持和帮助,帮助他们克服困难,重建信心。

除了经济支持和心理援助,家庭经济拮据学生还需要学习适应应对压力的方法。这些方法包括积极的心理调适策略,如寻求社会支持、改变消极思维模式、寻找心理平衡点等。学校可以通过开展心理健康教育和心理训练课程,教导学生应对压力和挫折的有效方法,增强他们的心理韧性和适应能力。这些措施不仅有助于学生在面对困境时更加坚强和乐观,还能为他们的未来职业生涯奠定良好的心理健康基础。

（二）造成医学生心理困扰的原因分析

医学生的心理困扰问题是当前医学教育领域中的一个重要议题，导致这种困扰的因素复杂多样。学业压力是一个主要原因。医学课程内容繁重，学习任务繁多，考试频繁，这些都给医学生带来了极大的压力。医学知识的广泛性和深度要求学生不断学习和记忆，这无疑增加了他们的心理负担。

临床实习和实训中的压力也是医学生心理困扰的一个重要原因。临床实习要求学生将理论知识应用于实际操作，这对许多学生来说是一个巨大的挑战。面对真实的病人和复杂的病例，学生常常感到无所适从，担心自己无法胜任。这种实际操作中的焦虑和紧张，长期积累下来，会对心理健康产生不良影响。

家庭期望和社会期待也是医学生心理困扰的来源之一。很多医学生选择医学专业，部分原因是受到了家庭的影响和期望。父母对孩子的期望值高，希望他们能够成为优秀的医生，而社会对医学生也有很高的期望，这些外部压力会让学生感到无形的负担，担心自己无法达到这些期望，从而产生心理困扰。

医学生在校期间的人际关系问题也不可忽视。医学生的学习环境竞争激烈，同学之间的竞争和比较在所难免。有时候，友谊和竞争的界限模糊不清，导致一些学生在处理人际关系时感到困惑和压力。人际关系的不和谐会加剧学生的心理困扰，影响他们的情绪和心理健康。

经济压力同样是导致医学生心理困扰的重要因素。医学专业的学习周期长，学费高昂，很多学生需要依靠家庭支持或贷款完成学业。经济上的压力会让学生感到沉重，担心未来的就业和还款问题，这种长期的经济负担对心理健康的影响不可小觑。

医学生自身对未来职业发展的不确定性也会引发心理困扰。尽管医生这一职业在社会上具有较高的地位和收入，但医学生在面对未来职业发展时，仍会感到迷茫和不安。医疗行业的激烈竞争和工作强度，以及对自身职业规划的不确定性，都会使学生感到压力重重。

心理支持和辅导的不足是医学生心理困扰问题得不到有效解决的原因之一。在许多医学院校，虽然设有心理辅导中心，但实际的心理支持和辅导服务并没有得到充分重视和推广。医学生在遇到心理困扰时，往往缺乏有效的心理援助渠道，无法及时获得专业的心理辅导和支持。

时间管理的挑战也是一个不容忽视的问题。医学生需要在繁重的学业、临床实习和个人生活之间进行平衡，时间管理的挑战让他们感到疲惫和压力。很多学生因为无法有效管理时间而感到焦虑和无助，这种持续的时间压力会对心理健康产生不良影响。

身体健康问题也会影响医学生的心理状态。长期的高强度学习和实习，往往让学生忽视了自己的身体健康。缺乏足够的休息和锻炼，导致身体健康状况下降，这不仅影响了他们的学习效率，也对心理健康造成了负面影响。身体的疲惫和心理的压力相互作用，加剧了心理困扰。

应对能力和心理弹性的欠缺也是导致医学生心理困扰的重要原因。很多医学生在面对压力和挑战时，缺乏有效的应对策略和心理弹性。由于缺乏足够的心理素质培训和应对技巧指导，学生在遇到困境时，容易产生消极情绪和心理问题。

医疗伦理和职业道德的压力也是医学生心理困扰的来源之一。医学教育不仅要求学生掌握扎实的医学知识，还要求他们具备高尚的职业道德和伦理意识。在学习和实习过程中，学生常常会遇到复杂的伦理问题和道德挑战，这些问题让他们在心理上感到困扰和压力。

（三）大学生心理健康教育的途径和方法

大学生心理健康教育在当今教育体系中占据着重要位置。为了提升大学生的心理健康水平，可以采取多种途径和方法。学校应建立完善的心理健康教育体系。这包括设立心理健康教育课程，开展心理健康讲座和培训，帮助学生掌握基本的心理健康知识和技能，增强他们的心理素质。

心理咨询服务的设立是大学生心理健康教育的重要途径之一。高校可以设立专门的心理咨询中心，聘请专业的心理咨询师，为学生提供个性化的心理辅导和支持。通过一对一的咨询服务，帮助学生解决个人困惑，提升心理健康水平。

学校还可以通过举办心理健康活动来增强学生的心理健康意识。组织心理健康主题日、心理剧表演、心理健康知识竞赛等活动，这些活动不仅能够提高学生对心理健康的重视，还能提供一个相互交流和支持的平台，帮助学生建立健康的人际关系。

学校应该鼓励和支持学生自主组织心理健康社团和兴趣小组。通过参与社团活动，学生可以互相分享心理健康方面的知识和经验，获得情感支持和心理慰藉。这种学生自主组织的形式，能够增强学生的自我管理能力和心理健康水平。

高校还可以通过网络平台开展心理健康教育。利用校园网站、心理健康教育微信公众号、在线心理咨询平台等途径，向学生推送心理健康知识，提供在线心理测试和辅导服务。网络平台的优势在于信息传递快速、覆盖面广，可以帮助更多学生获得心理健康支持。

心理健康教育还应融入到日常教学中。教师在日常教学过程中，可以通过课程内容的设计和教学方法的改进，潜移默化地影响学生的心理健康。在课程中增加讨论和互动环节，促进学生之间的交流和合作，培养学生的沟通能力和团队合作精神。

体育活动也是提升大学生心理健康的重要途径。学校应鼓励学生积极参加体育锻炼，通过运动释放压力，增强身体素质，从而改善心理健康状况。体育活动不仅能增强体质，还能促进心理健康，帮助学生形成积极的生活态度。

高校可以与社会心理健康机构合作，开展心理健康教育活动。邀请社会心理专家来校讲座，组织学生参观心理健康机构，了解社会心理服务的运作模式，这些都可以开阔学生的视野，增强他们对心理健康的认识。

家庭教育在大学生心理健康教育中同样起着重要作用。学校应加强与家长的沟通和合作，通过家长会、家长开放日等形式，向家长宣传心理健康知识，帮助家长了解孩子的心理状况，形成家校合力，共同促进学生的心理健康。

高校可以建立心理健康教育的长效机制。制定和实施心理健康教育的相关政策和规定，确保心理健康教育工作有序进行。通过建立长效机制，保证心理健康教育的持续性和有效性，真正做到让每一个学生都能获得心理健康的支持和帮助。

培养学生的心理调适能力也是心理健康教育的重要内容。学校可以通过开设心理调适技能培训课程，帮助学生学习和掌握有效的应对压力和调适情绪的方法，提升他们的心理韧性和应对能力，使其能够更好地应对生活中的各种挑战。

大学生的心理健康教育还应注重个性化和差异化。不同学生在性格、背景、经历等方面存在差异，学校应根据学生的个体差异，提供针对性的心理健康教育和服务。对于有特殊需求的学生，如新生、毕业生、留学生等，应提供专门的心理支持和辅导，帮助他们顺利过渡和适应。

通过开展心理健康教育研究，不断改进和提升心理健康教育的质量和效果。高校应鼓励和支持教师和科研人员开展心理健康教育方面的研究，探索新的教育方法和模式，总结经验，改进不足，为心理健康教育提供理论和实践支持。

学校应注重营造良好的心理健康教育环境。创建一个积极、包容、支持的校园文化氛围，促进学生的心理健康。学校可以通过校园广播、宣传栏、心理健康主题展览等形式，向学生传递正能量，倡导健康的生活方式和心理素质。

通过开展心理健康教育培训，提高教师的心理健康教育能力。教师是心理健康教育的重要实施者，他们的教育理念和方法直接影响学生的心理健康。通过定期开展心理健康教育培训，提高教师的心理健康知识和技能，提升他们的心理健康教育水平，确保心理健康教育工作落到实处。

（四）医学生心理健康的自我维护

医学生在繁重的学习和实习压力下，如何自我维护心理健康是一个重要的课题。医学生应学会合理规划自己的时间。时间管理能力的提升可以有效减少学习和实习中的紧张感。通过制定详细的学习计划和合理安排休息时间，医学生能够更好地平衡学习、实习和休息，减轻心理压力。

培养积极的心态是自我维护心理健康的重要途径。面对学习和实习中的困难和挑战，医学生应学会以积极的态度去应对。积极的心态不仅能增强自信心，还能帮助他们更好地解决问题，提升心理韧性。

医学生还可以通过运动来维护心理健康。体育锻炼能够释放压力、提高身体素质，从而改善心理状态。无论是跑步、游泳还是打球，适量的运动都有助于缓解紧张情绪，保持身心健康。

建立良好的人际关系同样重要。医学生可以通过参加社团活动、与同学和朋友交流，来获取情感支持和心理慰藉。良好的人际关系能够增强归属感和幸福感，帮助他们更好地应对压力和挑战。

合理的饮食和作息也是维护心理健康的关键因素。医学生应注重营养均衡，保证足够的睡眠时间。健康的饮食和充足的睡眠可以提高身体抵抗力和精神状态，从而增强应对压力的能力。

医学生还应学会自我反思和调整。在学习和实习过程中，适时进行自我反思，发现问题并加以改进。通过不断调整学习方法和心态，能够更好地适应医学学习和实习的节奏，减少心理负担。

寻求专业的心理辅导和支持也是一种有效的方法。当医学生感到心理压力过大或情绪困扰时，可以寻求学校心理咨询中心的帮助。专业的心理咨询师可以提供有效的辅导和支持，帮助他们解决心理问题，恢复心理平衡。

培养兴趣爱好是缓解压力的重要手段。医学生可以通过阅读、绘画、音乐等方式来放松身心，转移注意力。兴趣爱好不仅能丰富课余生活，还能提供一个释放压力的途径，帮助他们保持心理健康。

学会放松和调适情绪也是维护心理健康的重要内容。医学生可以通过练习瑜伽、冥想等方式来放松身心，调节情绪。这些放松技术能够有效缓解紧张和焦虑，提高心理稳定性。

明确个人目标和意义感有助于增强心理健康。医学生在学习和实习过程中，应不断明确自己的职业目标和人生意义。这种目标感和意义感能够提供内在动力，帮助他们克服困难，增强心理韧性。

医学生还应注重提升自我效能感。通过设定合理的目标并逐步实现，能够增强自我效能感和自信心。自我效能感的提升可以帮助他们更好地应对学习和实习中的挑战，保持积极的心理状态。

保持学习和生活的平衡是维护心理健康的重要原则。医学生应学会在繁忙的学习和实习中，找到属于自己的休息和娱乐时间。通过劳逸结合，能够有效缓解压力，保持心理健康。

接纳和包容自己的不完美是心理健康的重要因素。医学生应学会接纳自己的不足和错误，不要过分苛求自己。接纳自我不仅能减轻心理负担，还能增强自信心和心理弹性。

发展社会支持网络对医学生的心理健康具有重要意义。医学生可以通过参加学术会议、专业社团等方式,拓展社会交往,获得更多的社会支持。社会支持网络的建立有助于他们更好地应对学业和实习中的压力。

通过学习和掌握心理学知识,医学生可以提高自身的心理素质。了解和掌握心理学原理和技巧,可以帮助他们更好地调适情绪,增强心理健康水平。

保持积极的生活态度是心理健康的重要保障。医学生应学会以积极的眼光看待生活中的各种事情,培养乐观的生活态度。积极的生活态度不仅能提升幸福感,还能增强心理健康。

建立和保持健康的生活习惯对心理健康有重要影响。医学生应注重健康的饮食、规律的作息和适量的运动,这些健康的生活习惯能够提高身体素质,增强心理韧性。

学会与压力共处是维护心理健康的关键技能。医学生应认识到压力的不可避免性,学会与压力共处。通过合理的压力管理方法,能够有效减轻压力对心理健康的负面影响。

保持开放和包容的心态有助于增强心理健康。医学生应学会接受不同的观点和意见,保持开放和包容的心态。开放和包容的心态不仅能促进人际关系的和谐,还能提升心理健康水平。

通过不断学习和成长,医学生可以提高自身的心理素质。医学生应保持终身学习的态度,不断提升自己的专业知识和技能。这种学习和成长的过程能够增强自信心,提升心理健康水平。

第五节 强化实践教育学的思考

一、加入WTO后的我国口腔医疗和教育的思考

(一) WTO与医疗卫生服务

"狼来了!"当中国加入WTO时,许多人曾发出这样的惊叹。口腔医疗卫生的形势也不例外。中国的卫生服务部门已经承诺开放医疗和牙科服务两个领域。

第八章 新时代口腔医学教育的新理念

尽管开放的具体细节尚不明确,但WTO的基本精神是"公开、公正、公平",这意味着口腔服务市场将面临剧烈的竞争,许多保护措施将逐渐消失。

医疗卫生服务有其特殊性,许多国家将其视为社会福利,由公共部门提供服务,认为应该受到保护。WTO秘书处将"受保护服务"界定为"政府服务",即政府在行使职权时所提供的服务。根据"服务贸易总协定(GATS)"的规定:"政府服务"是指"不依据商业基础提供,也不与一个或多个服务提供者竞争的任何服务",而卫生服务被认为是"可自由提供的服务"。

WTO秘书处指出,许多国家的医院无论是政府所有还是私人所有,都以商业为基础运行,向病人或其保险机构收费,并从社会和地区获得附加补助。继续引用"服务贸易总协定"关于"政府服务"的条款作为保护卫生服务的依据,或认为在两种服务者之间不存在竞争体系,是不现实的。显然,WTO将医疗卫生服务视为商业运作行为。

这种商业运作行为有其特定的规则,必须遵守。商业化的医疗服务意味着市场竞争的加剧,医疗机构需要提高自身服务质量,以应对国际医疗服务提供者的进入。医疗行业的竞争加剧,有可能提高服务水平,但也可能导致价格上涨和服务不均衡问题。

中国加入WTO后,医疗卫生服务市场面临着国际医疗机构的竞争压力。国内医疗机构需要不断提升自身的服务质量和管理水平,才能在国际竞争中占据一席之地。这不仅仅是对医疗机构的挑战,也是对整个医疗卫生服务体系的挑战。

在应对国际竞争的政府需要制定相关政策,保障公共医疗服务的公平性和可及性。虽然WTO的基本精神是"公开、公正、公平",但在实际操作中,需要考虑到医疗卫生服务的特殊性,确保基本医疗服务的公益性。

医疗服务市场的开放,对国内医疗机构提出了更高的要求。除了提升服务质量,还需要引进先进的管理理念和技术,提高医疗资源的利用效率。开放带来的不仅是挑战,也是机遇,国内医疗机构可以通过与国际医疗机构的合作,引进先进技术和管理经验,提升自身的竞争力。

开放医疗服务市场,需要建立完善的法律法规和监督机制,确保市场的公平竞争。政府需要加强对医疗市场的监管,防止不正当竞争和垄断行为,保护消费者的权益。鼓励创新和技术进步，提升医疗服务的整体水平。

医疗服务的商业化运作，要求医疗机构具备更强的市场意识和服务意识。医疗机构不仅要提供高质量的医疗服务，还需要注重患者的体验和满意度。服务质量和患者满意度是医疗机构在市场竞争中取胜的关键。

医疗服务市场的开放，也促使国内医疗机构进行体制改革和机制创新。传统的医疗服务模式需要与现代商业运作模式接轨，通过改革和创新，提高服务效率和质量，满足人民群众日益增长的健康需求。

在市场开放的背景下，医疗服务机构需要注重品牌建设和市场推广。建立良好的品牌形象和口碑，吸引更多的患者和客户，是医疗机构在激烈竞争中脱颖而出的重要策略。品牌建设不仅包括服务质量的提升，还包括医院文化和社会责任的履行。

国际医疗机构的进入，对国内医疗服务市场带来了新的服务标准和管理模式。国内医疗机构可以通过学习和借鉴国际先进经验，提高自身的服务水平和管理能力。国际化的视野和思维，有助于提升国内医疗机构的整体竞争力。

医疗服务市场的开放，推动了医疗保险制度的改革和完善。政府需要加大对医疗保险的投入，完善医疗保险制度，提高医疗保险的覆盖面和保障水平，确保人民群众能够享受到公平、高效的医疗服务。

医疗服务市场的竞争，促使医疗机构不断提高自身的服务质量和技术水平。通过引进先进设备和技术，提升诊疗水平，缩短患者的等待时间，提高患者的满意度，是医疗机构在市场竞争中取得优势的重要手段。

在国际竞争的压力下，国内医疗机构需要加强人才培养和引进。高素质的医疗人才是医疗机构提升服务质量和竞争力的关键。通过与国际医疗机构的合作交流，引进先进的人才培养模式和经验，提高医疗人才的整体水平。

医疗服务市场的开放，也需要加强医患关系的建设。医疗机构需要注重医患沟通，增强患者的信任感和满意度。良好的医患关系，有助于提高医疗服务的效果，提升患者的治疗体验。

（二）入世对我国医疗卫生的影响

1. 中国加入WTO，就其有利的方面来看，归纳起来主要有如下几个方面

（1）加入世界贸易组织（WTO），对我国医学科学和医疗技术的发展具有深远的影响。WTO成员国的开放政策促进了国际医学知识和技术的交流与合作。通过与其他国家和地区的紧密互动，我国能够及时获取全球最新的医学研究成果和先进的医疗技术，从而加速国内医学科学的进步。

加入WTO使我国的医疗服务标准逐步与国际接轨。在参与全球市场竞争的过程中，我国医疗机构不断提升服务质量和技术水平，以满足更高的国际标准。这不仅提高了国内医疗服务的整体水平，也增强了我国医疗服务在国际市场上的竞争力。

与此国际贸易自由化为我国医疗行业带来了更多的投资和技术引进。外国资本的进入和先进技术的引进，不仅推动了国内医疗设施的现代化建设，还促进了高端医疗设备的普及和应用。这些都大大提升了我国的医疗服务能力和水平。

加入WTO还促使我国医疗教育体系的改革与创新。国际间的交流与合作，为我国医学教育提供了更多的资源和机会。国内医学院校可以借鉴国外先进的教育理念和教学方法，培养出更多具有国际视野和创新能力的医学人才，为提升我国医学科学水平奠定了坚实的基础。

国际市场的开放，也推动了我国医药行业的发展。加入WTO后，我国医药企业有机会进入更广阔的国际市场，这不仅有助于企业扩大规模，增加收入，还能通过国际市场的竞争提升自身的研发能力和创新水平。随着更多新药和先进治疗方法的引进，我国患者能够享受到更高水平的医疗服务。

加入WTO使我国在国际医疗合作项目中的参与度大大提高。通过与国际组织和其他国家的合作，我国能够参与到更多的国际医疗科研项目中，共同攻克医学难题，推动全球医疗技术的进步。这种合作不仅有助于提高我国的科研水平，还能增强我国在国际医疗领域的话语权和影响力。

加入WTO还带动了我国医疗保险制度的完善。为了更好地与国际接轨，我国逐步建立和完善了覆盖面广、保障水平高的医疗保险体系。这不仅提高了公众的医疗保障水平，还促进了医疗资源的合理配置和高效利用，从而提升了整体医疗服务能力。

与此国际医学会议和学术交流的增加，为我国医学界提供了更多学习和交流的机会。我国医务人员通过参加国际会议，能够了解全球医学前沿动态，学习先进的医疗技术和诊疗方法，从而不断提升自身的专业水平，为国内医疗服务水平的提高做出贡献。

加入WTO也推动了我国中医药的国际化发展。作为传统医学的重要组成部分，中医药在国际上的影响力日益增强。通过WTO平台，我国中医药企业能够更好地开拓国际市场，传播中医药文化，提高中医药的国际知名度和认可度，从而促进中医药的现代化和国际化进程。

国际间的合作与交流，还促进了我国公共卫生领域的发展。通过与其他国家和国际组织的合作，我国能够及时获得国际公共卫生信息和技术支持，提高应对突发公共卫生事件的能力。这在应对全球传染病防控和公共卫生挑战方面，起到了重要作用。

加入WTO后，我国医疗服务的国际化进程也大大加快。越来越多的国外患者选择来华就医，我国逐渐成为国际医疗旅游的目的地之一。这不仅促进了我国医疗服务业的发展，还带动了相关产业的繁荣，为国家经济发展做出了贡献。

国际化视野的拓展，为我国医疗政策的制定和实施提供了更多借鉴。通过学习和借鉴国际先进的医疗政策和管理经验，我国能够不断完善自身的医疗体系，提高医疗服务的效率和质量，从而更好地满足人民群众的健康需求。

（2）加入世界贸易组织（WTO），对于我国的医院现代化建设具有积极的推动作用。通过加入WTO，我国将更加开放，吸引更多外资进入医疗领域，为医院的现代化建设提供更多的资金支持。随着外资的增加，医院将更加注重提升服务质量，引进先进的医疗设备和技术，推动医疗水平的提升。加入WTO也将促使我国医院更加注重管理规范化、信息化建设，提升整体管理水平，实现医院现代化建设的新突破。

加入WTO将带动我国医院的技术创新。外资的引入将带来更多的国际先进技术和经验，促使我国医院加大科研力度，推动医疗技术的创新和进步。通过技术创新，我国医院将能够提供更加先进、更具竞争力的医疗服务，进一步提升我国医院的国际竞争力。

加入WTO还将促进我国医院管理体制的改革。在国际贸易的环境下，我国医院将面临更加激烈的市场竞争，必须不断提升管理水平和服务质量，以适应市场的需求。加入WTO将促使我国医院不断完善管理机制，提高服务效率，为医院的现代化建设创造更加良好的环境。

2. 加入WTO对我国医疗服务的挑战，主要有以下方面

加入世界贸易组织（WTO）以来，中国医疗服务行业面临了一系列前所未有的挑战。医疗市场的开放加剧了国内医疗机构的竞争压力。外国医疗机构凭借先进的技术和管理经验，迅速进入中国市场，对本土医院形成了强烈冲击。由于国际医疗机构的服务质量高，许多患者更倾向于选择这些医院，从而导致国内医院面临患者流失和收入下降的问题。

医疗资源配置的不均衡问题进一步凸显。由于国际资本的涌入，部分地区的高端医疗资源集中，而广大农村和偏远地区的医疗资源依旧匮乏。这种资源分配的不均衡不仅加剧了医疗服务的不平等，也使得城乡医疗差距进一步扩大。对于农村居民来说，获得优质医疗服务的机会更加渺茫，健康权利难以得到有效保障。

医疗费用的上升成为一大难题。国际医疗机构的进入往往带来了高昂的医疗服务费用，这对我国居民特别是中低收入人群造成了经济负担。虽然部分高收入群体能够承担这些费用，但对于大多数普通百姓来说，看病贵的问题更加严重。医疗保险的覆盖面和报销比例也面临新的调整和压力，以应对不断上涨的医疗费用。

人才流失现象愈发明显。国际医疗机构高薪聘用优秀医疗人才，导致国内优秀医生和医疗管理人员流向外资医院或出国深造。人才的外流使得国内医疗机构尤其是基层医疗单位的人才储备进一步不足，医疗服务质量难以提升。为了应对这一挑战，中国需要加强对本土医疗人才的培养和激励机制，防止人才流失。

与此医疗管理体制面临巨大挑战。WTO规则要求医疗服务行业的透明化和规范化，这对我国现有的医疗管理体制提出了新的要求。传统的医疗管理模式需要进行彻底的改革，以适应国际标准和竞争环境。这不仅需要政策的调整，还需要医疗机构管理水平的提升和内部机制的完善。

技术创新与引进的压力也在加大。加入WTO后，中国医疗行业需要不断引进国际先进技术和设备，以提升整体医疗水平。技术的引进不仅需要大量资金投入，还需要相应的人才和管理经验的配套。对国内医疗机构来说，这无疑是一个重大的考验,需要在技术引进和自主创新之间找到平衡点。

患者对医疗服务质量的期望值提高。随着国际医疗机构的进入,患者对医疗服务的要求越来越高,期望能够享受到与国际接轨的高质量医疗服务。这种需求的变化促使国内医疗机构必须不断改进服务质量,提高医护人员的专业水平和服务态度,以满足患者日益增长的需求。

医疗法规与政策面临更新和完善的压力。为了应对国际竞争和规范市场秩序,政府需要不断修订和完善医疗相关法律法规,确保医疗市场的有序发展。法律法规的滞后性和执行力不足,可能导致市场混乱和医疗纠纷的增加,因此政策制定和执行的速度和力度至关重要。

国际化的医疗服务标准带来挑战。WTO 的规则要求成员国在医疗服务方面达到一定的国际标准,这对我国医疗服务提出了更高的要求。从医疗设备、技术到服务流程,都需要向国际标准靠拢。实现这一目标不仅需要医疗机构自身的努力,也需要国家政策的支持和引导。

公众健康教育和预防意识的提升也面临新的挑战。国际医疗机构的进入带来了先进的健康管理理念和预防措施,但国内公众的健康意识和预防习惯尚未完全形成。如何在医疗服务市场开放的加强健康教育,提高全民预防意识,是一个亟待解决的问题。

医疗服务信息化建设的需求日益迫切。为了提升医疗服务效率和质量,医疗信息化成为必然趋势。我国医疗信息化建设起步较晚,整体水平与国际先进水平相比还有很大差距。推进医疗信息化建设需要大量资金投入和技术支持,同时也需要解决信息安全和隐私保护等问题。

国际医疗市场的开放也为我国医疗服务带来了新的机遇。尽管面临诸多挑战,但国际先进经验和技术的引入,可以推动国内医疗行业的进步和发展。通过积极应对和借鉴国外先进做法,中国的医疗服务水平有望得到大幅提升,最终惠及广大人民群众。

(三)中外口腔医疗卫生的不同

中外口腔医疗卫生在许多方面存在显著差异。口腔健康理念的普及程度有所不同。发达国家的公众普遍具备较高的口腔健康意识,定期进行口腔检查和保健已经成为一种生活习惯。而在中国，尽管近年来口腔健康教育有所加强，但整体上人们对口腔健康的重视程度仍然不足，定期进行口腔检查的习惯尚未完全普及。

口腔医疗服务的供给能力存在差异。西方国家的口腔医疗服务体系较为完善，口腔诊所和专业牙医的数量充足，能够满足公众的口腔健康需求。相较之下，中国的口腔医疗资源分布不均衡，特别是在农村和偏远地区，口腔医疗服务的可及性较差，专业口腔医师的数量和质量都存在较大差距。

发达国家的口腔医疗技术和设备相对更加先进，许多新技术和新材料的应用已经非常普遍。中国在这方面起步较晚，虽然近年来发展迅速，但整体水平仍需提升。先进技术和设备的引进和应用，还需要较长时间的推广和普及。

国外许多国家对口腔医学教育投入大量资源，培养高素质的口腔专业人才。牙医在这些国家通常需要经过严格的教育和培训，持有执业资格证书才能从事临床工作。而中国的口腔医学教育起步相对较晚，教育体系的建设和完善还在进行中，许多牙医在实践中的技能和知识储备仍有待提高。

西方国家的口腔医疗费用相对较高，但保险覆盖率广泛，大多数居民可以通过保险支付大部分口腔医疗费用。而在中国，虽然口腔医疗费用相对较低，但医保覆盖的口腔项目有限，许多口腔治疗需要患者自费支付，给家庭带来了较大的经济负担。

再看预防措施和口腔保健产品的使用，差异也相当明显。西方国家的居民普遍重视口腔健康预防，牙膏、牙线、漱口水等口腔保健产品使用率高，且质量有保障。相比之下，中国居民的口腔保健意识相对较弱，口腔保健产品的使用频率不高，市场上产品质量参差不齐，这影响了口腔健康的维护效果。

西方国家通常有较为完善的口腔疾病诊疗指南，并且医务人员严格按照这些指南进行诊疗，确保患者得到规范的治疗。中国虽然也制定了一些口腔疾病的诊疗规范，但在实际操作中，执行力度和一致性仍有待加强，部分地区和机构的诊疗水平参差不齐。

在口腔医疗服务的监管和法律保障方面，西方国家具有较为健全的法律体系和监管机制，确保口腔医疗服务的质量和安全。中国在这方面的立法和监管相对滞后，尽管近年来政府加大了对口腔医疗服务的监管力度，但仍需进一步完善法律法规，强化监管措施，提升整体服务水平。

口腔医疗行业的科研和创新能力也有所不同。西方国家在口腔医学研究方面投入大量资金和资源，科研水平高，新技术和新方法不断涌现，并迅速应用于临床实践。中国的口腔医学研究起步较晚，科研投入不足，创新能力相对较弱，许多前沿技术仍需依赖进口和引进。

西方国家通过完善的社会保障体系和均衡的医疗资源分配，确保大多数居民都能享受到高质量的口腔医疗服务。而中国由于区域经济发展不平衡，医疗资源分配不均，导致城乡之间、不同地区之间口腔医疗服务的公平性和可及性存在较大差距，农村和偏远地区居民的口腔健康状况相对较差。

（四）加入 WTO 后我国医疗服务行业的对策

加入世界贸易组织（WTO）以来，中国医疗服务行业面临诸多挑战，为此必须采取多项有效的对策加以应对。提升医疗服务质量是应对国际竞争的重要举措。为此，中国需要不断引进和应用国际先进的医疗技术和设备，提高医疗服务水平。加强医务人员的专业培训，提升他们的技能和知识储备，以满足日益增长的医疗需求。

加强医疗资源的合理配置尤为重要。政府应制定和实施有效的政策，促进医疗资源在城乡之间的均衡分布。通过加大对农村和偏远地区医疗基础设施的投入，提升这些地区的医疗服务能力，缩小城乡医疗差距，确保每位公民都能获得基本的医疗保障。

进一步地，健全医疗保险制度是保障人民健康的重要措施。我国应逐步扩大医疗保险的覆盖范围，提高报销比例，降低患者的自付费用压力。推进医保支付方式改革，鼓励医疗机构优化资源配置，提高服务效率，控制医疗费用的过快增长，确保医疗服务的可持续发展。

与此提升医疗服务的信息化水平也是应对国际化挑战的必要手段。通过加强医疗信息化建设，实现医院信息管理系统、电子病历系统、远程医疗系统的全面普及，可以大大提高医疗服务的效率和质量。推动医疗大数据的应用，有助于提升疾病预防和诊治水平，推动个性化医疗的发展。

深化医疗体制改革是应对 WTO 挑战的关键环节。政府需要推动公立医院改革，优化医院管理体制和运行机制，提高医疗资源的利用效率。鼓励社会资本进入医疗服务领域，促进多元化办医格局的形成，增加医疗服务供给，满足多样化的医疗需求。

强化医疗质量监管和法律保障是确保医疗服务安全的重要措施。政府应完善相关法律法规，建立健全医疗质量监督机制，确保医疗机构和医务人员依法执业。加强对医疗服务市场的监管，防止不正当竞争和违法行为，保障患者的合法权益。

加强国际交流与合作也是提升医疗服务水平的有效途径。通过与国际医疗机构和科研机构的合作，引进先进的医疗技术和管理经验，可以促进我国医疗服务水平的提升。鼓励优秀医疗人才赴国外深造和学习，吸收国际前沿知识和技术，为国内医疗事业的发展注入新的动力。

为了应对人才流失问题，应建立完善的激励机制。政府和医疗机构需要加大对医务人员的培养和激励力度，提高医生的待遇和职业发展空间，吸引和留住优秀人才。鼓励医学人才创新创业，支持他们开展科研工作和技术创新，为医疗服务行业的发展提供坚实的人才保障。

注重医疗服务的预防和健康管理。通过加强健康教育和宣传，提高公众的健康意识和自我保健能力，减少疾病发生和发展。推动社区卫生服务的发展，构建覆盖城乡的预防保健网络，为居民提供全面、连续的健康管理服务，提升整体健康水平。

还需要推动医疗服务的标准化和规范化。政府应制定和实施统一的医疗服务标准和规范，确保不同地区、不同医疗机构提供的医疗服务质量和水平的一致性。通过标准化和规范化管理，可以提升医疗服务的透明度和可控性，保障患者的健康权益。

推进医疗服务的国际化发展也是应对WTO挑战的战略之一。鼓励国内医疗机构走出去，参与国际医疗服务市场竞争，提升国际影响力。引进国外优质医疗资源和技术，促进国内医疗服务水平的提升。通过国际化发展，可以推动国内医疗服务与国际接轨，提升整体竞争力。

在科研创新方面，加大投入也是必不可少的。政府应加大对医疗科研的投入力度，支持医疗机构和科研单位开展基础研究和应用研究，推动科技成果转化和产业化。通过创新驱动,提升医疗技术水平和服务能力,为应对国际化竞争提供技术支持。

加强医疗服务的伦理建设和文化建设也不可忽视。医疗服务不仅是一项技术性工作,更是一项充满人文关怀的事业。政府和医疗机构应注重医务人员的职业道德教育,培养他们的责任感和使命感,树立以患者为中心的服务理念,提供温暖、贴心的医疗服务,赢得患者的信任和尊重。

二、入世对教育的影响

(一) 教育投资主体将呈多元化

进入 21 世纪后,中国的教育领域迎来了前所未有的变革。过去,我国的教育主要依靠国家和集体的投资,尽管存在一些民办学校,但由于规模小、质量差、影响力微不足道,因此并未受到太多关注。随着中国加入世贸组织,情况发生了显著变化。教育市场逐渐开放,外资的进入成为了不可逆转的趋势。

在全球化的背景下,外资进入中国教育市场的方式主要有两种:一是通过引入先进的教育理念和学位项目,二是通过直接的资本投资。从短期来看,许多外方在等待更好的办学环境,暂时还未有大规模的动作。一旦他们充分了解并适应中国的教育市场特点,外资将会迅速占领市场,带来深远的影响。

从产业角度观察,教育是一片尚未被深度开发的富矿地带。教育是人才培养的摇篮,而人才是国家和企业未来竞争的核心。随着国际竞争的加剧,外国跨国公司必定会加大力度抢占中国的教育市场。在我国加入世贸组织之前,海外教育展和外国资格证书培训已经遍地开花。而今后,外资的"入侵"必将变得更加多样化和深入化。

实际上,全球化带来的不仅仅是市场的开放,还有教育理念和方法的交流与碰撞。外资的进入将为中国教育注入新鲜血液,带来更多元的教育资源和先进的教学模式。这对提升我国教育质量、促进教育改革具有积极意义。外资进入也可能带来新的挑战和问题,如教育公平性、文化冲突等,这需要我们在政策制定和市场监管方面做好充分的准备。

教育市场的开放为我国的教育事业提供了新的机遇,也提出了更高的要求。

我国必须积极应对，提升自身教育水平，以适应国际化的需求。在此过程中，政府应加强对教育市场的监管，确保教育公平和质量。我们也要鼓励本土教育机构与外资合作，引进先进的教育理念和管理经验，以推动我国教育事业的现代化和国际化发展。

外资在教育领域的介入，必将带来激烈的市场竞争。这种竞争不仅体现在教育资源的争夺上，还体现在教育质量和服务水平的提升上。我国的教育机构必须不断创新，提升自身的竞争力，以应对来自外资的挑战。只有这样，我们才能在全球化的浪潮中立于不败之地，实现教育事业的跨越式发展。

总的来说，教育市场的开放既是机遇也是挑战。我们应以积极开放的心态迎接外资的进入，同时要保持清醒的头脑，认清其中可能存在的风险和问题。通过科学的政策引导和有效的市场监管，我们可以充分利用外资的优势，为我国教育事业的发展注入新的动力。

我们还应注重培养本土的教育人才，加强对外交流与合作，吸取国外的先进经验，提升自身的教育水平。只有这样，我们才能在激烈的国际竞争中占据有利位置，实现教育现代化和国际化的目标。

在未来的教育市场中，合作与竞争将是主旋律。我们要善于利用外资的优势，提升自身的竞争力，通过合作实现双赢。只有这样，才能推动我国教育事业的可持续发展，为国家的未来培养更多优秀的人才。

面对未来，教育的开放和改革将是一个长期而复杂的过程。我们要有长远的眼光和坚定的信心，以开放的态度迎接挑战，以创新的精神推动发展。通过不懈努力，我们定能实现教育事业的全面提升，为国家的繁荣富强作出更大的贡献。

在这个过程中，政府、社会和教育机构都应积极参与，共同努力，营造一个良好的教育环境。通过加强合作、提升质量，我们可以在全球化的教育市场中占据一席之地，实现教育事业的全面发展和进步。

（二）旧的教育体制将遭受冲击

我国现行的教育体制是计划经济的产物，完全在计划经济的框架下运行。这种体制下，学校的建立和发展完全由国家统一规划、统一管理，导致各高校无法充分发挥其自身潜能和优势。传统体制的特点包括对外封闭、对内教条，几十年如一日的教学模式，以及科研成果转化为生产力的周期过长，这在很大程度上影响了教师的积极性和学校的发展。

尽管近年来教育改革有所推进，但多半是些表面的改动。几所学校合并为一所，或者将专科院校升格为本科院校，再如将学院升格为大学；在学校类型上进行定位工作，如研究型、教学型、职业技术型等。这些改革大多未能触及根本的教育体制问题。

以我所在的医学院为例，便是这种僵化体制的典型代表。学校的经费、员工、专业、招生、基建等方面都是按照计划进行，形成了一个封闭型的"院堡"，改革的风吹不进来，创新的水泼不进去。这样的环境下，"官体位"的幽灵四处徘徊，重职位、看名份、论资排辈的风气盛行，思想日趋保守。曾有一位负责宣传的干部在谈及WTO时表示："资本主义的东西怎么能学？"实际上"资本主义"的教育体制是灵活且富有实效的，西方相对独立的教育体制能够随机应变，与时俱进。

新的现代教育体制在宏观层面上应着重于转变政府职能，确立服务理念，让政府退出教育活动的微观领域，致力于建立公平竞争的制度环境，通过产业政策实现宏观调控。微观层面的体制特征则应确立学校的独立法人法律身份，通过建立学校董事会来重建学校结构，确立政府、社会和学校三者之间的制约与合作关系；确立校长在学校管理中的核心地位，探索"校长管理责任制"，实现责、权、利的制度性规范，通过学校内部管理制度的创新，最大限度地调动教师的积极性。

为了实现这些目标，首先需要重新定义政府在教育中的角色。从以往的直接管理者转变为服务提供者，政府应当更多地致力于建立公平竞争的市场环境，而不是直接干预教育机构的日常运营。这意味着政府需要减少对学校内部事务的干预，更多地通过制定政策和法规来确保教育的公平和质量。

必须确立学校的独立法人身份，使学校在法律上拥有独立的地位。这一变化将有助于学校自主决策，灵活应对市场需求和社会变化。在这种体制下，学校可以根据自身的特点和优势，制定符合实际的办学方针和发展战略，从而提升教育质量和竞争力。

建立学校董事会是重建学校治理结构的重要一步。董事会应包括政府、社会、教师、学生等多方代表,通过集体决策和监督,确保学校治理的科学性和透明度。这种多元参与的治理模式有助于形成良好的校内外互动,提升学校的管理水平和决策效率。

确立政府、社会和学校三者之间的制约与合作关系至关重要。政府应当在政策制定和宏观调控方面发挥主导作用,社会各界则应积极参与和支持教育事业,学校则专注于提高教育质量和办学水平。通过这种相互制约与合作的机制,可以有效避免单一主体的专断和偏差,确保教育事业的健康发展。

在学校管理方面,校长作为学校的核心管理者,必须在学校管理中发挥主导作用。探索"校长管理责任制",明确校长在学校管理中的责、权、利,建立相应的激励和约束机制。通过这种制度设计,可以充分发挥校长的管理才能,激发其工作积极性和创造性,推动学校的全面发展。

为调动教师的积极性,学校需要进行内部管理制度的创新。建立科学合理的绩效考核体系,对教师的教学、科研、社会服务等各方面工作进行全面评价,并将考核结果与职称评定、薪酬待遇等挂钩。通过这种机制,可以激励教师不断提高自身素质和工作水平,推动学校整体发展。

教育体制的改革还需要注重科研与教学的有机结合。学校应建立灵活的科研管理机制,鼓励教师积极参与科研工作,并将科研成果及时转化为教学资源和社会生产力。政府和社会应加大对教育科研的投入,支持学校开展高水平的科研活动,提升我国教育科研的整体水平。

教育改革还应注重培养学生的综合素质。学校应根据社会需求和学生特点,制定科学合理的课程体系和教学计划,注重学生创新能力、实践能力和综合素质的培养。通过这种教育模式,可以培养出适应社会发展需要的高素质人才,提升我国教育的国际竞争力。

在国际化方面,学校应积极开展国际交流与合作。通过引进国外先进的教育理念和教学方法,提升自身的办学水平和教育质量。鼓励教师和学生赴国外学习和交流,吸收国际先进经验,拓宽视野,提高素质。通过国际化的发展,可以提升学校的国际影响力和竞争力。

(三)现行教育结构不合理,窘态毕现

我国高等教育在1952年院系调整后,完全采用了前苏联的模式,将大学的文科、工科和理科分开。这一分科模式对我国教育的发展产生了深远的影响。到了20世纪90年代中期,国家启动了"211工程",在"九五"期间投入巨资,建设了教育科研网、图书文献保障系统、现代仪器设备共享系统等公共服务体系。这些措施在一定程度上提升了部分学科的水平和改善了办学条件,但核心建设依然是重点学科,教育结构调整并未得到充分重视。

尽管"211工程"在一定程度上提高了我国高等教育的整体水平,但其主要关注点仍然是重点学科的建设,而非全面的教育结构调整。这导致教育结构短缺的情况依然严重,许多高校在学科设置上存在不合理现象,特别是在一些热门专业的开设上显得尤为突出。近年来,计算机专业等一些热门专业受到热捧,许多高校不顾自身条件,盲目跟风设立这些专业,导致教育资源的浪费和教育质量的下降。

这种盲目跟风的现象在很多高校都有发生。笔者所在的医学院就是一个典型的例子。尽管该院校在医学领域有一定的优势,但由于没有高水平的医学工程学基础,却依然开设了工程学专业。这不仅浪费了教育资源,还误导了学生的选择,严重影响了教育质量。这种现象的背后反映了我国教育结构的不合理性,如果不加以纠正,将会遗害无穷。

我们必须认识到,教育结构的合理性对于一个国家的高等教育体系至关重要。只有合理的教育结构才能培养出符合社会需求的多样化人才。当前许多高校在专业设置上并没有充分考虑自身的实际条件和社会的需求,导致教育资源的浪费和人才培养的偏差。许多高校在没有足够师资力量和科研设备的情况下,盲目开设热门专业,最终导致教学质量的下降和学生就业困难。

在国家大力推动高等教育改革的背景下,我们需要进一步加大对教育结构调整的投入。政府应当加强对高校专业设置的指导和监管,避免高校盲目跟风,确保专业设置与社会需求相匹配。高校自身也需要根据实际情况,科学规划专业设置,避免盲目追求热门专业,以确保教育资源的有效利用和教育质量的提高。

我们还需要注重培养高素质的师资队伍。师资力量是保证教育质量的关键，高校应加大对教师的培养和培训力度，提高教师的专业水平和教学能力。政府也应加大对高等教育的投入，为高校提供更多的资源和支持，促进教育结构的合理调整和优化。

教育结构的合理性不仅关系到人才培养的质量，也关系到社会的和谐与进步。我们需要从长远的角度出发，加强对教育结构的研究和调整，以适应社会的发展需求。只有这样，我们才能培养出更多符合社会需求的高素质人才，为国家的发展提供强有力的智力支持。

在这个过程中，我们还需要注重国际经验的借鉴和学习。许多发达国家在教育结构调整方面有着丰富的经验和先进的做法，我们可以通过国际交流与合作，学习借鉴他们的成功经验，结合我国的实际情况，进行合理的调整和优化。

我们要认识到，教育结构的调整是一个长期而复杂的过程，需要政府、高校和社会各方面的共同努力。只有通过科学规划、合理布局、加强监管和提高师资水平，我们才能实现教育结构的优化，培养出更多高素质的创新型人才，推动我国高等教育事业的可持续发展。

（四）课程乏味，明显脱离实际

在当前的教育体制下，教师能力的培养和提升、课程设置的合理性、教学内容的更新往往被忽视，导致学生的知识需求得不到充分满足。这种情况下，学生的创造力和自主学习能力被严重限制。许多教师在课堂上采用单一的授课方式，只是机械地传授知识，教学内容一成不变，教学方法陈旧。这样的教学模式不仅限制了学生的思维发展，也抑制了他们的探索精神和创新能力。

教师在教学过程中缺乏互动，忽视了学生的主动性和参与感。许多教师习惯于满堂灌，一支粉笔、一张黑板、一份教材，重复使用多年。这种单向传授的模式，使得学生被动接受知识，无法主动参与到学习过程中。教师很少鼓励学生提问、讨论和探究问题，这样不仅削弱了学生的学习兴趣，还限制了他们的思考能力和创新精神。

课程设置缺乏灵活性和适应性。很多学校的课程设计过于僵化，缺乏针对性和实用性，无法适应社会发展和学生个人发展的需求。课程内容陈旧，更新速度慢，许多教材使用多年未作修改，不能反映学科前沿和最新研究成果。这样一来，学生所学知识滞后于实际需求，难以应对未来社会的挑战。

在教学内容方面，教师往往注重知识的传授而忽视能力的培养。教学内容偏重于书本知识，缺乏实践环节和应用性，学生在学习过程中难以将理论知识与实际应用结合起来。实践证明，这种重知识、轻能力的教学模式，不利于学生综合素质的提高和创新能力的培养。

与此教师自身的专业发展也受到限制。许多教师在职培训和继续教育机会较少，缺乏自我提升和专业发展的途径。这导致教师的知识和技能无法及时更新，难以适应快速变化的教育环境和学生多样化的学习需求。教师专业发展的滞后，直接影响到教学质量的提升和学生学习效果的改善。

教育评价体系的不科学也是导致上述问题的重要原因之一。当前的教育评价体系过于注重学生的考试成绩，忽视了对学生综合素质和能力的评价。教师的工作评价也主要基于学生的考试成绩，这使得教师更加重视应试教育，而忽视了对学生创造力和综合素质的培养。这样的评价体系不仅扭曲了教育的初衷，也影响了学生的全面发展。

为了改变这一现状，首先需要从教师能力的提升入手。加强教师在职培训和继续教育，提供更多的学习和交流机会，促进教师专业发展。通过引进先进的教学理念和方法，提升教师的教学水平和创新能力。鼓励教师积极参与科研工作，将最新的研究成果和教学实践结合起来，不断更新教学内容和方法。

应对课程设置进行系统性改革。根据社会需求和学生个性发展的需要，调整和优化课程结构，增加实践课程和综合素质培养课程的比重。及时更新教材内容，引入最新的学科前沿和研究成果，使课程内容更加贴近实际，富有时代气息。

在教学内容方面，应注重能力的培养和综合素质的提高。教学内容不仅要涵盖基础知识，还要注重培养学生的实践能力、创新能力和批判性思维。通过多样化的教学方法，如项目教学、探究学习、合作学习等，激发学生的学习兴趣和主动性，促进他们全面发展。

应该建立科学合理的教育评价体系。评价体系应涵盖学生的知识掌握、能力发展、综合素质等多个方面，注重过程评价与结果评价相结合。通过多元化的评价手段，如考试、论文、项目、实验等，全面反映学生的学习效果和综合能力。建立教师评价体系，不仅评价教师的教学效果，还要关注他们的专业发展和创新能力，鼓励教师不断提升自我，改进教学。

学校应创造良好的学习和创新环境，为学生提供更多的学习资源和探索空间。建设现代化的教学设施和实验室，提供丰富的图书资料和网络资源，组织多样化的学术活动和课外实践，激发学生的学习兴趣和创新潜能。通过营造良好的学习氛围，帮助学生养成良好的学习习惯，提升他们的学习效果和综合素质。

在这一过程中，政府和教育主管部门应发挥重要作用。通过制定政策和法规，提供经费和资源支持，推动教育体制改革和创新。政府应鼓励和支持教育研究和实践创新，推广先进的教学经验和成果，促进教育质量的全面提升。

社会各界也应积极参与和支持教育改革。企业可以与学校合作，共同开发课程和培训项目，提供实习和就业机会，帮助学生将理论知识与实际应用相结合。家长应积极参与孩子的教育，关注他们的学习和成长，与学校和教师密切配合，共同促进学生的全面发展。

三、医学教育应该怎样应对WTO

（一）建设具有国际竞争力的教师队伍

教师队伍是一种独特的人才资源，具有其他人力资源难以替代的潜力和优势。如果我们能够进一步开发、利用和建设这支队伍，其所能发挥的能量将是巨大的。要实现师资队伍的整体优化，关键在于激发其活力，并为其提供一个能够施展才华的舞台和环境。

现代医学的发展日新月异，医学科技的竞争愈加激烈。这种竞争在教育领域表现尤为明显，因此我们必须具备全球视野，着眼于未来，从适应市场经济体制的角度来考虑师资队伍的建设。要想在激烈的国际竞争中占据优势，必须围绕体制创新和体制突破，深化学校的人事制度改革，坚决引入市场机制，通过多种渠道和宽领域招聘人才，优化教师队伍的整体结构，提高教师的综合素质。

在师资队伍建设方面，教师的道德风范是不可忽视的关键因素。教师不仅仅是知识的传授者，更是学生健康成长的榜样和社会主义精神文明的楷模。我们应当大力弘扬具有新时代特征的师德风范，使教师在职业道德方面起到引领作用，塑造出一支德才兼备的教师队伍。

为了确保教师能够不断提升自身的专业素质和文化水平，我们必须依照《教育法》和《教师法》的要求，全面推行教师继续教育。通过系统的继续教育，帮助教师更新知识结构，提高专业水平，使其不仅将教书作为谋生手段，更重要的是用心智去教育人、培养人，培养出适应国际竞争的高素质人才。

在实际操作中，我们需要把教师队伍建设作为学校的中心工作来抓。理解教师的需求，帮助他们解决工作中的困难，并依靠他们的智慧和力量来推动学校的发展。只有这样，我们才能不断提升医学教师队伍的质量，使其在未来的教育和科研中发挥更大的作用。

为了激发教师队伍的活力，我们需要创造适宜的环境和条件。通过改善工作条件，提高薪酬待遇，提供更多的培训和进修机会，让教师能够安心教学、潜心科研。应当建立科学合理的评价体系和激励机制，对优秀教师进行表彰和奖励，激励更多教师不断追求卓越，提升自身的专业水平。

（二）呼唤校长职业化

随着中国加入世界贸易组织，教育体制也面临与国际接轨的需求。在这种背景下，学校管理尤其是校长的工作必须实现规范化和职业化。校长不仅要具备战略思想与规划能力，还需要有资源整合与运作能力、动态管理和组织能力、调整教育结构和投资的经营能力以及效益型的科研能力。

教育的本质和根本职能决定了职业校长模式的根本依据。只有那些既具备教育家风范，又兼有优秀思想政治工作者、政治家、医学专家素质的校长，才能领导学校坚持育人的本质，担负起开发学生潜能、塑造完整人格、建设全面文明的职责。这样的校长需要拥有先进的办学理念，积极参与国际竞争的意识，以及适合本校的清晰办学指导思想和明确的发展战略。

具体来说，职业校长的素质结构应该完整且多样化。校长需要有独特的个性和办学特色，把培养具有强智能、高素质、综合型创新人才作为最基本的办学宗旨。校长还应当具备坚定的自信心、创造性的知识结构、创造性思维方式和能力，并能带动全校教职员工热心参与改革。这样，学校才能培养出敢于怀疑理论、敢于冒险、敢于独立思考、想象力丰富与判断力敏锐的人才。

职业校长还必须具备高超的协调能力，能够适应周围环境，意识到与他人的依存关系，谋求共同发展。校长需要尊重各种文化、学科和专业的价值平等，诚信地与来自不同文化和专业背景的人交流，取长补短，互相促进。校长的职业素养不仅体现在管理和协调能力上，更要有完善的人格魅力。

校长应该是师生的楷模，具备高尚的品格、光明磊落的胸襟、清正廉洁的作风、民主的领导风格、关怀师生的人文精神和深厚的学识。通过其完善的人格、优雅的风度和迷人的魅力，校长可以对师生产生积极的影响，带动整个学校的氛围和文化向积极方向发展。

关于职业校长的年龄问题，值得深入探讨。校长不同于一般的公务员岗位，不必有严格的年龄限制。对于有能力的校长而言，年龄大一些反而更有威严和经验。相反，庸碌无为的校长，即使再年轻也应被淘汰。著名数学家陈省身在90多岁时依然活跃在讲台上，钟敬文先生百岁高龄仍然带领研究生进行研究，这些实例表明，称职的校长完全可以在年长时继续发挥作用。

（三）教育理念要转变

在计划经济体制下形成的教育理念，以封闭的既定知识教育为核心。医学生只需修完规定课程并取得合格成绩，即可毕业。随着中国加入世贸组织，这种教育模式面临巨大的挑战和变革。现代教育逐渐强化服务观念，在注重培养人、教育人的更加突出作为一种服务的功能，为大众提供消费的教育产品。

为了适应这种转变，教育必须强化产业观，扩大市场在教育资源配置中的作用。通过运用产业机制，可以促进教育的发展，使其更加符合市场需求。医学生在这种背景下，需要在"综合型"上花大力气，成为主动的学者和研究者，不断提升政治思想素质、健康的心理素质、高水平的科技素质、灵活的管理素质以及听说写能力俱佳的外语素质。

高等教育模式的转变，强调教师的主导地位和以学生为中心的观念并存。以人为本，确立学生的主体地位，尊重他们的兴趣爱好和个性特点，创造个性化的教育教学环境和条件。这种模式不仅要让教师教会学生如何学习,更要教会他们如何生存、如何做人,培养诚信、友善、智慧、责任、开放等优良社会品质。德育始终是教育的核心,尤其要重视培养学生的爱国主义思想。

医学作为一门实践性极强的应用科学,医学生将面对社会和人群的基本需求。医学教育必须把培养学生的能力和思维习惯放在重要位置,为医学事业的可持续发展培养富有创新精神的医学人才。在这种教育模式下,医学生不仅需要掌握扎实的专业知识,还需具备综合素质,才能应对未来复杂的医疗环境。

在计划经济体制下,教育主要侧重于知识的传授,忽视了对学生综合素质的培养。如今,这种情况必须改变。教育需要转向服务导向,更多地考虑如何为社会提供优质的教育服务。医学生在这种新的教育理念指导下,不再仅仅是知识的接受者,而是成为主动的学习者和研究者,通过不断提高自己的综合素质,才能真正适应未来的社会需求。

为了实现这一目标,高等教育必须进行深刻的改革。要建立以学生为中心的教育模式,尊重学生的个性和兴趣,为他们提供多样化的学习选择和个性化的学习环境。教师的角色需要转变,不再是知识的灌输者,而是引导学生如何学习、如何思考、如何应用知识。教师需要帮助学生树立正确的价值观,培养他们的社会责任感和创新精神。

教育改革的另一个重要方面是引入市场机制,通过市场的力量来配置教育资源。这要求教育机构具备灵活的管理机制和开放的办学思路。医学生在这种教育环境中,不仅要学好专业知识,还要具备市场意识和竞争能力,才能在未来的职业生涯中脱颖而出。

医学教育必须重视实践教学,加强学生的临床实践能力。通过真实的医疗环境,让学生在实践中不断提升自己的专业技能和应对能力。与此教育机构应加强与医疗机构的合作,建立实践基地,为学生提供更多的实践机会和平台。

(四) 教育内容要接轨

随着中国加入世界贸易组织,医学教育领域面临了新的挑战和机遇。在这一背景下,外国的医学教材、课程设计等将逐步进入中国市场,这不仅要求医学教育与国际接轨,还需要重视教学内容的全球化。

教学内容与国际接轨势在必行。目前我国部分医学教材长期未变，被戏称为"爷爷教材"。针对这一问题，必须根据国际化教育要求，确立全球化课程理念，积极借鉴国外先进的教育观念和教材资源。通过汇编、改编、参考国外先进教材，我们可以增加国际竞争力和国际理解教育的内容，推动教育体系向培养创新精神和实践能力为中心的方向发展。

在全面改革课程体系的过程中，应当摒弃以背诵为主的传统教学模式，而是构建能够紧跟时代潮流、反映最新医学研究进展和理论前沿的课程体系。特别是对于具备条件的医学院校，可以考虑直接采用国外先进的教材，实行双语甚至英语教学，以提升教学内容的国际化水平和学生的国际竞争力。

医学院校应当与社会需求紧密接轨。市场经济的特点决定了供求关系和价值规律的重要性。医学院校在调整教学内容和专业设置时，应当根据社会对医学人才的实际需求进行调整和优化。这包括关注边缘学科和交叉学科的建设，以及开创符合时代发展需要的新学科、新专业。

随着全球化进程的推进，医学教育也需要不断适应WTO对人才素质提出的要求。这意味着医学院校不仅要培养具有高水平专业知识和技能的医学人才，还要培养具备国际视野、跨文化沟通能力和团队合作精神的综合型人才。只有如此，学生才能在日益激烈的社会竞争中脱颖而出，具备国际竞争力。

在医学教育的改革过程中，校长的领导作用至关重要。校长应当具备战略决策能力、跨文化管理能力和国际化视野，以引领学校实现教育国际化的目标。校长还应促进学校内部的创新文化和学术氛围，激励教师和学生积极参与国际合作和交流，不断提升学校的国际声誉和影响力。

（五）教学手段要创新

入世后，教育手段的创新显得尤为重要，以有效地适应WTO对教育带来的挑战。在教学手段的多方面创新中，首先需要改变目前医学院校普遍采用的单向填鸭式教学方法。这种方法偏向于传授知识，而缺乏互动和探讨。应当更多地采用讨论交流的方式，使学生成为教学的中心，通过师生双向互动来完成教学任务。

多采用医案病例分析作为教学手段，引入情境教学的概念。通过比喻法、图片法、声像法等具体的教学手段，将抽象的医学理论转化为生动、具体的案例和情境。这种方式不仅丰富了教学内容，也激发了学生的学习兴趣，使教学过程变得更加生动和具有活力。

教育应该从理论与实际的结合中寻求突破。特别是在医学教育中，实践性极强，因此医学志愿者活动应该得到长期和持续的推广，尤其是在假期期间加强医学实践活动。通过实际参与社会服务和医疗实践，学生能够将学习到的知识和技能应用到实际中，提升自己的专业素养和实际操作能力。

要倡导院校间的联合合作与资源共享，尤其是加强医学生的人文科学教育。医学不仅仅是技术的运用，还涉及广泛的人文知识和素养。通过开放大门，与其他院校共享资源，可以为医学生提供更广泛的学科交流和多元化的学习机会，促使他们在文理兼备的环境中成长，更快地适应社会对复合型人才的需求。

（六）加快发展信息化、高新技术，推动医学教育的国际化过程

很显然，中国加入世界贸易组织（WTO）后，外国的教育资源将成为我国高等教育的重要组成部分。这种全球化的趋势不仅会带来多样化的教育合作形式，还将大大促进中国高等教育的国际化水平和教育层次的提升。

教育资源的国际流动将为中国的高等教育注入新的活力和创新。通过与国外教育机构的合作与交流，我国可以引进先进的教育理念、教学方法和管理模式，提高教育质量和教育水平。这不仅有助于填补国内教育资源的短板，还能够为学生提供更广阔的学术视野和实践机会。

随着信息技术的飞速发展，远程教育和网上学校成为了教育国际化的重要载体。这些新兴的教育形式不受地理位置和时间限制，能够让更多的学生和教育者跨越国界进行学习和合作。通过建立国际化的网络教育平台，我们可以有效提高教育资源的覆盖面和利用率，为广大学习者提供更加灵活和多样化的学习选择。

医学教育国际化的一个显著特征是教育人员的高度流动性。随着国际间学术交流的增加，越来越多的学生、教师和科研人员参与到跨国科研和国际合作中来。这种流动不仅促进了医学知识的全球传播与交流，也为医学教育的进步和创新注入了新的动力。

国际合作在医学教育和科研领域的重要性不言而喻。面对复杂多变的医学挑战，跨国科研合作不仅能够整合全球的研究资源和人才优势，还能够加速科技成果的转化和应用。这种合作模式不仅有助于推动医学科技的进步，还为医学院校提升国际影响力和竞争力奠定了坚实的基础。

（七）学校校规要清理

当前，我国各医学院校普遍制定并实施了一套校规，作为管理学生和教师行为的基本依据。尽管这些校规在形式上看起来比较完善，实际执行中却存在着诸多问题和挑战。

从校规的制定和实施情况来看，许多学校的校规与国家颁布实施的法律法规不完全一致，甚至存在冲突。这种不一致性可能源于校方在制定校规时未能充分考虑国家法律的权威性和约束力，导致了校规的局部虚设或者实际执行效果不佳的问题。例如，有些校规中可能包含了不合理的条款，对学生的行为和权利限制过多，与国家法律保障的学生权利不符，这就需要校方进行审视和调整。

针对教师行为的规章在当前的大环境下也面临着挑战。随着教育行业的市场化和人才流动的自由化，大学教师的角色和职责日益复杂化，传统的管理教师的规章已经显得力不从心。在加入世界贸易组织（WTO）后，尤其需要更加灵活和符合市场需求的管理制度来适应教师人才的多样化和流动性。传统的校规和规章对于教师的行为规范可能显得过于僵化，无法有效应对教育领域内外部环境的快速变化和挑战。

学校在当前阶段必须将校规建设放在重要位置，并进行系统的清理和完善。需要对现有的校规进行全面梳理和审视，剔除与国家法律法规不符或过时的条款，确保校规的合法性和权威性。针对教师行为的规章也需要根据教育市场的实际需求进行调整和优化，给予教师更多的自主权和创新空间，同时确保教育质量和学校管理的有效性。

在这个过程中，学校应当充分利用现代管理理念和技术手段，例如信息化管理系统和智能监控技术，提升校规的执行效率和透明度。还需加强与法律部门和教育主管部门的沟通和协调，确保校规的制定和实施符合国家法律和教育政策的要求，为学校在全球化和市场化的背景下持续发展提供坚实的法律和制度基础。

（八）思想政治教育要加强

思想政治工作在我国教育体系中具有重要优势，其作用不仅在于加强学生的思想道德建设，更在于培养他们的爱国情怀、社会责任感以及成才成人的综合素质。特别是在医学院校这样的特殊环境中，思想政治工作的重要性更为突出，需要紧密结合时代特征和医学教育的特点，有针对性地引导和教育学生。

医学院校要高举"爱国、成才、悬壶济世"的旗帜，这不仅是一种教育理念，更是对学生的价值观和行为准则的明确要求。爱国情怀是医学生成长过程中不可或缺的一部分，他们需要通过学习和实践，深化对祖国的热爱和对人民健康的责任感。在全球化背景下，具备世界眼光和国际视野的医学人才更能够在国际舞台上发挥重要作用，思想政治工作应该引导学生不仅仅关注国内医学发展，还要关注国际前沿科技和医疗进展，为将来的全球性挑战做好充分准备。

当前医学院部分学生存在爱国主义观念淡薄、社会主义信念飘移、集体主义观念淡化、专业思想不牢固等问题，这需要思想政治工作在实践中有针对性地加以解决。所谓"两个结合"，即紧密结合时代特征和医学院校的特征，是指在传统教育理念的基础上，结合当代社会文化变迁和医学教育的特殊要求，创新思想政治教育的形式和内容。这包括通过塑造先进人物形象、创建良好的校园文化和环境文明等方式，引导学生树立正确的人生观、价值观和世界观，使思想政治工作真正融入校园的方方面面，起到润物细无声的作用。

在实施过程中，可以通过开展丰富多彩的主题教育活动、组织实地考察和社会实践、开设专题讲座和座谈会等形式，引导学生深入思考和实践。例如，组织学生参与医疗援助活动、邀请业内专家讲解医学伦理与专业精神等，都能够有效增强学生的社会责任感和专业使命感，同时深化他们对社会主义核心价值观的理解和认同。

四、抓住机会迎接挑战，加快口腔医学发展

抓住中国加入世界贸易组织（WTO）的历史机遇，口腔医学领域迎来了前

所未有的发展机遇。这一重大的国际经济合作平台不仅为口腔医学的进步提供了广阔的舞台,也带来了前所未有的挑战和竞争压力。

在全球化的背景下,口腔医学面临着来自世界各地先进技术和理念的涌入。通过与国际先进水平对接,我们可以借鉴其先进的治疗技术和诊疗理念,提升口腔医学的临床水平和治疗效果。这不仅有助于满足国内患者日益增长的健康需求,也能够增强我国口腔医学在国际上的影响力和竞争力。

随着市场经济的全面开放,口腔医学面临着市场竞争的激烈考验。只有通过技术创新、服务优化和管理提升,才能在国内外市场中立于不败之地。这需要口腔医学院校和医疗机构加强内部管理,优化资源配置,提高服务质量,以实现可持续发展和长期竞争力的提升。

在迎接WTO挑战的过程中,口腔医学的教育体系也面临深刻变革和调整。我们需要不断优化课程设置,引入国际先进的教学内容和方法,培养具有国际视野和竞争力的口腔医学人才。这不仅涵盖了临床技能的培养,还包括科研能力、国际交流能力以及跨文化沟通能力的提升,为学生未来在国际舞台上的发展打下坚实基础。

口腔医学的国际化发展需要与时俱进的科研支撑。通过开展国际合作研究项目,我们可以共享全球科研资源和技术创新成果,加速口腔医学科技的进步和应用。还能够推动口腔医学在全球范围内的学术交流和合作,促进学科的跨国融合和发展。

除了技术和科研的国际合作,口腔医学还需注重人才培养体系的建设。我们应该积极吸引国际优秀的口腔医学人才来华工作和交流,推动我国口腔医学人才队伍的国际化和专业化发展。这不仅包括引进国外优秀教育资源和教学团队,还需加强学术交流和合作,为口腔医学的未来发展培养更多具有国际竞争力的专业人才。

在全球化进程中,口腔医学还需加强国际标准和规范的对接与认证。通过对口腔医学实践、技术标准和治疗流程的国际化认证,我们能够提升我国口腔医学的国际认可度和竞争力。这不仅有助于我国口腔医学在国际市场上的地位,还能够为国内口腔健康事业的发展奠定坚实基础。

第六节　注重培养学生的团队合作精神

一、循证医学与医疗模式转变

证医学作为一种基于科学证据的医学实践方法，正在全球范围内推动着医疗模式的转变和进步。它强调通过系统收集、评估和应用最新的临床研究证据，来指导医疗决策和临床实践，从而提高医疗质量、安全性和效果。

医疗实践的转变，需要基于科学证据而非单凭经验和传统做法。循证医学的兴起，促使医疗行业从经验主义向实证主义转变，强调医疗决策和治疗方案应当基于最新的研究成果和临床实证，而非仅仅依赖医生个人经验和传统医学观念。

循证医学的核心在于整合最新的科学研究成果，通过系统性的评估和分析，确定最佳的临床实践指南和治疗方案。这种方法不仅帮助医生做出更明智的医疗决策，还能够显著提高患者的治疗效果和生存率，从而为医疗行业注入了新的活力和效率。

在循证医学的指导下，医疗模式逐渐向以患者为中心的方向转变。这种模式不仅仅关注疾病的治疗，更重视患者的个性化需求和健康管理。通过充分了解患者的个体差异和健康状况，医生可以制定更加精准和有效的治疗方案，提高患者的治疗满意度和生活质量。

通过科学评估和比较各种医疗干预措施的效果和成本效益，医疗资源能够更加科学地配置到真正需要的地方，避免了资源的浪费和不必要的医疗费用支出，从而提高了整体的医疗效率和经济效益。

随着循证医学理念的普及和深入，医疗决策和治疗方案的透明度和公平性也得到了显著提升。患者和医生可以通过公开透明的临床实证数据，共同参与医疗决策过程，增强了医患之间的信任和合作，从而有效提升了治疗的依从性和治疗效果。

循证医学的推广不仅影响了临床医疗实践，也深刻影响了医学教育和学术研究的方向。越来越多的医学院校和科研机构开始注重培养具备循证医学思维和方法的医学人才，推动医学科研从传统经验积累转向系统性科学研究，进一步促进医学的学术进步和临床实践的现代化。

各国医学界通过分享和比较不同国家的循证医学实践经验和成果，加强国际间的合作与交流，共同应对全球性健康挑战，推动医疗技术和治疗方法的全球化进步。

二、循证医学与教育观念更新

（一）变知识经验型人才的培养目标为创新开拓型人才培养目标

近百年来，临床医学尽管取得了显著的进步，但其基本实践仍然主要依赖于医师个体的意见和经验，这种做法被称为"基于意见的医学"。在这种模式下，医师主要依赖于教科书和零散的期刊文献资料，结合个人长期积累的临床经验，来制定和实施治疗方案，对病人的处理方式较为个性化和经验化。

随着循证医学理念的兴起，医疗实践开始向更加科学化和系统化的方向转变。循证医学要求医师不仅要依赖个体经验，还要结合最新的科学研究证据来指导临床决策。这意味着医师需要具备系统搜集、评估和运用临床研究证据的能力，而不仅仅是依赖个人的主观经验和看法。

在实践循证医学的过程中，医师需要不断更新自己的知识储备，并能够对各种临床研究证据进行深入分析。这种方法不仅可以帮助医师做出更为科学和客观的医疗决策，还可以显著提高治疗的效果和预后，为患者提供更加安全和有效的医疗服务。

循证医学的核心在于将科学证据与临床实践紧密结合，以实现最佳的治疗效果和健康成果。通过系统地收集和分析各类医学研究数据，医师能够更加准确地评估不同治疗方法的优劣，从而为每位患者量身定制最合适的治疗方案，提升整体医疗质量和安全性。

循证医学的推广也在促进医学研究方法的革新和进步。医师不仅要学会应用现有的科学证据，还需要通过自身的研究活动来积极创造新的医学证据。这种创新开拓精神不仅有助于解决当前临床实践中的挑战和问题，还能为医学领域的持续发展和进步贡献力量。

在循证医学的框架下，医师的角色也逐渐从传统的"经验型专家"转变为"科学实践者"。医师需要不断更新自己的专业知识和技能，跟踪医学领域的最新进展，并通过持续的教育和学习，保持与科学发展同步，以应对日益复杂和多样化的医疗挑战。

循证医学的实践不仅影响了医疗决策和治疗方法的选择，还深刻影响了医疗教育的内容和形式。越来越多的医学院校开始注重培养循证医学思维和技能的新一代医务人员，推动医学教育从传统的课堂教学向实践和研究结合的方向转变，以更好地适应现代医疗的需求和挑战。

（二）变传授知识为教会学习

传统的教育模式注重于知识的灌输，但在循证医学的背景下，我们的医学教育必须转向注重能力的培养，强调学习方法的教授。循证医学要求医生通过实践运用最新的医疗模式来处理每位病人，这实际上是一个全球范围内资料收集、信息吸收、知识消化和运用的学习过程。医学教育不能仅仅停留在学生掌握知识的层面上，更重要的是培养他们具备持续学习的能力，特别是运用各种现代化手段获取知识并解决实际问题的能力。

在传统医学教育中，学生往往被 passively 接受信息，而在循证医学的框架下，我们需要改变这种模式。学生应该成为积极的学习者，通过参与问题解决和决策过程，逐步发展和完善自己的医学知识和技能。教育者应重视引导学生发展批判性思维和问题解决能力，以便他们在未来的实践中能够做出明智和科学的决策。

循证医学强调的不仅是医学的科学性和技术性，更重要的是医生如何在面对复杂的临床情况时能够进行逻辑推理和证据评估。医学教育需要从根本上培养学生的批判性思维和逻辑推理能力，使他们能够有效地分析和评估各种医疗证据，并基于最新的科学发现来制定治疗方案。

另一个关键的教育策略是引入实践中心的教学方法。循证医学要求学生通过实际操作和模拟情境来学习和应用知识。教育者应设立高质量的实践中心，提供模拟病例、临床实习和实地训练的机会，以帮助学生在安全的环境中积累实际经验，并在错误中学习，不断提升他们的技能和自信心。

（三）变死学为巧学

传统的医学教育长期以来强调学生的记忆能力，学习过程主要围绕吸收大量知识展开。学生们通常希望能够掌握尽可能多的医学知识，因为医学领域的知识量庞大且多样，他们希望能够尽可能全面地理解和应用这些知识，以应对未来的临床挑战。随着医学领域的不断发展和扩展，现代医学教育逐渐意识到仅仅依靠记忆来学习医学知识是远远不够的。

在医学领域，医学知识的无限性意味着我们不可能在有限的时间内掌握所有的知识。这种状况对医学教育提出了挑战，特别是在循证医学的背景下。循证医学要求医师不仅仅是具备丰富的知识储备，更需要能够根据最新的科学证据做出决策，解决具体的临床问题。学生们需要通过有效的学习方法，学会在有限的时间内优先掌握那些最基础、最实用的医学知识，以及掌握搜集和分析信息的能力，从而更好地适应未来医学实践的需要。

传统医学教育模式通常将学习过程视为信息的灌输和记忆，这种模式下学生被要求掌握大量的医学知识点。随着医学知识的日新月异和医学实践的复杂化，仅仅依靠死记硬背的学习方式已经无法满足现代医学教育的需求。教师们在医学教育中应当引导学生们从被动的接受者转变为主动的学习者，学会在有限的时间内通过有效的学习策略来掌握和应用医学知识，以应对不断变化的临床挑战和医学进展。

循证医学强调基于科学证据做出决策的重要性，这种方法对医学教育提出了新的要求。医学教育不再仅仅是知识的传授，而是应当培养学生具备批判性思维和独立分析问题的能力。学生们需要学会如何有效地评估和利用各种医学文献和研究成果，以及如何将这些科学证据应用到实际临床实践中去。教师们在教学中应当注重培养学生的信息获取和分析能力，帮助他们从信息中筛选出最具有代表性和实用性的内容，为日后的医学实践打下坚实的基础。

（四）变被动接受为主动求索

传统的灌输式、填鸭式教学模式长期以来在医学教育中占据主导地位，这种模式将知识单向地从教师传递给学生，学生被动地接受和消化知识，缺乏深度思考和实践探索的机会。随着循证医学实践的推广和医疗模式的转变，传统教育模式的局限性逐渐显露出来。循证医学要求医师不仅要掌握现有知识，还要具备独立思考、科学研究和临床实践的能力，这就需要医学教育从传统的灌输式教学转变为能够激发学生主动性和创造性的新型教学模式。

循证医学实践强调医师必须主动获取和理解最新的医学知识，而不是简单地被动接受。传统的填鸭式教学往往限制了学生的思维深度和创造性发展，他们习惯于被动地接受教师的信息，而很少有机会进行批判性思维和独立的学术探索。现代医学教育需要通过激励学生自主学习和参与科研活动，培养其主动获取知识和进行自主研究的能力。

循证医学实践将临床科研作为医疗模式的一个重要环节。临床科研不仅可以促进医疗技术和治疗方法的进步，还能够提高医师的诊断和治疗水平。传统的教学模式往往忽视了学生在实际临床操作中的创新和探索精神，而现代医学教育则应该通过实践性教学和科研项目的参与，培养学生解决实际临床问题的能力，从而使他们在未来成为能够真正应对医疗挑战的医疗专业人才。

医学教育需要重视学生的主动性和创造性。循证医学的核心理念是基于科学证据和实证研究的医疗决策，这要求医生不仅仅是知识的传递者，更要成为知识的创造者和应用者。教育者应该通过启发式的教学方法和跨学科的学习体验，引导学生在实践中学习和成长，培养他们解决实际问题的能力和自我学习的习惯，从而实现从被动接受到主动探索的教育转变。

（五）变一次性教育为终身教育

传统医学教育与循证医学之间的差异，不仅仅是理论层面上的变革，更是医学教育模式的一次深刻革新和现代化转型。传统医学教育强调医师依靠已有的知识和经验处理病人，这种教育模式可以称为"充电"式的，即一次性地获取必要的医学知识和技能，然后在职业生涯中不断应用和积累。这种模式在历史长河中发挥了重要作用，培养了一代又一代的医学人才，支撑了医疗服务的基础。

随着医学科学的发展和社会需求的变化，循证医学的理念逐渐成为现代医学教育的主流。循证医学要求医师不仅仅是靠既有知识和经验，而是每天都要学习新的知识，依据最新的证据资料做出医疗决策。这种教育模式强调的是终身教育，即医学学习与实践的过程永无止境，医师必须养成不断学习的习惯和能力。在循证医学的框架下，医学知识不是一成不变的，而是随着科学研究和临床实践的进展而不断更新和完善。循证医学教育不仅仅是传授知识，更是培养医师的批判性思维和独立决策能力，使其能够根据最新的证据和最佳实践为患者提供最有效的治疗方案。

在实际操作中，循证医学的教育模式包括推广使用系统评价、临床实验和研究结果来指导临床实践，培养医师分析和评估不同治疗方法的能力，并注重医学伦理和患者权益的保护。这种方法不仅提升了医疗质量和效果，也推动了医学科学的进步和创新。

要实现循证医学的理想，需要医学院校和临床实践机构的共同努力。医学院校需要更新课程内容和教学方法，培养学生的信息获取能力和批判性思维，同时教导他们将最新的科学证据应用于实际临床工作中。临床实践机构则需要提供一个支持医师学习和研究的环境，鼓励医师参与临床研究和实验，从而促进医疗实践的不断改进和创新。

三、循证医学与教学内容和方法改革

循证医学的兴起对医学教育的内容和方法提出了深刻的挑战和改革要求。传统医学教育侧重于知识的传授，而循证医学强调基于最新科学证据的临床决策和实践。医学教育需要在教学内容和方法上进行重大调整，以适应这一现代化的医学学科发展趋势。

医学教育的内容改革应当以循证医学为指导思想，突出其核心价值：即通过收集、评估和应用最新的临床研究证据来指导临床实践。在教学内容方面，应加强对医学生理解和应用科学研究的能力培养，使其能够熟练地查找、评估和运用各种医学文献和研究成果，以提升临床决策的科学性和精准性。

循证医学的核心理念之一是将科学证据应用于实际临床决策中，以提升患者治疗效果和健康结果。在教学方法上，医学教育需要从传统的课堂讲授转向问题驱动的学习和案例分析。通过引入实际病例和模拟情境，教育者可以帮助学生理解和运用循证医学的理念和方法，培养其在复杂临床情境下分析和解决问题的能力。

另一个关键的教学内容改革是加强医学伦理和专业道德教育。循证医学不仅要求医生具备科学临床技能，还要求他们在治疗过程中尊重患者的权利和尊严，遵循职业道德和伦理规范。医学教育应当通过教授伦理学、沟通技巧和患者关系管理等课程，培养学生的人文素养和社会责任感，使其成为具备全面发展和职业素养的医疗专业人才。

随着信息技术的迅猛发展，医学教育还应积极采用现代教育技术。通过虚拟实验室、在线教育平台和电子学习资源，可以为学生提供更加灵活和多样化的学习方式，促进其独立学习和自主发展能力的培养。这些技术的应用不仅能够增强学生获取医学知识的效率，还能够模拟临床场景，提升其在真实医疗环境中的实践能力和应对复杂问题的能力。

循证医学的实践要求医学生在临床实践中不断进行反思和学习，以改进自己的医疗实践方法和决策过程。医学教育应当注重培养学生的持续学习能力和自我发展的动力。通过设立持续医学教育项目和职业发展规划指导，帮助医学生在毕业后继续深造和学习，跟随医学科学的进步不断更新自己的知识和技能。

医学教育的内容和方法改革需要与社会需求和行业发展趋势保持紧密联系。循证医学不仅仅是一种学术理论，更是医疗服务质量提升和公共健康促进的重要手段。医学教育应当根据社会的医疗需求和科技进步的新要求，灵活调整教学内容和方法，培养更加适应时代需求和具备创新精神的医学专业人才。

四、循证医学与继续医学教育改革

（一）医学教育面临的新课题

这是一个医学的时代，随着科学技术的进步和社会需求的变化，医学教育面临着前所未有的新课题和挑战。近百年来，医学领域取得了显著的进展，特别是分子生物学和生物医学工程等新兴技术的发展，已经深刻影响了医学研究和临床实践的方方面面。医学的本质正在从单一的生物医学模式向更为综合和多元化的生物-心理-社会-医学模式转变，这不仅要求医学生具备全面的科学素养和创新意识,还需要他们在伦理、人文和社会科学等方面有深入的理解和应用能力。

医学的进步不仅仅限于技术层面,更涉及到对疾病预防、诊断和治疗的全新认识和方法。传统上,医学教育侧重于医学理论和临床技能的传授,但现代医学教育不得不面对医学知识的爆炸性增长和科技的快速发展。医学教育需要通过更新的课程设计和教学方法,确保学生能够掌握最新的医学进展和技术,以应对不断变化的医疗挑战。

随着分子生物学、基因工程和生物技术等领域的迅猛发展,医学研究的范围已经从单纯的人体生理学扩展到更广阔的社会系统和全球健康问题。这种转变要求医学教育不仅关注基础医学知识的传授,还要培养学生在跨学科和跨文化环境中的合作能力和创新思维。医学生需要具备扎实的自然科学基础知识,同时能够理解和应用生物技术、信息技术等现代工具,为未来医学研究和临床实践做好充分准备。

现代社会对医学的需求不仅仅停留在治病救人的层面,还包括了对健康促进和疾病预防的迫切需求。医学教育必须着眼于如何通过科学的预防保健措施和健康教育来提高社区和全民的健康水平,从而减少疾病的发生和传播。这需要医学生具备良好的人际交流能力和社区服务意识,能够与社会各界积极合作,共同推动健康政策的实施和健康资源的合理分配。

随着生活水平的提高和医疗技术的普及,人们对医疗服务和健康管理的期望也越来越高。未来的医学教育需要从以医院为中心的医疗模式向以社区和家庭为中心的健康管理模式转变。这意味着医学生不仅需要具备诊疗技能,还需要能够在日常生活中为人们提供健康指导和疾病预防建议,以提升整个社会的健康水平和生活质量。

(二) 我国医学教育的现状

目前,我国医学教育面临着诸多挑战和机遇,其现状反映了教育体系的发展和医疗健康服务的需求。医学教育作为关系到国民健康的重要一环,其发展状况直接关系到医疗服务质量和人才培养水平。了解和分析我国医学教育的现状对于未来的发展规划和政策制定至关重要。

在教育资源配置方面，我国医学教育呈现出地区不均衡的特点。一线城市和发达地区的医学院校拥有更多的优质教育资源和先进的教学设施，而偏远地区和经济欠发达地区的医学教育资源相对匮乏。这种不均衡导致了人才培养质量的差异化，需要通过政策引导和资源投入来平衡地区之间的教育资源配置。

医学教育的教学内容和方法在不断变革和更新。随着医学科学的进步和临床实践的需求，教学内容逐渐向循证医学、临床技能培训和实践能力培养等方向发展。传统的理论课程教学仍然存在，但越来越多的教学方法注重问题驱动的学习、案例教学和实践操作，以培养学生的独立思考和解决问题的能力。

另一方面，我国医学教育在师资队伍建设上也面临一定的挑战。虽然近年来医学院校加大了对师资队伍的培养和引进力度，但仍存在一些问题，如部分高水平医学师资的稀缺性和教学经验的不足。特别是在临床实践教学方面，需要拥有丰富临床经验和教学技能的教师来指导学生进行实践操作和病例分析，这对师资的专业性和实践能力提出了更高要求。

与此医学教育在教学质量保障和评估体系建设方面也在不断完善。国家和地方政府出台了一系列政策和规定，加强对医学院校教学质量的监督和评估，推动教育教学改革和质量提升。建立健全的质量评估体系，对医学院校进行定期评估和监测，有助于发现和解决教育教学中存在的问题，提高教育质量和人才培养水平。

医学教育在国际化和专业化方面也在不断拓展和深化。随着全球化进程的推进和国际医学交流的增多，我国医学院校积极开展国际合作和交流，引进国际先进的医学教育理念和技术手段。国际化的教育资源和合作项目为我国医学教育提供了更广阔的发展空间，促进了医学教育的现代化和国际化水平的提升。

（三）我国医学教育的发展趋势

医学教育在中国正经历着前所未有的变革和发展，这不仅受到国家医疗体制改革的推动，也受到科技进步和社会需求的共同影响。随着医疗技术的不断进步和医学知识的日益丰富，医学教育的发展趋势日益凸显。

当前医学教育正朝着全面质量提升的方向发展。传统上，医学教育注重知识传授和临床技能培养，但随着社会的进步和医疗需求的多样化，人们对医生的要求也越来越高。现代医学教育不仅要求学生掌握丰富的医学知识和技能，还要注重培养其医疗服务的质量意识和职业道德，以提升医疗服务的整体水平。

医学教育正逐步向多元化和跨学科发展。随着医学科技的发展，越来越多的新兴学科和交叉学科如分子医学、生物信息学、健康管理等得到重视。医学教育不再局限于传统的基础医学和临床医学，还要涉及到与其他学科的交叉融合，培养学生具备跨学科研究和应用能力，以适应未来医疗科技和健康管理的发展需求。

医学教育正面临着国际化发展的新趋势。随着全球化的深入推进，医学界的知识和资源交流日益频繁，国际化的医学教育合作成为必然选择。中国的医学教育机构积极开展国际交流和合作项目，吸引外国学生和教师来华学习和交流，同时也促进中国医学生的出国留学和国际化视野的拓展，从而提升医学教育的国际影响力和竞争力。

医学教育正向信息化和智能化转型。随着信息技术的发展和应用，医学教育正在利用互联网、虚拟现实和人工智能等技术手段进行教学和实践模拟，为学生提供更加真实和高效的学习体验。信息化教育平台和智能化辅助工具不仅使得医学教育更具互动性和个性化，还能有效提升教学效果和学习成果的评估。

（四）从 20 世纪诺贝尔医学奖再谈 21 世纪我国医学教育的教学改革

20 世纪，诺贝尔医学奖的诞生标志着医学科学的飞速发展和全球医学研究的重大突破。诺贝尔医学奖的获得者们通过其卓越的贡献，推动了医学理论与实践的进步，深刻影响了全球医学教育的方向和内容。而随着新世纪的到来，我国医学教育也在不断探索和实践，力求通过教学改革和创新，跟上国际医学科学的发展步伐，以应对当今医学教育面临的新挑战和需求。

20 世纪诺贝尔医学奖的获得者们的研究成果，不仅在科学上具有革命性意义，也对医学教育提出了深刻的挑战。他们的发现和理论突破，要求医学教育必须紧跟科学进步的脚步，重视基础科学的教学，培养学生扎实的理论基础和科研能力。我国医学教育在 21 世纪的教学改革中，应当以诺贝尔医学奖获得者们的成就和精神为榜样，加强基础科学与临床实践的融合，推动医学教育的质量和水平不断提升。

在当前的医学教育改革中，我们必须深入探讨诺贝尔医学奖获得者的研究方法和思维模式。这些杰出科学家通过跨学科的研究和创新思维，开辟了医学研究的新境界。医学教育应当鼓励学生跨学科学习，培养其在不同领域的综合应用能力，使他们能够在面对复杂医学问题时，运用多学科知识进行综合分析和解决。

随着信息技术的快速发展，医学教育也面临着数字化和在线教育的新机遇。诺贝尔医学奖的获得者们通过先进的科学方法和技术手段，推动了医学研究和诊断技术的革新。在 21 世纪，我国医学教育需要充分利用信息技术的力量，建设数字化教学平台和虚拟实验室，为学生提供更加灵活和个性化的学习体验，促进医学教育的现代化和国际化水平的提升。

诺贝尔医学奖的获得者们强调科学研究的实证性和临床实践的重要性，这对医学教育的临床培训和实践教学提出了更高的要求。在医学教育的教学改革中，应当加强临床技能训练和实践操作，培养学生在实际医疗环境中的应变能力和治疗技能。通过开展模拟患者训练、临床实习和跨院校临床交流，提升学生的临床实践能力，使其能够胜任复杂的医疗任务和医患交流。

第七节 强调以患者为中心的医疗服务理念

一、正确认识医疗服务中利益和仁义之间的关系

医疗服务作为社会服务的一部分，涉及到利益与仁义之间微妙的平衡。在现代社会，医疗服务不仅仅是治病救人的行为，更是关乎社会公平、医患关系、道德伦理等多方面的复杂议题。正确认识医疗服务中利益与仁义的关系，对于建设健康社会、提高医疗服务质量具有重要意义。

医疗服务中的利益并非简单的经济收益，而是广义上的利益。医疗服务提供者（如医生、医院）从中获取的利益不仅包括经济收益，还包括社会地位的提升、职业成就感、患者的信任和社会声誉等。这些利益不仅是个体的追求，更是医疗服务机构能够持续运营和提供高质量服务的重要动力和保障。

医疗服务的仁义体现在其社会责任和道德规范上。医务人员作为社会的公

共服务者，其首要职责是维护患者的生命和健康，尊重和保护患者的人格尊严，遵循医学伦理原则进行诊疗和治疗。在医疗服务中，仁义不仅仅是一种道德规范，更是医疗行业的文化内涵和社会责任的具体表现。

随着社会的发展和医疗技术的进步，医疗服务的利益与仁义之间的关系也面临新的挑战和调整。现代医疗服务不仅仅是单向的医生治病，而是涉及医患双方的权利与义务，需要在保障医务人员合法利益的也要确保患者的权利得到充分尊重和保护。这就要求医疗服务提供者在追求利益的更要注重仁义的实践，建立健全的医疗服务体系和制度保障，确保医疗服务的公平性和可及性。

在医疗服务中，利益与仁义的关系需要通过法律法规和行业规范来进行有效的调节和约束。政府部门应该加强对医疗市场的监管，规范医疗服务的价格和质量标准，防止因为追求利益而损害患者的合法权益。医疗机构和从业人员也应该自觉遵守医疗伦理，确保在提供高效医疗服务的尊重患者的知情权、选择权和隐私权，保证医疗过程的公开、透明和公正性。

医疗服务的利益与仁义还体现在医疗资源配置和分配的公平性上。在医疗资源有限的情况下，医务人员应该根据患者的病情严重程度、治疗需求和医疗技术水平等客观标准，公平、公正地进行资源的分配和使用。这既是对医疗服务提供者责任的体现，也是对患者权利的保障，是维护医疗服务公平性和社会公正的重要举措。

（一）正确认识和处理好医患之间的关系

正确处理医患关系是医疗服务中至关重要的一环，直接关系到医患双方的信任和治疗效果。在医患关系的处理中，需要综合考虑医疗制度、医务人员的职业素养以及患者的合理期望，以促进医疗服务的高效和人性化发展。

医患关系是医疗服务的核心内容，涵盖了医生和患者之间的沟通、信任、尊重和合作等多个方面。在现代医疗环境中，医患关系的良好与否直接关系到医疗质量和患者的治疗效果。医疗机构和医务人员应当重视医患关系的建设，通过加强沟通和提升服务质量，建立良好的医患互动平台，为患者提供更加人性化和专业化的医疗服务。

在医患沟通方面，医生需要具备良好的沟通技巧和表达能力，能够与患者建立起互信和共鸣的关系。通过开放式的沟通方式，医生可以更好地理解患者的需求和期望，同时也能够向患者清晰地解释诊断和治疗方案，增强患者的治疗依从性和信任感。

医患关系的建设还需要医务人员具备高度的职业素养和医疗道德。医生应当始终把患者的利益放在首位，尊重患者的人格尊严和隐私权，避免因个人情绪或其他因素影响医疗决策和治疗效果。通过提升医务人员的职业道德水平，可以有效减少医疗纠纷的发生，维护医患双方的合法权益和社会和谐稳定。

医患关系的稳定和健康发展还需要医疗机构建立健全的医疗服务体系和管理机制。医院应当加强内部管理，优化医疗流程和服务环节，提升服务效率和质量，为医生提供良好的工作环境和发展平台。医院还应当建立完善的投诉处理机制和纠纷调解机制，及时有效地解决医患矛盾，防止矛盾升级和恶化。

在医患关系的处理中，法律法规的引导和支持起着重要作用。国家应当加强医疗法律法规的制定和修订，明确医患双方的权利和义务，规范医疗服务的提供和责任界定，保障患者的合法权益和医生的职业权利。通过健全的法律体系和司法保障，可以有效维护医患关系的稳定和社会秩序的正常运行。

（二）医德建设和完善立法两手都要抓，两手都要硬

抓好医德建设和完善立法，是推动医疗行业健康发展的两个关键方面。医德建设不仅关乎医务人员的职业素养和道德水平，也直接影响到医患关系的良好发展；而完善立法则是保障医疗服务公平公正、规范医疗行为、维护医疗秩序的法律体系。两者需要相辅相成，共同推动医疗事业向更高水平迈进。

在当前医疗环境中，医德建设的重要性日益凸显。医务人员作为社会公共服务者，其职业道德和行为规范直接关系到患者的生命安全和健康权益。医德建设不仅仅是培养医务人员正确的职业道德观念，更是促进医生与患者之间信任的基础。通过医德建设，可以强化医务人员的责任感和使命感，提升其服务意识和服务质量，使医疗服务更加人性化、关怀化。

在推进医德建设的过程中，需要注重从医学院校阶段开始，加强医学伦理、医德教育的系统培养。这不仅包括理论教育，更需要通过案例分析、实践操作等形式，让学生在面对各种伦理难题时能够做出正确的判断和决策。医院和科

室应该建立健全的医德评估和监督机制,对医务人员的行为进行规范和指导,及时纠正不良行为,确保医疗服务的高质量和安全性。

除了医德建设,完善医疗法律法规也是推动医疗行业健康发展的重要保障。医疗法律法规的完善,能够为医务人员提供明确的法律依据和操作规范,有效规范医疗服务的各个环节,防止医疗纠纷的发生和恶性事件的发展。通过制定和修订相关法律法规,可以进一步保障患者的合法权益,加强医疗服务的公平公正,维护医疗市场的秩序稳定。

在医疗法律法规的完善过程中,需要注重与时俱进,紧跟医疗技术和医疗服务模式的发展。特别是在新兴医疗技术、医疗信息化和跨界医疗服务等领域,法律法规的制定需要更加灵活和前瞻,以应对新情况、新问题的出现。要强化法律的实施和执行力度,确保医务人员和医疗机构能够切实履行法律责任,遵守规范行为,不断提升医疗服务的质量和效率。

二、当前医患关系的认识及改善的对策

(一) 对当前医患关系的客观认识

当前医患关系的客观认识,是我们理解和改善医疗服务质量、促进医患和谐的关键。医患关系直接影响到患者的健康体验和治疗效果,也反映了医务人员的职业素养和医疗制度的健康运作。深入分析和客观认识医患关系的现状,有助于发现问题、制定解决方案,为未来的医疗改革和发展提供参考和支持。

在当今社会,医患关系的复杂性和敏感性日益凸显。传统的尊重医生权威、患者服从医嘱的模式正在逐步演变,患者对医疗服务的期望和需求也日益多样化和个性化。医患关系的客观认识不仅要从历史和社会文化背景出发,还要考虑到医疗技术进步、信息传播的便捷性等因素对医患互动产生的影响,以全面理解和评估现状。

在实际操作层面,医患关系的客观认识需要关注医生和患者在治疗过程中的互动模式。传统上,医生往往扮演着决策者和治疗者的角色,而患者则被动接受医嘱和治疗。随着信息时代的到来和患者健康素养的提升,患者在治疗过程中更加倾向于主动参与决策,提出自己的意见和需求。医患关系的客观认识

应当重视医患之间信息传递的双向性和平等性，鼓励医生和患者建立基于信任和合作的关系模式。

在医患沟通方面，客观认识医患关系需要审视沟通中存在的问题和挑战。医生和患者在语言表达、信息理解、沟通效果等方面可能存在差异和障碍，这不仅会影响医疗决策的正确性，也会增加治疗过程中的误解和不满。客观认识医患关系需要从提升医生和患者沟通技能入手，鼓励医生采用清晰简洁的语言解释医学信息，同时培养患者主动表达病情和需求的能力，促进双方在沟通中的有效性和高效性。

在医患关系中，客观认识还需关注医患之间的权利和责任。医生在医疗过程中应当尊重患者的知情权、选择权和隐私权，同时秉持医学道德和专业标准提供诊疗服务。患者则应当理解医生的专业建议和治疗方案，积极配合治疗过程，并且在医疗决策中做出理性和符合实际情况的选择。客观认识医患关系需要平衡医生和患者的权益，建立起公平公正的医疗服务环境，确保医患之间的关系能够在法律框架和伦理标准下得到有效维护和促进。

（二）当前医患关系问题的社会背景

当前社会，医患关系问题成为一个备受关注的社会现象，反映了医疗服务体系中存在的多重挑战和矛盾。这些问题不仅仅是医院内部管理和医生个人素养的反映，更是社会结构、医疗政策和公众期待等多方面因素交织影响的结果。深入分析医患关系问题的社会背景，有助于我们更好地理解其形成的原因及其解决的路径。

医患关系问题的社会背景中，医疗资源的分配不均衡是一个突出的现实。大城市的医疗资源相对丰富，而小城市和农村地区的医疗资源匮乏，导致患者看病难、看病贵的问题突出。在资源有限的情况下，患者往往面临长时间等待、医疗费用高昂等问题，这种不公平现象加剧了医患之间的矛盾和不信任。

医疗技术的快速发展和医疗费用的不断上涨也是医患关系紧张的重要原因。随着科技进步，新的诊断技术和治疗手段不断涌现，但其高昂的成本使得医疗服务变得越来越昂贵，部分患者面对高额的医疗费用感到不满和焦虑。这种情况下，患者和医生之间的经济利益纠纷日益突出，加剧了医患关系的紧张局势。

医患之间信息不对称和医疗信息的不透明也是导致医患关系紧张的重要原因。一方面，普通患者对医疗知识了解有限，往往难以理解医生的诊断和治疗建议；另一方面，医疗行业内部的专业术语和信息闭塞，使得患者在面对疾病和治疗选择时缺乏足够的信息支持，容易产生疑虑和不信任。

医患关系问题还受到医生职业素养和医疗服务态度的影响。部分医生在长期高强度的工作环境下，可能出现疲劳和情绪波动，导致服务态度不佳或者沟通效果不佳，进而引发医患矛盾和纠纷。医生在面对患者时，应当保持专业的沟通技巧和良好的职业道德，以确保医患之间的良好互动和理解。

(三) 目前医患关系问题产生的具体原因

1. 医院内部改革滞后导致医疗服务质量和水平落后

虽然医疗卫生改革经过十多年的努力取得了显著的成绩，但在医院内部改革方面却仍然缺乏重大突破和进展。目前，大多数医院缺乏根据市场和社会需求主动调整供给和内部结构的能力和意识，缺乏有效的自我约束和自我激励机制。在劳动人事、分配、管理和服务等方面，仍然未能真正融入市场经济体制改革的步伐，导致整体医疗服务的质量和水平相对滞后。这一现状直接影响了医患关系的改善和医疗服务的社会效能。

当前阶段，尽管医疗卫生领域进行了多方面的改革措施，包括医保政策、医疗资源配置和医院管理体制等，但大多数医院内部仍然存在着诸多制约因素。医院管理模式相对守旧，未能有效适应市场经济的发展要求，依然固守于过去的计划经济模式。医院在劳动用工、资金分配、服务管理等方面的决策机制和运作方式，未能与市场需求和社会发展步调相匹配，导致资源配置效率低下和服务质量不稳定的问题依然突出。

医院内部改革的滞后不仅仅是制度层面的问题，更体现了管理理念和实践方法的脱节。过去的医疗服务模式注重医疗技术和医生治疗能力，忽视了患者的全面需求和服务质量的持续提升。现代医疗服务已经发展到需要注重患者体验、医患沟通和医疗过程的透明化与规范化，这些方面在传统医院管理中仍显不足。医院管理者和决策者应当更加积极地倾听患者的意见和需求，促进医院内部改革朝着更加市场化、人性化的方向发展。

2. 医疗商业化发展助长了唯利是图、拜金主义思想

在医疗领域，随着社会观念的变革和政策措施的调整，医疗商业化的浪潮带来了深刻的影响。过去封闭的医疗王国突然面临着市场竞争和经济利益的双重压力，这种转变在医务人员中引发了诸多挑战和反思。一些医院在承包任务时，重视经济利益而忽视医疗质量，这导致了开大处方、滥检查、乱收费等行为，从而损害了患者利益，加剧了医患关系的紧张。

随着经济体制改革的深入推进，医疗服务逐渐从传统的公共事业向市场化运作转变。这种转型使得医疗机构和医生们面临着前所未有的市场竞争压力，不少人开始对金钱和物质利益产生浓厚兴趣。在一些医院中，经济利益日益成为考核和评价的重要标准，这导致了一些医务人员的职业道德滑坡，以致于出现了开出不合理大额处方、频繁无必要检查、虚报费用等现象，这些行为不仅败坏了医疗行业的形象，也严重损害了患者的权益，加剧了医患矛盾的发生和扩大。

在医疗市场化的进程中，医务人员面临着巨大的经济诱惑和利益驱动。一些医生因为追求个人收入和职业发展，可能会采取不正当手段获取经济利益，例如接受患者的"红包"或利用职务之便谋取私利。这种拜金主义的思潮对医疗服务的公正性和专业性构成了严重威胁，不仅侵蚀了医生的职业道德，也严重破坏了医患信任关系的基础。

随着医疗市场化的不断深化，一些医院和医生的行为日益趋向于以牟取经济利益为中心，而非以患者健康和医疗质量为首要目标。在这种环境下，一些医疗机构为了追求经济效益，可能会过度治疗或提高收费标准，导致了患者的负担加重和医患关系的紧张。这种以盈利为导向的行为模式，不仅损害了医疗服务的公信力，也严重削弱了医生的社会责任感和职业荣誉感。

在医疗商业化的大背景下，医疗服务的价值取向逐渐受到了经济利益的左右。一些医疗从业者可能因为经济利益的驱动而忽视了患者的权益和安全，甚至在治疗和诊断中采取了不道德的行为。这种现象不仅影响了医疗行业的整体形象，也在社会上引发了对医患关系问题的广泛担忧和批评，需要从根本上反思和改进医疗市场化过程中的规范与管理。

（四）解决当前医患关系问题的对策

1. 完善医疗卫生政策，健全医疗法律法规，是解决医患关系问题的根本保证

医疗卫生政策的完善和医疗法律法规的健全，对于解决医患关系问题具有根本性的保证。当前，随着社会经济的快速发展和医疗技术的进步，医患关系面临着新的挑战和复杂的情境。在这种背景下，制定和实施更加科学、合理的医疗卫生政策，建立健全的法律法规体系，成为保障医患关系和谐稳定的关键因素。

医疗卫生政策的完善是解决医患关系问题的重要途径。当前，我国医疗卫生政策已经在多个方面进行了调整和改革，如医疗保险制度、基本药物供应保障、医疗资源配置等。仍然存在着政策执行不到位、政策衔接不畅等问题，这些问题直接影响到患者的医疗体验和医务人员的工作积极性。需要在政策设计上更加注重医患利益的平衡，确保政策能够真正服务于广大患者和医务人员的实际需求。

医疗法律法规的健全是保障医疗安全和医患权益的重要保障。当前，我国医疗法律法规体系已经逐步完善，包括医疗事故处理、医疗责任追究、患者权益保护等方面的法规。由于法律适用和实施上的复杂性，仍然存在司法实践中的不足和争议。为了有效解决医患纠纷和促进良好的医患关系，需要进一步加强法律法规的细化和实施的监督，确保法律的权威性和有效性。

医疗卫生政策的完善和医疗法律法规的健全，不仅仅是政府管理层面的问题，更是社会各界共同关注和参与的重要议题。在医疗卫生政策制定过程中，应当广泛听取各方意见，特别是医疗专业人士、患者及其家属等群体的意见，确保政策的公正性和科学性。在医疗法律法规的制定和修订过程中，应当注重法律的适用性和执行的可操作性，避免法律文本的虚无缥缈和难以执行的问题，从而有效保障医患双方的合法权益。

医疗卫生政策和法律法规的完善，还需要注重国际经验的借鉴和比较分析。随着全球化进程的加速，各国在医疗卫生政策和法律法规方面的经验和做法值得我国借鉴和学习。通过对国际先进经验的学习，可以更加全面地理解医患关系中的复杂性和多样性，从而有效改善我国的医疗卫生政策体系和法律法规体系，提升其适应性和实施效果。

除了政策和法律法规的完善外，还需加强对医患关系的理性分析和社会教育。当前，医患矛盾和纠纷的背后往往涉及到医疗资源分配不均、医疗服务质量不高、患者信息不对称等复杂问题。需要通过开展医疗卫生知识的普及教育和医患沟通技巧的培训，增强患者对医疗服务的理解和信任，提升医务人员的服务意识和专业素养，从而在源头上有效预防和化解医患纠纷。

2. 加强医院内部改革，形成有效竞争机制，是解决医患关系问题的内在动力

医患关系的质量不仅仅是医德医风水平的试金石，同时也是评估医疗服务质量的重要标准。良好的医患关系不仅可以增强医院的竞争力，还有助于医疗机构在市场竞争中脱颖而出。要想在竞争激烈的医疗市场中生存和发展，医院必须重视医德医风建设，提升医护人员的专业技术水平和服务质量。而要实现这一目标，就需要进行深化内部改革，推行规范科学的管理制度，建立起医院内部以及医院之间的良性竞争机制，使每一位医务人员都意识到医患关系良好与医院生存发展、个人利益息息相关，因此不愿、不敢、不可能做出破坏医患关系的行为。

在当前医疗市场竞争日益激烈的情况下，医院要想保持和提升自身的竞争力，关键在于改善医患关系质量。良好的医患关系不仅能够吸引更多的患者和病人信任，还能够增强医院的社会声誉和品牌形象。医院必须重视医患关系的建设，将其作为提升服务质量和医院整体竞争力的重要策略之一。这不仅仅是提高技术水平和医疗质量的问题，更是涉及到医院文化、管理机制以及人员素质的综合性考量。

在深化内部改革的过程中，医院需要建立健全的管理体系和运行机制，确保医务人员能够按照规范和标准提供高质量的医疗服务。医院管理者应当重视医患沟通与互动的有效性，鼓励医生和护士与患者建立起良好的互信关系，以有效缓解患者的焦虑和不安情绪，促进医患之间的理解与合作。只有通过有效的沟通和交流，医生才能更好地理解患者的需求和期望，从而提供更为个性化和精准的医疗服务，有效改善医患关系。

医院还应当加强医疗服务的透明度和信息公开，确保患者能够获得清晰、准确的医疗信息，理解治疗方案和医疗费用的合理性。透明化的医疗服务不仅

能够增加患者对医院的信任,还能有效预防和减少因信息不对称而产生的医患纠纷和矛盾。医院在内部改革中应当优先考虑提高信息透明度和公开程度,以促进医患之间的良好互动和信任关系的建立。

医院内部改革还需关注医务人员的职业道德和素养培养。医生作为医院的核心力量,其职业道德和专业素养直接关系到医患关系的质量和医院的整体形象。医院管理者应当加强对医生的职业道德教育和培训,引导医生始终以患者利益为先,不以牟取个人经济利益为目的。还应当建立健全的医疗纠纷处理机制和医患调解机制,及时解决医患纠纷,有效维护医疗秩序和社会稳定。

三、当前医疗纠纷的特点及防范处理对策

(一)当前医疗纠纷的特点及原因分析

在当今社会,医疗纠纷已经成为一个普遍而复杂的问题。医疗纠纷的特点主要体现在其多样性、复杂性和严峻性上。不同类型的医疗纠纷涵盖了从医患之间的沟通问题到医疗事故等各个方面,反映出当前医疗体系中存在的诸多问题。

医疗纠纷的多样性表现在纠纷的形式和内容多种多样。由于医疗行为涉及的环节较多,任何一个环节出现问题都有可能引发纠纷。诊断失误、治疗不当、用药错误以及手术中的操作失误等都是常见的纠纷原因。医疗纠纷还可能涉及医疗费用、病历管理等非医疗技术层面的问题。这些多样化的纠纷类型使得解决起来更为复杂和困难。

医疗纠纷的复杂性突出体现在纠纷的处理过程中涉及多方面的因素。医疗纠纷不仅仅是简单的医患之间的冲突,还涉及法律、医学、伦理等多方面的知识和技术。处理医疗纠纷需要医疗机构、司法机构、保险公司等多个部门的协同配合。医疗纠纷还涉及大量的医学专业知识,对于普通患者来说,理解这些专业内容并不容易,这进一步增加了纠纷的复杂性。

医疗纠纷的严峻性在于其对社会的影响深远且广泛。医疗纠纷不仅影响医患关系,还会对整个医疗系统的公信力产生负面影响。如果医患之间的信任关系被破坏,患者对医疗服务的满意度下降,可能导致医患关系的进一步恶化。

频繁的医疗纠纷事件还会引起社会公众对医疗行业的担忧和不满，甚至可能引发社会不安定因素，影响社会的和谐稳定。

与此医疗纠纷频发的原因也值得深思。医患沟通不畅是引发医疗纠纷的重要原因之一。许多医生在与患者沟通时，往往忽视了患者的感受和需求，导致患者对治疗过程和结果产生误解和不满。医生在诊断和治疗过程中使用的专业术语过多，患者难以理解，从而产生不必要的担忧和焦虑。

（二）医疗纠纷的防范处理对策

很多医疗纠纷的发生常常与医患沟通不畅、医疗服务质量问题以及医院管理不善等因素密切相关。为了有效预防和处理医疗纠纷，医院和医务人员需要采取一系列的防范和处理对策，以确保患者的合法权益，维护医疗秩序，提升医院整体服务水平和声誉。

医院应当加强医患沟通和信息披露。通过加强医生与患者之间的沟通，特别是在诊疗方案、治疗进程和医疗费用等方面的沟通，可以有效减少因信息不对称而导致的医疗纠纷。医生应当耐心倾听患者的意见和建议，详细解答患者的疑问，确保患者能够全面理解医疗过程和可能的风险，从而增强患者对医疗决策的信任感和依从性。

医院和医务人员应当严格执行医疗标准和操作规程。规范的医疗操作流程和严格的操作规范可以有效降低医疗事故和纠纷的发生率。医务人员应当按照国家和行业的相关规定和标准，严格执行医疗操作规程，确保每一项医疗行为都符合医学伦理和专业要求，避免因医疗操作不当而引发的纠纷和投诉。

医院应当加强医疗质量管理和安全监控。建立健全的医疗质量管理体系，通过定期的医疗质量评估和安全检查，发现和及时纠正医疗过程中可能存在的问题和隐患。医院管理者应当重视医疗事故和意外事件的调查和分析工作，总结经验教训，改进医疗服务质量，防止类似事件再次发生，有效减少医疗纠纷的风险。

医院还应当建立健全的医疗纠纷处理机制和投诉反馈渠道。设立专门的医疗纠纷调解委员会或者独立的纠纷处理部门，负责处理患者的投诉和医疗纠纷。医院应当建立起公开透明的投诉受理和处理程序，及时响应患者的诉求，认真调查处理患者提出的问题和意见,通过公正、公开的处理结果,增强患者对医院的信任感和满意度。

医院和医务人员应当加强医患教育和宣传工作。通过开展医患沟通技巧培训、医疗知识普及活动等方式,提升患者对医疗服务的理解和认同,增强患者与医务人员之间的合作意识和互信关系。医院还可以利用各类媒体和平台,宣传医院的服务理念、质量保障措施和医患沟通政策,增强社会公众对医院的认同和支持。

第九章　口腔修复学教学探索

第一节　口腔修复学的新进展及教学思路的转变

一、现代口腔修复学的新进展

(一)　基础研究

1. 生物力学研究

在生物力学研究领域，种植义齿及其支持或覆盖组织的应力分布情况是一个重要的研究方向。通过应用各种应力分析方法，如光弹应力分析、有限元法应力分析和激光全息应力分析，研究人员能够详细了解义齿在不同使用条件下的应力分布情况。这些分析不仅有助于减少种植义齿和周围组织的损伤，还能延长修复体的使用寿命，从而使其在实际应用中能够更好地发挥功能。一些学者通过对下颌骨强度和密度的研究，进一步揭示了骨组织的变化实质。他们发现，人体下颌骨的强度具有显著的方向性，不同方向或不同加载方式下所测得的强度不同。髁状突顶端与其颈部的骨密度也存在明显差异。这些发现为种植义齿的设计和应用提供了重要的科学依据。

2. 牙齿冠宽度、咬合特征变异遗传研究

关于牙齿冠宽度和咬合特征的变异遗传研究，学者们发现，牙齿冠宽度明显受到遗传因素的影响。这一研究领域涉及对基因对牙齿发育和形态影响的深入探讨，揭示了遗传因素在决定牙齿形态方面的重要作用。通过对大量不同人群的牙齿冠宽度和咬合特征进行测量和分析，研究人员能够识别出这些特征的遗传模式。这不仅有助于理解牙齿形态的生物学基础，还为牙齿修复和矫正治疗提供了参考依据。

3. 国人牙冠色度研究

在国人牙冠色度研究方面，研究者们综合了外国人牙冠色度测量的基础数据，结合中国人牙冠的特点，制成了具有临床使用价值的国人牙色比色板。这项研究通过对大量中国人群牙冠色度的系统测量和分析，建立了符合国人特点的牙色标准。这不仅为口腔修复和美学修复提供了科学依据，还在临床应用中大大提高了修复体的美观性和患者的满意度。

4. 植入体与组织的结合机制

关于植入体与组织的结合机制，研究表明，植入体可以长期支持修复体，但骨组织和龈组织与植入体之间的界面附着机制仍在研究中。成功的骨内种植体必须具备并维持种植体表面的牙龈良好附着。目前的研究发现，国产纯钛材料能够与牙龈上皮形成良好的界面附着，这一进展对临床成功应用种植体具有重要意义。这项研究不仅揭示了种植体与周围组织相互作用的生物学基础，还为提高种植体的成功率提供了科学依据。

5. 冶金学研究

冶金学研究对当前常用的修复体材料的生物相容性进行深入探讨，特别是含镍、铬、铍合金的生物相容性研究。除了考虑生物相容性外，这些材料的适配精度、加工性能、防锈能力和色泽保持等方面的性能也是研究重点。研究表明，含钛合金在这些方面表现出很大的潜力，因此被认为是一种很有希望的修复体材料。冶金学研究不仅有助于开发更优质的修复材料，还能显著提高修复体的临床应用效果和患者的满意度。

6. 𬌗学理论在口腔修复的临床应用方法

𬌗学理论在口腔修复的临床应用中起到了关键作用。通过应用𬌗学理论，可以使修复体更加符合患者的生理需求，使其建立在生理基础之上。研究方法包括下颌运动轨迹描记仪、肌电仪、𬌗音图和X线头颅摄影等，这些工具和方法能够准确记录和分析患者的下颌运动和肌电活动，从而为修复体设计提供科学依据。通过这种方法，修复体能够更好地适应患者的口腔生理环境，提供更舒适和自然的使用体验。

在生物力学研究中，通过各种应力分析方法，研究人员能够深入了解义齿及其支持或覆盖组织的应力分布情况。这些研究有助于设计出更符合生物力学原理的义齿，从而减轻组织损伤，延长修复体的使用寿命。光弹应力分析可以通过模拟义齿在不同咬合力下的应力分布情况，揭示出可能的应力集中区域，从而指导修复体的优化设计。有限元法应力分析通过建立精确的数学模型，模拟义齿在复杂咬合条件下的应力分布情况，为修复体的材料选择和结构设计提供科学依据。

在牙齿冠宽度和咬合特征的变异遗传研究中，学者们通过对不同人群的研究，发现牙齿冠宽度受遗传因素的影响非常显著。这一发现揭示了基因在决定牙齿形态方面的重要作用，为理解牙齿发育的生物学机制提供了重要线索。通过研究牙齿咬合特征的遗传变异，研究人员能够更好地理解不同个体之间牙齿形态的差异，为个性化的牙齿修复和矫正治疗提供科学依据。

在国人牙冠色度研究方面，研究人员通过对大量中国人群牙冠色度的测量和分析，制定了具有临床使用价值的国人牙色比色板。这一研究不仅填补了中国人牙冠色度数据的空白，还为口腔修复提供了科学依据。通过使用这一比色板，医生可以更准确地选择和调整修复体的颜色，从而提高修复效果和患者满意度。

植入体与组织的结合机制是种植牙成功的关键之一。研究表明，植入体可以长时间支持修复体，但骨组织和龈组织与植入体之间的界面附着机制仍在研究中。国产纯钛材料在这一方面表现出良好的生物相容性，能够与牙龈上皮形成良好的界面附着，这一发现对提高种植牙的成功率具有重要意义。这项研究不仅揭示了种植体与周围组织相互作用的生物学基础，还为优化种植体设计和材料选择提供了科学依据。

冶金学研究在修复体材料的生物相容性方面取得了重要进展。对含镍、铬、铍合金的生物相容性进行深入研究，除了关注生物相容性外，还需要考虑材料的适配精度、加工性能、防锈能力和色泽保持等方面。含钛合金在这些方面表现出较大的潜力，因此被认为是未来修复体材料研究的重点。通过冶金学研究，可以开发出更优质的修复体材料，提高修复效果和患者的满意度。

𬌗学理论在口腔修复中的应用是为了使修复体更加符合患者的生理需求。

这一研究通过应用下颌运动轨迹描记仪、肌电仪、殆音图和X线头颅摄影等方法，准确记录和分析患者的下颌运动和肌电活动，为修复体设计提供科学依据。通过这种方法，修复体能够更好地适应患者的口腔生理环境，提供更舒适和自然的使用体验。

（二）应用研究

1. 种植义齿研究

种植义齿作为一种高度专业化的口腔修复方法，与传统修复技术有着显著的区别。这些区别不仅体现在种植方法上，也体现在上部结构使用的材料及其临床形态设计的优劣，这些因素都直接关系到种植的最终成败。种植体的设计和材料选择对于其长期稳定性和成功率有着至关重要的影响。

2. 金属烤瓷修复体的研究

（1）关于瓷层厚度对金属修复体颜色的影响：根据华西医科大学的研究，当底层金属选择镍铬合金时，采用Vita瓷粉B2色调时，不透明瓷的最佳厚度为0.2毫米。在体瓷方面，厚度应在0.8毫米至1.5毫米之间，临床实践中需要适当磨除牙体组织，以确保不透明瓷的正确厚度，并保留至少0.8毫米以上的间隙，以达到理想的修复体颜色效果。

（2）关于金属烤瓷修复体底金属的研究：新研制的CAI合金被广泛应用于金瓷修复体的底金属材料。该合金基于镍铬合金，通过添加Mo和No等元素来强化奥氏体基体，并析出第二相以进一步增强合金性能。CAI合金与瓷的热膨胀系数相近，表现出良好的生物相容性和耐唾液腐蚀性，不易变色，具备足够的强度和塑性，完全符合口腔修复的临床要求。

3. 全口义齿方面的研究

（1）在总义齿的排列方法中，孙廉教授提出了四种主要类型：解剖式上颌后牙先排列法、解剖式下颌后牙先排列法、解剖式上下颌牙交替排列法以及无尖牙排列法。这些方法基于牙列的解剖结构特点进行设计，旨在提高义齿的咀嚼效率和舒适度，同时符合口腔解剖学的原理。

（2）中性区在总义齿设计中的作用被广泛关注。研究表明，采用中性区排牙的总义齿与传统排牙方式相比，在咀嚼效率上并无明显差异，但患者在舒适感和语音清晰度方面有显著提高。中性区的合理利用可以减少义齿的功能性问题，提升患者的生活质量。

（3）关于总义齿正中𬌗时前牙是否应有𬌗接触的研究显示，当前牙有𬌗接触时，会导致上颌腭基托前部横向接应力增加，增加了基托中线纵裂的风险，并加速牙槽嵴的吸收。认为总义齿在正中𬌗时前牙不应有𬌗接触，以保证义齿的稳固性和支持组织的健康。

（4）在选择义齿基托材料时，精度是一个重要的考量因素。丙烯酸树脂基托尽管精度尚属满意，但有研究表明，金属基托的尺寸精度更高，固位力也更可靠。金属基托的边缘修改和重衬较为困难，这在一定程度上限制了其应用范围。

（5）磁性固位覆盖总义齿技术能够显著增强义齿的固位和咀嚼效率，同时能够缩短患者对义齿的适应时间。这种技术利用磁性材料的特性，使得义齿能够更牢固地固定在种植体或基牙上，提升了患者的舒适感和使用体验。

（6）舌翼在下颌总义齿固位和稳定中具有重要作用。通过增强舌翼的设计，可以有效提高义齿在口腔中的固定性，防止义齿在咀嚼或日常活动中的移位或松动。这种设计不仅改善了患者的口腔功能，还增加了义齿的稳定性和持久性。

（三）高新技术在口腔修复中的应用

（1）MYO-monitor73 是一种肌监测仪，用于治疗颞下颌关节紊乱综合征（TMJDS）。该设备通过检测和记录咀嚼肌的电活动，可以帮助牙科医生评估肌肉功能的异常情况。通过使用肌监测仪，医生能够更好地了解患者的颞下颌关节功能，制定有效的治疗方案，如调整咬合、放松肌肉等，以减轻疼痛和改善关节功能。

（2）磁共振成像（MRI）在诊断颞下颌关节疾病（TMJDS）中具有重要作用。MRI能够提供详细的软组织成像，帮助医生早期、准确地诊断颞下颌关节的各种病变，如关节盘位移、关节软骨损伤等。相比传统的X线或CT，MRI可以提供更高的组织对比度和分辨率，从而帮助制定更加精准的治疗方案。

（3）微波加热技术在口腔修复中应用广泛，主要用于牙科材料的聚合和固化。这种技术可以显著缩短修复材料的硬化时间，提高工作效率。微波加热能够均匀地加热修复材料，减少内应力，从而提高修复体的强度和稳定性。

（四）口腔修复材料的研制

（1）黏结剂在牙科修复中扮演着至关重要的角色。它不仅用于将复合树脂和牙釉质牢固地结合在一起，而且能够显著提高整体修复的强度。传统的黏结剂通常需要单独固化，但这种方法存在一些局限性。通过改进技术，使黏结剂不再需要单独固化，可以增强复合树脂与牙釉质的黏结强度。这种改进不仅简化了操作流程，还提高了修复的持久性和稳定性，从而为患者提供了更可靠的修复效果。

（2）近年来，含氧基结构的生物材料成为了研究的热点。这些新型复合植入材料具有生理活性，可以更好地与人体组织结合，从而促进组织的再生和修复。含氧基结构的材料在植入后能够释放出具有生物活性的物质，促进细胞的增殖和分化，加速愈合过程。这种材料的研究和应用，不仅为骨缺损和软组织损伤的修复提供了新的思路，也为未来的生物医学工程带来了无限可能。

（3）在口腔修复领域，陶瓷和玻璃材料因其优异的美观性和生物相容性受到广泛关注。Plat铸造陶瓷及铸造玻璃的配套包埋料的研制，旨在解决传统材料在铸造过程中的种种问题。这些新型包埋料能够在铸造过程中提供更高的精度和更好的表面质量，避免了传统方法中的气泡和缺陷，提高了最终修复体的质量和美观度。通过这些技术的改进，患者可以获得更为自然和耐用的口腔修复体。

（五）多学科交叉与合作研究

口腔修复学的发展离不开跨学科的合作。结合其他领域的专家、先进设备和课题进行研究，可以取得显著成果。例如，目前在口腔修复中取得巨大成功的烤瓷系统、种植系统和美容修复系统，都是在各领域专家共同努力的结果。

这些成功的系统背后凝聚了软硬组织生物学、物理学、冶金学、工程学、材料学、外科、美学、牙周病学及修复学等多个领域的智慧和技术。软硬组织生物学专家对口腔组织的研究为修复材料的选择提供了基础；物理学专家帮助理解和优化材料的力学性能；冶金学和材料学专家开发了新的合金和陶瓷材料，提升了修复体的强度和耐用性；工程学专家则为复杂修复体的设计和制造提供了技术支持；外科医师和修复专家的临床经验和技术则保证了治疗方案的实际可行性和效果。美学专家确保了修复体不仅功能完备，而且美观自然。

二、口腔修复学教学思路的变革

（一）站在学科发展的前沿

口腔修复学的进步与其他学科的发展息息相关。除了与口腔临床学科和基础学科有直接联系外，它还深深依赖于材料学、物理学、化学、力学、光学、精密铸造学、电学、生物力学和计算机生物医学工程等多个学科的进展。这些学科的不断进步不仅丰富了口腔修复学的理论基础，还推动了新材料、新技术以及新设备的涌现和应用。作为口腔修复学的教师或医师，了解和掌握这些学科的最新动向至关重要，这不仅有助于教学和科研工作的更新，也能帮助学生跟随学科发展的脚步，拓展视野，开拓思路，从而在学术领域中占据先机。

口腔修复学的发展需要在多学科的交叉影响下进行深入探索。材料学在口腔修复学中的应用尤为重要，各种新材料的开发和改进不断推动着口腔修复技术的进步。高强度、生物相容性良好的陶瓷材料，以及新型金属合金，都为口腔修复提供了更多选择。物理学和化学的进步则为口腔材料的性能优化和相互作用机制的研究提供了理论支持，促进了口腔修复材料的创新和应用。

在力学和生物力学方面，口腔修复学的发展需要深入理解口腔内各种修复体对力学环境的响应。修复体在咀嚼过程中所承受的力量、应力分布及其对周围组织的影响，这些都是力学和生物力学研究的重要内容。通过这些研究，可以优化修复体的设计，提高其稳定性和耐久性。

光学技术在口腔修复学中的应用也日益广泛。数字化扫描技术和 CAD/CAM 系统的发展，使得口腔修复体的设计和制作过程更加精准和高效。光学技术不仅提升了修复体的适配性和美观度，还加快了修复过程，减少了患者的等待时间，提升了治疗效果和患者满意度。

精密铸造学的进步为口腔修复提供了制造高精度修复体的关键技术支持。现代精密铸造技术结合 CAD/CAM 系统，能够精确控制修复体的形态和尺寸，确保其与周围牙齿和组织的完美适配。这种技术不仅提高了修复体的质量和精度，还有效减少了人为因素对修复体质量的影响，保证了治疗的长期稳定性和成功率。

在电学和计算机生物医学工程领域，口腔修复学也在不断获得新的启发和发展。电子设备和计算机模拟技术的应用，使得口腔内各种数据的获取和分析变得更加高效和精确。这些技术不仅为口腔修复的精准设计和治疗方案的制定提供了强有力的支持，还为口腔医学的个性化治疗和预测性维护奠定了技术基础。

（二）主动适应现代医学模式的变革

随着医学模式的不断转变，从传统的生物医学模式向生物-心理-社会医学模式过渡，对医学生的培养也需要主动适应这种变化。这意味着新一代医用人才不仅需要掌握精湛的医学技术，还需要具备全面的心理学、社会学和伦理学知识。一个合格的口腔修复工作者，不仅是口腔医学领域的专家，还需要能够重建缺牙或畸形患者的生理功能，并且必须具备心理学和社会医学的深厚知识，从而能够全面满足患者的生理和心理需求。

在当今社会，医学生不仅需要掌握传统的医学技能，还需要懂得如何运用心理学知识来与患者沟通。一个优秀的口腔修复医师，不仅要精通口腔修复技术，还需要理解患者的心理状态，能够安抚患者的情绪，建立良好的医患关系。通过这种方式，患者不仅能在身体上得到康复，还能在心理上获得支持和安慰，从而更好地融入社会生活。

社会医学的知识也是现代医学生不可或缺的部分。口腔修复工作者不仅要了解患者的生理需求，还要懂得如何评估和改善患者的社会环境。通过掌握社会医学知识，医师可以帮助患者恢复对社会环境的信心，促进其重新融入正常的社会生活。这种全面的医学教育模式，不仅提升了医师的综合素质，也有助于提高患者的整体生活质量。

伦理学教育在医学生的培养中同样具有重要意义。一个合格的口腔修复医师，不仅要具备高超的技术能力，还必须具有高度的职业道德。通过伦理学教育，医学生可以学习如何在医疗实践中维护患者的尊严和权益，做出符合伦理标准的医疗决策。这样，他们在未来的职业生涯中，才能成为真正负责任的医师，赢得患者的信任和尊重。

(三) 做到理论与实际操作紧密结合

口腔修复学作为一门实践性极强的学科，其独特之处在于必须将科学理论与技术操作紧密结合，这不仅要求学生系统掌握相关的基础理论，还需要他们熟练掌握各项操作技能。在口腔修复学的教学中，理论和实践的结合至关重要，不能偏废其一。

口腔修复学的教学过程中，注重培养学生对基本理论和基础知识的严格掌握是首要任务。学生需要深入理解口腔解剖学、生理学、病理学等基础科学知识，这些理论知识是其后续实践操作的基础，为正确、有效地进行口腔修复治疗打下坚实基础。

实验课是口腔修复学教学中的重要组成部分，其目的在于通过多作多练、反复训练基本技能，使学生能够熟练掌握正规的操作技术。在实验课上，学生将理论知识与实际操作结合起来，通过亲自动手操作，加深对理论的理解、消化、记忆和吸收，从而培养其临床实践能力和技能水平。

随着科学技术的进步，口腔修复技术不断更新换代，教学内容也必须随之调整，引入最新的科研成果和临床实践经验，确保学生接受的教育内容具有前瞻性和实用性。

临床实习是口腔修复学教学的重要环节，通过实习能够让学生在真实的临床环境中应用所学知识和技能，接触和处理各种口腔疾病和问题。在临床实习过程中，学生将理论知识与实际问题相结合，培养解决问题的能力和临床决策能力，为将来成为合格口腔修复医师奠定坚实基础。

口腔修复学教学的评估体系应当科学合理，能够全面评估学生的理论学习水平、操作技能掌握情况以及临床实践能力。通过定期的考核和评估，能够及时发现学生存在的问题和不足，为其提供个性化的学习指导和培训计划，帮助其全面提升学习效果和专业能力。

(四) 加强口腔审美教育

口腔修复学教学的目标不仅仅是让学生能够制作修复体，修复口腔中的缺损和畸形，恢复其解剖形态的完整性和生理功能，还要达到美学上的要求。在教学中，学生不仅需要掌握最佳的修复体设计和制作工艺，还需要具备美学知识。例如，在修复牙体或牙列缺损时，要考虑修复体的牙冠形态、大小、色泽与同侧自然牙的协调，以达到逼真和美观的效果。对于牙列缺失的患者，修复时要考虑到面部结构的变化，尤其是牙槽骨的吸收和面部下部的支撑问题，以保证修复体不仅恢复功能，还能使面容看起来年轻和理想，从而促进患者的身心健康。

第二节 口腔修复学理论课教学的探索

一、课堂教学力求形象化

口腔修复学在口腔医学领域中独具特色，与口腔内科学、口腔颌面外科学有着明显的区别。相比于其他学科，口腔修复学不是以疾病为系统来探讨病因、病理、症状、诊断、治疗和预防，而是以修复体为主要研究对象。其教学内容主要集中在各种修复体的设计原则、固位原理、受力情况以及具体的制作方法和步骤等方面。这种特殊的教学模式使得口腔修复学的学习内容与学生之前所学的基础课程联系较少，学生常常感到面对许多新名词、新概念和复杂的技术操作，难度较大，不易理解。

口腔修复学的课堂教学需要采用多种生动具体的教学教具和教材。通过实物模型、标本、绘图、幻灯片、录像和电影等方式来呈现教学内容，能够让学生在课堂上有身临其境的感受。这些实物和图像不仅使得抽象的理论变得具体可见，而且能够帮助学生更好地理解每种修复体的结构特点和功能原理。通过这样的教学手段，学生可以轻松地理解和记忆教师所讲授的内容，获得对口腔修复学的深刻体验和认识。

口腔修复学的教学过程必须结合理论与实践，注重动手能力的培养和实际操作的训练。在课堂教学中，教师常常通过演示操作、实验实践等方式，引导学生亲自参与修复体的制作和实验，从而使他们在实践中逐步掌握技能，提升自己的专业水平。

学生需要了解各种材料的特性、优缺点以及在不同临床情况下的应用适用性。金属材料、陶瓷材料和复合树脂等不同类型的修复材料，每一种都有其特定的适用场景和制作工艺。在教学过程中，教师需要详细讲解每种材料的特性和应用，引导学生理解其在口腔修复中的作用和价值。通过深入的材料学习和实际操作训练，学生能够熟练掌握不同材料的选择和应用技巧，为未来的临床实践做好充分准备。

二、理论讲授要透彻明了

口腔修复学作为一门高度理论性的学科，其理论课教学不仅仅是让学生知其然，更重要的是让他们理解其所以然。牙体、牙列的缺损和缺失是常见的口腔问题，而局部义齿、全口义齿、冠和固定桥则是常见的修复方式，这些都是口腔修复学教学的核心内容。在实际教学中，要求学生能够深入了解各种修复方式的原理和适应情况，以及如何根据患者的具体情况进行个性化设计和制作，确保修复体在功能和美观方面都能达到最佳效果。

口腔中的牙体、牙列缺损和畸形问题千差万别，因此设计和制作功能良好、外形美观的修复体是一项具有挑战性的任务。这些修复体需要能够在承受各种咀嚼压力时保持稳定、坚固耐用，不松动、不脱落。为了达到这一目标，设计者和制作者必须深入了解口腔中牙齿、牙列及颌面部的解剖生理特征，以及口腔修复学的各项技术原理和理论基础。

近年来，随着社会的进步和科技的飞速发展，口腔修复学与多个学科如生物力学的结合变得愈加密切。生物力学通过分析和研究修复体的受力、应力分布和力传导问题，为优化修复体的设计提供了重要的理论依据。这些研究成果不仅有助于改善修复体的性能和稳定性，还能有效保护基牙及周围组织，提升修复体的长期效果和患者的生活质量。

口腔修复学的发展不仅依赖于基础学科如物理学、化学、生物学等的支持，还与口腔生物化学、免疫学、微生态学等新兴学科的结合密不可分。这些学科的进展推动了高质量修复材料的研发，如生物兼容性良好、耐久性强的新型材料的出现，大大提升了修复体的适应性和持久性。加强口腔预防保健意识，探索义齿对口腔微生态平衡及口腔病变发病机制的影响，预防龋病和牙周病的发生，也成为当前口腔修复学研究的重要方向之一。

通过深入学习口腔修复学的基本理论和知识，学生不仅能够掌握修复技术的核心要点，还能够理解其背后的科学原理和逻辑关系。这种全面的学习方式不仅有助于学生的学术成长，还能够为日后的临床实践打下坚实的理论基础，使他们能够在专业领域内具备创新能力和前瞻性思维，为口腔修复学的进一步发展贡献自己的智慧和力量。

三、课堂语言力求生动风趣

鉴于口腔修复学理论性强、内容抽象的特点，口腔修复学理论课的教学语言必须生动感人，以激发学生的学习兴趣，并有效调动他们的思维活跃度。在课堂教学活动中，教师扮演着主导角色。除了认真讲解课程的重点和难点，不断充实教学内容，及时了解新动态和新进展，为课堂注入新鲜血液外，还需注意讲授语言的生动和风趣，避免枯燥乏味，使学生在整堂课上保持高度的学习兴奋度和思维活跃状态。针对口腔修复学的各章节内容，可以按照教学大纲要求，分为掌握、熟悉和了解等几个层次要求学生，其中重要理论还可以设立一至五个"星级"。每当涉及到这些"星级"问题时，可以先强调学生的高度重视，随后讲解完毕后，加入一些幽默或风趣的小故事或生活趣闻，让学生们放松笑一笑，然后带领他们重新复习刚才讲解的重点内容。这种方法已被证明比单纯枯燥的讲述更有效果。

口腔修复学的理论课教学中，教师不仅是知识的传授者，更是激发学生学习兴趣和思维活跃的引导者。在讲课过程中，教师应该保持语言的风趣和幽默，避免讲话单调乏味，容易使学生产生疲倦感。通过引入生动的语言和举例，能够更好地吸引学生的注意力，使他们在课堂上始终保持高度的学习积极性。特别是对于必须掌握的基本理论，教师可以通过趣味性和实用性的案例，加深学生对知识的理解和记忆。

及时观察学生的表情和情绪变化，并根据情况调整自己的讲述方式和语气。在课堂上，引用形象生动的比喻语言，将抽象复杂的概念转化为易于理解和接受的形式，这对于提高学生的学习效果尤为重要。通过这些方法，教师能够有效地激发学生的思维活跃性和学习动力，使他们更加积极地参与到课堂讨论和学习中。

启发式教学方法在口腔修复学的理论课教学中具有重要意义。教师不仅仅是知识的传授者，更应该是学习过程的引导者和促进者。在课堂上，通过设立启发性问题和情境，激发学生自主思考和解决问题的能力。当学生遇到难以理解的问题时，教师可以暂停讲解，利用形象生动的比喻或幽默风趣的故事，重新引导学生的思维，帮助他们找到问题的解决途径。这种方法不仅使教学内容更加易于理解，还能够增强学生的学习兴趣和学习动机。

在课堂上，教师应该以轻松愉快的方式进行讲解，使学生在学习过程中保持愉悦的情绪状态。通过引入一些轻松的氛围和趣味性的内容，可以有效地增强学生的学习兴趣和专注度。这种教学方式不仅有助于学生更好地理解和记忆知识，还能够提升他们的学习效果和学术成就。

四、教学内容要紧跟学科的发展

口腔修复学的发展紧密关联着多个学科的进步，包括口腔临床学、基础科学以及材料学、物理学、化学、力学、光学、精密铸造学、电子学、生物力学和计算机生物医学工程等。这些学科的不断发展推动了口腔医学和口腔修复学的迅速进步，丰富了研究领域，引入了新的研究方法、新材料和新技术，为口腔修复学注入了新的活力和动力。目前高等学校使用的统编教材更新周期较长，无法及时跟上学科发展的步伐，这可能影响到教学内容的充实和学生的学习兴趣。

作为口腔修复学的教师和医师，需要及时了解国内外相关发展的新趋势，掌握新的理论、材料、技术和设备，以便为学生传授最新的学科知识和科研动态。这样可以帮助学生开拓视野、扩展思维，并始终站在学科发展的前沿，激发他们的学习热情和探索精神。只有这样，口腔修复学的教学内容才能够保持更新，让学生感到学习的新鲜和有趣，从而更有效地促进学科的发展和应用。

五、教学手段要不断改进

随着现代科学技术的高速发展，口腔修复学教学面临诸多挑战，如缺乏形象直观的教学手段、受限的视野影响示教效果、难以客观测量的技术指标、缺乏视觉训练课程等。为了克服这些困难，利用现代化科技可以显著提高教学质量、降低教学成本，促进学生学习的积极性，减轻教师的工作负担，并实现对教学成果和学生学习成绩的客观公正评价。

具体而言，引入多媒体技术，结合声音、图像、文字等多种信息和感官刺激，可以将理论与实践紧密结合，加深学生对口腔修复学理论的理解。例如，计算机多媒体三维动画模拟教学体系已经在一些院校得到应用，极大地提升了训练效率和效果。这种方法不仅缩短了学习周期，还能够通过生动的视觉展示，帮助学生准确掌握牙体预备和义齿外形的技术要求，保证其准确性和美观性。

通过现代化科技的应用，口腔修复学教学可以迈向更高效、更生动、更具有吸引力的教学模式，促进学生的全面发展和学科的持续进步。

六、理论教学要与实践操作紧密结合

口腔修复学的实践性非常强，这意味着它必须将科学性与技术性完美结合，既要系统掌握基础理论，又要熟练掌握各项操作技能，理论与技能两者缺一不可。口腔修复学教学的主要目的在于培养学生能够在掌握基本理论和知识后，通过实际操作为患者制作美观、舒适、坚固耐用的修复体，有效治疗和修复各种口腔缺损和畸形，从而减轻患者的痛苦。

在口腔修复学教学中，学生的动手能力、独立思考和独立工作能力至关重要。教学过程中需要严格要求学生掌握基础理论和知识，通过实验课程多做多练，反复训练基本技能。实验课不仅是将课堂理论联系实际的机会，更是加深理解、记忆、消化和巩固所学内容的重要环节。

通过这种方式，学生能够逐步掌握正确的操作技术，增强其在临床实践中的信心和能力。这种综合理论与实践的教学方法，不仅有助于学生成为优秀的口腔修复专业人才，还能够确保他们在日后的临床工作中能够胜任各种复杂的修复任务，为患者提供高质量的口腔健康服务。

七、积极推广课堂讨论教学法

为了充分调动学生的学习积极性，采用课堂讨论法教学是一种非常有效的方法。在教学过程中，当教学内容达到一定阶段时，教师可以提出讨论题目，让学生围绕难点、疑点或感兴趣的问题展开讨论。这种方法要求学生查阅参考书籍和教科书,准备讨论稿或提纲,然后在小组或整个课堂上阐述自己的理解,并提出问题进行深入讨论。教师进行全面总结和引导,确保学生从讨论中获取到深刻的认识和结论。

课堂讨论法教学有多重优点:它能够全面反映学生对课程内容的理解程度和学习情况,是学生知识掌握、理解能力和分析综合能力的充分体现。这种教学方法激发了学生的积极思维状态,促使他们独立进行思考、探索,并得出科学的结论,远远超越了传统的记笔记、背笔记的学习方式。学生们通过讨论,不仅加深了对知识的理解,还发现和提出了新问题,从而推动课程内容的深入和进展。

课堂讨论还培养了学生的自学能力和批判性思维,提高了他们的口头表达能力和团队合作能力。学生们普遍反映,这种教学方式使课堂气氛更加活跃,激发了学习兴趣,有助于他们发现和克服自己在知识掌握方面的薄弱点,从而促进了个人的进步和提高。

第三节 口腔修复学实验课教学的探索

一、充分认识实验课教学的重要性

口腔修复学的教学目标在于培养学生能够独立设计和制作修复体,从而缓解患者的痛苦。这门学科注重实践和技术,不仅要求口腔修复医师具备深厚的理论素养,更需要他们精湛的操作技能,这些技能直接影响到治疗效果和患者的健康。

口腔修复学的教学过程分为理论课、实验课和临床教学三部分。其中,实验课教学在整个教学体系中占据重要位置。通过模拟患者口腔模型或标准模型,学生进行"诊断"、"设计"和修复体制作的训练,这是他们培养基本技能、理解理论知识的关键阶段。

实验课教学不仅是理论与实践结合的重要途径,帮助学生深化对知识的理解,还是学生临床实习前必不可少的准备环节。在这个阶段,学生从对操作一无所知到能够独立面对患者,是一个技能和自信心的全面提升过程。

教师在实验课教学中扮演着关键角色，他们需要认识到实验课教学的重要性，注重教学质量，确保学生严格掌握口腔修复学的基本理论、知识和技能。这为学生进入临床实习提供了坚实的基础，缩短了适应临床环境的时间，使他们能够更快速地投入到实际工作中。

口腔修复学的实验课教学不仅仅是技术培训，更是思维方式和工作习惯的塑造过程。通过反复练习和指导，学生不断提高自己的技能水平，从而保证了未来临床工作的高效性和安全性。

二、明确实验室教学的主要任务

口腔修复学课程的理论基础广泛深入，技术实践的要求极高，不仅要求学生掌握丰富的理论知识，还需在实践中能够解决复杂的临床问题。口腔修复实验室教学显得尤为重要，它不仅是培养学生基本技能的主要场所，更是理论与实践紧密结合的关键环节。

为了有效达成这一目标，在安排实验课程内容时，我们特别注重选择了与临床工作直接相关的技能和操作。可摘局部义齿卡环和支架的制作、全口义齿的咬合记录和人工牙排列，以及嵌体、冠修复等常见技术的实践。这些内容不仅基础而重要，而且能够直接帮助学生将实验室中学到的技能与日后的临床工作紧密结合起来。

除了基础技能的培养外，我们还通过改进教学方法，将部分模型实验课程转化为临床训练，例如让学生在口腔内制作模型、进行咬合关系的调整等。这种做法使学生能够更贴近真实临床环境，增强他们的实际操作能力和应对实际挑战的信心。

实验室教学不仅仅是技能培养的场所，更是塑造学生专业思维和医德医风的关键平台。从实验室到临床的过渡阶段，不仅需要学生掌握技术，更需要他们树立正确的职业道德和专业态度。在教学中，我们特别强调教师的示范作用和良好榜样的塑造，通过言传身教传递医德医风的重要性，培养学生爱护模型如同爱护患者的责任感和严谨认真的工作态度。

另一个不可忽视的方面是，通过预约真实病例进行教学，如无牙颌患者的处理和前牙美容修复的实践操作，进一步加深学生对临床实践的理解和应对技能。这种实践教学方法不仅拓展了学生的视野，也使他们能够在受控的环境中积累更多的临床经验，为日后的职业生涯奠定坚实的基础。

三、正视实验室教学存在的问题

在口腔修复学教学中，实验课教学的重要性不言而喻，然而长期以来，实验课的教学效果并不尽如人意。教师们经常感到学生在学习过程中显得比较被动，缺乏深入的理解和主动的学习态度。学生对理论知识的掌握表面化，很多时候仅仅是对教师操作的模仿，缺乏举一反三的能力。学生反映，理论课和实验课的讲授方式大多以教师的单向灌输为主，缺乏思考和讨论的机会，课堂形式单一，缺乏生动活泼的小组讨论和互动。这种情况导致了学生在技能培养和理论理解方面的不足。

一方面，实验课的重要性在于能够让学生将理论知识转化为实际操作能力，但目前实验课的设计和教学方式存在多种问题。教学形式偏重于大课堂的讲解，而忽视了小组讨论和学生自主探索的机会。这使得学生缺乏主动学习的动力和能力，仅仅依赖于教师的指导和示范。部分带教教师对实验课的重要性认识不足，导致教学准备不充分，讲解敷衍了事，操作粗糙，对学生的要求不严格，影响了实验室教学的质量和效果。受限于市场经济的冲击，高校教育经费不足，导致实验室设备和材料的更新速度缓慢，实验条件相对落后，学生的实际操作机会受到限制，进而影响了他们的技能培养和实际能力的提升。

为解决这些问题，有必要采取一系列措施来改进口腔修复学实验课的教学质量和效果。教学方法上应引入更多的互动式教学，如小组讨论、案例分析和问题解决等，激发学生的学习兴趣和积极性。加强师资队伍建设，提高教师对实验课教学重要性的认识，鼓励教师精心备课，注重教学细节，严格要求学生，以提升实验室教学的质量和效果。需要增加教育经费投入，优化实验室设备和材料配置，确保与学科发展相适应，提供良好的实验条件和操作平台。

四、积极探索和改进实验室教学方法

（一）调整教学内容，突出实用特点

在口腔修复学的教学内容安排上，注重教学内容的实用性，果断地调整和

删除部分不合适的教学内容，强化基本技能培训的内容。在掌握必要的基本观点和基本知识的基础上，重视理论知识同实际操作的紧密结合，让学生在实际操作方面多下功夫。

在理论教学方面，贯彻"少而精"的原则，减少满堂灌的大课教学，多讲结合实际的小课，将理论教学与实际操作的比例提高到1：2，个别章节甚至提高到1：3。重点讲解可摘局部义齿修复、全口义齿修复、牙体缺损固定修复、黏结法修复及牙列缺损的固定桥修复，而将颞下颌关节病矫形治疗、颌面缺损的修复治疗、即刻义齿、覆盖义齿、高频铸造、烤瓷技术、种植义齿、CAD/CAM技术、口腔修复美学等新技术内容作为专题讲座进行介绍。这样既强调了学习重点，又增加了知识的广度；既拓宽了学生的视野，又激发了学生对学习的浓厚兴趣。

与此部分理论知识同实验教学相结合，在实验课中进行融汇讲解。授课老师根据教学大纲的要求，重新组织和编写了符合实用性特点的实验指导。这些实践证明，更有利于学生在专业课上的学习。

通过这种教学内容的安排，学生不仅能够掌握必要的理论知识，还能将其应用到实际操作中。在课堂上，教师将重点放在讲解那些学生将在未来实际操作中经常遇到的修复技术和方法，而将一些复杂的新技术、新方法安排在专题讲座中进行介绍，学生可以根据自己的兴趣和需要选择性学习。

教师在编排课程时，还注意到学生的学习负担和接受能力，力求做到知识的传授既深入浅出，又紧密结合实际。在实验课中，学生有更多的时间进行动手操作，这不仅提高了他们的动手能力，也使他们对理论知识有了更深刻的理解和记忆。

通过这种教学改革，学生的学习效果得到了明显的提高。他们不仅能够系统地掌握口腔修复学的基础知识，还能在实践中熟练应用这些知识，解决实际问题。这种理论与实践紧密结合的教学方法，不仅提高了教学质量，也增强了学生的实际操作能力，为他们未来的职业发展打下了坚实的基础。

这种教学方法还激发了学生的学习兴趣。通过丰富多样的教学内容和形式，学生对口腔修复学产生了浓厚的兴趣，学习的主动性和积极性得到了显著提高。他们不仅能够积极参与课堂教学，还能够自主学习和探索新的知识和技能。

（二）重视基本理论，强化基本操作

在技术操作过程的教学内容中，我们强调实物教学的重要性，主要以实际操作为主，并辅以小组形式的小讲课。在教学过程中，重点放在基本技能操作的训练上，以确保学生能够掌握必要的操作技巧。在实验开始之前，教师会首先讲解本章的要点和难点，并播放一段与教学实验相关的视频。通过将实验过程分段进行示范和讲解，教师能够逐步向学生展示每个步骤的具体操作方法。有时，教师还会结合具体的实验过程播放一些幻灯片，将电化教学穿插在实验中，以更加形象、直观的方式展示给学生。这样一来，学生在实际操作前对整个实验过程就有了较为详细的了解。

在整个教学过程中，遵循小讲解、示教、实际操作、分析总结、反复实践和理论总结这几个环节，使得复杂难懂的操作变得简单明了。通过这些步骤的环环相扣，学生能够更好地消化和吸收所学的理论知识，避免了只会死记硬背却无法实际操作的现象。在实验课中，通过反复练习，学生的基本操作程序得到了强化。在每一个实验过程中，教师都会分阶段反复示教，及时发现并纠正学生的错误，并进行及时的分析总结，帮助学生掌握正规的操作方法。

这种教学方法不仅能够让学生在课堂上巩固所学的理论知识，还能够在实际操作中得到充分的练习。当学生们经过反复练习后，他们的基本操作能力得到了显著提升，能够更加熟练地完成各项实验任务。在实验过程中，教师的示范和讲解使得学生能够更清楚地理解每个操作步骤的重要性和具体方法，避免了操作中的错误。及时的分析总结帮助学生在实验过程中不断改进和提高。

这种教学方法的优势在于，它能够有效地将理论知识与实际操作相结合，帮助学生更好地理解和掌握所学内容。在实验过程中，学生们不仅能够通过实际操作加深对理论知识的理解，还能够在反复练习中提高自己的操作技能。在教师的指导下，学生们能够逐步掌握各项操作技巧，减少了在实际工作中的错误率，提高了工作效率。

通过这种教学方法，学生们在实习时能够更加快速地适应临床医技工作。他们不仅掌握了扎实的理论基础，还具备了娴熟的操作技能，能够胜任各项实际工作任务。教师在教学过程中，通过电化教学手段，将复杂的操作过程形象化、直观化，使得学生能够更容易地理解和掌握。在实验课中，学生们通过反复的实际操作和教师的指导，逐步掌握了正规的操作方法，为今后的临床工作打下了坚实的基础。

在这种教学模式下，学生们能够更加积极主动地参与到学习中来。他们不仅在课堂上认真听讲，还能够在实验中积极实践，将所学的理论知识应用到实际操作中去。通过这种方式，学生们不仅掌握了扎实的理论知识，还具备了娴熟的操作技能，能够胜任各项实际工作任务。教师在教学过程中，通过电化教学手段，将复杂的操作过程形象化、直观化，使得学生能够更容易地理解和掌握。在实验课中，学生们通过反复的实际操作和教师的指导，逐步掌握了正规的操作方法，为今后的临床工作打下了坚实的基础。

在教学过程中，教师通过细致的示教和讲解，使得学生能够更好地理解和掌握所学内容。通过反复的练习和总结，学生们的操作技能得到了显著提升，能够在实习时迅速适应临床工作。这样的教学方法，不仅有助于学生的成长和发展，也为他们未来的职业生涯打下了坚实的基础。

这种教学方法还能够帮助学生建立正确的操作习惯。在教师的指导下，学生们能够逐步养成规范的操作习惯，避免在实际工作中出现操作失误。通过反复的练习和总结，学生们不仅掌握了基本的操作技能，还能够在实际操作中做到规范化、标准化，减少了操作中的错误率，提高了工作效率。

（三）做好课前准备，确保实验教学质量

实验课的顺利进行以及预期效果的达成，往往与课堂准备工作息息相关。实验员在其中扮演着至关重要的角色，他们的业务能力和责任心直接影响着实验课的质量。为了不断提升实验员的业务水平，要求他们定期随班听课，并参与授课教师的集体备课。这一过程不仅是为了提高实验员自身的技能和知识储备，更是为了确保实验课程的每一个环节都能得到有效实施。

定期随班听课对于实验员来说，是一个深入了解教学内容和学生需求的宝贵机会。通过与教师和学生的互动，实验员能够更好地掌握课程内容，理解教师的教学目标和方法，从而在准备实验时能够更加有针对性和高效地工作。随班听课还能帮助实验员发现潜在的问题，例如学生在实验操作过程中可能遇到的困难，并及时提出改进建议。这种及时反馈机制，有助于提高实验教学的整

体质量。

除了随班听课，实验员还需要参加授课教师的集体备课。集体备课是一个集思广益的过程，实验员与教师共同讨论实验课的各个环节，探讨可能出现的问题，并制定相应的对策。这种集体讨论不仅能拓宽实验员的视野，还能促进他们与教师之间的沟通与合作。通过集体备课，实验员能够更深入地理解教学计划和实验安排，从而在实验准备过程中更加有的放矢。这种合作也有助于建立一个更加和谐和高效的教学团队。

尽管实验课时较多，任务繁重，人员较少，但通过授课教师与实验员的密切配合，可以有效应对这些挑战。为了确保实验准备工作能够顺利进行，实验员需要在实验前一周开始准备，提前检查实验设备和用品是否齐全，并进行必要的调试和维护。这种提前准备的做法，不仅可以有效避免实验过程中出现突发状况，还能保证实验的顺利进行，提高实验教学的效果。

在实验前一天，实验员还需要对所有的实验设备和用品进行一次复查，确保万无一失。这个复查过程是对前期准备工作的一个全面检验，通过复查，实验员能够发现并解决潜在的问题，确保所有设备和用品都处于最佳状态。这种严谨细致的工作态度，是保证实验教学质量的重要保障。

为了进一步提升实验课的准备工作，实验员还需要不断总结和反思。在每次实验课结束后，实验员应与教师一起回顾实验过程，分析存在的问题和不足，并提出改进措施。这种总结和反思的过程，有助于实验员不断提升自己的业务水平，并为今后的实验准备工作提供宝贵的经验和借鉴。

（四）坚持实验室教学的标准化与规范化

在实验室教学中，统一示教内容、操作标准和示教时间是极为重要的。这不仅能够确保教学内容的完整和一致，还能保证学生在不同的实验课程中都能达到预期的学习效果。小讲课与课堂理论教学相辅相成，专门阐述最基本的要求，起到了画龙点睛的作用。特别是在实验课内容超前于理论课讲授的情况下，小讲课能有效引导学生入门，帮助他们更好地理解实验操作的目的和意义。

为了培养学生的基本技能和动手能力，实验室教学必须标准化。课前要求学生预习，每一个操作步骤和注意事项都需要学生理解其背后的原因。这样不仅能够提高他们的动手能力，还能增强他们的分析问题和解决问题的能力。通过预习，学生可以带着问题进入课堂，课堂上教师的讲解就能更加有针对性地解决学生的困惑，从而使学习效果最大化。

在实验室教学中，可以采取教师对学生交叉示教的方法，以全面培养学生的基本技能。一个教师可以指导全体学生，而一个学生也可以接受所有教师的指导。对于教师而言，这是一个群策群力的过程，通过借鉴他人的长处来提升自己的教学水平；对于学生而言，多种教学风格的交叉示教让他们能够博采众家之长，提高学习效率和效果。具体而言，在统一内容和标准的前提下，对各组学生实行交叉示教和交叉指导。这样的教学方法不仅能够让学生掌握基本技能，还能感受到相同内容的不同表现手法和风格。

在规范化的示教内容下，不同的示教者为学生提供了丰富的学习体验。学生通过接触不同的教学风格，能够从中获得更全面的知识和技能。教师在完成教学任务的过程中，也能从中得到促进和提高。通过相互学习和借鉴，教师可以不断改进自己的教学方法，从而在教学中取得更好的效果。

实验室教学的目标不仅是传授知识，更重要的是培养学生的实际操作能力和解决问题的能力。课前预习是必不可少的环节。学生在预习过程中，需要对每一个操作步骤和注意事项进行深入思考，了解其背后的原理和意义。只有做到知其然并知其所以然，才能在实际操作中得心应手，并能在遇到问题时迅速找到解决方法。

（五）充分调动学生的主观能动性

在口腔修复学教学中，学生学习中较为被动、对理论理解不透彻以及理论与实践操作相脱节的问题是需要解决的重要课题。为了充分调动学生的学习积极性和深化他们对知识的理解，可以考虑在口腔修复学实验教学中引入一种新的教学模式——学生担任"小老师"。

这种教学模式的核心思想是在实验课中，选择一位学生作为"小老师"，在教师的指导下负责理论复习和实验讲授阶段。具体来说，可以采用自由报名、推选或轮流的方式确定"小老师"，并在教师的组织带领下，与同学们共同备课、讨论和确定讲授内容、重点、操作步骤和注意事项。

教师可以总结以往实验课中出现的概念、操作常见问题，指导"小老师"在讲课过程中加以强调，并向同学们提出问题或展开讨论。这不仅有助于"小老师"深入理解和掌握知识,还能通过实践中的教学活动强化所学内容,加深对知识的理解。

鼓励和支持"小老师"采用创新的教学方法和手段,例如利用多媒体展示、案例分析、互动式讨论等,以提高教学效果。通过这种方式,学生不仅可以展示其创造性思维,还能够锻炼自学能力、组织能力、应变能力、口才和归纳能力,全面提升其综合素质和学术能力。

学生作为"小老师"的参与可以活跃课堂氛围,增强学生的学习主动性和参与感。通过理论联系实际的教学过程,学生能够更加深刻地理解学科知识,扩展知识面,并纠正可能存在的错误认识。

这种教学模式不仅有利于促进学生的全面发展,还能有效地解决传统实验课教学中学生被动学习和理论实践脱节的问题。通过学生之间的互动和教师的引导,可以形成教师与学生共同探讨、合作学习的良好氛围,推动口腔修复学教学质量的提升。

(六) 探索实验室教学的新手段

随着现代科学技术的迅猛发展,新技术和新产品不断涌现,这些技术如何应用于教学领域,以提升教学质量、降低成本,并促进学生学习的积极性,减轻教师的工作压力,以及实现客观公正的评价,是当前教育改革中的重要课题之一。计算机多媒体系统作为一种现代化的教学手段,具有极大的潜力和广阔的应用前景,特别是在口腔修复学实验室教学中,其应用展示了引人注目的效果和成就。

多媒体技术能够模拟复杂的口腔情况,为学生提供高度逼真的实验环境。在牙体制备和修复的过程中,学生可以通过计算机模拟进行实际操作,如牙体切削和修复预测,从而在实验室前就能够进行反复练习和深入理解。当学生出现操作失误时,多媒体系统能够即时提供视觉和语音提示,例如显示血液流出的图像或语音提醒切削深度过深,帮助学生及时调整和改进技术,避免类似错误。

制备完成的牙体可以通过系统化的检测和评分,为每位学生提供详细的反馈和评价,准确指出操作中不足之处和需要改进的地方。这种个性化的评估不仅有助于学生全面理解自己的学习进度和技术水平,也为教师提供了数据支持,帮助其更好地指导学生，从而提高整体教学质量。

通过自动化的反馈和评估系统，教师可以节省大量时间和精力，将更多资源投入到教学设计和个性化辅导上。这不仅提升了教师的教学效率，还能够激发他们在教育创新方面的积极性和创造力，推动教育模式的进步和改善。

通过直观的视觉效果和实时的反馈机制，学生能够更快速地掌握技能，自信地应对复杂的操作和挑战，从而积极参与学习过程，提升学习动力和效果。

第四节 口腔修复学临床教学的思索

一、目前口腔修复学临床教学所面临的问题

（一）教学患者来源减少

随着我国经济体制由计划经济向市场经济的逐步转变，各医疗单位也在积极主动地吸引患者前来就医。个体诊所的数量迅速增加，在一定程度上缓解了人民群众看病难、就医难的问题。这一变化也带来了新的挑战，尤其是对口腔修复学的临床实习教学产生了重大影响。由于患者有了更多的就医选择，许多患者更倾向于选择专家和教授进行诊治，而不是选择实习生进行治疗。

在这种情况下，口腔修复学临床实习教学面临着严峻的挑战。教学患者的来源显著减少，导致实习医师的动手操作机会大幅度下降。根据口腔修复学临床实习教学大纲的要求，每个实习生需要完成至少65件各类修复体，但实际情况却是，目前每个实习生只能完成10余件修复体。这一巨大差距不仅影响了实习生的学习效果，还对口腔修复学临床实习教学的质量造成了严重的负面影响。

具体而言，患者来源的减少直接导致了实习生实践机会的匮乏。口腔修复学是一门高度实践性的学科，需要大量的临床操作经验来掌握技能。在患者选择专家和教授就诊的趋势下，实习生很难有足够的机会进行实际操作，这使得他们在毕业后缺乏足够的实践经验，影响了他们的职业发展。缺乏实践机会也使得实习生难以将理论知识与实际操作相结合，从而影响了他们的综合能力。

（二）实际操作与理论知识脱节

由于我国过去经济相对落后，患者支付能力有限，在计划经济体制下，国家对临床口腔修复技术的应用采取了限制政策，导致我国在这方面与国外的临床治疗水平存在显著差距。即便是在教学医院，由于低收费与高成本之间的矛盾，医院不得不简化操作程序，使用低质量的材料，进而降低了整体医疗水平和质量。这一情况的存在，使得医疗服务无法达到理想的标准，影响了患者的治疗效果和体验。

尽管当前我国的整体经济水平已经有了很大的提升，但在许多地区，尤其是像我们这样位于西北经济相对落后的地区，大多数患者由于支付能力仍然较低，对一些新的技术、新的材料和新的方法仍难以接受。这使得医疗机构只能选择使用低品质的材料和原始的修复方法和工艺，从而使得一些先进技术难以在临床上普遍应用，严重制约了临床实习学生能力的培养。这种现象不仅影响了医疗服务的质量，也阻碍了技术的推广和应用，进而影响了整个行业的发展。

在口腔修复学的理论课教学中，我们虽然在理论上能够接近国际学科发展的水平，但在实际的临床操作中却无法做到理论联系实际，导致实际操作与理论知识严重脱节。全口义齿在理论课讲授时会介绍用面弓转移颌位关系、用可调式𬌗架建立平衡𬌗等技术，但在临床实践中，由于设备和材料的限制，这些技术无法得到应用。这样一来，学生们在课堂上学到的先进理论无法在实际操作中得到验证和练习，极大地影响了他们的实践能力和操作水平。

在理论课程中讲授的精密铸造技术，由于临床上使用低品质材料和简化操作工序，精密铸造件往往无法达到预期的精密度，成品质量大打折扣。这不仅影响了治疗效果，也让学生无法真正掌握和理解精密铸造的要领和技巧。同样，国外已经在临床上较为普遍应用的一些先进技术，如精密附着体、套筒冠及种植义齿等，在国内的临床开展得相对较少，进一步加剧了我们与国际水平的差距。

低水平的临床实习严重制约了人才的培养。由于学生在实习过程中接触到的多是低质量材料和简化的操作工艺，他们在毕业后往往缺乏足够的实战经验和技能，无法在基层医院有效地带动临床口腔修复水平的发展和提高。这种情况不仅影响了学生的职业发展，也限制了整个行业的进步和创新能力。

（三）临床师资力量相对薄弱

在当前的高等医学院校中，教学工作无疑是一个高投入但直接经济效益低的环节。这种情况不可避免地影响了教师们在教学中的责任感和积极性。一些教师往往更愿意将时间和精力投入到科研项目和临床医疗中，结果导致他们对教学工作的重视程度不够，甚至对教学工作有所忽视。

不少教师宁可花费更多时间在研究和医疗实践上，而不是投入到教学中来。这种倾向使得教学任务往往得不到充分的执行。尤其是在临床实习阶段，许多教师更愿意讲授大课，不愿担任临床实习学生的带教老师。结果是，目前临床带教教师队伍中，低年资教师占据了较大比例。这些年轻教师在临床经验和技术方面尚未完全成熟，难以满足培养高水平学生的要求。

教学设施的落后也是一个不容忽视的问题。由于设施条件的限制，学校无法为所有学生提供足够的临床实习机会，许多学生不得不分流到其他医疗单位进行实习。这种情况下，学生的临床带教老师水平参差不齐，甚至有些带教老师并未接受过正规的口腔医学教育，仅凭多年的实践经验进行教学。

这些带教老师在口腔修复学的理论知识方面掌握不够严密，临床操作技术也只是基于多年的摸索和经验。当实习学生遇到问题时，这些老师往往无法给出正确且深入的解释，有时甚至会提供错误的答案。理论课教学和临床实习之间缺乏有机的联系和协调，使得学生在实习过程中感到压力很大，进步缓慢。

目前高等医学院校中，科研和临床工作对教师有更强的吸引力。教学工作繁琐而收益较低，导致许多教师对其缺乏热情和投入。这种现象使得教学质量受到影响，尤其是在临床实习环节，年轻教师的比例偏高，他们的经验和技能还需要进一步提高。

在教学设施方面，我们的条件相对落后，无法为每个学生提供充足的临床实习机会。许多学生因此被分流到外部医疗单位实习，这样一来，带教老师的水平和资历差异就更大。甚至有些带教老师缺乏正规的口腔医学教育背景，仅凭师傅带徒弟的方式成长起来。

这些带教老师在理论知识方面存在不足，临床操作技能也主要依赖于多年的经验积累。当学生提出问题时，他们往往难以给出准确和深入的解答，有时甚至会误导学生。理论教学和临床实习之间缺乏有效的衔接，使得学生在实习过程中面临较大的挑战，进步速度也受到影响。

教师们往往在科研和临床工作中投入更多时间和精力，而忽视了教学任务的落实。这种现象导致教学效果不尽如人意，特别是在临床实习阶段，低年资教师比例较高，他们的临床经验和技术水平还有待提高，以致学生在学习过程中遇到许多困难。

由于教学设施条件的限制，无法满足所有学生的临床实习需求，许多学生被迫到其他医疗单位进行实习。这种分流导致带教教师水平参差不齐，甚至有些教师缺乏正规的医学教育背景，主要依靠实践经验进行教学。

这些教师在理论知识方面的掌握不够全面，临床技术操作也多基于经验。当学生遇到问题时，这些教师往往不能提供准确的解释，有时甚至会给出错误的指导。理论课教学与临床实习之间缺乏协调，使得学生在实习中面临很大压力，进步缓慢。

（四）原有的教、学激励机制部分失效

当前的教育体系面临着一系列挑战，特别是在如何有效激励和评价临床教学工作中的教师以及如何引导学生更好地参与临床实习和教学过程方面。经济效益挂钩的激励机制对教师的影响是显而易见的，但其带来的冲击和影响也同样值得深思和探讨。

对于教师而言，现行的激励机制往往更倾向于奖励科研成果和学术荣誉，这些成果不仅可以直接影响职称晋升，还可能带来额外的经济回报。相比之下，对教学质量和学生教学投入的评价和奖励机制则相对不足，导致一些教师对临床教学的投入和积极性不高。这种情况可能会影响到教师的责任心和教学效果，尤其是在临床教学中，教师的指导和带领对学生的专业发展至关重要。

过去以学生实习成绩作为毕业分配的依据的激励机制在当前形势下已显失效。随着学生就业选择的自由化和双向选择的增加，学生对于实习成绩的重视程度下降，有些甚至对实习过程持漠视态度，只顾应付和完成任务，而非真正深入学习和掌握技能。这种现象不仅影响了学生自身的专业素养，也给教师的教学带来了挑战和压力，使得教师难以有效地引导和激励学生。

更为深刻的问题是，部分学生在毕业后回顾自己的学习经历时，意识到在校期间未能充分利用临床教学实习的宝贵机会，感到后悔和遗憾。这种情况不

仅影响了学生个人的职业发展，也可能反过来影响到他们未来在临床实践中的表现和成就。

二、改进口腔修复学临床教学工作的思考

（一）不断改善教学条件

口腔修复学的临床诊疗技术离不开先进设备、材料和器械的支持。由于这些技术和设备的发展日新月异，临床教学的投入和消耗也随之增大。当前国际口腔修复设备、器械和材料的更新速度非常快，各种新技术不断涌现。为了保持并提升口腔修复学的临床教学质量和水平，不断增加教学投入和逐步改善教学条件是不可避免的要求。

学生的临床实习消耗很大，仅靠从患者收费来维持是远远不够的。在现代经济核算管理模式下，这种成本也不应由科室承担。口腔高等医学教育面临着严重的经费不足问题。在高等教育制度不断改革的背景下，国外普遍采用让学生自行承担实习材料消耗的方法，可以作为一种借鉴，但要避免过度增加学生的经济负担。

改革开放政策和市场经济机制的影响下，国外口腔设备器材厂商通过推广产品，把许多先进的口腔修复技术引入到临床实践中，确实在一定程度上提高了我国口腔临床治疗的水平。争取这些厂商的赞助和合作，可以显著改善教学条件。通过与这些厂商建立合作关系，不仅可以获得最新的设备和材料，还能为学生提供更好的实习条件。

为了解决经费不足的问题，可以考虑多种方式增加教学投入。争取政府和社会的支持是一个重要途径。政府可以通过增加教育拨款、设立专项基金等方式，为口腔高等医学教育提供更多的经费支持。还可以通过举办各种社会活动，吸引社会力量的参与，筹集更多的资金用于教学设施的改善。

建立校企合作关系也是一个可行的方案。通过与口腔设备和材料厂商合作，学校可以获得先进的设备和材料支持，同时也为厂商提供了展示和推广产品的平台。这种合作不仅可以降低教学成本，还能提高教学质量，形成互惠互利的局面。

在学生实习方面，可以考虑引入奖学金制度。对于那些成绩优秀、家庭经

济困难的学生，可以提供一定的奖学金，用于补贴他们的实习费用。这不仅能减轻学生的经济负担，还能激励他们更加努力地学习，提高整体的教学质量。

还可以利用现代科技手段，提升教学效率。通过虚拟现实技术（VR）和模拟器，学生可以在虚拟环境中进行操作练习，从而减少实习材料的消耗。这种方式不仅可以节约成本，还能提高学生的实际操作能力，为他们将来的临床工作打下坚实的基础。

另一个值得探讨的方向是加强国际交流与合作。通过与国外知名大学和研究机构的合作，可以引进先进的教学理念和方法，提高教学质量。还可以通过派遣教师和学生出国进修，学习国外的先进经验，进一步提升自身的教学和科研水平。

在课程设置方面，可以增加有关新技术和新设备的内容，让学生及时了解和掌握国际口腔修复学的最新发展动态。通过实践教学环节的改进，让学生有更多机会接触和使用先进的设备和材料，提升他们的实际操作能力和综合素质。

教师的专业素质和教学能力对提高教学质量至关重要。可以通过定期组织教师培训、邀请专家讲座等方式，不断提高教师的业务水平和教学能力。还可以鼓励教师参加国内外的学术会议和培训班，了解和掌握最新的专业知识和技术，提高他们的教学水平。

为了更好地利用有限的教学资源，可以探索多种教学模式。通过在线课程、远程教育等方式，扩大教学覆盖面，提高教学效率。还可以通过项目合作、课题研究等方式，增加学生的实习和实践机会，提升他们的综合能力。

（二）加强临床教师队伍的建设

教师在教学工作中扮演着不可或缺的重要角色，尤其在临床实习教学中，教师通过自身的实践经验和专业知识，传授诊断和治疗技能给学生。教师的专业水平和教学能力直接关系到临床实习教学的质量。强化临床口腔修复教师队伍的建设显得尤为重要和迫切。

必须构建一个有效的教学梯队。一个优秀的教学团队不仅需要经验丰富的资深教师，还需要充满活力和创新精神的年轻教师。通过合理的人才培养机制和选拔制度，可以逐步形成老中青相结合的良性梯队结构。在这种梯队中，资深教师传授经验，年轻教师带来新的思维和方法，形成互补，提高整体教学水平。我们应注重引进具有临床实践经验的高素质人才，同时通过各种途径提升现有教师的专业水平。

持续提高指导教师的自身素质和继续教育水平也是至关重要的。教师不仅需要具备扎实的专业知识和临床技能，还应不断学习和更新知识，跟上医学发展的步伐。可以通过定期组织培训、研讨会和学术交流，鼓励教师参加国内外的专业会议和进修班，提升他们的专业素质和教学能力。还应鼓励教师进行教学研究，总结教学经验，撰写学术论文，从而提升他们的学术水平和研究能力。

应建立健全的教学检查评估体系，以保证教学质量。通过定期的教学评估，可以及时发现教学中的问题和不足，进行有针对性的改进和提升。评估体系应包括教师的教学态度、教学内容的科学性和系统性、教学方法的灵活性和有效性、学生的反馈等多个方面。通过全面、客观的评估，可以激励教师不断改进教学方法，提高教学效果。

建立对教学人员的激励机制同样重要。可以通过评选优秀教师、设立教学奖励、提升教师的职称和待遇等方式，激励教师积极投入教学工作，提升教学质量。稳定的教师队伍是高质量教学的保障，通过各种激励措施，能够提高教师的工作积极性，增强他们的职业荣誉感和归属感，从而有助于稳定和壮大教师队伍。

在条件成熟时，可以考虑将教师队伍分为教学组和医疗组，实行轮换制度。这种安排有助于教师从理论教学、实验教学到临床教学的顺利衔接，减少学生在不同教学阶段的过渡适应难度和心理压力。通过统一标准和要求，可以实现理论教学与实际操作的统一，确保教学的一致性和连续性。教师轮换也有助于他们全面了解每一个学生的具体情况，从而有针对性地进行指导和训练，提高教学的针对性和实效性。

加强教师与学生之间的沟通交流也是提高教学质量的重要途径。教师应了解学生的学习需求和困难，及时给予指导和帮助。通过组织讨论班、个别辅导等形式，增强师生互动，促进教学相长。教师还应鼓励学生积极参与临床实践，增强他们的动手能力和实践经验。

还应注重教学资源的合理配置和使用。高等院校应为临床教学提供必要的设备和设施，保证教学环境的优化。通过信息化手段，建设数字化教学平台，丰富教学资源，提高教学的现代化水平。利用多媒体教学、网络课程等现代教学手段，可以提高教学的效率和效果，满足不同学生的学习需求。

（三）以培养基本技能为指导思想

在口腔修复学的临床教学中，学生需要掌握基本操作技能，完成最低工作量。教学大纲明确规定了这一点。在实际教学过程中，教师必须根据教学进度和病种选择的随机性，以及处理难易程度，合理调配有限的教学患者资源。这样才能确保每个学生都能培养出独立工作的能力。教师应着重让学生熟悉自己负责的患者，掌握患者的个体特点，并能够独立思考，提出合理的诊断处理意见和修复设计，阐明设计背后的理由。

教师在教学中应注重启发教育，通过引导学生找到设计修改的原因，使得他们在实验室中获得的知识和技能能够在临床实践中得到巩固、完善和提高。教学不仅仅是让学生机械地完成操作，而是要让他们在每次修复体制作过程中有所收获和进步。教师应尽量避免学生只是为了完成大纲规定的工作量而盲目应付患者的情况。

在实习期间，为了开拓学生的眼界，教师应定期安排一些新技术的讲座或讨论会。这些活动不仅可以帮助有潜力的实习医师了解和掌握新的诊疗技术，还能激发他们的学习兴趣和动力，更好地为患者服务。通过这些形式多样的教学活动，学生可以充分利用每一种教学资源，提高自身的技术水平和临床能力。

具体来说，教师应根据学生的实际情况和能力水平，为他们安排适当的病例。这样可以保证学生在接触不同病种时，能够应对不同的临床挑战，提高综合处理问题的能力。教师应鼓励学生在面对复杂病例时，主动思考和查阅资料，培养他们自主学习和解决问题的能力。

教师在指导过程中，应重视与学生的互动和沟通，通过提问和讨论的方式，引导学生深入思考和分析问题。这种教学方式不仅能加深学生对知识的理解，还能培养他们的临床思维能力和判断力。教师应始终关注学生的学习进度和实际掌握情况，及时给予反馈和指导，帮助他们不断改进和提高。

在每次操作完成后，教师应组织学生进行总结和反思，通过案例讨论和经验分享，让学生在相互交流中获得更多的启示和收获。这样的教学模式可以激发学生的学习积极性和主动性，提高他们的学习效果和技术水平。教师应不断更新和完善教学内容和方法，紧跟口腔医学发展的前沿，确保教学的先进性和实用性。

对于有潜力的实习医师，教师应提供更多的学习和实践机会，让他们在掌握基本操作技能的基础上，能够进一步学习和应用新的诊疗技术。这不仅有助于他们个人的职业发展，还能为医院和患者提供更优质的医疗服务。教师应鼓励学生积极参与科研和学术活动，通过参与课题研究和学术交流，不断拓宽他们的知识面和视野，提高他们的综合素质和能力。

(四) 加强专业思想和医德医风教育

在临床教学中，除了传授学生医疗技能和知识外，更为重要的是加强学生的德育教育。德育不仅仅是空洞的理论，而是关乎医生职业道德和医疗行为的根本培养。现代医学理念已经转向包括生物、社会和心理等多维度的医疗模式。在这样的背景下，建立起医患之间相互信任和尊重的关系变得尤为重要，这不仅有利于医疗效果的提升，也能增强医疗团队的整体效能。

在临床实习中，实习医师的行为举止直接影响到患者的体验和治疗结果。除了要求医师具备扎实的医疗技能外，更需要他们展现出真诚关怀和高度的责任感。通过"假如我是病人"等活动，可以让实习医师从患者的角度去思考和感受，理解患者的需求和期望，从而培养出急症为患者所急、设身处地为患者着想的优良医德。

教师在临床教学中的角色不仅在于传授医疗技术，更在于引导学生养成良好的职业道德和习惯。只有通过培养良好的医德医风，学生才能赢得患者的信任和尊重，从而顺利开展诊治工作。临床实习不仅是技术学习的过程，更是医生成长为专业医师的关键时期。在这个过程中，教师应当帮助学生发现自己的特长，树立宏大的职业目标，并为之不懈努力，从而成就自己在口腔医学领域的精彩人生。

(五) 将实际操作学习和观摩学习结合起来

尽管增加教学经费投入并采用低收费政策能够一定程度上吸引部分教学患者，但现实中教学患者的来源却呈现出逐渐减少的趋势，这已经成为一个难以逆转的问题。与此国外的牙医学生在临床学习中也面临着直接诊疗患者机会不足的挑战。在这种背景下，口腔修复教学中学生的实际操作机会减少，如何有效应对成为了亟需解决的问题。

除了进一步提升实际操作的质量，确保每一次医疗服务活动都能为学生带来实质性的学习收获外，还可以通过加强学生间的交叉学习和观摩教师示范来弥补操作机会的不足。利用每个教学病例资料，充分挖掘教学资源，为学生提供充足的学习材料和案例分析机会，是提升教学效果的关键手段之一。

在临床教学过程中，定期组织学生观看教学录像片或相关视听教材，如电视、电影、VCD片等，可以有效补充实际操作的不足。通过这些视听教材，学生能够直观地了解临床操作的细节和技术要点，提高他们的实践能力和应对复杂情况的能力。

教师在教学中的角色尤为关键，需要不断创新教学方法和教材内容，编制更多贴近实际的教学资料。例如，整理临床典型病例及修复设计方案的方法，并将其制成视听教材，不仅形象直观，而且能够有效地激发学生的学习兴趣和学习动力，从而提升他们的学习效果和操作水平。

（六）带习教师要严于律己，认真负责

口腔修复学的临床教学工作对于教师来说，不仅需要扎实的理论知识和娴熟的临床技能，尤其重要的是要有规范熟练的操作能力。只有如此，才能确保教学工作事半功倍，为学生提供高质量的教育和训练。

学生在课堂上学习的口腔修复学知识通常按照理论逻辑程序排列，与实际临床操作的思维方式和工作流程常常存在差异。通过临床实践让学生熟悉口腔修复学的实际工作程序，掌握准确的操作技术，深入理解每一个步骤的重要性至关重要。任何一个操作步骤的疏忽或不严谨都可能直接影响到修复效果的质量。

教师在教学过程中除了传授操作技术，还应当教导学生如何正确评估修复效果。学生需要了解修复技术的极限以及在临床可接受范围内制作的程度。当修复效果无法完美达到患者期望时，教师需要耐心解释，并消除患者因期望过高而产生的疑虑。若确实存在制作不良的情况，教师应当及时采取补救措施，避免引发医患冲突，维护良好的医患关系。

为了达到以上要求，带教教师必须严格要求自己，以认真负责的态度去面对每一个教学病例和学生的学习过程。只有如此，才能确保学生在临床实习中

真正领会和应用口腔修复学的理论知识,掌握实际操作的精湛技术,为未来成为优秀的口腔修复医师打下坚实的基础。

三、口腔修复临床实习中的其他困难及对策

(一) 与患者的交流沟通有困难

实习初期,医学生在面对患者时常常显得手足无措,不知道如何开始询问病情,无法准确了解患者的需求,也不擅长将治疗方案与患者沟通。这种缺乏经验和沟通技巧的问题,常常导致他们很难赢得患者的信任,从而使治疗过程变得困难重重,有时甚至会遭到患者的拒绝。

这一问题的出现,主要有两个原因。医学生在学业中缺乏必要的人文课程的学习。美国哈佛大学医学院在各年级均设有医学伦理学课程,其中第一学年的一个重要主题就是医患关系,课程内容包括如何与患者进行有效沟通。21世纪的医学模式正在从传统的纯医学模式转变为生物-心理-社会的医学模式,口腔修复学专业在这一转变过程中尤为明显。

医学生普遍缺乏与患者沟通的基本训练和模式。在外语教学中,我们经常通过情景对话练习来提高口语能力,学生们在反复练习后可以从容应对真实场景中的对话。类似地,面对复杂的口腔修复内容和患者多样化的需求,如果没有进行类似的情景训练和长期的实践积累,医学生很难在实际操作中游刃有余。

增加人文学科的理论课程显得尤为重要。学校可以编写简易教材或教学大纲,帮助学生掌握与患者沟通的基本内容和技巧。可以组织学生相互之间进行反复练习,模拟与患者沟通的情景,以提高他们的沟通能力。

在实际操作中,学生可以先从辅助性工作开始,短期内充当主治医师的助手。通过这种耳濡目染的方式,学生不仅可以观察主治医师与患者沟通的技巧,还能在实践中逐渐积累经验,了解如何与患者进行有效的交流。随着时间的推移,他们将逐步掌握与患者沟通的内容和技巧,变得更加自信和从容。

为了进一步加强医学生的沟通能力,学校可以引入模拟患者的训练方式。在这种训练中,学生面对的模拟患者由专业演员扮演,这些演员能够提供即时的反馈,帮助学生识别和纠正沟通中的错误。通过这种反复的练习和反馈,学生可以快速提升自己的沟通技巧,为将来与真实患者的互动做好充分准备。

学校还可以邀请经验丰富的医师和心理学专家进行讲座和工作坊，分享他们在与患者沟通中的经验和技巧。通过这些专家的指导，学生可以更好地理解医患关系的重要性，并学习到具体的沟通策略。

培养医学生的沟通能力不仅仅是课堂教学的任务，还需要融入到日常的临床实践中。医学院可以通过设置专门的沟通培训课程，让学生在临床实习过程中，系统地学习和实践沟通技巧。这些课程可以包括角色扮演、小组讨论和案例分析等多种形式，使学生在多样化的学习环境中不断提高自己的沟通能力。

为了更好地支持学生的学习，学校可以建立一个资源丰富的图书馆和在线学习平台，提供大量关于医患沟通的书籍、文章和视频资源。学生可以根据自己的需求，随时查阅和学习这些资源，进一步提升自己的理论知识和实践能力。

在临床实习过程中，导师的指导和反馈也非常重要。导师可以通过观察学生与患者的互动，及时指出他们在沟通中的问题，并提供具体的改进建议。导师还可以分享自己多年的临床经验，帮助学生更好地理解和掌握与患者沟通的技巧。

（二）患者维权意识提高，不愿接受实习医师诊疗

过去，在教学医院中带教老师通常有这样一种观念：作为教学医院，由实习医师诊治患者是理所当然的，患者有义务配合治疗。随着患者维权意识的逐步提高，如何在尊重患者意愿的前提下，做好学生的实习工作，成为一个需要认真思考的问题。患者为什么不愿意接受实习医师的治疗？大致分析，原因如下：

患者可能有过不满意或不成功的实习医师治疗经历。这种经历会导致患者对实习医师的治疗能力产生怀疑，从而不愿意再次接受实习医师的诊治。

实习医师由于技术生疏，常常会增加患者的痛苦。实习医师在技术不熟练的情况下，容易出现操作不当或治疗不准确的问题，这无疑会影响患者的治疗体验和信任感。

实习医师操作时间过长且频繁请示指导老师，容易使患者对其能力产生怀疑。患者希望尽快完成治疗，但实习医师由于经验不足，需要较长的时间和反复请示指导老师，影响了治疗的流畅性和患者的信心。

治疗过程中周围有指导老师及其他学生围观，给患者带来心理压力。患者

在治疗时希望有一个私密的环境，而众多医师和学生的围观会使患者感到不安和紧张，增加了他们的心理负担。

第五，随着生活水平的提高，患者对医疗质量的要求也越来越高。现代患者不仅关注治疗的效果，更注重医疗服务的质量和体验，而实习医师的不足常常难以满足这些高标准的要求。

综合以上原因，实质上还是因为实习医师在医疗质量上的欠缺。事实上，患者很少因为实习医师的服务态度或其他原因与其发生矛盾。如何尊重并保护患者的权益，同时保证学生的实习顺利进行，似乎成为了一对矛盾。为了解决这一矛盾，可以采取以下建议：

应充分利用现代科技手段，加强仿头模的应用。在给患者实施治疗之前，实习医师应在仿头模式上反复演练，直到熟练为止。这种强化训练不仅可以提高实习医师的操作技能，还能增强他们的自信心。这也是对患者的一种尊重，避免了在患者身上进行不必要的尝试和错误。

实习医师可以从担任主治医师的助手开始，自然过渡到独立操作。除了利用仿头模进行演练，实习医师还可以协助主治医师工作，从接待患者、制定治疗计划到执行医嘱，全面参与到整个治疗过程中。当机会适合时，实习医师可以介入一部分治疗过程，增加实践机会。这种逐步过渡的方法不同于传统的集中式教学模式，更符合口腔医疗操作空间小、视野小的特点，有助于提高教学实习的效果。

进一步来说，教学医院还应建立一个健全的监督和反馈机制。通过定期的患者满意度调查和反馈，可以了解患者对实习医师治疗的真实感受，及时发现和改进存在的问题。患者的反馈不仅是对实习医师的一种监督，也是对教学质量的一种评估，有助于不断提高实习医师的技术水平和服务质量。

医院应加强与患者的沟通，向患者解释实习医师参与治疗的必要性和安全性。通过细致的沟通和解释，消除患者的疑虑和顾虑，争取患者的理解和支持。在患者同意的前提下，可以安排实习医师参与治疗，并在整个过程中有经验丰富的指导老师进行监督和指导，确保治疗的安全和效果。

还可以通过提高实习医师的选拔和培训标准，确保进入实习阶段的医师具备一定的基础知识和操作技能。通过严格的选拔和培训，可以筛选出优秀的实习医师，提高他们的整体水平，从而减少因技术生疏而导致的治疗问题。

教学医院还可以开展多样化的实践活动，如模拟诊疗、案例讨论等，增加实习医师的实际操作经验和临床思维能力。通过多种形式的实践活动，实习医师可以在真实或模拟环境中锻炼和提升自己的技术水平和应变能力，为正式进入临床治疗打下坚实的基础。

（三）由于操作复杂，实习医师难以独立完成

口腔修复学的特点在于其操作的复杂性和治疗时间及周期的长短。以固定修复为例，牙体制备、总义齿的正中颌关系采集以及复杂的可摘局部义齿的安装等，每一项工作都可能需要实习医师花费约两个小时。而总义齿的修复过程，从最初的口腔检查、印模制作、正中颌关系确定，到最后的总义齿试戴，每一步都至关重要，通常需要1到2个月的时间。这其中任何一个环节出现问题，都会影响最终的修复效果。

不仅如此，心理因素和社会环境因素也对个体修复效果有着重要影响。对于一位有经验的临床医师来说，这些任务已经相当具有挑战性，更不用说还在实习阶段的医师了。以上提到的例子仅仅是为了说明，口腔修复科的技术操作大多复杂，实习医师如果完全独立进行诊治，确实会遇到很多困难，难以保证质量，患者的认可度也会大大降低。

如何改进学生的实习策略，降低带教老师、实习医师和患者的压力，成为一个需要认真思考的问题。除了在实习前加强强化训练，让学生掌握必要的基本技能外，还需要合理安排他们作为主治医师的助手，在适当的时机介入实际操作，以积累经验。实习的成功不仅依赖于个体的努力，还需要整体协调，以提高修复体的制作质量。

实习前的强化训练至关重要。这一阶段应着重于基本操作技能的培训，使学生在进入临床实习之前，已经具备一定的实践能力。通过模拟操作和实战练习，学生可以熟悉各种器械的使用方法，掌握基本的操作流程和技巧，这样在实际接触患者时，能够更从容地应对各种情况。

合理安排实习阶段的教学内容和操作任务。带教老师应根据每个学生的具体情况，安排难度适中的病例，让学生在逐步积累经验的过程中，不断提升自己的技术水平。教师应及时给予指导和反馈，帮助学生纠正操作中的错误，完善他们的技术和方法。

实习期间，学生应充分利用作为主治医师助手的机会。在带教老师的指导下，学生可以参与到更多的实际操作中，通过观察、学习和实践，不断提高自己的临床技能。这样的安排不仅能减轻带教老师和患者的压力，也能让学生在实践中积累更多的经验，为独立操作奠定坚实的基础。

整体协调也是提高实习质量的重要因素。教学医院应加强各个部门之间的协调和配合，合理分配资源，确保每个学生都能有机会接触到不同类型的病例。通过团队合作，学生可以互相学习，取长补短，共同进步。医院应为学生提供良好的学习和工作环境，保障他们的实习效果。

为了进一步提高修复体的制作质量，教学医院可以引入先进的设备和技术，加强对学生的培训。通过不断更新教学内容和方法，紧跟口腔医学的发展前沿，确保学生掌握最新的诊疗技术和方法。医院应鼓励学生参与科研和学术活动，通过参与课题研究和学术交流，提升他们的综合素质和能力。

针对修复体制作过程中的具体问题，医院应设立专门的技术指导小组，负责对学生进行技术指导和帮助。这样的安排不仅能提高修复体的制作质量，也能让学生在实际操作中得到更多的指导和帮助，逐步掌握修复体制作的技巧和要点。

（四）提高义齿制作质量，加强协同保障

口腔修复科的实习在医学教育中占据重要位置，与其他科室不同的是，其义齿制作工艺直接决定了诊疗水平的高低。过去，实习生常被分为两组，一组负责临床实习，完成义齿设计和采印模工作，随后自行制作义齿并进行临床应用；另一组则轮换至技术室参与制作流程。这种模式虽然便于及时发现问题，但各环节技术水平参差不齐，整体质量难以保证。

我们主张将有经验且技术水平高的技师纳入实习生的义齿制作过程中，以提升整体修复水平。通过这种带教模式，可以显著减少戴牙操作时间和复诊调整次数，进而提升医疗服务的质量。学生在技术室的实习可以利用标准模型或废弃模型进行练习，从而更好地掌握义齿制作的工艺流程。

随着医疗改革的推进和患者维权意识的增强，口腔修复实习面临诸多挑战。其中，关键问题之一是如何提升患者对医疗服务的信任度，同时缩短治疗操作时间并提高修复质量。为此，我们提出以下改进措施：

加强口腔修复生产实习前的基础训练。这包括重视教学大纲的制定，增加

人文课程学习，推广仿头模的应用，以及加强与患者交流的基础训练。

实习生在初期可以作为主治医师的助手，逐步熟悉操作过程和要求，并在适当时机介入治疗过程，从而缩短操作时间。对于较为复杂或耗时较长的治疗操作，应避免实习医师独立完成，以确保治疗效果和患者安全。

为增加学生的实践机会，建议在本科生教育的后两年增设社会口腔医疗服务课程，由专家和资深医师带领学生参与实际的口腔修复工作，提升其实践能力和应对复杂情况的能力。

第五节 口腔修复学课程思政建设的探索

一、掌握现代𬌗学的基本理论

近年来，随着口腔医学的发展，咀嚼功能的理解逐渐深入，人们认识到仅仅通过牙齿的解剖形态、牙齿的排列和咬合是难以全面了解咀嚼功能的。实际上，必须从整个口颌系统的功能来进行更为清晰的认识。下颌运动和颞下颌关节（TMJ）的运动密不可分，而它们的运动又与颌面部肌肉的活动息息相关。牙齿的正常解剖形态与功能、完整的牙列、精确的咬合与颌位关系、正常的颌面肌功能以及TMJ的解剖结构与运动等，都是密不可分的整体，共同形成一个复杂而和谐的口颌系统。

口颌系统的功能是一个复杂的整体，而颌面肌与中枢神经系统（CNS）之间也有着紧密的联系。TMJ及牙周组织还具有本体感受的传入功能，这样一来，牙齿、牙列、咬合、TMJ、颌面肌以及CNS共同构成了一个不可分割的功能统一体，被称为颅颌系统。在这个系统中，咬合起着中心作用。研究咬合的生理和病理，必须以颅颌系统功能的正常与否为标志，这就是𬌗学。

𬌗学是口腔临床医学各科关于咬合研究的知识积累。以咬合作为出发点，研究各种咬合异常及其对TMJ、颌面肌、牙周组织甚至整个颅颌功能的影响。颅颌功能紊乱可能表现为TMJ的弹响、疼痛、张口受限或偏斜，以及颌面肌的紧张和触压痛等症状。研究还关注如何通过改正咬合，使颅颌功能恢复正常，例如消除TMJ和颌面肌的自觉痛和触压痛，恢复张口的正常范围和方向，并消除TMJ的弹响。

颌颌系统是一个功能统一体，各部分关系协调，其功能才能正常；反之，其功能可能发生紊乱。𬌗学研究的核心内容包括颅颌系统功能（咬合、颌面肌、TMJ 及 CNS）的生理学和病理学。具体而言，𬌗学的研究内容包括：

𬌗学强调对正常咬合的研究。正常咬合不仅涉及牙齿的形态和排列，还包括它们在口颌系统中的功能。牙齿应具有适当的咬合面，以便在咀嚼过程中能够有效地咬合和磨碎食物。这不仅有助于消化系统的正常功能，还能保证口腔的健康。正常的咬合关系需要牙齿的上下对位关系恰到好处，能够均匀分布咬合力，避免对单一牙齿或牙列的过度负荷。

研究咬合异常及其引起的颅颌系统功能紊乱是𬌗学的重要内容。咬合异常可能由于先天性因素，如遗传性牙齿排列异常；也可能由于后天因素，如牙齿缺失、牙周病、牙齿磨耗等导致。咬合异常常常伴随着 TMJ 的异常活动，可能表现为弹响、疼痛等症状。颌面肌肉也可能因为不正常的咬合关系而紧张、疲劳，甚至发生肌肉疼痛和触压痛。

进一步的研究发现，咬合异常不仅影响口腔局部的功能，还可能对整个中枢神经系统产生影响。长期的咬合紊乱可能导致颈部、肩部甚至全身的肌肉紧张和疼痛。𬌗学因此强调，必须将咬合研究与整个颅颌系统的健康联系起来，从系统的角度理解和解决咬合问题。

𬌗学还关注通过矫正咬合来恢复颅颌系统的正常功能。这包括应用各种口腔修复手段，如正畸治疗、牙齿修复、种植牙等，恢复牙齿的正常排列和功能。通过这些手段，能够改善 TMJ 和颌面肌的功能，减轻或消除疼痛和其他不适症状。

𬌗学研究也涉及如何预防咬合异常。通过良好的口腔卫生习惯、定期口腔检查和早期治疗，可以有效预防和控制咬合异常的发生和发展。这不仅有助于维护口腔健康，还能促进整个颅颌系统的功能协调和健康。

𬌗学的研究方法多种多样，包括临床观察、实验研究、影像学检查等。通过这些方法，研究人员能够深入了解颅颌系统的功能和病理变化，为临床诊疗提供科学依据。影像学检查如 X 线、CT、MRI 等，可以详细观察 TMJ 的结构和功能，帮助诊断和治疗颞下颌关节紊乱。

二、明确口腔修复学的最高目标和要求

口腔修复学的最高目标是通过科学技术手段，恢复患者的口腔功能和美观，

提高生活质量。口腔修复学作为牙医学中的一个重要分支，涉及对牙齿和周围组织的修复和重建。其主要任务是解决因外伤、疾病或遗传等因素导致的牙齿缺损、缺失和畸形问题。

恢复患者的咀嚼功能是口腔修复学的核心目标之一。牙齿是咀嚼食物的主要工具，牙齿缺损或缺失会直接影响咀嚼功能，进而影响消化系统的正常运作。通过修复和重建，可以恢复患者的咀嚼效率，使其能够正常进食，从而保证营养摄入的均衡和健康。

改善患者的言语功能是口腔修复学的重要方面。口腔结构对于发音有着重要影响，尤其是前牙和舌侧的关系。牙齿缺失或排列不齐会导致发音不清，影响患者的交流能力。通过精确的修复和排列，能够有效改善言语功能，使患者恢复正常的交流能力，提升社交自信心。

再次，美观修复也是口腔修复学的重要任务。牙齿的形态和颜色对于面部美观有着显著影响。缺损或色变的牙齿会影响患者的外貌，进而影响心理健康。通过现代修复技术，能够恢复牙齿的自然形态和颜色，使患者重拾自信，提升生活质量。

口腔修复学还致力于维护和保护牙齿的健康。修复不仅仅是外观和功能的恢复，更重要的是预防进一步的损害。通过科学的诊断和治疗，可以防止牙齿进一步龋坏或损伤，延长牙齿的寿命，减少口腔疾病的发生。

口腔修复学强调个性化治疗方案。每个患者的口腔状况不同，修复需求也各异。制定个性化的治疗方案，根据患者的具体情况进行修复，不仅能够提高治疗效果，还能满足患者的特定需求，提升满意度。

应用先进的技术和材料是口腔修复学发展的关键。随着科技的进步，越来越多的高科技材料和设备被应用于口腔修复中，如CAD/CAM技术、激光技术和新型生物材料等。这些先进技术的应用，不仅提高了修复的精度和效果，还缩短了治疗时间，减轻了患者的痛苦。

值得一提的是，口腔修复学还强调长期的维护和随访。修复后的牙齿需要长期的护理和定期检查，以保证修复效果的持久性和稳定性。通过定期随访，可以及时发现和解决可能出现的问题，维护口腔健康。

口腔修复学也注重患者的心理健康。牙齿问题不仅影响生理功能，还会对患者的心理产生负面影响，如自卑、焦虑等。通过成功的修复治疗，可以有效改善患者的心理状态，增强自信心，促进心理健康。

三、研究牙缺失对颅颌系统功能的影响

(一) 部分牙缺失后颅颌系统可能发生的变化

1. 牙体位置的变化

牙齿部分缺失后，如果长时间不进行修复，可能会导致一系列口腔问题。缺失牙齿会引起邻近牙齿的倾斜和移位，同时对颌牙也会因为失去对抗而伸长。这样的改变会使咬合接触点的分布发生变化，导致口颌系统从第Ⅲ类生物杠杆转变为第Ⅰ类杠杆，这对颞下颌关节（TMJ）、牙周组织和颌面肌肉都是极为不利的。

特别是在磨牙缺失后，剩余牙齿的磨耗速度会显著加快。因为缺乏原有的咀嚼支持，前牙也会过度接触，从而加速磨耗。随着前牙的磨耗加快，咬合的垂直距离迅速减少，导致髁突在关节窝中的位置向后移动，进而使 TMJ 的功能出现紊乱。这种变化不仅影响到咀嚼功能，还可能导致一系列关节和肌肉问题。

牙齿磨耗加速后，咬合垂直距离的缩短会带来更为严重的影响。髁突后移不仅影响 TMJ，还对附着在颌骨上的各肌群产生影响。随着髁突位置的改变，附着肌肉的肌纤维长度和方向都会发生变化，从而使其功能也随之改变。这种变化可能导致肌肉功能紊乱，进而引发疼痛和其他不适症状。

当牙齿部分缺失后，邻牙因为失去支撑，会逐渐向缺牙间隙倾斜。这种倾斜不仅影响美观，还会导致咬合关系的改变。对颌牙因为缺乏对抗，可能会向缺失牙间隙伸长，导致原本协调的咬合接触点发生变化。咬合接触点的重新分布可能引起不正常的咬合力分布，进而影响口颌系统的整体功能。

口颌系统的杠杆类型变化，对整个系统的平衡产生深远影响。原本的第Ⅲ类生物杠杆具有较好的平衡能力，而转变为第Ⅰ类杠杆后，可能会增加 TMJ 和牙周组织的负担。这种不利的力学变化会导致 TMJ 出现弹响、疼痛等症状，牙周组织也可能因为不均衡的力而受到损伤，导致牙齿松动或牙周病的发生。

磨牙缺失后，前牙的磨耗速度显著增加，这主要是因为前牙承担了更多的咀嚼负荷。随着前牙的快速磨耗，咬合垂直距离显著减少，这不仅影响咀嚼效率，还可能引起美观上的问题。更为严重的是，髁突在关节窝中的后移，会引

起 TMJ 的功能紊乱，表现为关节弹响、疼痛，甚至可能导致张口受限等症状。

在髁突后移的情况下，附着在颌骨上的肌肉会受到影响。髁突位置的改变，会使肌纤维的长度和方向发生变化，从而导致肌肉功能的紊乱。肌肉的紧张和疲劳会引发一系列问题，如肌肉疼痛、触压痛等，这些症状不仅影响口腔功能，还可能对整体健康产生负面影响。

牙齿缺失后，整个口腔系统的力学平衡被打破，可能会导致一系列连锁反应。邻牙倾斜、对颌牙伸长、咬合接触点变化，这些都会导致咬合力分布的不均衡，增加牙周组织和 TMJ 的负担。特别是缺失磨牙后，咀嚼效率降低，前牙磨耗加速，进一步加重咬合垂直距离的缩短，髁突后移导致的 TMJ 功能紊乱，使整个口颌系统陷入恶性循环。

为了避免上述问题，牙齿缺失后应及时进行修复。修复方式包括种植牙、固定桥和活动义齿等，通过这些方法，可以恢复缺失牙齿的功能和外观，防止邻牙倾斜和对颌牙伸长，维持正常的咬合关系和力学平衡。及时的修复不仅有助于恢复咀嚼功能，还能预防 TMJ 和牙周组织的进一步损伤。

2. ICP 异常

ICO（颌间垂直距离）是确定 ICP（牙合接触位置）的关键因素，确保 ICP 正常的前提是保证 ICO 的正常。牙齿缺失后如果长时间不进行修复，可能会导致邻牙移位和倾斜，以及对颌牙的伸长，从而引起 ICO 的变化，ICP 也随之发生变化，导致颌面肌和颞颌关节出现损伤，进而导致功能紊乱。

需要强调 ICO 在口腔健康中的重要性。ICO 是上下颌在静止状态下的距离，它的正常与否直接关系到 ICP 的稳定性。ICP 是指上下牙齿咬合时接触的具体位置，是保证咀嚼功能正常的基础。ICO 的正常是保证 ICP 稳定的前提条件。如果 ICO 发生变化，ICP 就会随之改变，导致一系列口腔问题。

牙齿缺失后长时间不修复会导致邻牙的移位和倾斜。牙齿在口腔中相互支撑，缺失一颗牙齿后，邻牙失去了支撑，容易向缺牙间隙倾斜或移动。此种倾斜或移动不仅会改变牙列的整齐性，还会影响 ICO，导致 ICP 的改变，从而影响咬合关系。这种不稳定的咬合关系会进一步加重牙齿的负担，引发牙周疾病和其他口腔问题。

再次，对颌牙的伸长也是牙齿缺失后常见的问题。缺失的牙齿上方或下方的对颌牙由于失去咬合力的制约，容易过度伸长。这种伸长改变了原本的 ICO，导致 ICP 的不稳定。对颌牙的伸长还可能导致食物嵌塞、龋齿和牙周病，加重口腔健康问题。

值得注意的是，ICO 和 ICP 的改变不仅仅局限于口腔内部的问题，还会对颌面肌和颅颌关节产生影响。颌面肌肉负责上下颌的运动，其功能依赖于稳定的咬合关系。ICO 和 ICP 的变化会导致咬合不平衡，增加颌面肌的负担，可能引起肌肉紧张、疼痛和功能紊乱。同样，颅颌关节作为连接上下颌的关键结构，其健康状况也依赖于正常的 ICO 和 ICP。咬合关系的改变可能导致颅颌关节的过度负荷，出现关节疼痛、弹响甚至颞下颌关节紊乱综合征。

长期不修复牙齿缺失会引发更多的口腔问题。缺牙导致的邻牙移位、对颌牙伸长和咬合关系改变，可能引起牙周病的发生和发展。牙周病不仅损害牙龈和牙槽骨，还会进一步影响牙齿的稳定性，形成恶性循环。严重的牙周病还可能导致牙齿松动和脱落，进一步加剧口腔健康问题。

ICO 和 ICP 的变化对整体健康也有潜在影响。口腔是人体的重要组成部分，其健康状况与全身健康密切相关。口腔功能紊乱可能影响饮食和营养摄入，进而影响消化系统和整体健康。咬合不平衡和颌面肌功能紊乱还可能导致头痛、颈痛等症状，影响生活质量。

为了避免这些问题，及时修复缺失的牙齿至关重要。现代牙科技术提供了多种修复方案，如种植牙、固定桥和活动假牙等，可以根据患者的具体情况选择合适的修复方法。及时的修复不仅可以恢复口腔功能，还能保持 ICO 和 ICP 的稳定，预防邻牙移位、对颌牙伸长和其他并发症。

在修复过程中，口腔医生应全面评估患者的口腔状况，制定个性化的治疗方案。修复不仅要恢复牙齿的功能和美观，还要考虑咬合关系的平衡和稳定。通过精确的诊断和设计，可以确保修复体与邻牙、对颌牙及整体口腔环境的协调，保证 ICO 和 ICP 的正常。

患者自身的口腔护理也非常重要。修复后应保持良好的口腔卫生，定期进行口腔检查和清洁，防止牙周病和龋齿的发生。良好的口腔护理不仅可以延长修复体的使用寿命，还能维护整体口腔健康，保持 ICO 和 ICP 的稳定。

（二）全牙列缺失后颅颌系统的变化

1. 牙槽嵴的吸收和萎缩

在牙齿丧失之后，牙槽骨会发生逐渐的萎缩和吸收，甚至可能达到根尖以下的位置，严重时可以延伸至颏孔以下。这种情况下，剩余的牙槽嵴不仅高度显著降低，其生物特性也发生了根本性的变化。这些改变导致其无法再承受正常的咬合力，因此在制作义齿时，不能按照有牙状态下的解剖标志来建立义齿的高度，而是应该适当降低垂直距离，以减少对牙槽嵴的压力。

不仅如此，在选择人工牙材料时也需要格外注意。为了避免加速牙槽嵴的吸收和萎缩，应避免使用硬度过大的瓷牙。相反，选用硬度适中的塑料牙来制作全口义齿是一个更为理想的选择。塑料牙不仅可以提供良好的咀嚼功能，而且对牙槽嵴的保护作用也更为显著，能有效减缓牙槽嵴的萎缩程度。

牙齿丧失后，口腔内部的解剖结构会发生显著变化。由于牙槽骨的萎缩，原本稳定的支撑结构变得脆弱而难以承受过大的咬合压力。在这样的情况下，传统的以天然牙齿为基准来设计和制作义齿的方法已经不再适用。为了确保义齿的稳定性和患者的舒适度，必须根据具体情况重新评估和设计义齿的高度和垂直距离，使其更适合当前的口腔状况。

牙槽嵴的生物特性改变意味着其对外力的承受能力显著下降。传统的义齿设计如果不进行调整，可能会对牙槽嵴造成额外的负担，加速其萎缩过程。在制作义齿时，应充分考虑这些因素，采用更加柔和的设计和材料，以最大程度地减轻对牙槽嵴的压力，保护其结构。

在选择人工牙材料时，瓷牙虽然具有较高的硬度和美观性，但其对牙槽嵴的冲击力也较大，容易导致牙槽嵴的快速萎缩。选择硬度适中的塑料牙是一种更为科学和有效的做法。塑料牙不仅能够提供足够的咀嚼功能，其相对较低的硬度还能减少对牙槽嵴的磨损和压力，有助于延缓牙槽嵴的萎缩进程。

2. TMJ 失去了定位支持

髁突在关节凹内的位置依赖于牙齿的正中咬合关系进行稳定和维持。当口腔内的牙齿全部缺失时，颞下颌关节（TMJ）失去了正常定位的支撑，这使得髁突向前移动的趋势愈加明显。这种情况下，翼外肌（下头）的功能显著增加，下颌习惯性地向前移动。对于全口无牙的患者来说，下颌习惯性前伸，使得他们难以找到正中咬合位（ICP）或后退接触位（RCP）。

在牙齿全部缺失的情况下，髁突在关节凹内的位置不再受正中咬合关系的控制，导致 TMJ 的稳定性受到破坏。髁突向前移动的趋势增强，主要是由于翼外肌（下头）的功能加强。这种肌肉功能的增强促使下颌骨向前移动，使得患者的下颌在无意识中逐渐前伸。这种习惯性前伸使得患者难以找到正常的咬合位置，导致正中咬合位（ICP）和后退接触位（RCP）难以确定。

牙齿缺失后，口腔内失去了咬合支撑，TMJ 的功能定位随之受到影响。髁突向前运动的趋势增加，翼外肌（下头）的作用变得更加明显，这促使下颌习惯性地向前移动。这种习惯性前伸不仅改变了下颌的位置，还对 TMJ 和咀嚼肌肉产生了显著影响，使得患者难以恢复到正中咬合位（ICP）或后退接触位（RCP），从而影响咬合和咀嚼功能。

在全口无牙的情况下，TMJ 失去了牙齿的支持，使髁突向前运动的趋势愈加明显。翼外肌（下头）的功能增强，下颌骨习惯性地向前移动。由于下颌的前伸，患者很难找到正中咬合位（ICP）或后退接触位（RCP），这对口腔功能的恢复带来了很大的挑战。下颌前伸不仅影响咬合的稳定性，还可能导致一系列的关节和肌肉问题，使得患者的口腔功能受到严重影响。

四、规范临床修复治疗的程序与原则

规范临床口腔修复治疗的程序与原则对于保证治疗效果和患者满意度至关重要。科学合理的治疗程序和严格遵循的治疗原则可以有效提高修复的成功率，减少并发症的发生，提升患者的生活质量。

详细的病史采集和初诊检查是临床口腔修复治疗的基础。病史采集包括了解患者的全身健康状况、口腔健康历史、牙齿问题的发生发展过程、过敏史等。初诊检查则包括全面的口腔检查，如牙齿状况、牙龈健康、咬合关系、颌骨形态等。通过这些信息，医生可以初步判断患者的口腔状况，为后续的治疗计划制定提供依据。

接下来，进行全面的口腔评估和诊断是关键步骤。口腔评估包括拍摄全景片、牙片，甚至需要进行 CT 扫描以获得详细的牙齿和颌骨信息。这些影像资料能够帮助医生准确判断牙齿的缺损程度、牙槽骨的健康状况、颌骨的结构等。通过综合分析，医生可以做出科学的诊断，并制定详细的治疗计划。

然后，治疗计划的制定需要个性化和系统化。个性化意味着治疗方案要根据患者的具体情况量身定制，考虑到每个患者的牙齿状况、全身健康、经济能力和个人需求等。系统化则是指治疗方案要全面、科学，涵盖从初步治疗到后期维护的各个环节。一个完整的治疗计划应包括修复目标、治疗步骤、预期效果、可能的风险和并发症以及后期维护计划等。

在治疗计划确定后，初步治疗通常是修复治疗的第一步。这包括清除龋齿、治疗牙周病、拔除无法保留的病牙等。初步治疗的目的是为修复治疗打下良好的基础，确保修复过程顺利进行。初步治疗还可能包括调节咬合关系，矫正牙齿排列，为后续的修复提供一个良好的口腔环境。

修复治疗是整个过程的核心。根据治疗计划，医生会选择合适的修复方式，如补牙、镶牙、种植牙等。补牙通常用于较小的龋洞和牙齿缺损，采用填充材料恢复牙齿的形态和功能。镶牙适用于单颗或多颗牙齿缺失，通过固定桥或活动假牙恢复牙齿的功能和美观。种植牙则是一种较为先进的修复方式，通过将种植体植入牙槽骨中，再安装牙冠来恢复牙齿。这些修复方式需要医生精湛的技术和细致的操作，以保证修复效果和患者的舒适度。

修复后的调试和评估是确保治疗效果的重要环节。修复体安装后，医生需要仔细调试，确保其与邻牙、对颌牙及整个口腔环境的协调，避免咬合不适和不稳定的情况。患者需要在医生的指导下逐步适应修复体，并反馈使用过程中遇到的问题。医生根据患者的反馈进行必要的调整，以达到最佳的修复效果。

修复后的维护和定期随访至关重要。修复体需要长期的护理和保养，以延长其使用寿命和保持口腔健康。患者应养成良好的口腔卫生习惯，定期进行口腔检查和专业清洁。定期随访可以帮助医生及时发现和解决可能出现的问题，确保修复体的长期稳定和功能正常。

患者教育也是口腔修复治疗的重要组成部分。医生应向患者详细解释治疗过程、注意事项、修复体的使用方法和维护要点等。患者了解修复体的特点和正确使用方法，可以减少不必要的损坏和问题，提高治疗效果和满意度。教育患者养成良好的口腔卫生习惯，预防新的口腔问题的发生，也是提高修复治疗成功率的重要手段。

第六节　现代学徒制在口腔修复学教学中的探索

一、现代学徒制的内涵

现代学徒制作为产教融合的基本制度载体和有效实现形式，是校企共同培养人才的重要途径。这一模式通过工学结合的教学方法,将生产实践与学校的理论技能学习直接结合起来,形成了一个理实结合的完整课程体系。这种体系不仅注重实际操作技能的培养,还贯穿了人文素养与职业素养的养成过程,成为现代职业教育的一种代表性模式。

在国际范围内,现代学徒制已经有了很多成功的案例。德国的"双元制"教育模式和瑞士的职业教育体系都在这一领域取得了显著成果。这些成功经验为全球职业教育的发展提供了宝贵的参考。而在中国,现代学徒制也在不断探索与实践中推动职业教育的发展。自2015年以来,教育部已经遴选了多批次的试点单位,进行现代学徒制的实践工作。

2015年,教育部首次遴选了165个单位作为现代学徒制的试点单位。随后,在2017年又遴选了203个单位,2018年8月再次遴选了194个单位。这些试点工作的开展,不仅为现代学徒制的推广提供了丰富的实践经验,也为职业院校的人才培养质量提升奠定了基础。通过这些试点,学校和企业在培养模式、课程设置、实践教学等方面进行了深度的合作与探索,为现代学徒制的全面推广积累了宝贵的经验。

现代学徒制的研究和实践,对于促进行业和企业的发展具有重要意义。它直接将生产实践与理论学习相结合,使学生在学习的过程中就能接触到实际的生产环境。这不仅有助于学生更好地掌握所学知识,还能帮助他们积累实际操作经验,缩短学校教育与工作岗位之间的距离。现代学徒制通过校企合作,能够及时反映行业发展的最新动态和需求,使职业教育更具针对性和实效性。

现代学徒制对学生专业素养的培养和实践养成也有着显著的推动作用。通过在企业中的实际操作和锻炼,学生不仅能掌握专业技能,还能培养出良好的职业素养和工作态度。这种培养模式注重学生综合素质的提升,使他们在毕业后能够更快地适应工作岗位的要求,提高就业竞争力。

二、国内现代学徒制下的专业建设研究现状

(一)现代学徒制下的课程建设

无论是现代学徒制还是学校职业教育,其核心问题都集中在课程设置上。现代学徒制的培养方式改革中,课程建设是一个至关重要的环节。现代学徒制

教学中的课程建设指的是在现代学徒制的教育教学理念基础上，结合工学，重新定位和更新专业课程的目标、结构、内容、考核体系等各方面内容，致力于培养学生的创新能力和职业素养。现代学徒制要求突破传统学科体系的框架，将课程的各个构成要素在这一模式下有序地进行调整，这是实现现代学徒制人才培养目标的必要保障。强调学校课程和企业课程同样重要是现代学徒制的关键。

学校应密切结合生产实际，以服务企业为宗旨，与行业和企业合作。学校课程开发应该以工作过程中需要的知识为核心，以工作任务为知识载体，按照职业能力发展的规律来整合教学内容，培养学生的职业素养。为了更好地满足企业的用人需求和学生的职业生涯发展需求，应整合学历教育目标、职业资格目标和学生可持续发展目标，调整课程设置，构建包括职业素养、专业技能、岗位技能及个人可持续发展需求在内的课程模块。

重视关键技能、通用技术技能、具体岗位技术技能及适应职场变化的能力是课程建设的重点。课程开发应该基于工作过程，关注新技术的发展，引入行业标准和岗位能力标准，结合专业知识基础进行开发，以确保所培养的人才能与企业需求无缝对接。在当前的职业教育中，学校课程开发相对成熟，而企业课程开发则相对欠缺，未能充分考虑到技能培养的职业化、开放性和实践性。这导致学校课程和企业课程之间缺乏有效融合。

现代学徒制的课程建设不仅要更新专业课程的目标和结构，还需要在内容和考核体系上进行创新。通过这些改革措施，现代学徒制的课程可以更好地适应学生的职业发展需求。培养学生的创新创造能力和职业素养，是现代学徒制课程建设的核心目标之一。这需要学校和企业共同努力，结合生产实际，以工作过程所需的知识为教育核心，整合职业能力发展的规律和要求。

课程开发过程中，还需重视学生职业生涯的可持续发展。整合学历教育、职业资格和可持续发展目标，调整课程设置，以满足学生职业生涯各个阶段的需求。构建包括职业素养、专业技能、岗位技能及个人可持续发展需求在内的课程模块，是现代学徒制课程建设的核心任务之一。通过这样的课程设置，学生可以在职业生涯中不断提升自己的能力，适应不断变化的职场环境。

学校课程和企业课程的融合是现代学徒制成功的关键。尽管学校课程开发已经相对成熟，但企业课程开发仍需加强。企业课程应充分考虑到技能培养的职业化、开放性和实践性，以更好地满足企业对人才的需求。通过有效的课程融合，现代学徒制可以培养出更符合企业需求的人才，实现教育与企业需求的无缝对接。

在实际操作中，学校和企业应共同参与课程开发，结合新技术的发展趋势，引入行业标准和岗位能力标准。这样，不仅可以确保课程内容的实用性和前瞻性，还可以使学生在学习过程中掌握最新的行业知识和技能。通过这样的课程建设，现代学徒制可以更好地实现其培养目标，培养出既有理论知识又有实践能力的综合型人才。

（二）现代学徒制下的师资队伍建设研究

1. 师资队伍建设要求

现代学徒制模式强调企业师傅与学校教师共同承担人才培养的全过程任务，这需要一个知识扎实、经验丰富、操作技能过硬的专兼结合的教学团队来支撑。教师和企业师傅通过相互协作、取长补短，在培养过程中实现工学结合，提升教育质量。

专职教师必须具备深厚的学科专业知识，同时熟悉岗位工作过程知识，并拥有较强的职业实践能力。这样的教师不仅能在理论上指导学生，还能在实践中提供切实可行的操作指导，使学生在学习过程中不仅掌握理论知识，还能在实践中锻炼自己的操作技能。通过这样的培养方式，学生不仅能在毕业后迅速适应工作岗位，还能在实际操作中展现出较高的专业素养和技能水平。

2. 师资队伍建设研究现状

目前，有关现代学徒制师资队伍建设的研究提出了多种解决策略和措施。潘伟洪主张进行"师傅型"师资建设，倡导教师上课即上岗，企业现有的人才通过培训升级，以往的"双师型"教师升级为"师傅型"师资，使学校能够培养带顶岗实习的教师。这种模式通过"双证"授课、教师顶岗进修、双岗互聘等措施，提升教师的实战能力和教学水平，从而更好地适应现代学徒制的要求。

顾卫杰提出完善教师实践能力培养的相关制度，鼓励教师参加企业实践。这种方法不仅可以提升教师的实践能力，还能使教师更加了解企业的实际需求和行业发展趋势，从而在教学过程中更有针对性地进行指导。通过这种方式，教师不仅能够提升自身的实践技能，还能在教学中更加贴近实际，帮助学生更好地适应未来的工作岗位。

顾心怡等主张在学历、职业资格证书、企业工作或实习经历等方面严格职教师资准入制度，鼓励安排教师到企业顶岗实习，并组织企业师傅参加师资培训。这种严格的准入制度确保了教师队伍的高质量，同时通过顶岗实习和师资培训，进一步提升教师的实践能力和教学水平。

校企双方在资源建设、教学科研等方面通力合作，敦促专兼职教师各自发挥所长、取长补短、协调工作，共同提高，实现团队效能最大化。学校专任教师善于遵循教育教学规律进行教学组织与管理，但对企业具体岗位需求、行业发展和应用的认知有所欠缺。特别是当前职业院校实训硬件与行业企业实践应用存在代差，学校师资与实训设施滞后于行业发展，亟需通过校企合作来弥补这一差距。

企业兼职教师则实践经验丰富，能及时更新并掌握行业发展最新技术及装备应用，但在人才培养方面，他们通常缺乏教学经验、方式方法和责任感。通过培训和校企合作，兼职教师可以提升他们的教学能力，增强责任感，从而在培养过程中发挥更大的作用。

这种合作模式要求企业和学校在资源共享、教学科研、师资培训等方面紧密合作。学校应提供系统的理论知识和教学方法培训，而企业则提供实际操作经验和最新技术的培训。通过这种双向合作，专兼职教师可以相互学习、取长补短，从而形成一个高效的教学团队。

（三）现代学徒制下的人才培养模式研究

现代学徒制人才培养模式以其独特的职业导向策略，成功将校内教育与校外实习有机结合，旨在以学生为中心，实现全面发展。这一模式引入了校企双导师管理，即企业师傅与学校教师共同承担指导与教育责任。学校教师专注于传授基础知识、技能和人文素养，培养学生的自主学习、团队协作和创新能力；而企业师傅则专注于提升学生的实践技能、促进实践素养的养成，以及增强学生对未来职场的适应能力。这种双导师联合的教学模式，有效地将学生的学术和实践需求与企业的现实需求无缝对接，为学生的可持续发展提供了坚实的基础。

校企合作不仅仅限于课程开发和实施，还包括对学生在工作场所知识的有效迁移和转化。通过共同建立的管理制度，学生得以接受更为全面和有针对性的管理服务，涵盖了从素质教育、政治引导到心理辅导和就业指导等多个方面。毕业双证书制度的实施，严格保障了学生毕业质量，同时通过跟踪服务和定期培训，确保学生在职业生涯的持续成长，实现了企业与学校之间的良性循环。这种长期连贯的机制，不仅加强了学生对企业的认同感和行业的理解，也为其职业发展提供了稳固的支持。

现代学徒制在工学结合的人才培养模式中，理论与实践相互贯通，学习与工作有机交替，为学生提供了更为真实和全面的职业体验。学生不仅仅局限于课堂教学，而是能够直接走向实际岗位，在实践中不断磨炼自己，提升综合职业能力和职业素养。这种全面的培养方式不仅有助于学生的环境适应能力，还能够激发其职业理想，推动个人职业生涯的积极发展。

（四）现代学徒制下的考核评价研究

考核评价作为任何一种培养形式中不可或缺的激励机制，扮演着调控教师与学生、师傅与徒弟等多方活动的重要角色。它不仅评估学习行为和效果，还评估教学行为和效果，激发个体的积极性和创造性，确保人才培养目标的实现。在现代学徒制下，考核方式涉及到理论知识和实操能力两个关键方面：学生不仅需通过校内专任教师的理论知识考核，还需通过企业兼职教师的实操能力考核，这使得考核具有了更为全面和实际的特性。

为了有效促进学生成长成才，校企双方需要共同分析现代学徒制下学生成长的影响因素，并寻找岗位需求与学生发展之间的契合点。建立动态评价和激励机制，成为推动学生进步的重要手段。

实施过程考核是关键一环。结合培养方案的教学目标，定期对学生的课业学习状况进行考核，从而保证学习质量和进度的有效控制。

创设评优活动平台及优秀成果展示，如组织技能竞赛和展示学生作品，评选出优秀技能手等，这不仅可以激励学生的学习积极性，还能有效发挥榜样的推动作用，提升整体学习氛围和竞争力。

目前国内各职业院校在现代学徒制实施过程中，仍面临着一些挑战和不足。主要表现在校内考核标准与企业实际工作内容融合不足，考核内容在创造性、能力性和操作性方面的不足，以及企业技能考核缺乏完善的评价方案等问题。

对学生和师傅的考核评价缺乏关联性,同时对考核结果缺乏有效的激励机制,这些都影响了整体培养效果的提升和学生能力的全面发展。

建议在现代学徒制的实施中,加强以下几个方面的改进措施:

应加强校企合作,确保校内考核结构标准与企业工作内容的有效融合,使学生在实际操作中能够充分应用所学理论知识,提升实操能力。

需要优化考核内容,增加创造性、能力性和操作性的考核要素,确保考核的全面性和实用性。

建立完善的企业技能考核评价方案,确保对学生实际工作能力的全面评估,为学生提供清晰的学习目标和评价标准。

建立起对学生、师傅和教师的关联性考核评价体系,并配套有效的激励机制,以提高参与者的积极性和工作效率,推动学生在学习过程中的持续进步和成长。

(五)现代学徒制在口腔修复工艺专业的研究

现代学徒制人才培养模式与口腔修复工艺专业的特点有着显著的契合点,这种模式在该专业中的应用被认为具有重要意义。郑伟芹指出,现代学徒制在口腔职业教育中扮演着关键角色。林莉等人的研究表明,现代学徒制在口腔修复工艺专业的试点项目取得了预期成效,提升了人才培养质量,提高了就业率和就业质量。这一模式也面临一些挑战,如校企之间存在各自为政的情况,企业职权不明确,培训标准不完善,以及师资队伍需进一步提升的问题。

目前,现代学徒制在国内口腔修复工艺专业尚处于探索和试行阶段,需要进一步促进院校与企业之间的深度合作。研究现代学徒制在实施过程中出现的各种问题,并努力完善专业建设,是当前的重要任务。这样的努力旨在探索和建立适合中国国情的口腔修复人才培养模式,以更好地服务于整个行业和相关企业。

口腔修复工艺专业因其高度技术性和实践性质,对于学生的培养要求非常严格和具体。现代学徒制的优势在于能够将理论知识与实际操作有机结合,使学生能够在真实的工作环境中学习和应用所学。通过校企双导师的联合教育模式,学校教师和企业师傅共同承担教学和指导任务,可以有效地确保学生获得全面的教育和实践经验。学校教师专注于传授学术知识和基础技能,培养学生的综合素养和职业精神，而企业师傅则能够传授最新的技术进展和实践经验，帮助学生快速适应职业要求。

现代学徒制在口腔修复工艺专业的推广和应用面临多方面的挑战和限制。校企合作中存在着信息沟通不畅、职权划分不清等问题，导致教学和实践之间的脱节现象。现有的培训标准和评估体系并不完善，需要制定更为详细和实用的标准，以确保学生在毕业后能够胜任实际工作。口腔修复工艺专业的特殊性要求师资队伍具备丰富的临床经验和前沿技术知识，这对教师队伍的培训和引进提出了更高的要求。

为了有效推进现代学徒制在口腔修复工艺专业的实施，需要各方共同努力。首先是加强校企之间的合作与沟通，建立起明确的职责和权利分配机制，确保教学和实践的有机结合。其次是完善培训标准和评估体系，制定符合实际需求的教育目标和评价指标。需要加大对师资队伍的培训力度，吸引和培养一批具有高水平专业能力和教学经验的教师。应持续关注和研究口腔修复工艺行业的发展趋势和技术更新，及时调整和优化人才培养模式，以适应行业发展的需求和挑战。

第七节 口腔修复学数字教材建设的探索

一、金属烤瓷修复体

（一）金属基底材料与烤瓷材料的匹配性

金瓷修复作为一种重要的口腔修复方式，虽然具有许多优点，但也存在一些不足之处。在临床实践中，经常会遇到崩瓷造成修复体缺损的问题，即金属基底与烤瓷层之间的脱离或分离现象。这种情况的发生往往与金属与烤瓷之间的不匹配有关。为了有效避免崩瓷的发生，首先要求金属与烤瓷的热膨胀系数能够相匹配，并且两者之间需要有良好的结合，包括机械结合和化学结合。烤瓷材料本身的临界张力极限较低，即使微小的形变也可能导致瓷层的断裂，而金属基底具有较高的弹性模量和较强的形变复原能力。金属基底与烤瓷之间的结合强度显得尤为重要。

为了确保金-瓷修复体的质量和长期稳定性，选用用于烤瓷修复体的金属合金需要具备特定的物理化学特性。金属的熔点必须高于烤瓷的加热温度，以免在烤瓷过程中金属发生熔化或不可逆形变。金属与瓷的热膨胀系数应当相匹配，通常要求金属的热膨胀系数略高于瓷的系数，这一点对于确保瓷与金属的牢固结合至关重要。金属中应含有能够与瓷发生化学反应的元素，如锡和铟等，以增强金属与烤瓷的化学结合能力。

在当前国际上，用于烤瓷修复体的金属合金种类繁多，涵盖了多达200种以上的选择。这些合金主要可分为钛合金、钯合金、贱金属合金和钛合金等四类。尽管有如此多的选择，目前尚无一种合金能够完全满足各种临床情况的需求。在技工室的实际操作中，应准备多种合金供临床选择，以应对不同患者的具体情况和需求。

对于制作固定桥这样的长跨度烤瓷修复体而言，特别需要重视合金的强度、抗下垂性以及焊接性能等因素，而不应仅仅将金属的颜色作为选择合金的标准。还应考虑合金的生物相容性、耐磨蚀性和可铸造性等方面的影响，这些因素对修复体的长期稳定性和患者的舒适度至关重要。

在金-瓷修复体的烤瓷材料中，通常使用的是长石质低熔烤瓷。国际市场上存在着多达20多种不同品牌的套装瓷粉，例如德国Vita、日本松风以及美国和列支敦士登的产品。这些套装瓷粉通常包括不透明瓷、牙本质瓷、透明瓷、颜料、调和液和瓷片标本等组成部分。不透明瓷主要用于遮盖金属颜色并与金属产生化学结合，牙本质瓷则构成修复体的主体颜色，透明瓷用于模仿自然牙的透明效果，颜料则用于模仿特殊颜色效果或修饰修复体的基本颜色，调和液则用于调和瓷粉的混合。

尽管现今各厂家生产的烤瓷修复材料已经较好地解决了金-瓷之间的匹配问题，但在选择和使用材料时，仍需注意确保金属与瓷粉的匹配性，特别是在使用不同厂家生产的瓷粉和金属时尤为重要。否则，可能会导致瓷与金属基底结合不良或其他相关问题的发生，影响修复体的质量和稳定性。

（二）金属烤瓷修复的美观效果

金属烤瓷修复体的制作涉及多层瓷粉的施加，通常包括不透明瓷、颈部瓷、切端瓷和透明瓷，最终经过上釉处理，以达到与天然牙相似的美观效果。临床实践中常常遇到修复体美观效果不佳、颜色单调或质感不足等问题，这些问题不仅与操作技术有关，也与所选材料的性能和质量密切相关。

为了提升修复体的外观质量，一些制造商已经开发出了专用的瓷粉，用于特定的修复需求。比如，颈部瓷可以单独使用或与牙本质瓷混合，用于冠的颈部，模仿牙冠颈部深色的效果。肩台瓷则具有较小的烧烤收缩率和高抗折断强度，适用于冠的唇侧龈缘，有助于避免金属边缘的显露。不透明牙本质瓷具有与牙本质相似的颜色但较高的不透明度，适合于遮盖不透明瓷层，特别是修复体厚度不足的部位。

为了进一步增强修复体的真实感和美观度，一些制造商在瓷粉中添加特定物质并进行特殊处理，使得烤制后的修复体具有类似于真牙的荧光效果和乳光效果。这些技术创新和精细调配，有助于在视觉上使修复体更接近自然牙的外观和质感，提升患者的整体满意度。

除了瓷粉的选择和处理，比色与选色也是影响修复体美观效果的重要因素。目前存在的主要问题之一是比色板提供的色号与实际临床需求之间存在较大差距，导致有时候选用同一比色板上的色号制作的修复体与真实牙齿的颜色不完全匹配。甚至在同一家公司生产的不同比色板之间也可能存在一定的色差，这反映了瓷粉生产过程中颜色稳定性的挑战和待提高之处。

为了解决这些问题，各个制造商都在不断改进产品，尤其是在颜色稳定性和比色准确性方面。对于使用者来说，在选择和购买瓷粉时，应当对产品的颜色质量和比色特性进行仔细评估和选择。这不仅涉及到美学要求的满足，还直接影响到修复体的最终效果和患者的满意度。

现代金属烤瓷修复技术的发展不仅在于材料的创新和性能提升，也包括了在制备过程中的精细化和个性化调节。通过合理的瓷粉选择、精准的比色和专业的技术操作，可以有效解决修复体颜色不匹配、质感不理想等问题，实现更加逼真和自然的修复效果。

（三）金属烤瓷修复体的强度、硬度和边缘适合性

由于瓷材料的临界张力极限相对较低，一些学者因此认为评价瓷修复体的敏感指标应当是材料的抗挠曲强度。在国外的一些研究中，学者们通过实验对比了三种金属烤瓷修复体和五种全瓷修复体的抗挠曲强度。研究结果显示，全

瓷修复体的强度普遍低于金属烤瓷修复体，这被认为是全瓷修复体存在的一个不足之处。也有一些全瓷修复体的硬度接近于天然牙，更符合生理上的需求。

瓷修复体作为一种重要的口腔修复材料，在口腔医学中扮演着至关重要的角色。其主要特点是美观性高、生物相容性好，但在力学性能方面，特别是抗挠曲强度方面，与金属烤瓷修复体相比存在明显的差异。抗挠曲强度被认为是评估瓷修复体质量和可靠性的重要指标之一，直接影响到其在口腔修复中的长期稳定性和功能性。

研究显示，全瓷修复体的抗挠曲强度普遍较低，这与其材料特性有关。传统的全瓷材料如氧化锆和铝氧化物等，虽然在美学和生物相容性上具有优势，但其机械性能并不足够满足所有修复需求。特别是在承受咀嚼力和复杂口腔环境中，全瓷修复体的强度可能会受到挑战，容易发生破裂或损坏。

相对而言，金属烤瓷修复体由金属基材与外层瓷材料组成，金属基材提供了较好的抗挠曲性能和耐用性，而表面的瓷材料则保证了修复体的美观性和生物相容性。这种结构设计使得金属烤瓷修复体在长期使用中能够更好地承受咀嚼力和口腔环境的挑战，减少了破损的风险。

随着科技的进步和瓷材料的发展，一些新型的全瓷材料如氧化锆等已经显著提高了其抗挠曲强度和耐久性，逐渐弥补了传统全瓷材料在力学性能上的不足。这些新型材料不仅在力学性能上表现出色，还能够达到与天然牙相近的硬度，更好地保持口腔功能和舒适性。

在选择合适的瓷修复体时，需要综合考虑材料的力学性能、美学效果和生物相容性等因素。对于那些力学性能要求较高的修复需求，如后牙区或对咀嚼力要求较大的情况，金属烤瓷修复体可能仍然是一个较好的选择。而对于前牙区或对美观性要求较高的情况，则可以考虑使用抗挠曲强度较高的新型全瓷材料，以满足不同患者的个性化需求。

二、全瓷修复体

（一）全瓷修复体的材料选择

在现代口腔修复技术中，提高全瓷修复体强度的方法与瓷熔附在金属上以增强瓷的抗张强度的原理相似。通过强化全瓷冠的内核材料，可以显著提升修复体的整体强度和耐久性。目前已经开发出几种有效的强化瓷核材料，每种材料都具有其独特的特性和适用范围。

一种常见的强化瓷核材料是氧化铝瓷核材料。这种材料在传统的长石陶瓷基础上，通过添加高达40%～50%的氧化铝，使其强度提升至传统陶瓷的两倍。氧化铝质陶瓷不仅用于制作全瓷冠的内核，也在外层烤瓷中加入一定数量的氧化铝晶体，主要适用于前牙单冠的制作。制作方法包括在代型上先铺设铂箔片，随后镀锡，然后堆烤氧化铝瓷和釉质瓷，确保修复体的强度和美观性。

另一种重要的瓷核材料是氧化镁核材料。其具有较高的热膨胀系数，适合用于金属烤瓷修复体的瓷堆烤。经过烧烤后，氧化镁核材料的断裂强度可达131MPa，上釉后甚至可以增加一倍。这种材料与氧化铝全瓷冠相似，通过在代型上堆烤外层的牙本质瓷和釉质瓷来完成修复体的制作。

最高强度的瓷核材料之一是玻璃浸润氧化铝瓷核材料，例如商用名称为In-Ceram。这种材料的弯曲强度超过了446MPa，是目前唯一能够用于制作前牙全瓷固定桥的材料。制作方法包括将细颗粒的氧化铝瓷浆涂覆在代型上，形成核的外形后高温烧结定形，然后在外层采用玻璃粉浆浸润的方式增强其强度，最后按传统方法堆烤牙本质瓷和釉质瓷。尽管这种材料强度高，但其加工时间长、费用高，且不能进行酸蚀处理或使用硅烷处理，可能影响黏接强度。

现代瓷核材料的发展不仅提升了全瓷修复体的整体性能，也为口腔修复带来了新的技术突破和选择。通过选择合适的瓷核材料，可以根据患者的具体情况和修复需求，制定最佳的治疗方案。这些材料不仅在强度上有显著提升，同时也在美学效果和长期稳定性方面表现出色，满足了现代口腔美学和功能修复的高要求。

在实际应用中，医师需要根据患者的口腔状况和修复体的位置选择合适的瓷核材料。对于前牙修复，需要考虑修复体的透明度和自然性，因此玻璃浸润氧化铝瓷核材料可能是较好的选择；而对于后牙修复，氧化铝瓷核材料的强度和耐磨性可能更为关键。

瓷核材料的研究和应用也在不断推动口腔修复技术的进步。随着科技的发展和材料工程的进步，未来可能会出现更多新型的瓷核材料，以满足不同患者群体和口腔修复需求的多样化。持续的研究投入和临床实践是推动口腔修复技术发展的关键，也是提升瓷核材料性能和适用性的重要途径。

（二）制作全瓷修复体方法的进展

目前，制作陶瓷修复体的方法正在经历新的进展，其中一种是将瓷块通过铣磨技术加工成修复体的形状，然后进行上色处理。另一种方法是先将瓷块铣磨成修复体的瓷核，再在其表面层叠加牙本质瓷和釉质瓷。这些新技术的引入，使得修复体的制作过程更为精准和高效。

具体到瓷块铣磨系统的实际应用，有几种不同的方法和设备。一种名为Celay的仿模铣磨系统，操作时首先在代型上制作出树脂修复体，然后将其安装在铣磨机的一端，瓷块则安装在另一端。通过手动控制探头，确保其与树脂修复体的各部位接触，利用同步连动装置，铣头按照探头的运动轨迹，将瓷块精确铣磨成与树脂修复体完全相同的瓷修复体。

另一种进步的瓷块铣磨系统是计算机辅助设计和辅助制作系统，其优势在于可以在牙科诊疗椅旁进行操作，无需依赖技工的手工制作。此系统能够省略传统的取印模步骤，一旦修复体的外形设计完成，瓷块的铣磨过程完全自动化。这种方法的缺点是修复体的边缘密合度可能较差，需要使用黏结树脂来进行弥补，最终的外形和𬌗关系往往还需要进行手工的调整和磨光，耗费相当的时间。

三、开展烤瓷修复技术对医师和技术人员的要求

（一）对临床医师的要求

医师在整个烤瓷修复过程中承担着重要的责任，需要全面负责并确保每一个步骤按照临床标准进行。这不仅需要医师具备扎实的临床操作技能，还要了解烤瓷修复体的制作流程以及所使用材料的性能特点。

医师的责任包括制定修复计划。这一步骤至关重要，因为修复计划的合理性直接影响到最终修复体的质量和适合度。医师需要根据患者的具体情况和需求，设计出最佳的修复方案，考虑到牙体的预备、修复体的形态、颜色以及所需的功能性能。

医师需要进行牙体的预备工作。这不仅包括对牙体进行适当的磨削和处理，以便于后续修复体的牢固粘接，还包括确保牙体的健康和周围组织的保护，避免因操作不当而造成额外的损伤或感染。

（二）对技术工作人员的要求

技工在口腔修复过程中扮演着至关重要的角色，他们负责根据医师的设计要求制作修复体，因此必须具备广泛的专业知识和技能。技工需要深入了解牙体的解剖结构及其功能，这不仅有助于理解修复体的具体需求，还能确保修复体与自然牙的良好兼容性。他们还需熟悉所使用的各种材料的性能特点，这包括对不同材料的机械、化学和光学性质的理解，以便在制作过程中做出正确的选择和应用。

除了对材料的理解，技工最好能够掌握有关色彩学的基础知识。在制作牙冠或其他修复体时，色彩和透明度的准确匹配对于修复体的美观度至关重要。技工需要学习如何调配和应用不同颜色的陶瓷或树脂材料，以达到与患者自然牙色相一致的效果。

在技术方面，技工必须熟悉并精通使用各种工具和设备。这些工具包括但不限于模型和代型的修整工具，蜡型成形和雕刻工具，以及精密铸造设备。对于每一个步骤，从蜡型的包埋到精密铸造的执行，技工都需要严格按照标准操作流程进行，确保最终制作出高质量的修复体。

在具体的技能方面，技工应当掌握模型和代型的精细修整术，这涉及到对代型表面的平整和精确处理，以确保后续工序的顺利进行。蜡型的成形和雕刻技术也至关重要，这要求技工具备精细的手艺和良好的审美眼光，能够根据设计要求塑造出符合解剖结构的蜡型。

（三）医技间良好的交流

为实现最佳的口腔修复效果，医生和技师之间的良好沟通与合作至关重要。在面对问题时，及时的协商和共同探讨解决方案能有效提升工作效率和修复质量。医技人员需要深入了解烤瓷修复材料的性能特点和操作要求，特别是在有经验的技术人员的指导下进行实践操作，这对于确保操作的精准性和修复效果的稳定性至关重要。

目前市场上提供的烤瓷修复材料来自不同的厂家，每种产品都有其特定的规格、性能和操作要求。即使对有经验的医生和技师来说，在使用不同厂家的产品时也需要认真阅读产品使用说明，通过实际操作选择最佳的操作条件，以确保最佳的修复效果。

在口腔修复过程中，医生和技师之间的协作是关键因素。医生负责临床诊断和治疗方案的制定，而技师则负责根据医生的指导进行具体的修复工作。良好的沟通和协作可以帮助双方更好地理解和满足患者的需求，确保修复过程顺利进行并达到预期效果。

烤瓷修复材料的选择和使用是口腔修复工作中的关键步骤。不同的材料具有不同的物理和化学性质，因此医生和技师需要了解每种材料的特点，包括其抗压强度、抗磨损性、生物相容性等，以便根据患者的具体情况选择最合适的材料。

在实际操作中，经验丰富的医技人员通常能够凭借其对材料特性的深刻理解和丰富的操作经验，更有效地控制操作细节，从而提高修复效果的稳定性和持久性。即使是经验丰富的医技人员，当遇到换用不同厂家产品的情况时，也必须谨慎对待。他们需要详细阅读新产品的使用说明书，了解其特定的操作技术和注意事项，然后通过实际操作验证和调整，以确保在新条件下能够达到较佳的修复效果。

在口腔修复行业，技术的发展和材料的不断更新是常态。医生和技师需要保持持续学习和适应新技术、新材料的能力。定期参加专业培训和学术会议，了解最新的研究成果和临床应用经验，对于提升修复质量和技术水平至关重要。

四、临床烤瓷修复技术的常见问题

烤瓷修复体因其在临床应用中具有舒适性和美观性等独特优势，受到了广大医生和患者的青睐。尽管如此，烤瓷修复体在实际使用中仍然存在多种常见问题，需要医师和技师们认真面对和处理。

其中，牙龈炎是烤瓷修复体常见的问题之一。患者常因牙龈出血或口腔异味而就诊。通常情况下，这是由于在牙体预备过程中未能形成良好的冠边缘肩台，导致修复体边缘伸展至龈下形成悬突，从而使食物残渣积存、菌斑形成，甚至金属暴露，引发牙龈炎的发生。

另一个常见问题是牙髓炎，患者常因基牙出现疼痛而就诊。这主要是由于基牙预备后未及时进行暂时性保护冠的安装，导致冠边缘未能与牙体密合，进而可能产生继发龋齿，甚至牙体组织受损露髓，而未采取及时的治疗措施。

根尖周炎也是一种常见问题，患者可能因咬合疼痛、根尖区脓瘘或口腔异味而就诊。咬合过高、未进行根管治疗或治疗不当等因素，都可能导致根尖周炎的发生，影响修复体的长期稳定性和患者的口腔健康。

基牙冠折或根裂也是常见的问题之一，主要由于基牙的结构不足、过度切割或根管处理不当等因素引起。这些问题可能会严重影响修复体的使用寿命和功能。

瓷裂和瓷剥离也是烤瓷修复体常见的技术性问题。瓷体中可能存在明显气泡或切缘过薄，咬合面存在高点，或者在瓷金衔接部位处理不当，甚至患者自行护理不当，都可能导致瓷裂或瓷体剥离的现象。

修复体松动或脱落是另一大问题，可能由于牙冠尺寸不足、冠与牙体之间没有良好的摩擦固位，或者在牙体预备过程中未能正确选择和使用黏结材料，以及操作技术不当等因素导致。

变色问题也时有发生，常见于釉瓷过薄或牙本质暴露的情况下。这些因素可能导致修复体外观不美观，甚至影响患者的口腔美学和自信心。

形态美观性不佳也是烤瓷修复体面临的挑战之一，这主要与材料选择不当、加工工艺不够精湛以及选色比色失误等因素相关。

五、对烤瓷修复技术的教学思考

从上述对烤瓷修复常见问题及其原因的分析中可以看出，许多烤瓷修复体出现问题甚至失败，并非单一因素所致，而是多种因素交织而成。除了目前材料性能的局限性和患者自我护理不当外，更多的问题源于操作者在临床或技术室中的主观失误。

要保证烤瓷修复的质量和效果，关键在于严谨认真的操作态度和严格掌握每一个技术环节。在烤瓷修复技术的教学中，培养学员严谨认真负责的工作态度至关重要。学生必须全面掌握烤瓷修复过程中每一个技术环节的要领和注意事项。为此，应结合临床实践中常见的问题逐步培养学生，使其能够严格遵守临床和技术操作的每一环节要求。

烤瓷修复技术教学应从单一的理论讲授转向理论教学、实验教学和临床教学三位一体的密切配合。学生不仅需要理解理论知识，还应通过实验室观看示范和模型训练来增强操作技能。随着学习的深入，学生应该逐步转向临床实习，实际操作完成数件烤瓷修复体，从而提升其实践能力和技术熟练度。

临床教学过程中，应重点训练学生对每一个操作步骤的细致和精准。例如，正确的牙体准备、精确的印模制作、准确的修复体设计和精细的修复体调试等关键环节。通过系统的讲解、模拟演练和实际操作，学生能够深入理解每个环节的重要性和操作要点，从而在实际临床中能够熟练应对各种复杂情况。

为了进一步提升学生的技术水平和综合能力，还需加强对操作中常见问题的分析和解决能力的培养。学生应具备识别问题、分析原因并采取有效措施进行调整的能力，从而在临床实践中避免和解决各类烤瓷修复体出现的问题。

在教学过程中，教师们应该扮演引导者和榜样的角色，通过自身丰富的临床经验和技术造诣，为学生提供指导和支持。建议设立定期的学术讨论会和技术交流平台，促进师生之间的互动和经验分享，共同探讨烤瓷修复技术的最佳实践和创新。

（一）严格适应证的选择及术前的牙龈处理

在进行口腔修复工作时，严格的适应证选择和术前的牙龈处理至关重要。通常情况下，对于深度覆盖或咬合紧密的患牙，以及前牙唇舌径过小的情况，不适合进行烤瓷修复体的操作。为了确保修复效果的稳定性和持久性，必须对选定的基牙进行详细的术前检查和准备工作。如果患牙存在牙龈炎症，需要先进行牙周洁治和消炎治疗，等牙龈恢复健康后再进行修复操作。当患牙的颈缘线与邻牙或同侧牙高度存在明显不同的情况时，为了保证修复后的冠与邻牙一致，可以考虑先进行牙龈手术，恢复患牙的高度，然后再进行修复操作。

（二）基牙预备要按要求严格操作

基牙预备过程中的操作必须严格按照规定进行。在临床操作中，谨慎而细致的基牙预备对于提高修复质量至关重要。牙体组织的预备深度直接影响到修复体的最终效果。如果预备不足，可能导致瓷层过薄，从而影响修复体的强度和色泽，并且限制修复体的形态美观度。反之，如果预备过度，可能会意外暴露牙髓，使基牙冠容易断裂。过深的基牙肩台预备可能会损伤牙龈和附着上皮，引起龈炎和牙龈萎缩的问题。

（三）修复体的边缘处理要严密谨慎

修复体边缘处理必须谨慎细致。修复体边缘过长可能会压迫牙龈，导致牙龈退缩和修复体边缘外露的情况发生。多数学者认为，采用凹面型肩台的形式可以更好地保证修复体与牙体的密合程度，防止边缘外露的问题。直角肩台形式因其操作简单和临床效果良好，也是常见的一种牙体预备方法。无论采用何种形式，都必须确保修复体完全就位，否则可能导致边缘不贴合，黏结剂溶解，进而引起龋齿和修复体松动甚至脱落的情况。

（四）恢复良好的验关系

恢复良好的咬合关系对于口腔修复体的长期稳定性至关重要。如果修复体存在前伸或侧向干扰，可能会导致损伤和冠折。必须确保恢复良好的咬合关系，以避免不必要的问题和并发症的发生。

（五）技工室的技术操作对保证修复体的质量至关重要，要让学生在技术室制作中严格注意以下问题

技工室的技术操作对于保证修复体的质量至关重要。在制作过程中，技工必须严格注意以下几个方面：设计合理的金属基底外形，并且严格处理金属基底表面，这有助于增强金-瓷之间的结合力和防止崩瓷的发生。必须控制好金属基底与烤瓷的厚度比例，以及烤瓷层的均匀性和厚度，避免材料瞬间热应力的变化和修复体的破损。精确的选色、配色和调色是保证修复体色泽与邻牙一致的关键。在操作中，技工需要根据临床医生的指导和患者的实际情况，选择合适的瓷粉色泽和厚度，确保最终修复体的美观性和耐久性。

第十章 口腔修复学教学的创新研究

第一节 多媒体技术在口腔修复学教学中的应用

一、口腔修复学实现计算机辅助教学的优势

口腔修复学作为一个高度技术化和精密的领域，近年来逐步引入了计算机辅助教学（Computer-Aided Teaching，CAT）技术，这种技术不仅为学生提供了更为高效和深入的学习体验，也为教师们提供了更多的教学手段和工具。计算机辅助教学的优势在于其能够结合现代科技的力量，提升学生的学习效果和教学质量，使得口腔修复学教育更加符合时代的要求和发展的需要。

计算机辅助教学为口腔修复学的教育注入了新的活力。传统的口腔修复学教学模式主要依靠书本、幻灯片和实物模型进行教学，而计算机辅助教学则通过电子化的方式，将学习内容以多媒体形式呈现，包括动画、视频、虚拟仿真等，使得抽象的理论知识变得更加直观和生动，激发学生的学习兴趣和积极性。

通过计算机软件和网络平台，学生可以根据自身的学习进度和理解能力，选择不同的学习路径和方式。通过模拟操作和虚拟实验，学生可以在无实际风险的情况下进行真实感十足的实践训练，从而提高其操作技能和技术水平。

传统的教学方法难以涵盖所有复杂的修复技术和手段，而计算机辅助教学可以通过模拟不同的临床案例和情境，使学生在虚拟环境中掌握更多的实用技能和应对复杂情况的能力。这种方式不仅节省了成本和时间，还能有效地提升学生的实际操作能力和问题解决能力。

通过共享和交流全球范围内的教学资源和最佳实践，学生可以接触到来自不同文化背景和技术水平的学习内容，拓展视野，增强跨文化交流能力，并与

国际接轨。这种全球化的教学模式有助于培养具有国际竞争力的口腔修复学专业人才。

教师可以通过在线平台和远程教学工具，随时随地进行教学资源的更新和分享，促进教师之间的互动和合作。学生可以通过网络学习平台，实时参与教学讨论和学术交流，增强学术氛围和团队合作能力，提升学习效果和成就感。

通过在线测验和评估系统，教师可以及时了解学生的学习情况和掌握程度，为个性化的学习提供数据支持和反馈。这种数据驱动的教学模式有助于教育管理者和教师优化教学设计和课程安排，不断提升教学质量和学生满意度。

（一）运用多媒体教学可充分体现教师的主导作用

现代媒体在教学中的应用，不仅仅是知识传递的工具，更是调节和优化教学过程的有效手段。教学软件作为教师根据学生认知规律和不同知识层次精心设计和编写的工具，具有高度针对性和实效性。通过合理使用教学软件，教师不仅能优化课堂结构，还能在教学环节中扮演主导角色，有效提升教学效果和学习体验。

教学软件具备灵活的交互功能，能根据教学需求动态调整文字、图片、动画、视频等多种媒体元素的呈现顺序。这种特性使得教学过程更加贴近教学目标和教学方法的需求，从而更有效地引导学生的学习注意力和理解深度。通过适当的影音图文交互展示，教学软件能够多角度刺激学生的感官，提升学习兴趣，活跃课堂氛围，并有效调节教学的节奏和进度。

在教学软件的应用过程中，特别是通过图片、视频和动画等形象化的展示方式，能够有效突出知识重点，简化复杂难点的表达和理解。文字信息则以简明扼要、格式规范的形式呈现，不仅有利于克服教师板书时可能存在的随意性，还能节省课堂时间，提高教学效率。

优秀的教学软件不仅仅是对学科基本概念和原理的反映，更能够体现时代的特征和学科发展的最新成果。它们紧跟时代的步伐，及时反映学科领域的新发现和新成果，从而全面展示知识的系统性、整体性和前沿性。通过这些特性，教学软件不仅帮助学生建立坚实的基础知识，还培养他们对于学科发展和创新的敏感性和理解能力。

除了在课堂教学中的应用，教学软件还能为学生提供个性化学习支持。它们可以根据学生的学习进度和理解能力，提供相应的反馈和引导，帮助学生更高效地掌握和应用知识。这种个性化的学习体验不仅能够增强学生的学习动机，还能够促进他们的自主学习能力和批判性思维。

在教学软件的开发和使用过程中，教师的角色显得尤为重要。他们不仅需要精通教学内容和方法，还需熟练掌握教学软件的操作和应用技巧，以确保教学过程的顺利进行和教学效果的最大化。教师通过对教学软件的有效使用，能够为学生提供更加丰富和深入的学习体验，促进他们在知识获取和应用上的全面发展。

（二）运用多媒体教学可更好地发挥学生的主体作用和主动性

在教学过程中，教师和学生分别扮演着主导者和主体的角色。教师作为引导者，肩负着指引学生学习的责任；而学生则是学习的客体和主动学习的推动者。学生的能动性是学习效果的关键因素之一，只有激发了学生的兴趣和积极性，他们才能在学习中达到更好的成效。

优秀的教学软件往往创造了一种自主学习的氛围，激发学生主动探索和掌握知识的动机。这些软件通过设定情境和任务，引导学生积极参与到学习过程中去。在这个过程中，学生不再是被动接受者，而是变成了积极的知识探索者，从而充分发挥了学生的学习主体作用。

教学过程中，学生通过多种感官的参与保持高度的注意力和兴奋状态，这有助于他们大量接收和吸收知识。他们参与到教学中去，不仅仅是接受信息，更是在积极探究和解决问题。这种参与过程，使得学生由最初的不自觉到逐渐实现自觉学习，从被动到主动转变。

在教育软件设计中，创设的学习情境和任务驱动了学生的学习动机和参与度。学生在这样的环境中，通过自主探索和积极互动，逐渐理解和消化所学知识。他们通过解决问题和发现规律，不断提升自己的学习能力和认知水平，从而实现了学习的真正转变和进步。

教学软件的优秀设计，不仅仅是信息的呈现，更是激发学生学习动机和思维方式的重要途径。通过设计的情境化任务，学生被引导在探索中学习，在学习中发现问题并寻找解决方法。这种过程不仅促进了学生对知识的深入理解，也培养了他们的创新思维和解决问题的能力。

（三）运用多媒体教学可促使学生多种能力的提高

随着社会对教育理念的不断更新和转变，口腔修复学教学中，除了传授基础知识和技能外，越来越注重培养学生的智力和能力。多媒体教学作为一种现代化的教学手段，发挥着重要作用。教学软件中丰富的图片、动画和视频不仅仅是信息的呈现方式，更是培养学生观察能力和思维能力的重要途径。教师在展示多媒体内容时，通过引导性的提问，引导学生关注观察的重点和方法，这不仅有助于他们学会观察、分析、归纳和总结，还能帮助他们构建有序的知识网络，提升获取科学知识的能力。

多媒体教学的特色在于其形、声、色等多种功能的有机统一，这种统一不仅能延长学生的注意力持续时间，更重要的是培养了他们的观察力和思维深度。学生通过多媒体教学接触到的视觉、听觉和动态信息，能更直观地理解和掌握复杂的医学知识，尤其是口腔修复学中的重点和难点。这种深入的认知过程不仅促进了学生的抽象思维能力，还有助于他们全面提升认知能力和综合素质。

多媒体教学为教师提供了更多的教学策略和手段。教师可以根据学生的学习进度和理解能力，灵活调整教学内容和方法，通过多样化的教学资源和互动形式，激发学生的学习兴趣和参与度。例如，在展示医学图片或动画前，教师可以设计相关的问题或情境，引导学生积极思考和互动，从而加深他们对知识的理解和应用能力。

二、口腔科学多媒体课件的设计与应用介绍

（一）多媒体课件的结构设计

多媒体课件的设计对象涵盖了教师和学生两方面，在实际运用中，它们的使用环境和需求有所不同。教师通常在课堂上使用多媒体课件，通过投影仪将内容投射到大屏幕上。与电脑显示器相比，投影效果受到环境光线的影响较大，尤其是在光线较强的教室环境中，可能会导致显示效果的降低。在设计课件时，

需要特别考虑背景颜色的选择。深色背景能够有效减少光线对显示效果的干扰，同时浅色文字则能确保文字清晰可见。为了提升视觉效果和用户体验，页面的布局宜保持简洁明了，避免过于复杂的框架结构，确保图像能够充分展示并引起注意。

对于教师使用部分的设计，考虑到课堂上的实际需求，可以进一步优化课件的内容呈现方式。减少文字材料的同时增加图片和图像的使用，有助于直观地支持教师的讲解。这种方式不仅能够提升教学效果，还能够在学生注意力集中的同时提供更生动和具体的教学支持。

（二）课件版面中色彩配置及页面设计

根据课件的内容选择适合的色彩是设计课件时的重要考量。色彩应当美观、大方、和谐，既能吸引学生注意力，又不至于过于刺眼。在设计上，需要特别注意形式与内容的统一，避免因色彩过于绚丽而影响学习效果，尤其是教学用的课件更应如此。

在《口腔解剖生理》和《口腔黏膜病》课件中，由于需要展示大量的图片，为了保持视觉效果和内容的清晰度，我们采用了一种新的设计思路。具体而言，我们将文字部分设计成类似于弹出对话框的形式。这样的设计不仅节省了空间，还能够在需要时通过交互方式展示文字，然后再擦除，确保学生的视线始终集中在展示的图像内容上。这种方法旨在深刻印象学生关于临床表现和其他形象内容的理解，从而提升教学效果。

相比之下，在《拔牙术》课件中，由于介绍的器械相对简单，我们选择了更传统的图文并茂的设计风格。这种设计在展示图像的通过文字进行详细解释，使学生能够全面理解相关概念和操作。而后续章节则采用动画和录像的形式，连贯地展示具体的操作过程，帮助学生建立起完整和连贯的认知框架。

（三）课件中动画、影像的使用

一套优质的计算机多媒体教学软件，必须具备信息量丰富、声音、图像、影像及动画逼真清晰，以及良好的互动性等特点。特别是动画和影像的运用，不仅可以最大程度展现多媒体的魅力，也能极大地激发学习者的兴趣和刺激感受。

在口腔科的教学内容中，操作步骤和疾病临床表现多种多样，颇为复杂。在颌面外科及牙体科教学中，学员多数尚未接触过实际临床工作，对各种医疗器械的辨识、使用及工作原理理解起初较为困难。运用动画和影像技术将各种医疗器械以多角度展示，并结合详细的使用方法演示，能更形象生动地向学生阐释相关内容，使其易于理解和记忆。

特别是在口腔黏膜病的教学中，大量的图像材料可提供极为有力的表达手段。这些图像材料多来自临床实践中的宝贵积累，尤其是对于一些罕见病例，通过全面展示系列图像，能帮助学生系统地认识各类疾病，同时为临床实习提供了重要的补充资料。

（四）体现基础理论与临床实践相结合

口腔科学作为一门应用性强的学科，其教学过程不仅仅限于理论传授，更重要的是如何有效培养学生的临床实践能力。在这一过程中，利用多媒体课件辅助教学具有重要意义，可以弥补传统教学中由于季节、病源或学生数量等因素而导致的教学质量不均衡的问题。

为了有效利用多媒体课件，课件的编排需要精心设计，旨在在理论阐述的基础上引导学生直接参与临床实践的全过程。这意味着在课件的每一个小节中，都应当能够随时调用相关的临床声像材料，以及展示实际的临床操作。这样的设计能够确保学生在学习完基础理论后，能够快速而深入地理解和熟悉临床实践的实际操作过程，从而避免理论与实践、基础与临床之间的脱节。

在教学实践中，多媒体课件的应用不仅仅是简单地替代传统的教学手段，更是为了增强教学效果和学习体验。通过课件，教师可以将复杂的临床操作分解成易于理解和模仿的步骤，通过声音、影像和文字的结合，直观地展示给学生。这种直观性不仅能够帮助学生更快速地掌握技能，还能够提升他们的自信心和学习动机，促进学习效果的全面提升。

（五）多媒体课件的应用模式

课件作为口腔科学教学中的重要辅助工具，不仅在教师版中发挥着关键作用,而且在学生版中也具有独特的学习价值。与传统的教学模式相比,课件的优势之一在于能够通过多种媒体形象地表达那些难以用语言清晰表达的内容,尤其在口腔科学这样一个强调实践的学科中,这一点显得尤为重要。

教师版课件在课堂教学中发挥着重要作用,不仅可以有效补充教科书中的理论内容,还能将这些抽象的理论通过图像、动画等形式直观地呈现给学生。在解释复杂的口腔解剖结构或病理变化时,课件能够提供高质量的视觉资料,帮助学生更加深入地理解和记忆。教师可以根据实际教学需要自由调整课件内容,灵活应对学生的不同理解能力和学习节奏,从而提升教学效果。

相较之下,学生版课件则主要用于学生课外学习和自主学习的辅助工具。口腔科学作为实践性强的学科,许多知识和技能并非仅通过课堂上的理论讲解就能完全掌握。学生版课件的设计目的是为了扩展学生的知识面和深化理解,为他们提供额外的学习材料和自测机会。通过这些课件,学生可以根据个人的学习进度和能力选择性地进行学习,从而满足不同层次学生的学习需求,培养他们自主学习和探索的能力。

(六) 对教师思维模式的影响

多媒体教育作为以计算机技术为核心、融合网络和通讯技术的先进交互式教育手段,已经在口腔修复学教育中展现了其巨大潜力和优势。通过多媒体教学课件的制作和应用,教师不仅需要掌握计算机技术,还需要以全新的方式设计和组织教学内容。这种教育方式不仅充分发挥了中国传统医学教育注重知识深度和逻辑思维的优势,同时也借鉴了西方医学教育灵活性强、注重创新的特点。多媒体教学不仅能够传递丰富的信息量,还能够逐步引导学生从浅入深、由低到高地理解和掌握知识层次。

多媒体教学技术的应用对于培养"T"型人才具有重要意义。这种人才既具备深厚的专业知识和逻辑思维能力,又具备广泛的知识面和创新能力,能够跨越不同学科和领域进行综合应用。通过多媒体教学,学生不仅能够接触到丰富的视觉、听觉和互动信息,还能够通过实时交流和互动学习,培养其团队合作能力和解决问题的能力,从而更好地适应现代医学和口腔科学的复杂环境。

近年来,随着计算机技术的迅猛发展和多媒体技术的普及,多媒体教学在口腔科学教育中展现出了显著的优势和变革力量。通过多媒体教学和网络技术，教师可以实现教学内容的动态呈现和个性化调整，更好地满足不同学生的学习需求和节奏。例如，教师可以利用教学软件和互动课件展示口腔修复过程的实时动画和影像，让学生在视觉上直观地理解和学习手术技术的细节和步骤。

多媒体教学还为医学教育带来了全新的教学管理和远程教学模式。通过远程教学平台和在线课堂，学生可以跨越地理和时间限制，与全球范围内的专家和同行进行实时互动和学术交流，加深对口腔科学前沿理论和技术的理解和应用。

三、多媒体教学中应注意的问题

（一）合理掌握多媒体教学手段的运用尺度

在教学中，是否多使用多媒体手段就能够取得更好的效果呢？实际情况并非如此。若一味追求先进技术，往往会使这些技术变为一种目的——为了使用而使用。事实上，多媒体教学本质上只是现代化教学的一种辅助手段，其应用原则应该从教学的具体需求和问题出发，合理地设计教学内容，旨在支持教与学的双向互动。

多媒体教学与任何其他教学手段一样，并非万能之策，它们各自都有其局限性。如果在整个课堂上过度依赖多媒体教学，可能导致教学手段单一化，不利于学生全面素质的培养。有效的教学应该是多种教学手段的有机结合，根据具体教学目标和学生需求进行灵活运用，以达到更有效的教学效果。

在实际应用中，多媒体教学的优势在于其能够通过视听、互动等方式增强学习者的参与感和理解力。尤其是对于抽象概念或复杂流程的讲解，通过动画、图像等形象化的展示，能够使学习内容更加具体和生动，有助于学生理解和记忆。这种形象化的表达方式，往往能够激发学生的学习兴趣，提高学习动机，从而达到更好的教学效果。

（二）认识当前多媒体课件编制和运用中的不足

笔者通过对本学期所授课班级进行的一次课堂调查，发现超过70%的学生对多媒体课堂教学持有怀疑和否定态度。他们普遍认为多媒体课堂的节奏过快，导致他们在实际掌握知识上不如传统的黑板书写方式那般得心应手。这一现象反映出目前多媒体教学在内容、手段和方式上的诸多不足。

要将多媒体技术发展为先进的教学手段，首先需要认真思考如何充分体现其内在的特性和优势，并赋予其活跃的教学灵魂。简单地照搬以往的教学方式或者只注重多媒体形式而忽略实质内容，都不利于多媒体真正为教学服务。

在反思现有多媒体课件的编制和运用时，我们明显看到了几个主要问题。许多课件在内容设计上存在不足，可能因素包括内容不够完善、素材积累不足或整体容量过小。有些课件则在组织和提炼方面显得不够有效，简单地堆砌教科书内容，导致课件显得冗长呆板，重点不明显。一些设计并未充分发挥多媒体交互性的功能，导致课件功能单一，无法有效引导教师和学生之间的信息反馈和交流。

多媒体课件缺乏足够的针对性，授课目的不够明确。在课堂上，学生习惯于按层次逐步展开的授课内容，"流水化"循序渐进的课件设计更为理想。当前许多课件的设计思路却往往忽视了对授课目标的全面考量，导致教学效果受到影响。

（三）发挥教师在多媒体教学中的主导地位

实施多媒体教学后，教学过程显著简化，传统上教师的角色也发生了转变。这并不意味着教师应该被边缘化，或者将多媒体视作教学的唯一中心。事实上，多媒体技术的应用并没有削弱教师的地位，相反，它为现代教育师提出了更高的要求，同时也开拓了更广阔的创新空间。

一位教育学家指出，教育过程的核心在于教师与学生之间的互动。如今，教师的角色不再仅仅是知识的传授者，而是知识的组织者和学习的引导者。尽管学生可以通过多媒体进行自主学习，但教师仍然需要精心设计课件内容，革新教学结构和方式，以确保教学的有效性和吸引力。

教师在课堂上的作用远不止于此。通过教学语言、手势、表情等多种方式，教师能够生动地阐述教学内容和关键知识点。面对面的交流和探讨，是多媒体手段无法替代的重要部分。教师还在教学过程中对学生的学习态度、道德认识以及人生观进行指导，这是任何技术手段都无法完全取代的。

多媒体技术的应用使得教学更加生动和具体，但并不意味着教师的作用被削弱。相反，教师需要更加灵活地运用多媒体工具，结合自身的教学经验和专业知识，设计和传授内容。教师的存在不仅仅是传授知识，更重要的是引导学生通过多媒体获得理性认识，理解学科的深层次内容。

第二节　虚拟仿真技术在口腔修复学教学中的应用

一、CAD/CAM 用于口腔修复的发展历史

CAD 技术是一门结合信息技术和设计技术的先进技术，其诞生和发展历程充满了科技创新与实践探索的痕迹。自 1972 年实时自适应控制优化设计系统问世以来，CAD 技术开始在各行各业广泛应用。口腔医学领域首次引入 CAD/CAM 概念可追溯至 1971 年，由法国的 Duret 教授提出，他的理论描述为口腔 CAD/CAM 技术的发展奠定了基础。在 1975 年 Altschuler 等人解决了印模的数据化问题后，口腔 CAD/CAM 系统才真正成为现实。80 年代初，该技术开始进入临床应用研究阶段，1983 年首台 CAD/CAM 制作的修复体问世，标志着其在口腔修复领域的实际应用。

随着时间推移，CAD/CAM 系统在口腔修复领域的应用研究日益深入。1985 年，Duret 教授首次成功使用 CAD/CAM 系统设计和制作了一件后牙全冠修复体，为技术在口腔医学中的应用打开了新的局面。1987 年，瑞士学者 Morman 和 Brandstimi 与 Siemens 公司合作生产出第一台商业化的 CAD/CAM 系统——Cerec 系统。此后，美国、日本、德国等国家相继开始报道 CAD/CAM 技术在口腔修复领域的研究和应用，系统如 Pro-CERA、DCS-TTAN、Sopha 等陆续商业化，各自具备特色，但也都面临一定的技术局限性，需要进一步研究和完善。

在国内，尽管早期已有部分局部义齿的计算机辅助设计系统和专家系统的研究工作，但要实现完善的 CAD/CAM 系统，仍需进行大量的技术突破和工作。北京医科大学的研究团队率先设计出全口义齿人工牙定位和实用型铸造支架式

可摘局部义齿设计的专家系统，并采用先进的编程语言和推理模式，模拟口腔高级修复专家的临床检查和诊断过程，为患者提供修复前的治疗计划和最终义齿修复方案。上海第二医科大学则在 1992 年开始研究后牙全冠修复的 CAD/CAM 系统，通过创新的光学印模方法，成功实现牙冠形状的三维重建和显示，为 CAM 的实现途径提供了重要探索。至 1995 年，北京医科大学报道了牙冠形状测量的新方法，通过片切和测量相应点的位置，实现了高精度的形状重建，该研究目前正在进一步深入。

二、CAD/CAM 在口腔修复中的应用及优势

（一）修复学上的设计

依据修复学的原则进行修复设计，在口腔具体条件下选择适合的 CAD/CAM 修复方式，是现代口腔修复学的重要内容。CAD/CAM 技术的应用已经在口腔修复领域得到广泛应用，它不仅提高了修复的精度和质量，还缩短了修复周期，为患者提供了更加舒适和快捷的治疗体验。

（二）牙体预备

根据修复设计方案，进行基牙的预备是牙科治疗中至关重要的步骤之一。预备的过程需要严格按照临床操作的常规进行，以确保修复后的牙体结构符合功能和美观的要求。在进行预备时，首要原则是要保持面平、壁直、无倒凹，同时预备出足够厚度以容纳修复材料的稳固固定和长期保持。

（三）光学印模

对已完成的修复体进行抛光，确保其表面光滑度和美观性，是口腔修复中不可或缺的步骤。常规的固位与黏结操作完成后，紧接着是对修复体与基牙之间的密合情况以及咬合情况进行详细检查。这一过程中，如果发现任何问题，及时进行调整和处理，确保修复体的功能和舒适性达到最佳状态。

（四）设计

在完成显示器上的设计过程中，首先需将修复体的边缘线描绘清晰，分别

设计出最低线与最高线、邻接线、切缘线及表面的形态特征。在投影线上，必须精确地标示牙尖的高度以及中央凹的深度等关键参数。设计图形需要经过反复修改，确保符合实际需求，并随时进行信息储存，以备随时调用。

（五）加工制作

根据计算机指令的要求，首先需固定瓷块或金属块，以确保切盘和切架的位置合适。随后，选择合适的钻头和切盘，并检查水冷却系统确保完好。在一切准备就绪后，输入指令开始切削和磨削操作。根据具体的修复体要求，通常在5至20分钟内即可完成整个切割和磨削加工过程。

（六）固位调改

CAD/CAM技术在口腔修复领域的应用极为重要和广泛。通过CAD/CAM系统，医生可以通过与计算机的交互方式，精确地输入患者口腔的情况，包括缺牙信息、基牙和邻牙的状态，从而选择最适合的设计方案。例如，针对可摘局部义齿的设计，系统能够绘制出各种连接体和支托的位置，并优化其组合，同时根据口腔结构的具体特征进行必要的调整和修改。

对于全口义齿的设计，CAD/CAM技术则利用激光扫描装置对患者的无牙颌模型进行三维测量，根据测量结果在显示器上建立精确的上下颌垂直水平关系，并指导人工牙的排列。这种方法不仅保证了设计的准确性和密合度，还大大提高了制作的效率。一般情况下，从基牙预备到最终制作完成，整个过程仅需约1小时左右的时间，远远快于传统的手工制作方法。

CAD/CAM技术的经济实用性也是其优势之一。它省略了传统铸造过程中的许多步骤，减少了材料、人力和时间的浪费，从而降低了制作成本。相比之下，传统的手工修复工艺通常步骤繁多、周期长，易产生误差，需要多次复诊和调整，工作效率明显较低革。

三、CAD/CAM在口腔修复中应用的思考

CAD/CAM技术在口腔修复领域的应用，是现代牙科技术发展中的重要进步，它不仅提高了修复体的精度和质量，还极大地改善了患者的治疗体验。

CAD/CAM（计算机辅助设计与制造）系统通过数字化技术，能够精确扫描、设计和制造多种类型的口腔修复体，如牙冠、桥梁和种植体等，为牙医提供了更为可靠和高效的治疗方案。

传统的牙科修复过程需要多次临床步骤和手工制作过程，容易受到人为因素的影响而导致修复体的适配性和精度问题。而CAD/CAM系统通过数字化的全过程管理，可以将患者口腔的三维数据准确转换为修复体的设计和制造信息，大大减少了人为误差的可能性，提高了修复体的精度和质量稳定性。

在进行CAD/CAM修复设计时，关键在于精确的口腔扫描和数据采集。CAD软件能够根据患者口腔的三维扫描数据，快速生成数字化的修复设计方案。通过精确的数据分析和模拟，CAD/CAM系统可以为牙医提供更准确的修复体形态和尺寸，确保修复体与周围牙体的紧密配合和生物相容性，从而提高治疗效果的可预测性和稳定性。

传统的牙科修复通常需要多次临床就诊和实验室制作，耗时长且需要患者多次来回。而CAD/CAM系统的应用，则可以在一次临床会诊中完成修复体的设计和制作，极大地节约了患者的时间，并减少了治疗过程中的不便和不适感，提升了患者的治疗体验和满意度。

CAD/CAM技术的数字化设计不仅提高了修复体的制作精度，还能够优化修复体的美学效果。通过CAD软件，牙医可以精确控制修复体的色彩、透明度和表面质感，使其与周围自然牙齿融为一体，达到最佳的美观效果。这对于前牙修复尤为重要，能够满足患者对口腔美学的高要求，提升患者的生活质量和自信心。

数字化设计和制造过程确保了修复体的精确适配和材料的优质选择，有效降低了修复体脱落和失效的风险。CAD/CAM系统还能够支持复杂修复结构的设计和制作，如多单元桥梁和全口种植体修复，为牙医提供了更广泛的治疗选择和应用场景。

在实际应用中，CAD/CAM技术的进一步发展和应用还需面对一些挑战和改进空间。需要进一步提高扫描和数据采集的精确度，优化CAD软件的功能和用户界面，以提升系统的操作性和效率。还需加强对CAD/CAM技术操作人员的培训和技能提升，确保其能够熟练运用系统进行修复设计和制作，以达到最佳的治疗效果和患者满意。

第三节 AI 在口腔修复学教学中的应用

一、基于虚拟现实技术的口腔临床实践技能培训

随着口腔治疗需求的增加，口腔医学生的专业能力和临床培训显得愈发重要。在口腔医学中，临床操作技能的熟练程度直接影响治疗效果的质量。传统的仿真头模训练虽然能提升基本操作技能，但与真实临床操作相比存在一定差距，仅限于简单的功能性头部和牙齿模型，无法真实模拟复杂的临床情境。

为了弥补传统仿真头模的局限性，虚拟现实技术与口腔医学训练的结合成为一种新兴的研究领域。虚拟现实技术通过计算机生成视觉、听觉、触觉等感官上接近真实的数字环境，使操作者能够与虚拟对象进行交互并接收实时反馈。这种技术不仅可以创建高度逼真的操作环境，还能将训练成果有效应用到实际口腔临床操作中。

智慧教学模式，特别是以虚拟现实技术为核心的模拟训练系统，在口腔教学领域引起广泛关注。Dent Sim 系统、Simodont Dental Trainer 系统等，通过复制口腔软硬组织，提供真实临床诊断和治疗环境。这些系统利用力反馈技术模拟牙钻与牙齿、口镜及软硬组织之间的互动力，尽可能逼真地再现口腔临床技能训练的全过程。

在虚拟现实技术的支持下，口腔模拟器不仅可以提高操作技能的效率，还能加速学生的手动灵巧技能学习。研究显示，通过触觉虚拟现实模拟器进行练习，学生在模拟龋齿去除等任务中的效率显著提升。这些模拟器还可以帮助学生在临床前阶段识别学习挑战，促进其临床操作技能的发展。

除了基本技能训练外，口腔模拟器还支持学生通过数字客观评估和教程反馈改善其操作技能。这种培训方式不仅提供了可重复和可逆的临床前训练体验，还再现了真实临床环境中可能遇到的各种情况，有助于降低治疗风险，增强患者安全性。

尽管口腔模拟器在技能训练中展现出许多优势，例如节省教学时间、提升学生信心和解决医疗紧急情况的能力，但其仍存在一些挑战和不足。目前的口

腔模拟器在立体视觉、视频分辨率、力反馈和结果评估等方面尚有改进空间。一些模拟器缺乏不同难度设置的功能，无法循序渐进地训练学生。

口腔模拟器目前主要局限于基本技能训练，缺乏将这些技能应用到复杂临床案例中的能力评估。它们不能完全替代传统的技能训练方法，而应作为传统教学方法的有益补充。结合传统教学与虚拟现实技术可能是未来口腔教育中最有效的方法选择。

二、基于网络的远程虚拟教学

2019年冠状病毒感染性疾病的流行给口腔医学教育带来了巨大挑战。随着全球范围内的隔离和封锁措施实施，传统的面对面教学受到了严重干扰。为了克服这一障碍，口腔医学教育工作者迅速提出了创新的解决方案，推广基于网络的数字化口腔理论学习，以支持远程教学的实施。远程教育利用信息技术的最新进展，提供各种形式的计算机在线和离线学习，为学生提供了全新的学习方式和学术资源。

传统的医学和口腔医学教育一直以来都依赖于导师和学生在传统课堂环境中的面对面交流和参与。现在这种教育模式得以远程实施，甚至可以进行存档以备将来使用。数字化技术实现了基于云的学习记录、评估和反馈，提供了电子学习模块，使教学内容和学术资源可以随时随地访问和更新。

基于网络的数字化在线学习工具在口腔医学各个学科中广泛应用，包括正畸学、口腔解剖生理学、口腔放射学、口腔外科学、牙周病学、口腔种植学、口腔修复学和龋齿检测等。Schittek等人利用基于网络的数据库应用程序记录牙周病学中的实践历史记录和决策，学生通过屏幕上的自由文本通信与患者数据进行交互，从而提升了他们在临床实践中的能力和同理心。

Reynolds等人描述了在口腔诊所引入便携式口腔数字助理（掌上电脑）的实践，使本科生能够访问虚拟学习环境。这种便携式口腔数字助理被证明是一种方便且通用的方法，支持学生进行在线教育和学习。

研究显示，移动设备如手机也支持网络学习，学生可以通过这些设备进行个性化的数字学习，例如发表评论、划下划线、注释图像和绘制图形。免费的3D图像查看软件有助于规划3D虚拟模型下的可摘局部义齿设计。这些技术不仅增强了学生的学习兴趣,还帮助他们更及时地获取和理解最新的医学知识,促进了循证医学的应用和教学实践。

虚拟教育和在线教学的流行趋势在世界范围内得到了加强。Thiele 等人对虚拟教学进行评估,认为相比于传统的授课式教学,虚拟教学提供了更为灵活和便捷的学习方式,能够提高学习效果和学生的学术表现。Potomkova 等人的综述文章讨论了网络教学与传统教学的优劣,指出网络教学具有易访问、易使用、学习自由、医学图像质量高以及重复学习的优势。

虚拟学习方法也面临一些挑战和限制。建立虚拟教学网络的成本较高,对计算机技术和系统使用技能要求较高,可能会限制一些学生的接入和参与。不同的在线学习工具设置的学习内容、方法和目标可能存在差异,目前尚缺乏统一的口腔数字化教育标准。

三、基于医疗机器人的患者模拟系统

口腔教学机器人作为现代口腔教育领域的创新技术,自 1969 年首次提出以来,经历了显著的发展和应用。最初的机器人病人由 Tanzawa 等人开发,旨在为口腔临床训练提供一个高度仿真的模型,能够模拟真实临床情境。这种全身模型身高 157 厘米,头部具有 8 个自由度,能够执行各种自主动作,甚至分泌唾液,同时还能与学员进行交流。研究表明,这种机器人病人不仅提升了学生的临床技能,还在风险管理方面表现出显著优势,受到了学生们的广泛认可和喜爱。

随着技术的不断进步,2017 年日本齿科大学推出了 Simroid 系统,这是一种完整的人体受试者模拟机器人系统,专为口腔医学教育设计。Simroid 仿人机器人高 165 厘米,具备真实的外观和反应能力,能够模仿人类的表情和动作,包括手腕、肘部、舌头和下颚的运动,以及疼痛时的眨眼、摇头等反应。Simroid 还能模拟唾液流动、出血,并通过悬雍垂传感器模拟呕吐反射,使得口腔医学生能够在接近真实的临床环境中进行实际操作和交流。

Simroid 系统的临床试验验证了其在口腔教学中的显著效果。研究显示,与传统的口腔教学相比,Simroid 系统在模拟医患沟通、评估治疗态度和临床技能等方面具有明显的优势。这种高度仿真的机器人系统不仅提升了学生的操作技能，还促进了他们在实际临床中的自信和准确性，从而改善了口腔医学教育的质量和效率。

除了 Simroid 系统，口腔教学机器人的另一个潜在应用是针对口腔急救情况的训练。研究者们提出，通过模拟真实的医患互动，口腔急救机器人能够有效提高学生在处理紧急情况时的反应能力和应变能力。这种训练不仅有助于学生在真实场景中保持冷静和专业，还能够有效降低医疗事故的发生率，提升口腔医学教育的安全性和实用性。

尽管口腔教学机器人在教育领域展示出巨大的潜力，但其应用仍面临一些挑战和限制。机器人的基本操作能力和感知能力相较于人类还有所欠缺，这可能会影响到其在复杂临床情境中的表现和反应。目前高度仿真的机器人系统成本较高，只有少数大学和研究机构能够负担得起。这使得机器人技术在广泛普及和应用上仍有一定局限性。

对于口腔教学机器人的定量评估也是一个挑战。传统的教学评估通常依赖于教师的主观判断和学生的反馈，而机器人技术是否能够准确地评估学生的操作结果和专业水平，仍需要进一步的研究和探索。

四、结论

人工智能的发展为口腔教学带来了全新的可能性和广阔的应用前景。在口腔医学教育领域，人工智能的初步应用已经证明，能够为学生提供高度个性化的学习辅助。通过远程虚拟教学和大数据分析，学生可以便捷地学习口腔医学的理论知识，全面培养临床思维。这种技术不仅仅是传统教学的辅助手段，更是未来口腔教学的重要支柱。

人工智能在口腔教学中的应用主要通过虚拟现实技术模拟口腔软硬组织与多种疾病的实际情况，实现了以学生为中心的个性化学习体验。通过人机交互系统，学生可以在模拟环境中获得实时反馈，有效提升其临床操作技能。这种技术不仅丰富了教学手段，还增强了学习的互动性和效果性。

尽管人工智能技术在口腔教学中的潜力巨大，但其操作难度大、成本高等问题限制了其广泛应用。目前，口腔教学人工智能技术的研究仍较为有限，多数系统只能针对特定任务进行优化，尚未实现全面的通用口腔教学系统。

理想情况下，可以建立一个全面提供口腔教学所有基本需求的通用人工智能系统。这样的系统需要具备适当的安全程序，能够直观可靠地学习和应用口腔医学专业知识，实现基于云数据的学习推理和以人为中心的人机交互。

要实现这一目标，需要加强口腔医学知识在人工智能领域的普及，促进跨学科合作，培养出能够深入研究和开发人工智能口腔教学系统的专业人才。还需要制定新的技术标准，侧重于生成高质量数据、通用的文件格式以及安全的数据管理，以确保人工智能解决方案的可靠性和普适性。

在推动人工智能口腔教育研究的伦理规范的制定也是至关重要的。保护个人数据安全和隐私权利，确保人工智能技术的应用在符合伦理和法律规定的前提下进行，是未来发展的必然要求。

随着科技的不断进步，基于大数据、虚拟现实、机器人和深度学习等技术的人工智能将为口腔教学带来更加多样化、智能化和便捷化的学习辅助功能。这些新技术的引入和应用，将极大地推动口腔教学的现代化进程，提升教学质量和学生学习体验。

第四节 口腔修复学教学应加强口腔医学审美教育

一、口腔医学教育必须融入口腔医学美学教育

21世纪的口腔医学面临着前所未有的挑战和机遇。随着对疾病认知的深入，医学模式从单一的生物学治疗转变为涵盖生理、心理、社会和环境因素的综合模式。这种变化不仅要求口腔医学人才掌握高技术，还要求他们具备广泛而新颖的知识，包括人文社会科学，以及对预防和主动参与的重视。重新设计口腔医学教育模式和课程，改革教学内容与方法，成为当务之急。

口腔医学作为医学的一个分支，具有其独特的特点和挑战。与传统医学不同的是，口腔医学对精细的治疗操作技术要求极高。在口腔医学领域，治疗的操作性要求远远超过诊断的重要性。口腔颌面部的解剖生理特征决定了口腔医学与人体美的紧密关系，其在基础理论、科学实验以及临床治疗中，都蕴含着深厚的美学思想和基本原理。

口腔医学的美学价值在患者治疗中显得尤为重要。尽管口腔医学教育强调恢复患者正常的功能和形态，但随着专业化程度的提高，口腔科医师的临床思维可能会变得狭窄。传统的审美习惯和观念可能限制了医师开拓性意识的发展，使得美学效果并未成为治疗的明确目标。这种情况下，对口腔医学美学的理论升华和整体关注尤为重要，以培养具备审美意识的医师，推动口腔医学教育向更高水平发展。

随着医学美学和医学美容学的兴起，未来的口腔科医师需要不仅具备高超的医疗技术，还要有深厚的美学基础。现代口腔医学教育需要积极融入口腔医学美学课程，引导学生将科学与艺术融为一体，掌握现代口腔医学的全貌。这不仅有助于提升学生对美学价值的认知，还能推动口腔医学教育和临床实践向更新的方向发展，适应新医学模式的需求。

口腔医学教育的创新和发展，不仅限于技术和理论的更新，还需关注教学方法的改革和教育内容的多样化。通过引入现代的口腔医学美学课程，可以激发学生的创造力和开拓精神，培养他们在实际工作中更具适应性和灵活性的能力。这种教育模式不仅要求学生掌握先进的医疗技术，还要培养其对患者整体美学需求的敏感度和理解能力。

二、口腔修复学更离不开医学审美教育

口腔医学美学作为一个综合性学科概念，随着医学教学研究的不断深入而逐渐形成并受到广泛关注。在口腔医学工作者和美学理论研究者的共同探索下，口腔医学美学正逐步开辟出新的研究和应用领域。美学原理和知识在口腔修复学各个方面的具体应用，尤其在牙体、牙列缺失的固定修复以及金瓷冠、树脂贴面等修复形式中的体现，展示了形态的对称均衡、节奏韵律，以及色彩的调和对比等美学要素的重要性。

全口义齿修复作为口腔医学美学探讨的重要内容，强调个性美和自然美的表达。在全口义齿的设计中，形态、功能与审美的三者关系被认为是协调和统一的，这种综合性的美学考量不仅提升了修复的外观质量，也增强了患者的满意度和舒适感。对于颌面赝复修复来说，容貌美的再现已成为评估修复成功与否的重要标准之一，不仅要求技术精湛，更需要考虑到面部各个部位的协调关

系,从审美的角度进行深入研究和分析。

随着人类社会的进步和科学技术的发展,传统的生物医学模式逐渐不能完全满足人们多层次健康需求的要求。新的宏观医学模式即生理-心理-社会医学模式提出了从社会特征出发,满足人的生理、心理和社会全方位需求的新视角。在口腔医学领域,这种新模式对传统口腔修复提出了挑战,要求修复不仅仅是生理性的功能重建,更要兼顾审美满足的需求。

过去,口腔医学教育过于偏重于课本理论的灌输和传统经典的传授,对新趋势和新技术的介绍相对不足。学生们普遍缺乏动手操作能力,对审美要求的了解和实践能力不足,这导致了口腔医学教育在培养面向 21 世纪口腔医学人才方面的困境。随着口腔医学的发展,特别是口腔医学美学的兴起,学术界和教育界对于引入医学美学教育的呼声日益高涨。

为了探讨在口腔医学教育体系中增设口腔医学美学教育的必要性和可行性,研究者们进行了相关调查和研究。张宁宁等对口腔系本科高年级学生进行了问卷调查,结果显示,只有少数学生对一般美学常识有所了解,但对于开设医学美学课程,却表现出了强烈的积极态度。这表明,增设医学美学教育课程对于培养具有广阔视野、创新思维的高等口腔医学人才具有重要意义。

三、口腔医学审美教育的特征

青年医学生作为教育的对象,其特殊性和需要的教育方式值得深入探讨。审美教育在这一群体中具有显著的实际意义和重要作用。青年医学生在学习口腔医学科学知识时,常常面对枯燥乏味的学习内容。如果缺乏想像力和创造精神,这些知识往往难以引起他们的兴趣和主动性。审美教育的介入可以通过强化想象力和创造力的培养,使学生能够从美学的角度出发,例如在学习全口义齿的排牙法时,结合人的容貌特征进行阐述,从而使学习过程更加生动和有趣。

青年医学生正处于心理能力发展的关键时期。审美教育不仅有助于他们在智力、体质和道德意识方面的全面发展,还能够保持和培养他们丰富敏锐的感性能力,维持他们的勃勃朝气。在这个阶段,通过审美教育,医学生可以更好地探索生活,形成健康的审美情操和审美趣味,有助于他们在价值观形成中的健康发展,为未来的职业生涯和生活奠定坚实基础。

审美教育作为塑造完善人格的重要方面，与智育和德育有着截然不同的形态特征。其中，体验性是审美教育的显著特征之一。在审美活动中，主体的审美感受总是伴随着明显的情感体验，这使得审美教育始终具有独特的感性色彩，与单纯的智育和德育有着显著的区别。

娱乐效果是审美教育的另一重要特征。在实施审美教育的过程中，个体能够明显地感受到某种程度的愉悦和满足，从而增强他们参与学习的积极性和兴趣。这种愉悦感和意趣盎然的体验，使得审美教育不仅仅是一种学习过程，更是一种愉快的学习体验和生活享受。

审美教育还具有自发性和主动性的特征。这意味着受教育者在审美教育过程中表现出自发的兴趣和主动的参与态度，愿意深度探索和体验审美活动带来的种种乐趣和启发。这种主动性的参与不仅能够增强学生的学习效果，还有助于培养他们的独立思考和创新能力。

四、口腔修复学中医学审美教育的实施方法

（一）医学职业形象美的教育

医学职业形象美的教育在口腔修复学中扮演着重要角色，旨在培养口腔医生全面的审美观念和操作技能。随着社会和医学的进步，患者对口腔修复的审美要求日益增加，这要求口腔医生不仅需具备卓越的技术能力，还需具备良好的审美意识和技巧。如何在口腔修复学的教育中有效实施医学审美教育成为当前急需解决的课题之一。

（二）艺术熏陶

艺术熏陶对于医学生来说是一种重要的课外活动。通过引导学生接触、感受和享受艺术，可以有效提升他们的艺术素养。在校园内举办艺术比赛、展览等活动，能进一步激发学生们对艺术的热情，营造浓厚的艺术氛围。

（三）医学审美观教育

医学审美观教育应有计划地引入一系列桥梁课程，如绘画与雕塑、医学摄

影、美学概念、医学美学概论、医学审美心理学以及美容应用解剖学等。这些课程可以作为选修或课外讲座，有助于丰富医学院校的教学内容，不会加重课程紧张的问题。

（四）口腔医学美学的理论和技能培养

口腔医学美学的理论和技能培养应当融入口腔修复学的教学中。借鉴欧美教材的做法，在介绍不同修复体过程时重点讲解美学要点，如在金瓷冠桥修复中，强调光线与色彩的应用及正确的色彩比对方法。相比之下，我国的统编教材在这方面显得较为薄弱，需要更新提高。引入人体素描、人工牙雕刻及色彩比对实验等技能训练，不仅有助于提升学生的审美能力，也能够锻炼他们的实际操作技能，为未来的临床工作奠定坚实基础。

五、口腔医学美学教育的体会

（一）口腔医学美学教育是口腔医学教育模式转变的重要内容

医学模式的转变不仅仅是一场理论上的变革，更是对人类生命全方位认知的提升。随着社会的进步和科技的发展，人们对生老病死和健康美的理解逐渐深化，医学的角度也逐步从单一的生理健康扩展到包括心理和社会因素在内的多维度考量。这种新医学模式的兴起，推动了许多新的医学分支学科的诞生与发展，口腔医学美学就是其中的一支，它填补了口腔医学领域长期被忽视的美学空白。

口腔医学美学作为一个新兴的学科概念，旨在通过综合运用美学原理和口腔修复技术，实现口腔外观的自然美和功能的完美复原。在口腔医学的实践中，美学不再仅仅是外貌的追求，更是在功能修复基础上，通过形态的对称均衡、色彩的和谐对比以及整体审美的统一性，提升患者的生活质量和自信心。口腔医学美学在现代医学实践中的重要性和作用不容小觑。

（二）口腔医学美学教育是实现素质教育，培养创造性人才的有效途径

培养创造性人才是教育的根本目的，也是时代发展的迫切需求。在当今社

会，高素质的人才需要具备多方面的优秀素质：不仅包括较高的思想道德修养和广博的文化知识层面，还需具备较强的专业技术能力和独到的创新意识。特别是对于口腔科医师而言，除了上述基本素养外，还需要具备审美能力、透视能力、素描能力、雕刻能力以及艺术修养的特质体现。这些方面的全面发展，是现代教育体系追求的重要目标之一。

医学美学教育在口腔医学专业教育中扮演着不可或缺的角色。通过多年的教学实践，我们深刻认识到，医学美学教育对于口腔医学生的其他素质的形成和发展具有极为重要的促进作用。它不仅仅是知识的传授，更是一种"催化剂"和"助推器"，能够激发学生的创造力和审美观念，培养他们的艺术感知能力和技术实践能力。

只有通过深入的美学教育，学生才能从"单一型"医学技能向"复合型"和"艺术型"医学能力的转变。这种转变不仅仅是技术上的提升，更是在实践中体现出的文化素养和审美修养，使得医学实践不再仅限于技能的应用，而是能够体现出医师个性化和创新性的医疗服务。

第五节　口腔修复学教师应重视临床经验的积累

一、临床经验的含义

所谓临床经验，是医生长期从事临床实践积累的宝贵财富，是知识和技能的结晶，是理论指导下医疗实践的重要成果。经验作为一种特殊的知识形态，虽属感性认识，却在理论和实践之间架起了沟通的桥梁，为医学实践提供重要支持。

在面对特殊疾病时，"百读不如一见"的现象常常出现。这是因为人们首先通过感官接收外部信息，然后在大脑中形成印象，将这些印象存储为记忆。当再次遇到类似信息时，大脑会与之前的记忆进行比较和联想，形成经验的认知活动，从而帮助医生作出更为迅速而准确的判断。

临床经验的形成源于医生长期对大量病例的深入接触和观察。通过不断重复处理这些病例中的信息，大脑逐渐建立起一种反射连接模式，使得医生在面对相似情况时能够迅速启动相关思路，进行有效的诊断和治疗。

医生的诊断过程可以描述为假设的建立和验证。经验丰富的医生在提出疾病诊断假设时，往往受到之前积累的经验和思维模式的引导。这种内在的反馈机制不仅增强了对疾病特征的敏感性，也促进了诊断思维的精准度和快速性。

临床经验并非简单超越理论，而是一种特殊的逻辑思维类型。它体现了医生固有的逻辑通路和决策模式，类似于高超的棋手依赖于丰富的棋谱经验进行快速决策。临床经验不仅仅是书本知识和理论的延伸，更是医生在实际操作中积累的宝贵财富。

医学理论和书本知识虽然阐明了疾病的一般规律，但不能替代个体化的临床实践。只有通过不断接触和观察病人，医生才能够将理论知识转化为有效的临床经验，从而更好地应对病人的个体差异和复杂情况。

二、临床经验的作用

（一）临床经验是实践过渡到理论的桥梁

正确的临床诊断和治疗是医学实践的核心，其过程既离不开医学理论知识的指导，又深受具体临床对象的影响。尽管医学理论知识为医师提供了广泛的指导框架，但实际的临床情况往往十分复杂多样，这就要求医师具备丰富的临床经验，才能在面对具体病例时作出准确的诊断和有效的治疗。医师的临床实践不仅是理论知识的应用，更是经验与知识相互作用、相互促进的过程。

在当今医学领域，尽管理论知识已经相当丰富和完善，但医学本身并非完全精确的科学。临床实践的复杂性和多样性意味着仅靠抽象的理论知识往往无法完全应对各种具体情况。在面对不同病人的不同病例时，医师需要根据个体的生理特征、病史、症状表现等因素，灵活运用所学的理论知识，并结合自身的临床经验做出最合适的决策。

医学理论知识的实际应用往往需要通过反复验证和实践，才能在临床实践中具体化和转化为解决问题的有效手段。某种治疗方法在理论上看似可行，但在实际应用中可能会受到病人个体差异、病情变化等因素的影响，从而需要医师根据自身的临床经验进行调整和优化，才能真正达到预期的治疗效果。

临床医学的实践性强调需要医师具备良好的临床经验,这种经验不仅仅是在学术研究中获得的知识,更是通过长期面对各种病例、治疗方案的实际操作和观察所积累的宝贵财富。诊断一个病人的疾病需要医师结合其主观症状和客观检查结果,同时考虑到可能存在的其他相关因素,这种综合性思维正是临床经验在实践中的直接体现。

(二)临床经验是医学理论知识的补充与丰富

临床经验被认为是医学理论的基石,而医学理论则是临床经验的高度总结和概括。在医学实践中,离开了临床经验,临床医学的发展将无从谈起。每一个医学理论的进步,无论是关于病因、诊断还是治疗方法的理论,都是建立在临床经验的基础之上。临床经验的重要性不可忽视,它不仅仅是医学进步的源泉,也是医学理论验证和发展的关键路径之一。

在医学领域中,新的临床经验能够不断地验证、丰富和发展现有的医学理论体系。以克山病的研究为例,最初对其病因的认识完全依赖于临床观察和调查。医生们根据各自的经验提出了不同的假说和观点。随着时间的推移和研究的深入,通过与相关学科的合作以及大量的临床实践,才逐步形成了对克山病病因更为完整的认识。这个过程清晰地展示了临床经验如何推动医学理论的演进,从最初的猜测到后来的系统化理论构建,都离不开临床经验的支持和验证。

无论是对疾病机制的探索,还是对治疗效果的评估,医学理论都是对临床经验的深刻理解和系统化说明。临床经验不仅是医学理论的起点,也是理论形成过程中的重要数据来源。通过临床实践积累的丰富经验,医生们能够更加准确地理解疾病的本质,探索有效的治疗方法,从而推动医学理论的不断进步和完善。

医学理论通过对临床经验的系统总结和分析,提供了一种科学化的解释和理解。在理论的指导下,医生们能够更有针对性地进行临床实践,探索新的治疗策略和方法。临床经验也在不断地反馈和验证医学理论的可行性和有效性,促使理论不断地进行修正和更新。这种相互作用不仅促进了医学知识的积累,也推动了医学科学的进步和发展。

随着医学技术和研究方法的不断进步,临床经验的获取和应用也越来越系统化和科学化。通过大数据分析、临床试验以及跨学科的合作研究,医学界能够更加精确地收集和分析临床数据,发现新的疾病特征和治疗方法。这些新的临床经验不仅能够丰富医学理论的内涵,还能够为未来的医学发展提供坚实的基础和支持。

(三)临床经验是临床思维的基础与向导

体征与症状,是医疗实践中不可或缺的线索。它们如同医生探索疾病本质的指南针,帮助精准理解患者身体的变化和异常表现。对医生而言,临床经验是一座宝库,积累了无数案例的洞察和处理方式。这种经验不仅仅是知识的积累,更是一种感知与解析的能力,能够在繁复的病情中发现线索,捕捉疾病初期隐藏的特征。

医生在面对患者时,通过临床经验能够快速建立起对症状与体征的框架式思考。这种思维模式不是僵化的套路,而是在反复实践中不断演化和精炼的工具。临床经验赋予医生一种敏锐的感知力,使其能够从大量信息中快速筛选出最相关的部分,聚焦于可能性最高的诊断方向。这种能力并非简单的认知处理,而是一种直觉与经验相结合的高级思维活动。

在诊断过程中,临床经验还能够引导医生通过类比和联想,快速建立起与先前类似病例的联系。这种联系并非简单的记忆重现,而是对多元信息的综合分析,从而形成更为细致和深刻的诊断思路。临床经验的积累,使得医生能够在面对新情况时,迅速从头脑中的"模式库"中提取出相关信息,与现实案例进行对比和验证,进而加深对疾病本质的理解和把握。

在医学实践中,临床经验的作用远不止于此。它还是医生自我启发和持续学习的重要基础。通过不断地积累、总结和反思,医生能够逐步丰富自己的经验库,进而提升对复杂疾病的处理能力和诊断准确性。临床经验不仅是一种学习积累,更是一种思维方式的转变和提升,使得医生在每一个病例中都能够发挥出最大的专业价值和治疗效果。

三、临床经验的局限性

（一）历史的局限性和空间的有限性

临床经验是医师长期临床实践的结晶，是在处理各种病例过程中逐步积累的宝贵财富。它不仅仅是医师对疾病认知的体现，更是医学理论与实践之间紧密联系的重要桥梁。临床经验的形成是一个漫长而复杂的过程，在这个过程中，医师通过与病例的反复接触和处理，逐渐形成对疾病特征、诊断和治疗方法的深刻理解和应对策略。

恩格斯指出："我们只能在我们时代条件下进行认识，而且这些条件达到什么程度我们便认识到什么程度。"这句话揭示了认知活动受到时间、空间和社会条件的制约。同样，临床经验也不例外，它是在特定历史条件下形成的，反映了医学发展和社会环境的特定状态。医师的临床经验不仅仅是个人的积累，更是整个医学知识体系和实践经验的综合体现。

临床经验在医学实践中扮演着重要角色，但其局限性也是显而易见的。40年代积累的疾病处理经验在60年代可能已经过时，因为医学知识和技术在不断更新，新的诊断方法和治疗手段不断涌现。医师不能固守过时的经验，而应不断更新自己的知识和技能，以适应时代的发展和患者的需求。

经验的局限性与时代局限性密切相关。临床经验固然是医师在实践中的重要"向导"，但并不应视为诊断疾病的唯一标准和尺子。每一个具体的临床经验都只是对某一特定病例认知的一部分，它在深度和广度上都存在局限性，因此不能单凭经验就对所有疾病和情况做出全面准确的判断。

（二）思维的倾向性和选择性

在诊断思维的过程中，医师们经常依赖于他们的临床经验，这些经验指导他们进行一系列的观察和抽象。通过多年的临床实践，医师们逐渐形成了对常见病例的熟悉认识，这种熟悉感常常使他们在诊断过程中产生某些倾向性和选择性。这种现象可能导致医师只关注他们熟悉的病例特征，而忽视或轻视其他可能存在的不常见疾病特征，从而影响到对病情的全面观察和分析。

在实际临床工作中，医师们可能会因为自身的临床经验而形成某种程度的心理定势。这种定势会使得医师更倾向于认为患者的症状与他们过去处理过的相似病例相同，而不会充分考虑到其他可能性。一位对风湿病例较为熟悉的医师，可能会更容易将一些复杂的症状归因于风湿病，而忽视其他系统性疾病的可能性。

这种临床思维中的倾向性和选择性往往根植于医师的个人经验积累和学术背景。医学教育和职业发展过程中，医师们通常会通过处理大量的典型病例来积累经验，这使得他们更加熟悉某些疾病的典型表现和治疗方法。过度依赖个人经验可能导致对于罕见或复杂疾病的诊断困难，从而影响到患者的治疗效果和健康结果。

临床实践中的倾向性和选择性不仅仅是因为医师个人的经验，还可能受到医学教育中强调的特定疾病和典型病例的影响。在医学院教学中，由于时间和资源限制，教师们通常会重点讲解典型案例和常见疾病，而对于罕见病例的讲解可能较少。这种教学模式可能会强化医师们对常见病例的认知偏差，使其更容易在实际临床工作中忽视或误诊罕见病例。

（三）方法上的习惯性和定向性

临床经验在医学实践中的重要性不言而喻，它不仅是医生诊断和治疗的得力工具，更是对疾病认识深入的重要保障。临床经验也可能带来一些潜在的风险和挑战。一旦医生形成了固定的诊断模式和思维框架，就有可能陷入思维定势的困境，导致对病情的全面理解和及时调整诊断思路的能力受到影响。

临床经验的积累往往会导致一种习惯性的思维模式，即医生倾向于重复使用已有的诊断策略和思维路径。这种习惯性思维虽然在大多数情况下是高效的，能够快速帮助医生处理复杂的临床案例，但也可能使得医生忽视或排除一些新的临床信息和思维方式。特别是当医生在面对与之前经验不符的病例或疑难病情时，过度依赖已有的诊断模式可能会导致主观主义的倾向，从而影响到诊断的客观性和准确性。

更为严重的是，若医生过于坚持自己的诊断观点，甚至在面对明显的临床资料不一致时仍然固执己见，这可能导致诊断错误或延误。这种情况下，临床经验虽然起到了一定的指导作用,却也成为医生忽视新证据、持续错误认知的障碍。这种思维的僵化和偏见不仅影响到医疗决策的科学性,也可能给患者带来不必要的健康风险和治疗延误。

临床医生必须意识到,在积累临床经验的也会养成某种思维的习惯性和倾向。为避免这种思维定势带来的负面影响,医生应不断审视和更新自己的诊断思维模式,开放接纳新的临床资料和观察结果。这需要医生具备批判性思维和反思能力,能够在面对新证据时灵活调整诊断思路,而不是机械地依赖过去的经验和固有的认知模式。

四、注重临床经验的积累

我们面对临床经验的局限性时,需要采取积极的策略来克服。一方面,我们应当转变传统的思考方式和寻求普遍模式的思维结构,而是学会全面的诊断思维方式。这种方法能够在遇到困难时开辟新的途径,既能借鉴以往的经验,又不受束缚于既有的思维定势。在辩证的思维指导下,我们可以不断总结和提炼自己的临床经验,不断完善和拓展我们的医疗技能。

另一方面,正确对待自己的临床经验至关重要。即使是对于我们已经有多次成功经验的病例,我们也应该像对待陌生病例一样对待。事实上,即便看似相似的病例也存在差异。正如张孝骞教授所说:"即使是对自己有经验的病例,也不应从经验出发,而是从病人的实际情况出发,将每一个新的病例视为一个全新的挑战,不断进行实践和探索。"这种态度能够帮助我们保持谦逊和开放的心态,不断进步并提高我们的医疗水平。

郑板桥的诗句也给我们以启示,他在诗中写道:"四十余年画竹枝,日间挥写夜间思。冗繁削尽留清瘦,画到生时是熟时。"这些诗句告诉我们,经验的积累需要时间和精力,需要不断地思考和总结。在口腔修复医学这样一个实践性极强的学科中,临床经验具有至关重要的作用。广大口腔修复医师和学生应该高度重视经验的积累,从中吸取教训,只有这样才能不断提高自己的临床修复治疗水平,为患者提供更好的医疗服务和治疗效果。

在临床实践中,我们经常会遇到一些看似棘手的病例,这时候积累的临床经验显得尤为重要。经验不仅仅是指熟练掌握的操作技能,更重要的是对疾病的理解和诊断能力。通过反复实践和总结，我们能够更准确地判断病情，制定更有效的治疗方案。随着医学的发展和病例的多样化，我们也需要时刻更新自己的知识和技能，以适应不断变化的临床需求。

第六节　口腔修复教学中应加强医患沟通技巧的训练

一、口腔医师与病人关系的特殊性

（一）口腔医师的特殊性

口腔医师掌握和运用科学技术手段对人的口腔健康和生活质量至关重要。在现代社会中，口腔健康被越来越多的人所重视，口腔医疗服务因此成为不可或缺的一部分。随着人们生活水平的提高，他们对口腔健康的需求也在逐步增加，这使得口腔医师的职业地位和影响力显著提升。口腔医学技术的复杂性和多样性决定了口腔医师需要掌握广泛的生物和医学科学知识，同时还要具备理工科科学技术的应用能力。

与其他理工科院校相比，口腔医学院校的学制通常更长，这不仅是因为口腔医学的特殊性，更是因为口腔医师在医疗过程中需要熟练运用各种先进的治疗设备和技术。口腔医疗服务往往由单一医师独立完成，这也进一步凸显了口腔医师在治疗过程中的主导地位和技术要求。

在口腔医师与病人之间的沟通中，沟通的质量和效果至关重要。口腔医师不仅需要精通医疗技术，还需要具备优秀的沟通能力。有效的沟通不仅可以增进医患之间的信任和理解，还能有效减少误解和纠纷的发生。对于新病人和其家属来说，口腔医师可能需要耐心地解释治疗过程和预期效果，确保他们对治疗方案和可能的风险有清晰的认识和理解。

（二）口腔病人的特殊性

龋病、牙周疾病、牙颌畸形以及牙列缺损等口腔疾病是人类普遍存在的常见病和多发病，这些疾病通常需要长期的治疗和定期的口腔保健。由于其特殊性质，这些疾病的治疗选择和择医行为往往需要患者细心考虑和谨慎选择。对于具备一定口腔医学知识的患者，尤其是那些患有慢性牙周病等需要择期修复的病人，他们常常会在初步了解口腔医师的技术水平和医疗服务质量后，与其他口腔医院的治疗方案和费用进行比较，权衡利弊后再作就医决定。这种情况下，患者的顾虑和期待尤为重要。

在口腔医疗过程中，与修理机械不同，口腔医师需要时刻与患者进行沟通，尤其是在患者张口无法言语的情况下，更应主动告知患者当前治疗进程及即将进行的操作。患者及其家属往往对口腔医师持有一定的戒备心理，他们希望医师能够充分理解患者的痛苦和顾虑，这对于建立有效的医患沟通至关重要。

口腔医疗的过程需要医师与患者之间的良好互动和信任关系。患者往往对口腔医学技术水平和治疗方案的理解程度参差不齐，口腔医师在接待患者时应注重沟通技巧，以便清楚地解释治疗过程和可能的治疗选择。这种沟通不仅有助于消除患者的焦虑和疑虑，还能够增强患者对治疗过程的信任感，从而提升整体治疗效果和患者的满意度。

二、口腔医师与病人沟通的基本方式

（一）口腔医师与病人的不同言语性沟通类型

医患之间的言语性沟通在口腔医学领域中具有重要的作用，其形式与方式在很大程度上决定了治疗过程的效果与患者的治疗体验。从医患在诊疗活动中各自所处的主动性不同角度出发，可以将口腔医师与病人的言语性沟通分为三种类型。

首先是主动型语言的沟通方式。这种方式通常表现为传统式的医患关系模式，其中口腔医师在诊治过程中扮演主导角色，凭借其专业知识和经验对病人进行治疗安排并要求严格执行。在这种医学语境下，口腔医师的话语具有绝对权威性，病人则被动接受治疗安排，其主动性明显减弱。这种交流方式适用于那些完全依赖医生决策的病人，比如幼儿或者某些需要全面照料的患者。

其次是指导性语言的沟通方式。在这种医患交流模式中，口腔医师仍然处于主动地位，但与主动型语言不同的是，医生会更加关注病人的口腔健康利益，并通过详细解释病情，引导病人理解并配合治疗方案。尽管口腔医师依然保持权威性，病人在治疗过程中也被要求以积极的态度配合医生的指导。这种沟通方式更加注重医患之间的合作关系，病人可以在一定程度上参与决策过程，而非完全被动接受治疗安排。

第三种是共同参与型语言的沟通方式。在这种交流模式中，口腔医师与病人之间的权利与地位更加平等。医患双方在诊治过程中相互作用，彼此依存，共同追求口腔健康的最佳结果。口腔医师不仅关注治疗技术，还注重调动病人的积极性和自我口腔保健能力的提升。病人在这种情况下不仅被视为治疗的对象，更是治疗过程的参与者，能够与医生共同制定和实施治疗措施。这种沟通方式尤其适用于那些具有一定口腔保健能力和意愿的患者，能够有效提升口腔医疗诊疗的效果和治疗的满意度。

（二）口腔医师与病人沟通的不同阶段

口腔医师与病人之间的有效沟通是确保医疗服务成功的关键因素。在整个沟通过程中，医患双方都围绕着病人的口腔健康问题展开讨论，不同的沟通阶段需要灵活运用不同的沟通方式和技巧，以确保信息传递准确、理解深入，并建立良好的医患关系。

在沟通初期阶段，双方的注意力往往集中在表面信息上，如病人的表情、年龄、仪表和言谈举止等。这时，口腔医师应采用开放式提问的方式，以便引导病人用自己的语言表达问题和需求。开放式问题不仅能够促进病人的参与感，还能建立起一种互动和交流的氛围，有助于口腔医师获取关于口腔疾病和病史的详细信息。

沟通进入中期阶段时，有时病人可能难以清晰表达自己的问题或需求。在这种情况下，口腔医师需要采取启发式的沟通方式，通过恰当的引导和诱导帮助病人准确表述问题。避免单方面主导对话，而是通过讨论的形式，认真听取病人的意见，并充分表达自己的看法。病人常常使用非专业术语和地方性词汇，口腔医师需要适时地将其转化为口腔医学术语，以便于记录和诊断。

在沟通的末期阶段，口腔医师应该表现出关怀和体贴，避免突然中断或无故离开病人，以免造成病人的不安或疑虑。当口腔医师需要进一步解释治疗方案或提供治疗注意事项时，应尽量避免过多使用专业术语，而是用简明易懂的语言向病人解释清楚。

（三）口腔医师与病人之间的非言语性沟通

在口腔医疗过程中，有效的沟通和信息传递是确保患者理解治疗方案和预期效果的关键。病人常常面临理解口腔医师讲解内容的难题，特别是在讨论口腔疾病原因、治疗方法及效果时。借助视觉工具成为解决这一问题的有效途径。

照片和幻灯片是口腔医师常用的视觉辅助工具，用于记录口腔病情和解释治疗计划。这些工具能够清晰地展示治疗和修复方案，无需特殊设备即可观察，具有成本低廉、易于保存和携带的优点。通过照片和幻灯片，口腔医师可以直观地展示病情变化和治疗进程，有助于与患者进行有效的交流和沟通。

图书或手册则为口腔病例治疗提供了系统的介绍和详细的信息。这些资料通常包括口腔治疗的步骤、各种可选择的治疗方法以及不同修复材料的优缺点和注意事项。患者可以随时查阅这些资料，深入了解治疗方案及可能的后果，有助于增强他们的治疗决策能力和信心。

录像技术则通过动态的图像展示，为患者提供了更直观和生动的口腔健康描述。相较于静态的照片，录像能够更全面地展示病情变化和治疗过程，增加了患者对口腔治疗和修复的接受程度。这种方式不仅方便患者理解医师的解释，还能帮助他们更清晰地了解治疗的预期效果。

（四）口腔医师与病人之间的沟通过程

在口腔诊治和修复过程中，口腔医师与病人之间的沟通是成功治疗的基石。这一沟通过程涵盖了多个关键步骤，包括倾听、情入、建立关系和说服，每一步都至关重要，影响着病人的治疗体验和治疗效果。

倾听是口腔医师与病人沟通的起点和基础。倾听并非简单地听取信息，而是一种积极的过程，需要医师能够从病人的言语和表达中挖掘出关键信息，理解其病情和需求。有效的倾听不仅有助于建立良好的医患关系，还能够提升治疗的准确性和个性化。在口腔医疗中，倾听可以帮助医师理解病人的症状描述和治疗期望，从而制定更合适的诊疗方案。

情入则是一种更深层次的倾听技巧，它不仅关注于信息的获取，还包括对病人情绪和感受的敏感和回应。口腔医师在进行情入时，需能够在维持客观判断的从病人的角度理解其情感状态，并通过适当的反馈和支持，帮助病人解决心理上的困扰或焦虑。这种情感沟通的能力不仅有助于提高治疗的效果，还能增强病人对医疗团队的信任感和治疗依从性。

建立良好的医患关系是口腔医疗成功的关键因素之一。这种关系不仅体现在医患之间的互信和尊重，还包括共同的治疗目标和有效的沟通渠道。口腔医师通过谈论一些私人话题、避免使用过于专业的术语、运用幽默和寻找共同点等方式，可以有效地打破医疗过程中的紧张和距离感，从而促进病人在治疗过程中的积极参与和配合。这种关系的建立不仅有助于病人克服心理防御，更能够使医疗团队更全面地了解病人的信息、情绪和个性特点，从而提供更加个性化和有效的治疗服务。

说服作为口腔医师与病人沟通的重要技巧，涉及到以理性和情感的方式影响病人的态度和行为。有效的说服不仅仅是简单地提出观点或建议，更需要口腔医师能够理解病人的需求和顾虑，并通过合理的解释和信息分享，使病人能够理解和接受治疗方案。在说服过程中，医师应避免产生过大的阻力或冲突，而是通过与病人的理性交流和情感沟通，寻找双方都能接受的共识和解决方案。这种方法不仅有助于增强病人的治疗依从性，还能够建立长期稳定的医患关系，为口腔医疗和修复的成功奠定坚实的基础。

三、口腔医师与病人沟通的技巧

（一）敬业精神

作为一名口腔医师，只有保持对工作的高度兴趣和投入，才能有效地与每位病人建立起信任和亲近感。通过意识到自己职业的成就感，我珍视每一个治疗的挑战，不仅仅是技术层面的挑战，更是对患者健康和幸福的负责。在每一次接触中，我努力体现出细心、认真和自信，以确保每位病人得到最佳的口腔健康服务。

(二)情感治疗

口腔治疗不仅仅是技术的施展,更是情感的沟通和抚慰。除了传统的治疗技术,我注重通过心理安抚来帮助病人减轻焦虑和恐惧。在与病人交流中,我以坚定、乐观、宽容和幽默的态度去感染和安抚他们,让他们感受到被尊重和理解。

(三)有的放矢

成功的沟通建立在对病人和家属个性化需求的理解和关注上。了解他们的担忧和背景,有助于我有效地解释治疗方案,使每位病人都能获得最合适的治疗和关怀。

(四)注意问题

在与病人交流时,我始终保持坦诚和尊重。保持适当的距离,言语温和而征求意见,避免给予命令式的语气或过于突出的言辞。我的目光专注于病人的眼睛或鼻子,表现出我在倾听和关注他们的需求。对于那些可能会出现情绪波动或争执的病人,我会寻求暂时的回避,并通过其他专业同事的帮助来解决问题。

参考文献

[1] 于秀莉，杨宪珍，邢晓华主编.口腔正畸与修复.上海：上海交通大学出版社，2023.01.

[2] 赵雨薇主编；于海洋总主编.口腔美学修复预告技术规范.北京：中国医药科技出版社，2023.03.

[3] 熊芳主编；于海洋总主编.口腔赝复体修复治疗规范.北京：中国医药科技出版社，2023.03.

[4] 米新峰编.医药卫生高等院校创新教材 口腔固定修复工艺技术 第3版.北京：科学出版社，2023.01.

[5] 付钢编.数字化口腔种植的临床实践.重庆：重庆大学出版社，2023.05.

[6] 刘庆熙编.口腔修复体制作.北京：科学出版社，2022.06.

[7] 李为编.口腔修复材料基础与前沿.合肥：中国科学技术大学出版社，2022.12.

[8]（巴西）安东尼奥·罗德里古斯作；廖岚译.口腔修复和种植修复治疗计划.沈阳：辽宁科学技术出版社，2022.03.

[9] 俞少杰，靳奉芹，吴晓雪编.口腔科学基础理论与应用.北京/西安：世界图书出版公司，2022.09.

[10] 董贤亮作.口腔科临床诊疗技术研究.汕头：汕头大学出版社，2022.09.

[11] 方贺编.现代口腔科实用诊疗技术.北京：中国纺织出版社，2022.11.

[12] 付爽，白轶昕，薛心，陆瑶，杨芸；陈彬主编，张涛，何志伟等副主编.现代口腔医学基础与实践.北京：中国纺织出版社，2022.09.

[13] 易建国，孙雪梅主编；马严俊，翟晓棠，潘福勤，李红副主编；马严

俊，孙雪梅，李红等编委.口腔修复学.武汉：华中科技大学出版社，2022.01.

[14] 周学东，郭传瑸，蒋欣泉，王佐林.全国高级卫生专业技术资格考试指导 口腔医学.北京：人民卫生出版社，2022.04.

[15] 麻健丰，李水根主编；刘劲松，任彦萍，丁存善副主编.口腔修复学 第4版.北京：人民卫生出版社，2022.01.

[16] 牛林编；李昂总主编.口腔修复临床病例解读.世界图书出版有限公司，2021.01.

[17] （澳）范·克莱恩伯格.口腔修复和重建中的功能学.沈阳：辽宁科学技术出版社，2021.01.

[18] 岳莉编.全国高职高专学校教材 口腔修复工艺材料学.北京：人民卫生出版社，2021.02.

[19] 杜阳.口腔多学科临床思维与实践.沈阳：辽宁科学技术出版社，2021.11.

[20] 吴巍，孟玲娜，望月等.口腔临床操作技术与疾病治疗.开封：河南大学出版社，2021.10.

[21] 李刚主编.口腔疾病 第2版.北京：中国医药科技出版社，2021.01.

[22] （日）田村胜美，（日）田村英之著；汤学华译.口腔修复治疗必备咬合基础知识.沈阳：辽宁科学技术出版社，2020.06.

[23] （意）莫罗·弗拉德尼（MauroFradeani）.口腔固定修复中的美学重建 第1卷.沈阳：辽宁科学技术出版社，2020.09.

[24] 刘洪臣，于海洋.口腔修复体制作.北京：人民卫生出版社，2020.09.

[25] 刘苗主编.口腔疾病临床诊疗与修复.长沙：湖南科学技术出版社，2020.06.

[26] 李福瑞著.现代口腔种植与修复技术.赤峰：内蒙古科学技术出版社，2020.03.

[27] 杜英慧主编.口腔固定修复工艺技术.北京：中国医药科技出版社，2019.12.

[28] 赵志华著.实用口腔修复技术.郑州：郑州大学出版社，2019.06.